DIE TUBERKULOSE UND IHRE GRENZGEBIETE IN EINZELDARSTELLUNGEN

BEIHEFTE ZU DEN BEITRÄGEN ZUR KLINIK DER TUBERKULOSE UND SPEZIFISCHEN TUBERKULOSEFORSCHUNG

HERAUSGEGEBEN VON

L. BRAUER-HAMBURG UND **H. ULRICI**-SOMMERFELD

BAND 8

DIE TUBERKULOSE DER KNOCHEN UND GELENKE.

IHRE PATHOLOGIE · DIAGNOSTIK · THERAPIE UND SOZIALE BEDEUTUNG

VON

Dr. WILH. KREMER UND **Dr. OTTO WIESE**

DIRIGIERENDER ARZT AN DEN HEILSTÄTTEN BEELITZ (MARK)

CHEFARZT DER KAISER WILHELM-TUBERKULOSE-KINDERKLINIK BEI LANDESHUT/Rgb.

MIT 197 ABBILDUNGEN

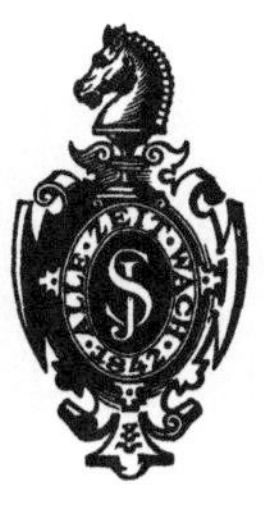

BERLIN

VERLAG VON JULIUS SPRINGER

1930

ISBN-13:978-3-642-88942-4   e-ISBN-13:978-3-642-90797-5
DOI: 10.1007/978-3-642-90797-5

Vorwort.

Die Absicht, den schon vorhandenen Büchern über die Tuberkulose der Knochen und Gelenke ein weiteres hinzuzufügen, entsprang zwei Erwägungen. Einmal brachte die Tuberkuloseforschung in den letzten Jahren in pathogenetischer Hinsicht eine Reihe neuer Ergebnisse, zum anderen erfuhren unsere Ansichten über Diagnose, Differentialdiagnose, Prognose und Therapie eine Änderung bzw. Klärung, die eine neue Betrachtung des Stoffes unter diesen Gesichtspunkten nahelegten. Das Buch wurde von dem Standpunkt des Tuberkulosearztes unter voller Würdigung der Ansichten maßgeblicher Orthopäden und Chirurgen geschrieben; wir glauben so den richtigen Mittelweg in der Beurteilung des Krankheitsbildes und der Therapie gegangen zu sein. Den Abschnitten über die Pathogenese, die allgemeine Diagnose mit besonderer Berücksichtigung der speziellen Methoden, die allgemeine Therapie, die soziale Fürsorge und die Beziehungen über Trauma und Skelettuberkulose wurde mit Absicht neben den speziellen Kapiteln etwas breiterer Raum gewährt.

So hoffen wir, neben dem Tuberkulosearzt auch dem Fachorthopäden und dem Fachchirurgen, aber auch dem Praktiker und dem Kinderarzt, wie dem Sozialarzt eine geeignete kritische Darstellung des Stoffes gegeben zu haben.

Neben weitgehender Berücksichtigung der Literatur bis· in die neueste Zeit (kurze Zusammenstellung des wesentlichsten am Schlusse des Buches nach Sonderabschnitten geordnet) basiert das Buch vorwiegend auf eigenen Beobachtungen. Das zugrundeliegende umfangreiche Material entstammt den Heilstätten Beelitz, der Kaiser Wilhelm-Kinderheilstätte (Klinik für alle Formen der Tuberkulose des Kindesalters) Landeshut/Rgb. und dem Städtischen Tuberkulosekrankenhause Waldhaus Charlottenburg in Sommerfeld (Osthavelland). Das Material aus letzterer Anstalt wurde dem einen von uns als langjährigem früheren Oberarzt von dem ärztlichen Direktor des Waldhauses Charlottenburg Herrn Dr. Ulrici in liebenswürdigerweise zur Verfügung gestellt. Bezüglich seines klinisch-röntgenologischen Anteiles herrscht das Material der Kaiser Wilhelm-Kinderheilstätte, bezüglich des pathologisch-anatomischen Anteils das des Waldhauses Charlottenburg vor.

Neben dem durch die Forschung feststehenden Besitz sind noch offene Fragen und Probleme unterstrichen.

Beelitz-Heilstätten (Mark), im Mai 1930.
Landeshut/Rgb.

W. KREMER und O. WIESE.

Inhaltsverzeichnis.

Spezieller Teil.

Allgemeiner Teil.

A. Die Pathogenese der Knochen- und Gelenktuberkulose und ihre Stellung im Gesamtbild der Tuberkulose.

Die Beantwortung der Frage: „Welche Stellung nimmt die Tuberkulose der Knochen und Gelenke im Gesamtablauf der Krankheit Tuberkulose" ein, ist von grundlegender Bedeutung für die Auffassung des Gesamtproblems, die Prognosestellung und die Therapie.

Die Bezeichnung „Chirurgische Tuberkulose" ist auch heute noch sehr gebräuchlich. Wir halten diese weit eingebürgerte Benennung mit Bier, Perthes, Drachter, Matti u. a. für nicht ganz glücklich, da sie in gewissem Sinne eine Prämisse bezüglich der Therapie enthält. In letzter Zeit wird die Tuberkulose des Skeletsystems häufiger als *„extrapulmonale"* Tuberkulose im Gegensatz zur intrapulmonalen bzw. intrathorakalen Form benannt, oder wie Wieting vorschlug, von der *nichtvisceralen* im Gegensatz zur visceralen Tuberkulose gesprochen, während Bier die Bezeichnung „äußere Tuberkulose" empfahl. Eine Entscheidung ist schwierig, und letzten Endes Geschmackssache, da all diese Bezeichnungen bezüglich eines Synonyms für die Tuberkulose der Knochen und Gelenke nicht prägnant genug sind und noch andere Tuberkuloseformen mehr oder weniger umfassen. Am kennzeichnendsten erscheint uns die Bezeichnung „Skelettuberkulose."

Die Tuberkulose ist eine Allgemeinerkrankung! Der Tuberkuloseherd im Knochen oder Gelenk fast immer nur *eine* der Ausdrucksformen und *eine* der Lokalisationen der in den menschlichen Organismus eingedrungenen Erreger. Seitdem uns K. E. Ranke seine befruchtenden Ideen über das Primär-, Sekundär-, und Tertiärstadium der Tuberkulose gab, seitdem seine Lehre — wenn auch unter Variationen — die Tuberkulosepathologie tief durchdrungen hat und in ihren großen Zügen weitgehend gefestigt erscheint, seitdem ist auch in die Genese der Knochen-Gelenktuberkulose mehr Klarheit gekommen. Die im Skeletsystem entstehenden Herde stellen sich fast durchweg als *Metastasen* heraus, die einen anderen, übergeordneten Herd voraussetzen; auch sie sind nur eine Phase im Ablauf des tuberkulösen Geschehens.

Theoretisch ist eine Knochen-Gelenktuberkulose in allen Stadien der Krankheit möglich, wie wir ja auch das Auftreten der Pleuritis, der Peritonitis, der Meningitis im primären, sekundären und tertiären Stadium kennen. Der *Hauptanteil* für die Entstehung der Skeletherde kommt aber dem *„Stadium der Generalisation"*, dem *„Sekundärstadium"* zu!

Die Entstehung einer *primären* Knochen- oder Gelenktuberkulose dürfte wohl zu den größten Seltenheiten gehören und nur auf traumatischem Wege im weiteren Sinne, etwa durch die lädierte Haut, in dem verletzten Knochen oder dem eröffneten Gelenk möglich sein. Im frühen Kindesalter wären die erhöhte Durchgängigkeit der Schleimhäute, die leichtere Vulnerabilität der

Gewebe, auch ekzematöse Veränderungen in Betracht zu ziehen, bei letzteren an die primäre Entstehungsmöglichkeit, besonders bei Kriechkindern (z. B. Spina ventosa), durch Schmierinfektion zu denken. Wirklich einwandfreie derartige Fälle sind unseres Wissens bisher nicht beschrieben, ebenso keine solchen durch placentare Übertragung des Erregers (Gennaeogenese v. BAUMGARTENS).

Wäre die früher lange vertretene Ansicht vom primären Knochen- und Gelenkherd richtig, so müßte nach dessen radikaler Entfernung die Tuberkulinreaktion negativ ausfallen, eine Beobachtung, die bisher nicht mitgeteilt ist.

Maßgeblich ist für uns die Auffassung der tuberkulösen Skeleterkrankung als einer Metastasierung von einem visceralen, vorwiegend intrapulmonalen Herde aus. Das schließt die unbedingte Notwendigkeit ein, in jedem Falle den ganzen Menschen zu untersuchen und den *intrathorakalen* Organen gleiche Aufmerksamkeit zu schenken. Dazu gehört selbstverständlich eine gründliche Röntgenuntersuchung der Lungen! Die meisten der in Frage kommenden Ursprungsherde sind *nur so* sicherer Diagnose zugänglich; die physikalische Untersuchung allein genügt keinesfalls!

Die Hauptansteckungsquelle haben wir in den Hustentröpfchen des Phthisikers, wie in mit Tuberkelbacillen beladenen Staubteilchen zu suchen; die Erstinfektion erfolgt so in der weitaus überragenden Zahl der Fälle per inhalationem; dementsprechend finden wir den Primärherd im Lungenparenchym, die Drüsenmetastasen im zugehörigen Lymphabflußgebiet am Hilus in Gestalt vergrößerter, markig geschwollener, verkäster oder verkalkter bronchialer oder paratrachealer Drüsen, beide verbindend, manchmal röntgenologisch sichtbar, die spezifische Lymphangitis, die sog. „Etappenstraße". Das Ganze das bekannte Bild des RANKEschen *Primärkomplexes* darstellend.

Der primäre Lungenherd ist oft, wenn auch nicht immer, klinisch schon ausgeheilt, ehe die Erkrankung am Knochen nachweisbare Veränderungen macht und kommt als Ausgangspunkt für die Knochenmetastasen seltener in Betracht. Der Einbruch in die Blutbahn und die Metastasierung erfolgt vorwiegend von den verkästen Hilusdrüsen aus; bei Sektionen von Kindern mit klinisch anscheinend reiner Knochentuberkulose finden sich fast regelmäßig Käseherde in den Lymphdrüsen, vorwiegend den bronchialen, seltener den mesenterialen oder cervicalen. VAN DORP und BENCKER wollen eine schnellere Steigerung der Widerstandsfähigkeit des Organismus durch den sekundären Skeletherd und damit eine raschere Verkalkung des Primärherdes gesehen haben.

Der *hämatogene Entstehungsweg* ist zweifellos der weitaus häufigere, entweder direkt oder lymphohämatogen durch Vermittlung des Ductus thoracicus, doch kommt nach AMREIM auch der lymphogene Weg in Betracht. Die direkte Metastasierung erfolgt durch Einbruch einer käsigen Hilusdrüse oder eines Lungenherdes in eine Lungenvene. Von da gelangt das tuberkulöse Material mit dem Blutstrom in das linke Herz und wird unter Umgehung des Lungenkreislaufs irgendwo im peripheren arteriellen Gefäßbezirk abgelagert (WIELAND).

Das vorzugsweise Auftreten von Knochengelenktuberkulose im Kindesalter gegenüber dem Erwachsenen ist besonders auffällig, weil ausgedehntere intrapulmonale Erkrankungen bei letzteren erheblich überwiegen! Es ist dadurch erklärlich, weil in das Jugendalter die Hauptzahl der „Generalisationsformen, der Streuungstuberkulosen" fällt und in diesem Alter in den Knochen andere und bessere Durchblutungsverhältnisse vorliegen, die dem Tuberkelbacillus besonders günstige Ansiedlungsbedingungen zu bieten scheinen. ANDERS sieht auch beim *älteren* Individuum als Quellgebiet für die hämatogenen Skeletmetastasen das Wiederaufflackern eines bis dahin ruhenden Primäraffektes, die lymphoglanduläre Reinfektion nach GHON an.

Die Metastasierungen können an allen Stellen des Skelets auftreten; bevorzugt sind die Stellen reichster und feinster Gefäßverteilung, die reich durchblutete Spongiosa. Die Tuberkulose entwickelt sich dementsprechend in den *Epi-* und *Metaphysen* der langen Röhrenknochen; ein häufiger Sitz ist die Spongiosa der Wirbelkörper, der Fuß- und Handwurzelknochen, seltener der Rippen. Bei den kurzen Röhrenknochen, wie Phalangen und Metakarpen, weniger häufig Metatarsen, erkrankt die Diaphyse, doch ist dabei zu betonen, daß in dem Vorzugsalter für diese Formen die Diaphyse bis zum 4. Lebensjahr noch Spongiosastruktur aufweist.

Relativ selten erkrankt die *Diaphyse* der *langen* Röhrenknochen; am häufigsten davon noch die Knochen des Vorderarms. Ursache der Erkrankung ist in der Mehrzahl der Fälle ein Übergreifen der Herde in den Gelenkenden auf die Diaphyse. Auffallenderweise ist die Tuberkulose der platten Knochen — trotz ihrer Spongiosastruktur — nicht häufig.

Von den Epiphysenherden kommt es des öfteren zur Infektion des benachbarten Gelenks. Dieser Form der ossal sich entwickelnden Gelenktuberkulose steht die andere Entstehungsform, von der infizierten Synovialmembran ausgehend, gegenüber. Man spricht dann von einer *primär-ossalen* und *primär-synovialen* Erkrankungsform, wobei aber zu beachten bleibt, daß es sich bei diesen Begriffen *nur* um die Bezeichnung der Infektion des *Gelenks,* nicht um die Infektion des Organismus als Ganzem handelt.

Für die Bedeutung der hämatogenen Genese sprechen eindrucksvoll die Untersuchungen von WITH an 3000 Lupusfällen (Kopenhagener Finsen-Institut) und ihr häufiges Zusammentreffen mit Tuberkulose der Knochen und Gelenke. Letzteres mit Augentuberkulose ist nach KRÜCKMANN selten; WIESE beobachtete es in 0,4 %.

Der Skeletherd kann weiter bei der Generalisation gleichzeitig mit sekundären Lungenherden entstehen oder wiederum erst sekundär aus diesen. HUEBSCHMANN hat besonders bei Miliartuberkulose jüngerer Kinder miliare Tuberkel im Knochenmark und der Synovialmembran der Gelenke fast noch nie vermißt. Des öfteren sahen wir auch die als früh sekundär typischen isolierten hämatogenen kalkdichten Metastasenherdschatten in den Lungenspitzenfeldern. W. NEUMANN fand bei Erwachsenen Erkrankungen der Lunge in Form von Tuberculosis fibrosa densa (BARD), entstanden als hämatogene Metastasen vom peripheren Skeletherd durch wiederholte diskrete miliare Schübe in die Oberlappen; als Charakteristikum gleichzeitig derben Milztumor.

Neuerdings wies DIEHL darauf hin, daß ein großer Teil der generalisierenden Tuberkulosen subakut oder chronisch verläuft. In den chronischen Fällen sind die Latenzperioden zum Teil über einige Jahre ausgedehnt, so daß das Auftreten von Metastasen bei Bestehen inzwischen typischer tertiärer Lungenphthise überraschend wirkt. Treten erst im Tertiärstadium Skeletherde auf, so können auch hier noch Metastasierungen auf dem Blut- oder Lymphweg erfolgt sein; sie sind aber seltener. Der *typische Phthisiker* stirbt an der *Lungen-*

erkrankung, ohne von ihr ausgehend Gelenk- oder Knochentuberkulose zu bekommen (K. E. RANKE). Andererseits besteht die Möglichkeit, daß vom sekundären Streuungsstadium her liegengebliebene Tuberkelbacillen — „ruhende Infektion" — durch eine Störung der Immunität erst jetzt mobil gemacht werden.

PFAUNDLER sieht im Lymphatismus ein Moment, das den Verlauf einer tuberkulösen Infektion eher im günstigen als im ungünstigen Sinne beeinflußt (ähnlich MAYER, SALTIKOW). Die Zahl der Lymphatiker soll unter den Skelettuberkulosen bedeutend größer sein als unter den offenen Lungentuberkulosen (KLEINSCHMIDT, KLARE). *Unseres* Erachtens bedarf diese Frage noch eingehenderer Prüfung an *größerem* Material!

Lang andauernde Eiterungen aus Fisteln können einen alten Tuberkuloseherd der Lungen schon durch Herabsetzung der allgemeinen Widerstandskraft reaktivieren; weiter kann in diesem Zustand wiederum besonders leicht eine nunmehr umgekehrte Metastasierung in die Lungen erfolgen oder ein massiver exogener Superinfekt erneut haften. Es ist auch möglich, daß die Skeletmetastase abheilt, der Lungenprozeß aber fortschreitet. Alle diese Varianten sind gesehen worden (HESSE, REHBERG, WIESE u. a.). Die Entstehung von typischen „Früh"- bzw. Infraclaviculärinfiltraten konnten wir (WIESE) ebenfalls beobachten, BRAUN beschrieb jüngst bei Erwachsenen deren häufigeres Vorkommen[1].

Besondere Aufmerksamkeit erfordert auch die Pubertät; entsprechend dem Überwiegen der schweren intrapulmonalen Tuberkulosen in diesem Alter bei Mädchen (Knaben $28^0/_0$, Mädchen $72^0/_0$) sind bei skelettuberkulosekranken Mädchen gerade in der Reifezeit öfter als sonst schwere und bösartige Lungentuberkulosen beobachtet (WIESE, SIMON).

Erwähnt sei noch das nicht so seltene *Auftreten tuberkulöser Knochen-Gelenkprozesse im Anschluß an akute Infektionskrankheiten,* insonderheit Masern. Aber auch bei interkurrenten sonstigen unspezifischen, z. B. grippösen, Infekten können noch nicht ganz ruhige intrapulmonale Herde wieder aufflammen. Bei den an Knochen-Gelenktuberkulose leidenden Kindern werden dann frische Infiltrierungen in der Lunge dem Beobachter ohne Röntgenkontrolle leicht entgehen, da sie fast symptomlos kommen und gehen können. Nach eigenen Beobachtungen (WIESE) wiesen manchmal Phlyktänen auf solche Schübe hin.

Möglich ist auch *Entstehen durch direktes Übergreifen* einer visceralen Organtuberkulose, z. B. von Pleura auf Rippen, seltener von Sehnenscheiden auf das Gelenk. (Vgl. auch Abschnitt Pathologische Anatomie.)

Zwischen der Schwere des Lungenprozesses und der Gelenkerkrankung braucht kein bestimmtes Verhältnis zu bestehen. Wir sehen sehr schwere Skeleterkrankungen bei leichten Lungenbefunden und umgekehrt; letzteres jedoch seltener. Unter den meisten Beobachtern herrscht Einmütigkeit darüber, daß bei Knochen-Gelenktuberkulose *schwerere* und *bösartigere* Lungentuberkulosen kein allzu häufiges Vorkommnis darstellen. JOHANSON fand unter 274 Fällen 6, WIESE unter 343 Kindern 33 im Alter von 8—16 Jahren. Wesentlich höhere Zahlen für Erwachsene nennt in einer eben erschienenen Arbeit

---

[1] Anmerkung der Verfasser: Ursprünglich war beabsichtigt, zur Illustrierung des Gesagten die verschiedenartigsten Kombinationen intrapulmonaler Tuberkulose mit Skeletherden in Krankengeschichten und Röntgenogrammen dem Abschnitt beizufügen. Mit Rücksicht auf Umfang und Preis der Monographie wurde davon abgesehen. Die Veröffentlichung dieses Materials wird von WIESE gesondert erfolgen.

Braun[1]. In der Anamnese *erwachsener* Lungentuberkulöser finden wir verhältnismäßig wenig häufig Angaben über durchgemachte Skelettuberkulose, ebenso bei der körperlichen Untersuchung Reste davon.

Unter Knochentuberkulose des Erwachsenen ist nur die im Erwachsenenalter manifest werdende zu verstehen, nicht die aus der Kindheit herübergebrachte (Lusena). Rezidive nennen wir das Aufflackern *alter* Herde, nicht aber eine erneute Metastasierung.

Melchior hat den Versuch gemacht, Rankes Stadieneinteilung auf die verschiedenen Formen der Knochen-Gelenktuberkulose zu übertragen und pathologisch-anatomisch entsprechend einzureihen, um in Hinblick auf die jeweiligen immunbiologischen Verhältnisse Anhaltspunkte für die therapeutische Indikationsstellung zu gewinnen. Bei massiver Erstinfektion und im Endstadium überwiegen nicht spezifische ulceröse Prozesse. Das klassische tuberkulöse Gewebe gelange vornehmlich im Stadium weitgehender Immunität zur Ausbildung, während das sekundäre Stadium durch exsudative Vorgänge beherrscht werde. Diese können unter so stürmischen Erscheinungen und Eiterungen auftreten, daß ihre Trennung von unspezifischen Prozessen schwierig wird. Doch ist ihre Prognose gut im Gegensatz zum passiven kalten Absceß, von dem sie grundsätzlich zu trennen sind. Ein tertiäres Produkt ist der indolente, stationäre Gelenkfungus, der zwar gegen Generalisation und lokale Progredienz einen gewissen Schutz gewährt, aber die zur völligen Überwindung der Infektion nötige gesteigerte Reaktion nicht aufkommen läßt. Seine Prognose ist ungünstig, wenn man den Organismus nicht erneut sensibilisieren kann oder operativ vorgeht.

Statistiken über die Häufigkeit nachweisbarer intrapulmonaler Veränderungen bei Skelettuberkulose liegen vor von Franz König (79%), Alwens und Flesch-Thebesius (81%), Ostenfeld (43%), Rosow und Iapolsky (92%); auf die Häufigkeit solcher Befunde bei Kindern wiesen hin Czerny, Dietl, Klare, van Dorps und Benecker (51% verkalkter Primärherde), Simon und Redeker (65%), Johansson (61%), Meekison (11% positive Tierversuche bei Verimpfung von Rachensekret und Harn). Untersuchungen Wieses an 343 Kindern ergaben einwandfreie intrathorakale Veränderungen in 84%! Darunter deutliche röntgenologische Veränderungen im Hilusgebiet — fast durchweg ausgesprochene kalkdichte Drüsenschatten — in 64,2%, vollständige Primärkomplexe (Primärherde + Drüsenmetastase) in 10,2%, ausgesprochenere Lungenherde in 9,6%. Unter letzteren mit positivem Tuberkelbacillenbefund im Sputum etwa ein Drittel, auf die Gesamtzahl aller Fälle bezogen, rund 3%. Ragolsky (Lakeville State Sanatorium) teilt neuerdings in 17,5% primäre, offene Lungentuberkulose, in 55% inaktive abgeheilte Lungen- und Drüsenherde mit. Englische, auch amerikanische Autoren nehmen bei der dort beschriebenen öfteren Infektion mit dem Typus bovinus des Tuberkelbacillus den primären Herd auch häufiger in den Mesenterial- bzw. Cervicaldrüsen an (z. B. Griffith).

Erhebungen über die Häufigkeit der Erkrankungen zeigen, daß Kinder aus schlechten sozialen Verhältnissen in verseuchter Umgebung und schmutzigen, engen, lichtlosen Wohnungen als besonders „exponiert" gelten müssen und unter dem Großstadtproletariat wie der Landbevölkerung gleich stark an Skelettuberkulose erkrankten (Johansson). Eine intrafamiliäre Infektionsquelle fanden Alwens und Flesch-Thebesius in 33%, Putti in 18%, Ickert in 39,5%, Johansson in etwa 50%, Wiese in 38,5%. Letzterer fand sichere extrafamiliäre Ansteckung nur in 0,6%. Am Material der Berliner Kinderklinik

---

[1] Braun: Beitr. Klin. Tbk. **72**, 700—712.

blieb bei Knochen-Gelenktuberkulose in 42,2% die Infektion unbekannter Herkunft (ELIASBERG). Bei der Untersuchung von 353 Behausungen gelenktuberkulosekranker Kinder stellte JOHANSSON fest, daß in etwa 70% der Kranke einem in sozialer oder hygienischer Beziehung unterwertigem Heim entstammte. WIESE fand bei etwa gleicher Zahl der Fälle (343) *besonders* ungünstige gleiche Zustände in 34,6%.

Die Verteilung auf die einzelnen Altersgruppen zeigt, daß seltene Erkrankungen schon in den ersten Lebensmonaten vorkommen. Größere Bedeutung gewinnen sie erst vom 2. Lebensjahre an. Die Tuberkulose des Skeletsystems ist dann eine der häufigsten „chirurgischen" Erkrankungen des Kindesalters. Besonders betroffen ist das erste Dezennium, nach JOHANSSON häufigster Beginn im Alter von 3 Jahren. Über drei Fünftel aller Fälle entfallen auf das 1.—20. Lebensjahr. Nach einer Statistik des Oskar-Helene-Heims Dahlem (1000 Fälle) fanden sich im Alter von 0—5 Jahren 170 Fälle, von 5—10 = 162, von 10—15 = 140, von 15—20 = 156, von 20—25 = 77, von 25—30 = 60, von 30—35 = 45, und dann weiter bis zu 80 Jahren ständig abnehmend. Sicher brauchbare große Häufigkeitsstatistiken fehlen bisher; den Erkrankungsziffern haften dieselben Mängel an wie den bisherigen Morbiditätsstatistiken der Tuberkulose überhaupt. JOHANSSON hat in sorgfältiger Erhebung die jährlichen Fälle von Skelettuberkulose für Gotenburg auf 30 im Kindesalter, auf 20 bei Erwachsenen, die für ganz Schweden auf 1000 bzw. 600 approximativ berechnet. Andere Statistiken ergaben: HOFFA (1905 Würzburg) 30% aller chirurgisch Kranken, ähnliche Zahlen in den Jahresberichten der Krüppelheime; PERTHES (chirurgische Klinik Tübingen) für die Jahre 1900—1924 zwischen 3,7% und 5,9%, FROSCH (Berliner orthopädische Klinik) 1915—1920 7,7%, BIESALSKI 15% aller Krüppelleiden, GASTPAR (Stuttgart 1927) 1 Fall auf 1000 Kinder, ICKERT (im Mansfelder Bezirk) 0,28% bei Schulkindern (0,38% Kinder der Industrieorte, 0,19% Landkinder), REDEKER 0,3% bei Knaben, 0,4% bei Mädchen. Eine kürzliche Statistik über 119 865 *Schul*kinder Ostpreußens ergab 139 = 0,12% Fälle von Skelettuberkulose.

Die Verteilung auf die beiden Geschlechter ist nach unserer Statistik eine ziemlich gleichmäßige; WIESE fand bis zum 16. Lebensjahre ein Verhältnis 1 : 1, JOHANSSONs Beteiligung der Knaben mit 60%, der Mädchen mit 40%, ebenso COLE bei letzteren 39%; FROSCH gibt Überwiegen des weiblichen Geschlechtes an; HAVRANEK ein solches der männlichen Individuen zwischen dem 15. bis 20. Lebensjahr, später eine gleichmäßige Beteiligung.

Über eine etwaige *Abnahme der Erkrankungsziffern* können wir uns zur Zeit wegen Fehlens ausreichender Statistiken noch kein klares Bild machen. In den letzten Jahren hat sich das Material wesentlich verschoben, so daß die Statistiken der Kliniken und Krankenhäuser zu niedrige, die der Tuberkuloseanstalten zu hohe Zahlen ergeben dürften. Aus allgemeinen Krankenhäusern und Kliniken hört man von einer „auffallenden Abnahme". Zum Teil wird dafür die Abwanderung in Tuberkulosekrankenhäuser und Sonnenheilstätten verantwortlich sein. Die auf Grund der Länderkrüppelgesetze zu erwartenden Statistiken lassen für später genauere Zahlen erhoffen.

Über die *Lokalisation* und den *Grad ihrer Häufigkeit bezüglich der verschiedenen Knochen und Gelenke* lauten die Mitteilungen ziemlich übereinstimmend.

Ein Lieblingssitz im frühen Kindesalter sind die kurzen Knochen an Hand und Fuß. Im 3. Dezennium werden nach LUSENA Hüftgelenk und Rippen besonders gern befallen. JOHANSSON fand in einem *geschlossenen Bezirk* am häufigsten die Spina ventosa, dann die Spondylitis, weiter die Coxitis und an vierter Stelle die Gonitis; es wurde in der Statistik jede kleine Spina ventosa gezählt. Da diese Fälle meist nicht in stationäre Behandlung kommen, weisen die Anstaltstatistiken (auch die von HAGELUND, PAAL u. a.), an den ersten drei Stellen übereinstimmend Erkrankungen der Wirbelsäule, der Hüfte, des Knies auf[1]. In absteigender Reihe folgen: Handknochen, Ellenbogengelenk, Rippen, Schädel- und Gesichtsknochen, Brustbein, Schultergelenk, Becken, Oberschenkel, Unterschenkel, Handgelenk, Schulterblatt, Elle und Speiche, Oberarm, Brustbein-Schlüsselbeingelenk, Mittelhand-, Mittelfuß- und Fußgelenk, Kniescheibe (nach einer Statistik des Oskar-Helene-Heims).

Untersuchungen WIESES ergaben: Tuberkulose der Wirbelsäule in $27,1\%$, des Hüftgelenks in $15,2\%$, des Kniegelenks in $13,4\%$, des Fußgelenks in $5,8\%$, der Fußwurzelknochen in $4,3\%$, des Ellenbogengelenks in $3,8\%$, und der Fingerknochen als Spina ventosa in $3,2\%$.

Bezüglich der *einzelnen Altersstufen* und der häufigsten *Lokalisationen* bei 1—15 jährigen fand WIESE:

Erkrankung	Alter von		
	1—5 Jahren	6—10 Jahren	11—15 Jahren
Wirbelsäule	$19,3\%$	$37,6\%$	$34,3\%$	
Hüftgelenk	$15,4\%$	$40,4\%$[1]	$32,7\%$	[1] Ähnliche Ver-
Kniegelenk	$17,4\%$	$30,5\%$	$41,5\%$[1]	hältnisse fand
Fußgelenk	$15\ \%$	$40\ \%$	$45\ \%$	HAVRANEK
Fußwurzelknochen	$6,6\%$	$13,4\%$	$66,6\%$	
Ellenbogengelenk	$23,1\%$	$30,8\%$	$38,5\%$	
Fingerknochen Spina ventosa	$54,6\%$	$18,2\%$	$27,3\%$	
Multiple Herde	$27\ \%$	$50\ \%$	$80,7\%$	

Während nach den Untersuchungen WIESES $7,6\%$ der erkrankten Kinder *multiple* Lokalisationen (bis zu 19 Einzelherden!) aufwiesen, stellte JOHANSSON solche in 21% fest; er meint, je jünger das Individuum, desto ausgesprochener die Neigung zur Multiplizität, was wir bezüglich des 6.—15. Lebensjahres bestätigen können. (Vgl. vorstehende Tabelle, auf der ein Teil der unter 11 bis 15 Jahren aufgeführten Fälle schon in seinem *Beginn* in die *vorhergehende* Altersgruppe fällt!)

Die ätiologische Bedeutung des Typus humanus und Typus bovinus wurde bisher kulturell in 163 Fällen von 15 Autoren geprüft. Nur in $2,45\%$ konnten einwandfrei bovine Bacillen festgestellt werden. In Gegensatz dazu stehen die Befunde von FRASER aus Schottland, der bei 70 Fällen von Tuberkulose der Knochen und Gelenke in $61,2\%$ den bovinen Typ gefunden haben will. GRIFFITH hat für WALES 1922 unter 476 Knochen-Gelenktuberkulosen $28,7\%$ bovine Typen bei Kranken unter 5 Jahren, $23,1\%$ zwischen 5 und 10 Jahren, $9,5\%$ zwischen 10 und 16 Jahren und $6,4\%$ bei solchen über 16 Jahren nach-

---

[1] Vergl. auch ECKHARDT, H.: Statistische Untersuchungen. Z. orthop. Chir. **52**, 4, 547—563.

gewiesen. (Ausführlichere Statistiken siehe bei GRIFFITH in ENGEL-PIRQUET[1]).
EDINGTON betont dagegen für den Bezirk SHEFFIELD die Seltenheit des Typus
bovinus.

POWELL verweist auf den verschiedenen Verlauf der Knochenerkrankung, je nachdem es sich um solche vom Typus humanus oder bovinus handelt. Die durch den bovinen
Typ hervorgerufenen Erkrankungen sollen die Neigung haben, lokalisiert zu bleiben, oder
nur auf homologe Gewebe überzugehen; wogegen die durch humane Bacillen bedingten
Infektionen einen akuten Verlauf zeigten, bald multipel würden und häufiger mit Lungentuberkulose kompliziert seien. Für bovine Infektionen wäre langsamer Tod infolge allgemeiner Amyloidose kennzeichnend, bei humanen Infektionen Tod durch subakute tuberkulöse Pyämie.

Große Bedeutung spricht der bovinen Infektion auch CALMETTE zu. MÖLLERS
äußert an diesen Befunden wohl mit Recht gewisse Zweifel und will ihnen
zunächst in der allgemeinen Beurteilung eine zumindest vorsichtig zu beur-
teilende Sonderstellung eingeräumt wissen. Auf die mögliche ätiologische Rolle
der Erreger der Hühnertuberkulose (LÖWENSTEIN) sei kurz hingewiesen.

Die Ansicht RUDNITZKIS, eine *echte* Gelenktuberkulose könne allein durch
tuberkulöse Toxine entstehen, ist kaum haltbar. Gerade die neuesten Experi-
mente zur Frage des ultravisiblen Virus, der Variationsformen des Tuberkelbacillus mahnen dabei zu größter Vorsicht.

---

[1] Handbuch der Kindertuberkulose, Bd. 1, S. 12f., Leipzig 1930.

B. Pathologisch-anatomisches Bild.

Die folgende pathologisch-anatomische Darstellung soll dem *praktischen Verständnis* des Ablaufs der Knochen-Gelenktuberkulose dienen. Es können daher die sehr interessanten Fragen über die ersten Anfänge des tuberkulösen Gewebes, die nach HUEBSCHMANN noch mancherlei Klärung bedürfen, im Rahmen dieser Monographie nur kurz gestreift werden. Damit erübrigt es sich auch, auf die pathologisch-anatomisch so wichtige Miliartuberkulose des Knochens einzugehen.

Wenn auch im weiteren Verlaufe fast immer Knochen- und Gelenktuberkulose miteinander kombiniert sind, so ist zum besseren Verständnis der pathologisch-anatomischen Vorgänge doch eine getrennte Besprechung beider Formen notwendig.

I. Knochentuberkulose.

Entstehung. Die im vorigen Kapitel näher beschriebene *hämatogene* Entstehungsart der Knochentuberkulose trifft für weitaus die Mehrzahl der Fälle zu, doch kommt nicht so selten auch ein *Übergreifen eines anderen tuberkulösen Herdes* auf den benachbarten Knochen vor. So ist bekannt, daß bei einem prävertebralen Absceß der Eiter in die Gefäßlöcher und in die Zwischenwirbelscheiben hineinkriecht und dadurch einen Wirbel nach dem anderen infizieren kann (Abb. 1), ferner, daß der Trochanter major häufiger durch einen Senkungsabsceß beteiligt wird. Von G. SIMON ist eine tuberkulöse Rippencaries durch Übergreifen von Lungentuberkulose auf die Brustwand beschrieben. *Wir* konnten uns bei Costotransversektomien mehrmals davon überzeugen, daß die Rippen, die von einem prävertebralen Absceß umspült wurden, tuberkulös erkrankt waren (siehe S. 284). Schließlich ist ja auch die Erkrankung der Gelenkenden der Knochen bei primärer Gelenktuberkulose nichts anderes als ein Übergreifen des tuberkulösen Prozesses von der erkrankten Synovia aus.

Bei den *hämatgenen* Formen kann die Erst-

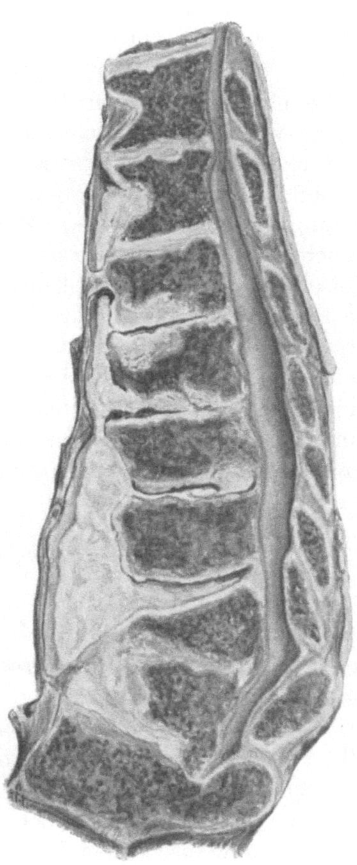

Abb. 1. Prävertebraler Absceß, der Eiter kriecht in die Zwischenwirbelscheiben und Gefäßlöcher hinein.

ansiedelung der Bacillen entweder im *Periost* oder im *Knochenmark* stattfinden. Wir unterscheiden demnach eine Periostitis und eine Ostitis (richtiger Osteomyelitis) tuberculosa.

1. Periostitis tuberculosa.

Eine primäre *hämatogene* Periostitis tuberculosa ist selten. Einige Bedeutung kommt ihr nur bei Entstehung der Schädelknochen- und der Rippentuberkulose (SCHMIDT), sowie als selbständiges Krankheitsbild der *multiplen tuberkulösen Periostitis* zu.

Nach OEHLECKER besteht sie in einer multiplen mit intermuskulären Weichteilinfiltraten und Abscessen einhergehenden tuberkulösen Periosterkrankung, die relativ gutartig ist, aber mit Hinterlassung unschöner Narben ausheilt. Mehrere von uns beobachtete Fälle scheinen hierher zu gehören, wenn auch der pathologisch-anatomische Nachweis fehlt.

Bei einer tuberkulösen Periostitis schieben sich schwammige, echte Tuberkel enthaltende Granulationsmassen zwischen Periost und Knochen. Letzterer wird meist bald von dem Krankheitsprozeß ergriffen. Dies geschieht wahrscheinlich über die Lymphgefäße, mit denen der Knochen nach neueren Untersuchungen von H. BAUM am Rind, Hund und Pferd reichlich versehen ist. Die Knochenoberfläche erhält dadurch ein wurmstichiges Aussehen. In ähnlicher Weise wird aber auch meist das Periost ergriffen, womit nach seiner Zerstörung die Gefahr des Übergreifens auf die benachbarten Weichteile gegeben ist. Das Granulationsgewebe kann in der oben beschriebenen Form längere Zeit erhalten bleiben, ja, es besteht die Möglichkeit der völligen bindegewebigen Rückbildung, ohne daß es zu einer nennenswerten Einschmelzung gekommen ist. Dies ist immerhin selten. Meist erweichen die Granulationen, und es entsteht ein Absceß, der weiterhin nach außen durchbrechen und zur Fistel führen kann.

2. Ostitis tuberculosa.

In den meisten Fällen siedeln sich die Tuberkelbacillen im Knochenmark an; es kommt zur Ostitis tuberculosa. OEHLECKER hat darauf aufmerksam gemacht, daß es richtiger wäre, den Prozeß Osteomyelitis tuberculosa zu nennen, daß man aber zur Vermeidung von Verwechslungen mit der gewöhnlichen Osteomyelitis an dem einmal eingebürgerten Namen Ostitis tuberculosa festhalten soll. Sie bevorzugt, wie im vorigen Kapitel ausgeführt wurde, die kurzen Knochen, wie Fußwurzel-, Handwurzelknochen, Rippen, Schädelknochen, sowie die Epi- und Metaphysen der langen Röhrenknochen. Auch die für dieses Verhalten angesprochenen Ursachen wurden daselbst erörtert (siehe S. 3).

Die *Ostitis tuberculosa* tritt in zwei voneinander grundverschiedenen Formen auf: das eine Mal handelt es sich um ein aus Tuberkelknötchen mit dazwischenliegenden fibrillären Bindegewebselementen bestehendes Granulationsgewebe (granulierende Form), das andere Mal dagegen um eine Verkäsung des Knochenmarks (käsige Ostitis). Bei der ersten Verlaufsart werden, wie weiter unten beschrieben, die Knochenbälkchen durch lakunäre Resorption zerstört, bei der zweiten dagegen sind sie zwar nekrotisch, aber in ihrer Struktur nicht verändert. Dieses Verhalten drängt dem Untersucher sofort den Vergleich mit der exsudativen bzw. produktiven Lungentuberkulose auf, bei der ja auch das Stützgerüst der elastischen Fasern in dem einen Falle zerstört, in dem anderen erhalten ist. So hat FLESCH-THEBESIUS versucht, nach dem Röntgenbilde eine *exsudative* und *produktive* Knochentuberkulose zu unterscheiden. Eigene pathologisch-anatomische Untersuchungen (KREMER), bei denen wir durch Dr. PAGEL in liebenswürdigster Weise unterstützt wurden, hatten uns aber zu dem Resultat gebracht, daß es bei der käsigen Ostitis auch bei frischeren Fällen nicht zu einer nennenswerten Exsudation zelliger oder fibrinöser Natur kommt, daß es sich vielmehr um eine rasche Verkäsung des Knochenmarks handelt. Wir hatten aus diesen Gründen den Ausdruck „exsudativ" bei Knochentuberkulose abgelehnt. Auch HUEBSCHMANN ist nicht zu einem abschließenden Urteil über den Charakter dieser Herde gekommen. Nach seinen Untersuchungen „setzt sich die Verkäsung besonders in den peripheren Teilen aus verquollenen Massen zusammen, die zum Teil *durchaus den Eindruck von Fibrin machen,* in denen sich auch rundliche Lücken als Reste von Fettzellen befinden, die weiter im Zentrum stellenweise ganze Züge von zerfallenen Kernmassen auf-weist, dann aber auch Züge von intakten Leukocyten und endlich große Massen von schlecht färbbaren Zellen bis zu blassen Zellschatten, den ehemaligen Mark-zellen. Nirgends erinnern die Strukturen auch nur im entferntesten an die Struktur von produktiven Tuberkeln, *sondern man hat durchaus den Eindruck, als wenn es sich um direkte Verkäsung des gesamten Markgewebes handelt.*" Wir glauben nach diesem Resultat annehmen zu müssen, daß der Ausdruck „exsuda-tive Tuberkulose" in der Pathologie der Knochentuberkulose nicht begründet ist und erachten es daher für besser, an dem alten Ausdrucke *käsige Ostitis* festzuhalten. Ganz zutreffend ist auch diese Bezeichnung nicht, da natürlich auch ein Granulationsherd verkäsen und dann gewissermaßen auch eine käsige Ostitis darstellen kann. Der Ausdruck ist aber so eingebürgert, daß wir ihn trotzdem beibehalten möchten. Ein Ausdruck besagt ja schließlich das, was man unter ihm verstehen will.

Die Gründe, weshalb es in dem einen Falle zu einer käsigen Ostitis, in dem anderen zu einem Granulationsherd kommt, sind noch unbekannt, Es spielen da sicher Zahl und Virulenz der Infektionserreger, sowie der Allergiezustand des betreffenden Individuums eine große Rolle.

Auf die einzelnen Formen muß etwas näher eingegangen werden.

a) Granulierende Form.

Sie kann sowohl herdförmig als diffus vorkommen. Der Prototyp der häma-togenen Form ist dabei die herdförmige Erkrankung: der *Granulationsherd.* Die *diffuse granulierende Form* gehört streng genommen nicht hierher, da sie meist bei fortgeleiteten Prozessen auftritt. Doch muß sie wegen des gleichen mikro-skopischen Bildes hier erwähnt werden.

Die charakteristischen Zeichen des Granulationsherdes sind Auftreten von echten Tuberkeln mit Riesenzellen und zentraler Verkäsung, Auftreten von fibrillären Bindegewebselementen, sowie lakunäre Resorption der Knochen-bälkchen. Krankheitsherde mit diesen Charakteristika können nun unter ver-schiedenen Erscheinungen verlaufen. So sieht man graurötliche Herde von etwa

Kirschgröße (Abb. 3), die mikroskopisch aus faserreichem Bindegewebe bestehen, das sich noch nicht nach VAN GIESON färbt. In dieses Gewebe sind Tuberkel mit Riesenzellen und zentraler Verkäsung eingestreut. Im Innern des Herdes

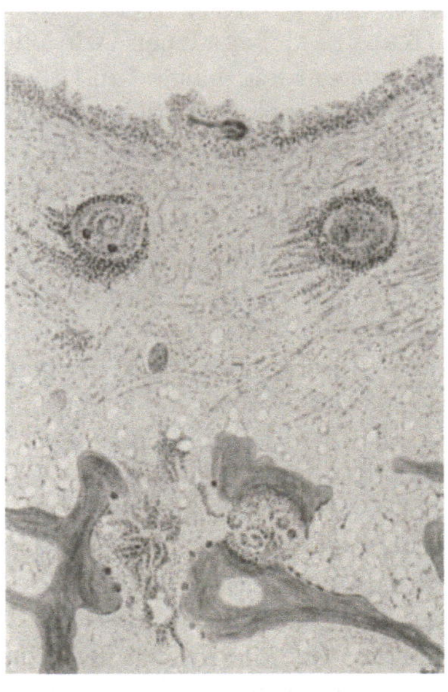

Abb. 2. Schnitt aus dem Rande eines Granulationsherdes. Man erkennt deutlich, wie sich Tuberkel zwischen den Knochenbälkchen niedergelassen haben und diese aufzehren. In den Nischen der Knochenbälkchen finden sich Osteoklasten.

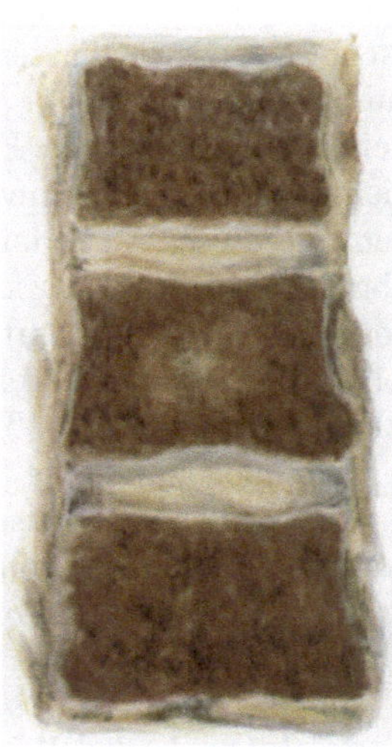

Abb. 3. Granulationsherd in einem Wirbelkörper. Er bestand mikroskopisch aus Granulationsgewebe, das reichlich Bindegewebselemente enthielt, die sich zum Teil nach VAN GIESON färbten. In der Mitte fand sich Verkäsung, am Rande waren Tuberkel. Im Inneren waren die Knochenbälkchen verschwunden, nur einzelne Trümmer waren vorhanden.

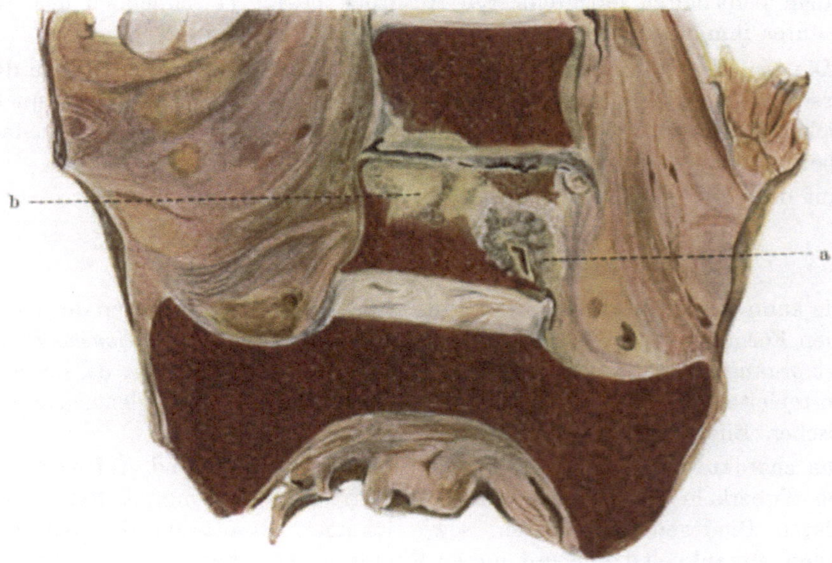

Abb. 4 a. Fibröser Herd im 5. Lendenwirbel schon makroskopisch kenntlich an der grauen Farbe und dem Vorspringen über die Sägefläche (a). Bei b ein von dem fibrösen Herd ausgehender Käseherd.

sind die Knochenbälkchen zerstört, am Rande mehr oder weniger erhalten. Dabei sieht man häufig, wie sich einzelne Tuberkel oder tuberkelähnliche An-

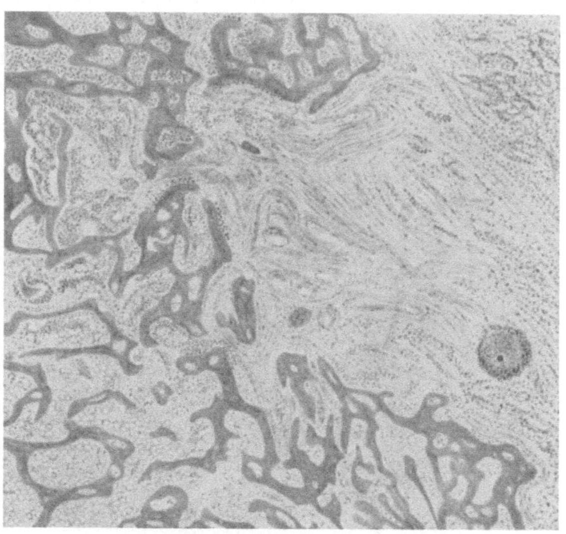

Abb. 4 b. Der fibröse Herd besteht mikroskopisch aus derben Faserzügen, die sich nach VAN GIESON schön rot färben. Die angrenzenden Knochenbälkchen sind verdickt, zeigen osteoide Säume, und Osteoblastenreihen. Im Inneren des fibrösen Herdes ein Tuberkel.

häufungen von kleinen einkernigen Leukocyten zwischen einigen Knochenbälkchen niedergelassen haben. Überall, wo ein solcher Tuberkel an ein Knochenbälkchen heranstößt, beginnt dieses zu schwinden. Außerdem finden sich in der Nähe solcher Knötchen am Rande der Knochenbälkchen große Zellen, die sich ein richtiges Loch in den Knochen gegraben haben (Osteoklasten) (Abb. 2). Andere Herde zeigen ein hiervon verschiedenes Bild. Auch hier fehlen in der Mitte die Knochenbälkchen. Statt ihrer finden sich derbere Bindegewebszüge, die sich teilweise nach VAN GIESON schön rot färben. Zwischen ihnen sind mehr oder weniger große Partien nekrotischen Gewebes. Hin und wieder sind besonders am Rande einzelne Tuberkel vorhanden. Wieder

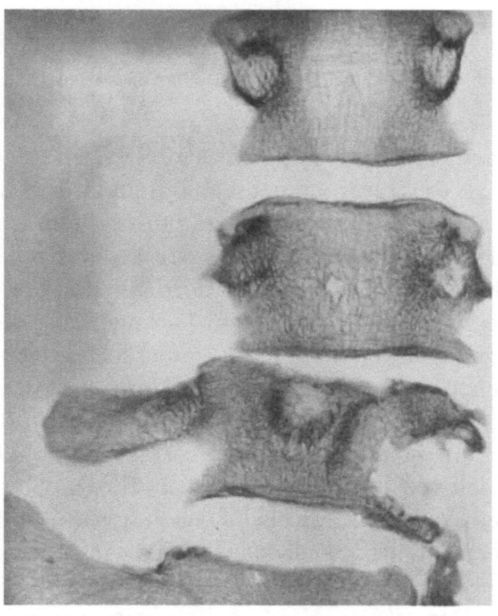

Abb. 4 c. Röntgenbild zu 4 a. Man erkennt das Fehlen der Knochenbälkchen im Bereich des fibrösen Herdes und die wallartige Verdickung der Knochenbälkchen in der Umgebung. (Siehe auch Seite 26.)

andere Herde unterscheiden sich von den vorhergehenden schon makroskopisch. Sie sind von grauer Farbe, glasigen Aussehens und springen beim Sägeschnitt

deutlich über die Oberfläche hervor (Abb. 4a). Mikroskopisch bestehen sie aus
Bindegewebe, das sich bei der VAN GIESON-Färbung sehr stark rot färbt. In
diese Bindegewebszüge können ganz vereinzelt Tuberkel eingestreut sein. Eine
stärkere Verkäsung ist aber nicht vorhanden. Die Knochenbälkchen am Rande
des Herdes sind verdickt. Sie zeigen teilweise reihenförmig an sie gelagerte
flache Zellen (Osteoblasten), teilweise mit Best-Carminfärbung deutlich erkenn-

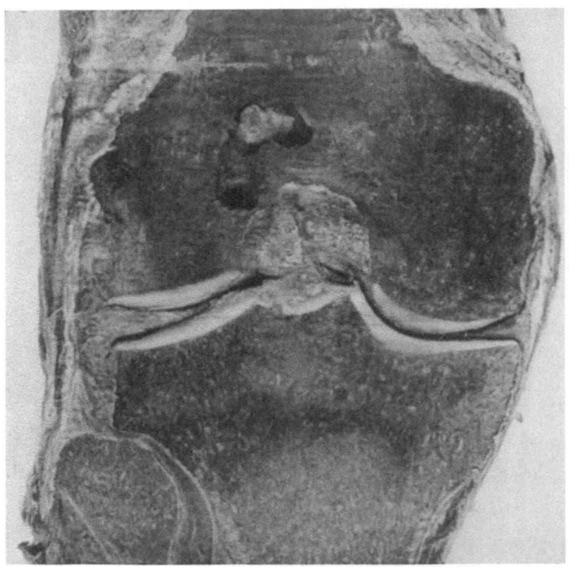

Abb. 5 a. Knochenkaverne. Der käsig-eitrige Inhalt ist beim Schnitt ausgefallen. In der Höhle
ein poröser Sequester.

bare osteoide Säume zu beiden Seiten *(fibröser Herd)* (Abb. 4b). Und schließlich
gibt es Herde, die makroskopisch gelblich aussehen. Mit dem Messer kann
man eine käsig-bröcklige Masse herausheben, in der sich manchmal einige
kleine schwammige Sequester oder Knochengrieß befinden (Abb. 5a). Mikroskopisch zeigt sich der Herd als mit Detritus gefüllter Hohlraum. Sein Rand
besteht aus faserreichem Gewebe, das sich nicht nach VAN GIESON färbt und
das mehr oder weniger Tuberkel enthält. Solche finden sich auch zwischen
den Knochenbälkchen der Umgebung *(Knochenkaverne)*.

Man geht wohl nicht fehl, wenn man diese vier Typen für die Entwicklungs-
reihe ein und desselben Prozesses hält. Der Ablauf wäre dann etwa folgender:
Nach Ausbildung von Tuberkeln im Knochenmark setzt eine reaktive Binde-
gewebsproduktion ein. Je nachdem diese oder die Verkäsung in den Tuberkeln vor-
herrscht, bzw. sich das Gleichgewicht hält, kommt es zu den oben beschriebenen
Formen des Granulationsherdes, des fibrösen Herdes und der Knochenkaverne.

Der *fibröse* Herd stellt einen gewissen Abschluß, einen ruhenden Zustand
dar, doch liegen etwa vorhandene Tuberkel in ihm gleichsam auf der Lauer,
um bei der ersten Gelegenheit wieder loszubrechen. So sahen wir, wie sich anscheinend — auf die Frage, inwieweit das Röntgenbild dabei eine Unterstützung
zur Erkennung des pathologisch-anatomischen Verlaufs abgibt, kommen wir
im nächsten Kapitel zu sprechen — von einem fibrösen Herd der Wirbelsäule

während der Schwangerschaft eine diffuse käsige Ostitis entwickelte, an der die Kranke zugrunde ging (Abb. 4 a). In seltenen Fällen wird ein fibröser Herd wieder mit Knochen ausgefüllt. Diesen Zustand muß man dann als endgültige Heilung auffassen.

Die mit Käse gefüllte *Knochenkaverne* stellt den ungünstigen Ausgang des Granulationsherdes dar. Mag auch in einzelnen Fällen die Möglichkeit einer Eindickung des Inhaltes und damit eines Stillstandes des Prozesses bestehen, so tritt doch in den meisten Fällen eine Einschmelzung der Käsemassen ein. Diese trägt die Gefahr des Durchbruchs in ein benachbartes Gelenk und nach außen in sich. Die im letzten Falle entstehenden Weichteilabscesse schlagen oft verschlungene Wege ein. Sie senken sich, der Schwere folgend und benutzen dabei das lockere Bindegewebe der Gefäßscheiden oder Muskelinterstitien als Bahn. Die Wandungen der Abscesse sind mit tuberkulösem Granulationsgewebe ausgekleidet, das seinerseits in die Nachbarschaft wuchern kann. Der weit vom ursprünglichen Herd entfernte Senkungsabsceß stellt somit gleichsam einen selbständigen Krankheitsherd für sich dar. Die einzelnen Absceßstraßen werden im speziellen Teil besprochen. Erreicht der Senkungsabsceß die äußere Haut, so

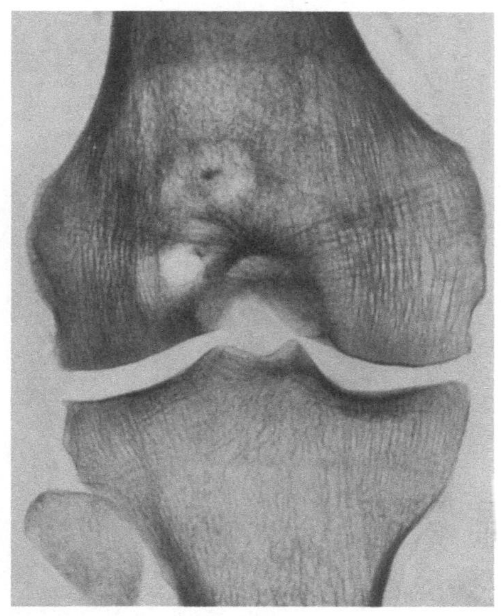

Abb. 5 b. Röntgenbild zu a zeigt an Stelle der Kaverne eine Aussparung mit unscharfen Rändern. Der Sequester kommt nur undeutlich zur Darstellung. (Siehe auch S. 26.)

besteht die Möglichkeit der Fistelbildung, wodurch die Prognose bedeutend verschlechtert wird. Damit soll nun nicht gesagt sein, daß der Ausgang durchaus ungünstig sein muß. Man sieht vielmehr häufiger, daß sich die Höhle, besonders bei jugendlichen Individuen, nach Reinigung mit Bindegewebe ausfüllt, daß es zu einem fibrösen Herd kommt.

b) Käsige Ostitis.

Wie oben schon erwähnt wurde, ist Aussehen und Verlauf der käsigen Ostitis von dem der granulierenden Form grundverschieden. Es findet sich bei ihr eine Verkäsung des Knochenmarks mit Nekrose der Knochenbälkchen. Dabei sind manche Herde *scharf umschrieben* (Abb. 6 a), andere gehen *diffus* in den gesunden Knochen über. Erstere Form scheint auch hier für die hämatogene Entstehung charakteristisch zu sein, während die zweite von einem käsigen Prozeß der Nachbarschaft oder von einem anderen tuberkulösen Herd im Knochen, z. B. von einem fibrösen Herd bei plötzlicher Änderung des Allergiezustandes aufzutreten scheint.

Makroskopisch sind die Herde kenntlich an ihrer gelben Färbung und an ihrer derben Konsistenz; so gelingt es z. B. nicht, mit dem Messer Käse-

massen von ihnen abzustreichen. Die circumscripten Erkrankungen haben
deutliche Keilform. Dies spricht unbedingt für eine Abhängigkeit vom Gefäß-
system. Aber worin diese genauer besteht, ist zur Zeit unbekannt. Auf Grund
anatomischer Studien hatte Lexer geglaubt, daß sowohl in den Metaphysen
als in den Epiphysen, dem Lieblingssitz der Keilsequester, nur Endarterien
vorkämen. Er nahm daher an, daß es sich um ischämische Infarkte infolge
Gefäßverstopfung durch größere Käsebröckel handele. Diese Ansicht wurde

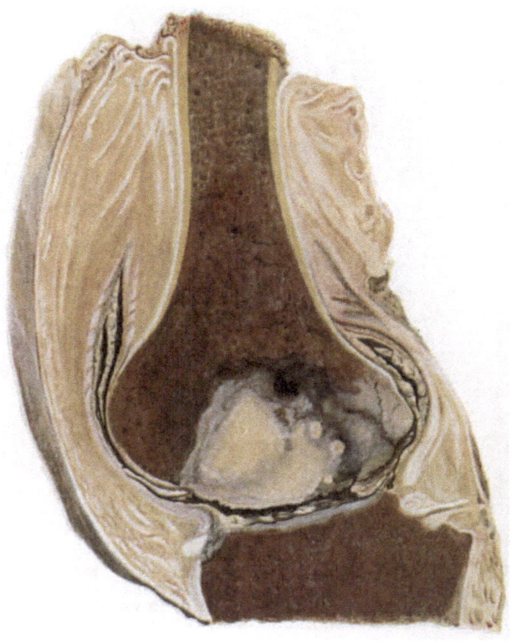

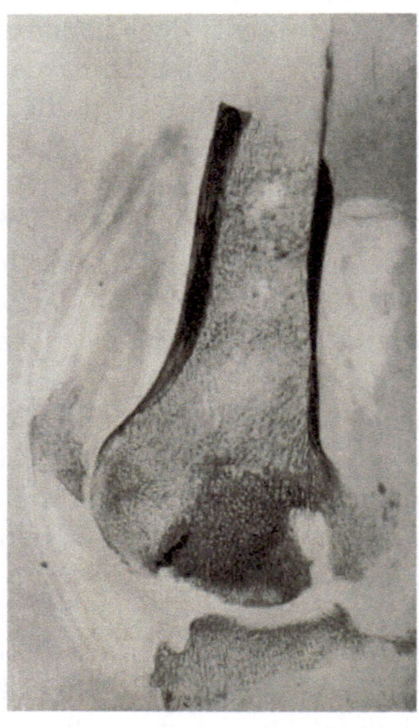

Abb. 6b. Röntgenbild zu 6a. An der
Stelle des Herdes sind die Knochenbälk-
chen dicker, klobiger und röntgenlicht-
undurchlässiger als in der Umgebung.
An der rechten Seite des Herdes eine
Aufhellung durch die beginnende
Demarkation (siehe Seite 26).

Abb. 6a. Käseherd im Femur, der mit seiner Basis
in das Kniegelenk hineinragt.

bestärkt durch experimentelle Untersuchungen von Müller, der durch In-
jektion von tuberkulösem Material in die Arterien von Tieren eine ganz ähnliche Knochenerkrankung erzielen konnte. Durch neuere Untersuchungen von
Nussbaum wurde diese Theorie aber stark erschüttert. Nussbaum zeigte an
Injektionspräparaten aufgehellter Knochen, daß in den Epiphysen reichlich
Anastomosen zwischen den Endarterien vorhanden sind. Die besprochenen
Herde können also keine ischämischen Infarkte sein. Auch Huebschmann
betont, daß seines Wissens die Verstopfung eines kleinen Arterienastes durch
einen Bacillenpfropf mikroskopisch beim Keilsequester noch nicht demonstriert
ist, auch möchte er sich gegen die Annahme, daß eine vorhergehende End-
arteriitis den Knochenprozeß einleitet, sehr skeptisch verhalten. Wir müssen
uns also damit abfinden, daß die Gründe für die eigentümliche Form dieser
Herde bisher nicht geklärt sind.

Zum mikroskopischen Aussehen ist dem oben Gesagten nur wenig hinzuzufügen (Abb. 6c). Die Knochenbälkchen im Bereiche des verkästen Markes sind
nekrotisch, sie besitzen keine Kernkörperchen. Bei älteren circumscripten Käse-

herden findet man am Rande eine Zone, in der die Knochenbälkchen fehlen; sie ist mit großen Zellen (Osteoklasten) angefüllt (Demarkationszone). Durch diese wird der Herd häufig in toto abgelöst; er liegt dann als Sequester in einer großen Knochenhöhle. Der weitere Verlauf kann ähnlich dem der Knochenkaverne über Einschmelzung und Abszeßbildung zur Fistel und später zum fibrösen Herd führen (siehe S. 15). Es besteht dabei die Möglichkeit der Ausstoßung des Sequesters. In anderen Fällen tritt aber nach Stillstand des tuberkulösen Prozesses eine Organisation des nekrotischen Knochenstückes ein, ja man sieht nicht selten eine vollkommene Restitutio ad integrum. Hierdurch unterscheidet

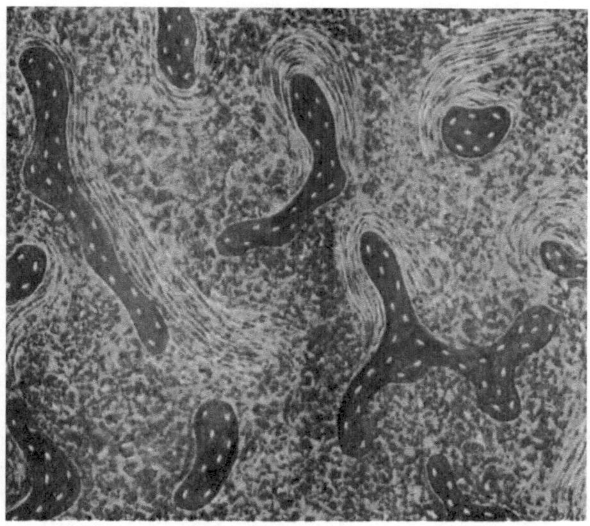

Abb. 6 c. Histologisches Bild zu a. Die Knochenbälkchen sind ihrer Form nach erhalten. Es sind keine Kerne in ihnen nachweisbar. Die Knochenmarksräume sind mit Detritus angefüllt.

sich der *tuberkulöse* Sequester vom *osteomyelitischen*. Wir geben Axhausen im Prinzip recht, wenn er deshalb den Vorschlag macht, diese beiden Prozesse vollständig, auch *namentlich* zu trennen und für den „tuberkulösen Sequester" einen anderen Ausdruck einzuführen. Allerdings glauben wir, daß sich die Bezeichnung „abgesetzte tuberkulöse Knochennekrose" nicht recht einbürgern wird und halten, solange wir keine bessere haben, an dem alten Ausdruck fest.

Gegenüber den eben geschilderten *circumscripten* käsigen Ostitiden spielt die *hämatogene diffuse käsige Ostitis* nur eine untergeordnete Rolle. Sie findet sich bei ganz jungen Kindern an der Ulna, am Radius, seltener an der Tibia; auch manche Formen der Spina ventosa gehören hierher (siehe S. 327). Nach Kümmel jun. kommt sie in seltenen Fällen aber auch bei hochbetagten Individuen vor (siehe S. 270). Charakteristisch für diese Krankheitsform ist die schnelle Verkäsung des ganzen Marks der angeführten Knochen, wodurch die Gefahr der Nekrose eines großen Abschnittes, manchmal des ganzen Knochens gegeben ist. Im Gegensatz zur herdförmigen Knochentuberkulose geht diese Form mit einer sonst bei Tuberkulose sehr seltenen knochenbildenden Periostitis einher, so daß sich eine richtige Knochenschale bilden kann (Sorrel [siehe S. 316]).

Das Hauptgebiet der diffusen Ostitis bilden die fortgeleiteten Entzündungen. Infolge ihrer verschiedenen Entstehungsart haben sie trotz gleichen mikroskopischen Bildes einen gegenüber den circumscripten Formen verschiedenen Verlauf. Dadurch, daß z. B. bei einer Gelenktuberkulose der Prozeß von mehreren Seiten auf den Knochen übergreift, kommt es zu einer ausgedehnten Resorption (granulierende Form) bzw. Nekrose (käsige Ostitis) der Gelenkenden. Der Prozeß kann dabei unaufhaltsam weiterwuchern, wodurch die Möglichkeit völliger Zerstörung großer Knochenabschnitte gegeben ist (infiltrierende Form nach KÖNIG). In gleicher Weise verläuft der Prozeß, wenn bei plötzlicher Allergieänderung sich im Anschluß an einen anderweitigen Knochenherd eine käsige Ostitis entwickelt (siehe S. 12).

Zum Schlusse müssen noch einige zusammenfassende Worte über das Vorkommen der *Periostitis tuberculosa* gesagt werden. Wir sahen, daß es eine seltene primäre hämatogene Periostitis tuberculosa gibt (S. 10), daß sekundär bei der diffusen Knochentuberkulose eine Periostitis vorkommt. Sonst tritt eine nennenswerte Knochenhauterkrankung nur bei der Spina ventosa auf. Wenn bei sonstigen tuberkulösen Knochenerkrankungen periostitische Auflagerungen vorhanden sind, so sind diese meist durch Mischinfektion hervorgerufen.

II. Gelenktuberkulose.

Bei Gelenktuberkulose sind soviel *Zustandsbilder* beobachtet, und diese schließen sich so zwanglos zu einem Ganzen zusammen, daß es uns hier unötig erscheint, Einzelbefunde zu bringen; wir wollen vielmehr das *Gesamtbild des Verlaufs,* wie es sich aus den einzelnen Schilderungen mosaikartig zusammensetzt, betrachten.

Die Gelenktuberkulose kann *primär* durch Ansiedlung von Tuberkelbacillen in der Synovia oder *sekundär* durch Übergreifen einer Knochentuberkulose auf die Gelenkhaut entstehen. Die Ansichten über die Häufigkeit der beiden Formen dabei haben sich in den letzten Jahren mehrfach gewandelt. FRANZ KÖNIG nahm an, daß etwa zur Hälfte primäre Knochen- und zur anderen primäre Gelenkerkrankungen vorkämen. Während der ersten Zeit der Röntgenära wurde, da man nur selten im Beginn der Gelenktuberkulose Knochenherde nachweisen konnte, die Ansicht zugunsten der primär synovialen Entstehung umgestellt. Als nun aber die Chirurgen bei der Operation röntgenologisch diagnostizierter *primär synovialer* Formen sehr häufig Knochenherde vorfanden, wurde die Möglichkeit der primär synovialen Entstehung überhaupt in Zweifel gezogen. Uns scheint die Frage jetzt durch die Untersuchungen von SMITH geklärt zu sein. SMITH untersuchte die Resektionspräparate einer großen Anzahl im Beginn der Tuberkulose resezierter Gelenke und fand dabei *in einem großen Prozentsatz die Synovia erkrankt, ohne daß bei genauester Untersuchung Knochenherde festzustellen waren.* Er erhielt z. B. für das Kniegelenk über die Hälfte primäre synoviale Formen. Es kann also keinem Zweifel unterliegen, daß beide Formen vorkommen. Das Häufigkeitsverhältnis schwankt dabei stark nach den einzelnen Gelenken (siehe Spezieller Teil).

1. Primär synoviale Form.

Haben sich Tuberkelbacillen in der Synovia niedergelassen, so antwortet diese mit dem Auftreten eines Ergusses. Je nach der Virulenz der Keime bzw.

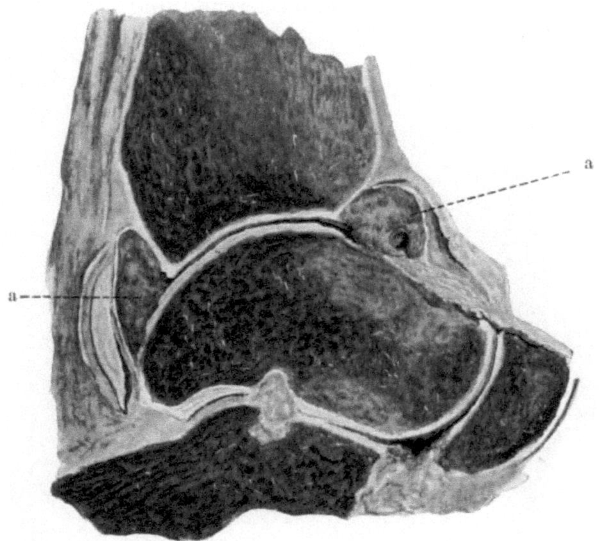

Abb. 7a. Granulationsgewebe in den Recessus des Talocruralgelenkes. (a) Knorpelüberzug intakt.

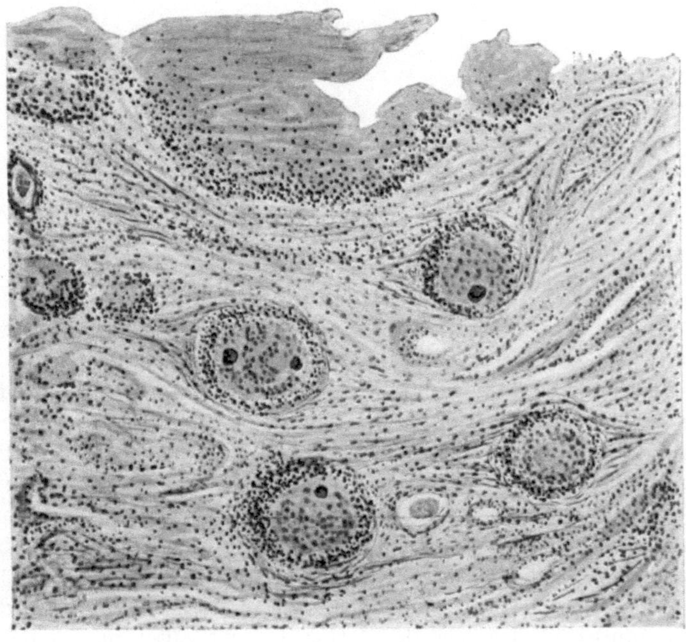

Abb. 7b. Histologisches Bild zu a. Die Granulationen bestehen aus Faserzügen, die sich teils nach VAN GIESON rot färben mit eingelagerten Tuberkeln.

des Immunitätszustandes des betreffenden Individuums ist dieser serös-sero-
fibrinös oder fibrinöseitrig-käsigeitrig (siehe auch S. 38). Die verschiedene
Beschaffenheit des Ergusses ist der Ausdruck der verschiedenen Reaktion der
Synovia, nämlich der Bildung eines, in dem einen Falle zur bindegewebigen
Umwandlung, im anderen Falle zur Verkäsung neigenden Granulationsgewebes.
Wir unterscheiden demnach eine granulierende und eine käsige tuberkulöse
Gelenkentzündung.

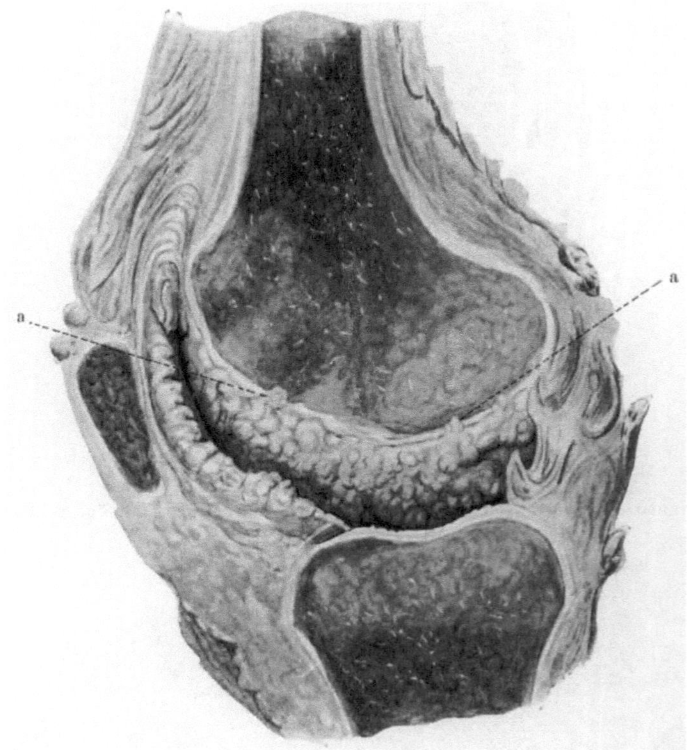

Abb. 8 a. Tuberkulöses Zottengelenk. Am Femur erkennt man, wie die Granulationen den Knorpel
durchwuchern und in den Knochen eindringen (a).

a) Granulierende Form.

Da die Kranken im Beginn des Leidens meist herumgehen oder wenigstens
das Gelenk nicht absolut ruhig halten, werden die Fibrinflocken des Ergusses
durch den Flüssigkeitsstrom in die Recessus, die richtige Schlammfänge der
Gelenke darstellen, hineingetrieben. Sie senken sich hier zu Boden und werden
durch einwanderndes Granulationsgewebe organisiert. Da aber meist in ihnen
Tuberkelbacillen enthalten sind, schießen in dem neugebildeten Gewebe allenthalben Tuberkel auf. So entstehen schichtweise Züge von Granulationsgewebe,
das mit Tuberkeln durchsetzt ist (Abb. 7 b). Durch diese traubenförmigen grau-
rötlichen Massen werden häufig die Gelenkrecessus vollkommen ausgefüllt
(Abb. 7 a). Der weiteren Ausbreitung dieses Granulationsgewebes sind Schranken
gesetzt. Nach außen wird es von der derben Gelenkkapsel, nach innen von den
aufeinanderliegenden Gelenkflächen und nach oben und unten von Knochen

begrenzt. Die schwächste Stelle scheint letzterer abzugeben, der hier ohne Knorpelüberzug ist und mit seinen vielen Lakunen, Gefäßlöchern und nach neueren Untersuchungen Lymphspalten die meisten Angriffspunkte bietet. So wuchert denn das Granulationsgewebe in ihn hinein, dabei tiefe Höhlen erzeugend. Der Ausdruck Höhle ist nicht ganz zutreffend; denn es handelt sich eigentlich, da ja der Prozeß rings um den Knochen herum sich abspielt, um

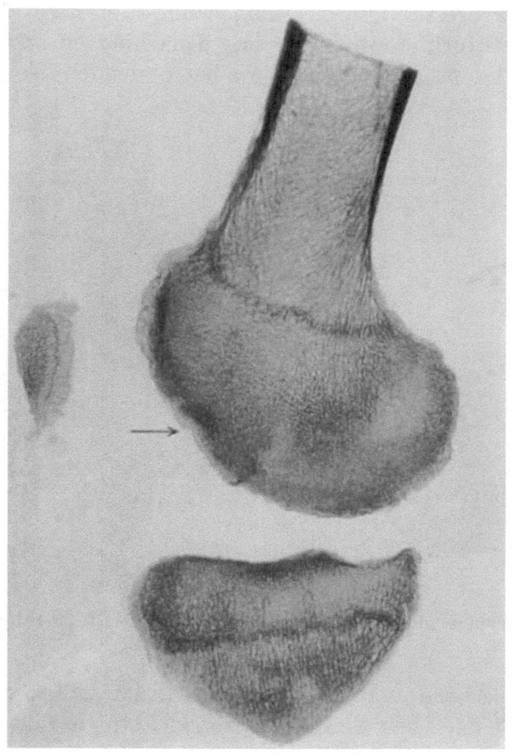

Abb. 8 b. Röntgenbild zu a. Zähnung der Gelenkkontur des Femur durch die einwachsenden Granulationen (s. Seite 27).

eine muldenförmige Furche, die am Kapselansatz in den Knochen eingegraben wird. Während dieser Vorgänge hat sich der Erguß meist mehr oder weniger schnell resorbiert. Er hat dabei zu einer unspezifischen Verdickung der Gelenkkapsel geführt. Dieses Krankheitsbild (Fungus) kann sich über Jahre hinziehen, charakterisiert durch allmähliches Weiterwuchern der Granulationen in den Knochen hinein und gelegentliches Auftreten von Ergüssen. Schließlich kommt es aber bei günstigem Verlaufe zu einer völligen bindegewebigen Umwandlung des kranken Gewebes, ja, es besteht die Möglichkeit einer, wenn auch seltenen, Ausfüllung der Knochenhöhle mit neugebildetem Knochen.

Nicht immer behält die Erkrankung diesen eben beschriebenen, mehr lokalisierten Charakter. Sie dehnt sich in vielen Fällen, aus dem Recessus heraustretend, über das ganze Gelenk aus, die ganze Höhle mit einer schwammigen Haut überziehend. Dabei bleiben die Kontaktflächen des Gelenkknorpels bis

zuletzt verschont. Die Granulationsbildung erreicht manchmal hohe Grade,
richtige Zotten können zustande kommen (Abb. 8 a). Teilweise lösen sich solche
Elemente ab und bilden freie Gelenkkörper (Reiskörper). Die Entstehung dieser
Körper ist in der letzten Zeit von ROGERS und MARK anschaulich geschildert
worden. Die Granulationen wuchern nun allenthalben in den Knorpel hinein,
ihn dabei siebartig durchlöchernd und dringen schließlich in den Knochen ein.
In gleicher Weise wird auch die äußere Kapsel durchwachsen. Es kommt zum
Übergreifen des Prozesses auf das umgebende Gewebe. Dabei besteht die
Möglichkeit des Ergriffenwerdens von benachbarten Schleimbeuteln und
Sehnen. Die sich im Granulationsgewebe bildenden Verkäsungen können

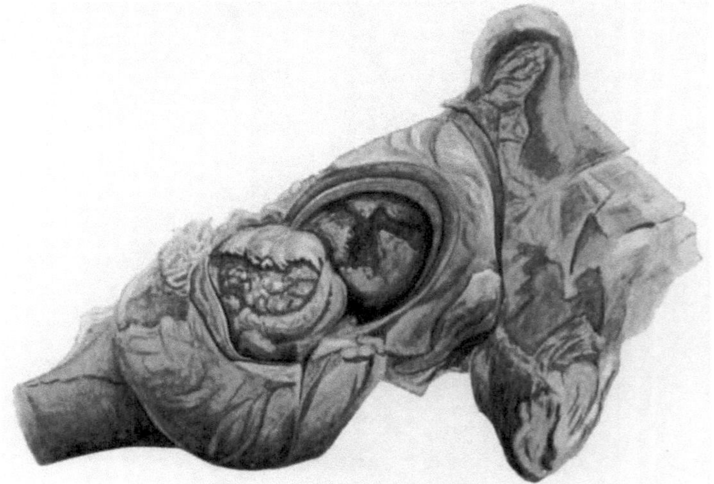

Abb. 9. Käsige Tuberkulose des Hüftgelenkes. Der Knorpel ist in großen Fetzen abgehoben.

erweichen, zu Abscessen und Durchbrüchen nach außen und innen führen.
Es kann so nach langer Zeit die granulierende Form in eine käsige übergehen.
Doch dürfte dies immerhin selten sein.

Aus den obigen Ausführungen geht hervor, *daß wir ein charakteristisches
Zeichen der granulierenden synovialen Form darin erblicken, daß ein Übergreifen
auf den Knochen nur an den Kapselumschlagsfalten bzw. Bänderansatzstellen
oder ganz diffus zustande kommt.* „Daß es isolierte, im Bereiche der *Kontaktflächen* von dem Gelenkinneren in die Tiefe der Gelenkkörper vordringende
Zerstörungsprozesse bei der primär synovialen granulierenden Gelenktuberkulose
gibt", wie PHEMISTER annimmt, möchten wir bezweifeln. *Diese oft mit Bildung
sich berührender Sequester der beiden Gelenkanteile verbundenen Formen fassen
wir auf Grund vielfacher Beobachtung als primär ossal auf.*

b) Käsige Synovitis.

Bei der käsigen Synovitis tritt ein schnell verkäsendes Granulationsgewebe
auf, das rasch das ganze Gelenkinnere überzieht. Durch Toxin- und Druck-
wirkung wird der Knorpel in großer Ausdehnung nekrotisch und zwar vorwiegend im Bereich der Kontaktflächen (PHEMISTER). Die abgestorbenen

Teile werden durch eine spezifische Entzündung vom Knochen abgehoben und losgelöst, so daß sie in großen Fetzen im Gelenkinnern liegen (Abb. 9). Hiermit ist den Toxinen der Zugang zum Knochen geschaffen. Durch ihre Einwirkung entsteht eine Verkäsung des Knochenmarks mit den oben beschriebenen Folgen (siehe S. 17).

2. Primär ossale Gelenktuberkulose.

Die *primär ossale* Form der Gelenktuberkulose verläuft im großen und ganzen analog der synovialen Form, doch zeigt sie je nach ihrer Entstehungsart verschiedene Abweichungen.

Bei Entstehung auf hämatogenem Wege von einem entfernter in der Metaphyse sitzenden Herd verläuft sie naturgemäß vollkommen gleichartig mit der synovialen Form, das Bild wird nur durch eventuelle Abscesse und Fisteln von seiten der Knochenerkrankung kompliziert.

Wird das Gelenk auf lymphogenem Wege oder durch langsames Vordringen eines Knochenherdes beteiligt, so wird der Knorpel zunächst in der Nähe des Herdes zerstört. Dann greift der Prozeß auf die Gegenseite über. Durch den auftretenden Erguß kommt es aber auch zu Granulationsbildung in den Gelenkrecessus mit dem oben beschriebenen weiteren Ablauf.

Bei plötzlichem Einbrechen einer Trennungswand zwischen Käseherd oder Knochenkaverne einerseits und Gelenkinnern andererseits tritt akute käsige Synovitis auf.

Im Verlaufe einer Gelenktuberkulose entwickeln sich häufig Stellungsanomalien. Diese sind teils funktionell bedingt, teils kommen sie durch ungleichmäßige Zerstörungsprozesse zustande (siehe klinischer Teil).

Die Heilung der Gelenktuberkulose erfolgt in leichten Fällen durch eine Restitutio ad integrum. Bei stärkerer Zerstörung des Knorpels tritt eine bindegewebige oder knöcherne Ankylose ein.

C. Allgemeine Diagnose.

I. Röntgenologisches Bild.

Da uns das Röntgenverfahren, wenn auch keine direkte, so doch eine indirekte *Besichtigung* der erkrankten Knochen und Gelenke erlaubt und somit von allen Untersuchungsmethoden der pathologisch-anatomischen am nächsten kommt, ist es wohl berechtigt, das röntgenologische Bild im Anschluß an die pathologische Anatomie zu behandeln.

Wie weit vermag nun der Röntgenstrahl die im vorigen Kapitel geschilderten pathologisch-anatomischen Vorgänge auf den Film zu bringen? Hier muß vor allem vor einer Überschätzung des Röntgenverfahrens zur Frühdiagnose gewarnt werden. Da wir uns mit unseren Ausführungen hauptsächlich an Tuberkuloseärzte wenden, für die das Röntgenverfahren bei der Frühdiagnose der *Lungen*tuberkulose in vielen Fällen den Ausschlag gibt, kann nicht eindringlich genug betont werden, daß bei Knochentuberkulose die Verhältnisse ganz anders liegen. Bei der Lunge kann man infolge des Luftgehaltes schon abnorme Zellanhäufungen oder Flüssigkeitsansammlungen von Hirsekorngröße, wenn sie günstig gelagert sind, auf den Film bringen. In dem festen, aus einem stark Röntgenlicht absorbierenden Material bestehenden Maschengewebe der Knochen, das normalerweise schon von einem stark zellhaltigen Gewebe ausgefüllt ist, macht es aber für den Röntgenstrahl naturgemäß nichts aus, ob diese Zellanhäufung mehr oder weniger dicht ist.

Pathologische Befunde am *Knochen* sind daher nur dann *direkt* durch das Röntgenbild zu erkennen, wenn die *Dichtigkeits-* oder *Struktur*verhältnisse der Knochen*bälkchen* sich verändert haben, oder wenn durch Auflagerung schattengebender Massen die *Kontur* des Knochens einen anderen Verlauf erhalten hat. Andererseits kann man in manchen Fällen aus Anomalien der normalen *Weichteilzeichnung indirekt* auf pathologische Vorgänge im Knochen schließen.

Die *Gelenkerkrankungen* zeigen sich röntgenologisch durch Veränderung der normalen Zeichnung der die Gelenke umgebenden Weichteile, durch Stellungsänderung der Knochenenden zueinander und bei fortgeschrittenen Prozessen durch Veränderungen der Konturen der Gelenkenden.

Hiernach unterscheiden wir bei der Knochen-Gelenktuberkulose folgende röntgenologische Merkmale:

1. Atrophie,
2. Herderscheinungen,
3. Formveränderungen und Stellungsveränderungen,
4. Veränderung der normalen Weichteilschatten.

Bei der näheren Besprechung dieser einzelnen Punkte machen wir, um Wiederholungen zu vermeiden, keine scharfe Trennung zwischen Knochen- und Gelenktuberkulose.

1. Atrophie. Das erste röntgenologische Zeichen ist die Atrophie. Sie tritt ein sowohl bei primärem Sitz im Knochen als im Gelenk und zeigt sich in fleckigen Aufhellungen im Bereich von Epi- und Metaphyse, später als eine gleichmäßige größere Durchsichtigkeit des Knochens im Gebiete der Erkrankung. Dabei sind die einzelnen Knochenbälkchen dünner und lichtdurchlässiger als normal. Sie sind im ganzen nicht so zahlreich als in der Norm, wohl dadurch, daß feine Bälkchenzeichnungen ganz überstrahlt werden. Bei hochgradiger Atrophie hat der Knochen ein glasiges Aussehen, nur die Konturen sind scharf, wie mit Bleistift ausgezogen, zu erkennen (Abb. 10). Die Atrophie ist nicht für Tuberkulose spezifisch, da sie auch bei anderen entzündlichen Erkrankungen vorkommt (siehe S. 49). Ihr Zustandekommen ist nicht geklärt. Atrophie von diesem Ausmaße kann nicht durch Inaktivität allein erklärt werden, da sie bedeutend stärker ist als reine Inaktivitätsatrophie. Es scheinen Schädigungen der trophischen Nerven durch Toxinwirkung eine Rolle zu spielen[1].

Die *Erkennung* der beginnenden Atrophie begegnet häufig Schwierigkeiten. Sie kann durch zu harte Aufnahmen vorgetäuscht werden. Unbedingt not-

---

[1] Interessante Bemerkungen über die Rolle der Knochenatrophie bringt in einer jüngsten Veröffentlichung von Haeff: Bedeutung der Knochenatrophie bei Knochen-Gelenktuberkulose. Z. klin. chir. 1930, Nr 15, S. 912—919.

wendig ist daher bei Verdacht, das gesunde und kranke Glied gleichzeitig auf denselben Film derartig zu photographieren, daß der Zentralstrahl zwischen

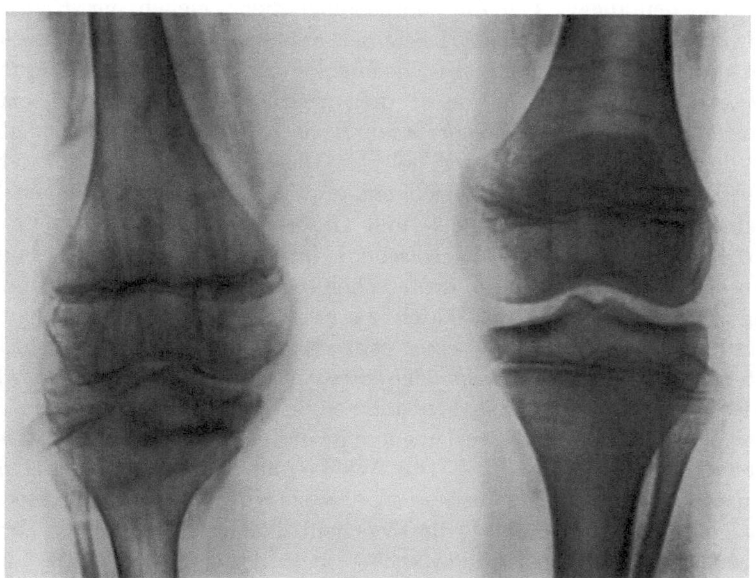

Abb. 10. Gesundes und krankes Kniegelenk zu gleicher Zeit aufgenommen. Der Zentralstrahl trifft die Mitte des Films. Ausgedehnte Atrophie der am Gelenk beteiligten Knochen. Die Verschmälerung des Gelenkspaltes ist teilweise durch die bestehende Subluxation vorgetäuscht.

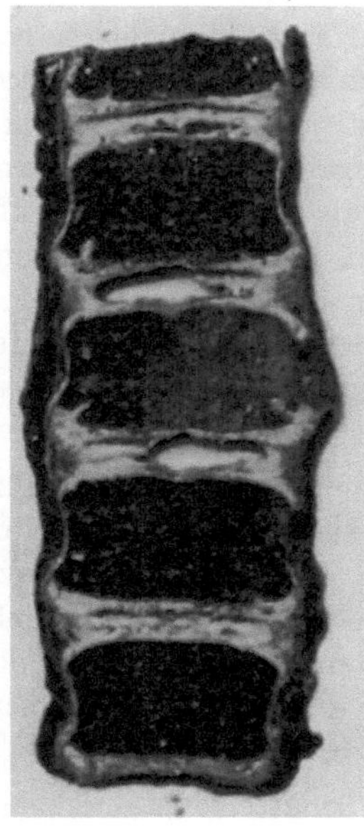

Abb. 11 a. Käseherd im mittleren Wirbel rechts.

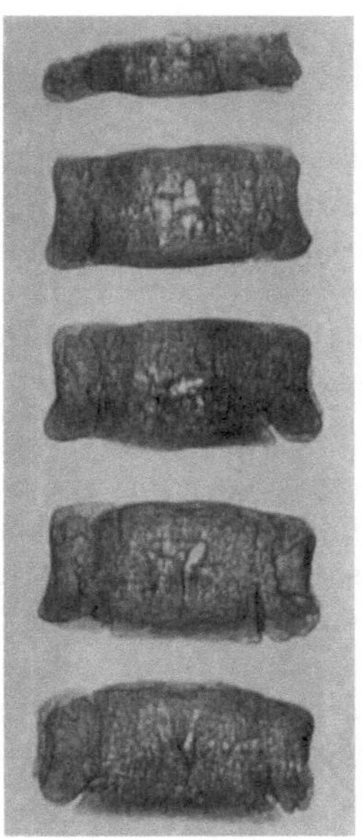

Abb. 11 b. Der Herd ist auf dem Röntgenbild des 2 mm dünnen Schnittes kaum zu erkennen. Die Knochenbälkchen sind nur eine Spur röntgenlichtundurchlässiger als die der Gegenseite.

beiden Objekten hindurchgeht, also entsprechende Abschnitte von gleich-
wertigen Strahlen getroffen werden (Abb. 10).

2. Herderscheinungen. Um die röntgenologischen Zeichen der *Herderkrankungen* bei Knochentuberkulose richtig zu erkennen, hat W. KREMER von
1—7 mm dicken Schnitten der verschiedenen Formen Röntgenaufnahmen gemacht. Letztere wurden, um dabei die natürlichen Verhältnisse bezüglich
Gewebsdurchtränkung und Weichteilmantel nach Möglichkeit nachzuahmen,
während der Aufnahme in Wasser gelegt. Dieses Verfahren ergibt sehr instruktive Bilder. Zunächst zeigt sich ein großer Unterschied zwischen Käseherden einerseits und Granulations- und fibrösen Herden andererseits. Wie
aus Abb. 11 hervorgeht, ist ein Käseherd im Wirbelkörper, der schon zu
einem Absceß geführt hat, also doch schon einige Zeit bestehen muß, auf
dem 2 mm dünnen Sägeschnitt kaum zu erkennen. Nur bei genauem Vergleich der beiden Seiten tritt eine etwas schwächere Röntgenlichtdurch-
lässigkeit zutage. Deutlicher zeigt sich diese in der Abbildung eines älteren
Käseherdes. Hier sind die Knochenbälkchen in der Erkrankungszone dicker
und klobiger als in der gesunden Umgebung; der ganze Herd springt daher als
Schatten hervor. (Siehe Abb. 6 b S. 16.) Wie kommt dies zustande? Das pathologisch-anatomische Bild hatte uns gezeigt, daß das Knochenmark bei Käseherden
durch käsigen Detritus ersetzt ist, die Knochenbälkchen dagegen ihrer Struktur
nach erhalten, und nur die Kernkörperchen zugrunde gegangen sind. Für den
Röntgenstrahl macht es nun nichts aus, ob er tote oder lebende Knochenbälkchen
durchstrahlt (OEHLECKER). Er zeichnet sie genau in derselben Dichte auf
den Film. So kann ein Käseherd auch in einem dünnen Schnitt anfangs röntgenologisch vollkommen verborgen bleiben. Er tritt erst in Erscheinung, wenn durch
die einsetzende Atrophie die Knochenbälkchen des erkrankten Knochens verschmälert werden. Von dieser wird nämlich der Käseherd nicht betroffen,
da er durch Untergang der Zwischensubstanz aus dem allgemeinen Säftewechsel
und damit aus dem Kalkstoffwechsel ausgeschaltet ist. Seine Knochenbälkchen
behalten also die normale Stärke, während die der Umgebung durch die Atrophie
dünner und zarter werden. Er hebt sich dadurch als Schatten ab. Auf der
Abbildung ist ferner die beginnende Demarkation als Aufhellung zu erkennen.
Ist der ganze Herd durch diese losgelöst, so stellt er sich als dichter Schatten
mit hellem Ring dar. Bei vollkommen eingeschmolzenem Sequester entsteht
eine große Aufhellung, die nun nicht mehr von einem Granulationsherd (siehe
unten) zu unterscheiden ist.

Im Gegensatz zur käsigen Ostitis ist der Granulationsherd auf dünnen
Knochenschnitten frühzeitig zu erkennen, er zeigt sich als eine Aufhellungszone, in der die Knochenbälkchen verschwunden sind. Die Ränder sind gewöhnlich unscharf, da von allen Seiten Knochenbälkchenschatten in die Aufhellung
hineinragen. Sequester sind in solchen Herden selten zu beobachten, da sie
meist durch lakunäre Resorption verdünnt sind und daher dem Röntgenstrahl
wenig Hindernisse entgegenstellen. (Siehe Abb. 5 b S. 15.)

Ist eine solche Aussparung von einem dichten Schattenring umgeben, so
handelt es sich wahrscheinlich um einen *fibrösen* Herd, bei dem, wie im anatomischen Teil beschrieben, die Knochenbälkchen am Rande durch Apposition
verdickt sind. (Siehe Abb. 4 c S. 13.)

Die röntgenologischen Erscheinungen tuberkulöser Knochenherde stellen sich also einmal als Schatten — käsige Ostitis — und ein anderes Mal als Aufhellung — Granulationsherd, fibröser Herd — dar. Auf dünnen Sägeschnitten kann der *Käseherd*, auch wenn er schon älter ist, oft nicht darstellbar sein. Wieviel mehr muß er der Untersuchung beim Lebenden, wo ihn kompakte Knochenmassen und dicke Weichteilschichten umgeben können, der röntgenologischen Untersuchung entgehen. Der *Granulationsherd* ist auf dünnen Knochenschnitten relativ frühzeitig zu erkennen. Doch muß er aus den oben genannten Gründen beim Lebenden eine gewisse Größe erreicht haben. CHARMANDARJAN hat versucht, durch Röntgenaufnahme an Leichen eine Gesetzmäßigkeit dieser

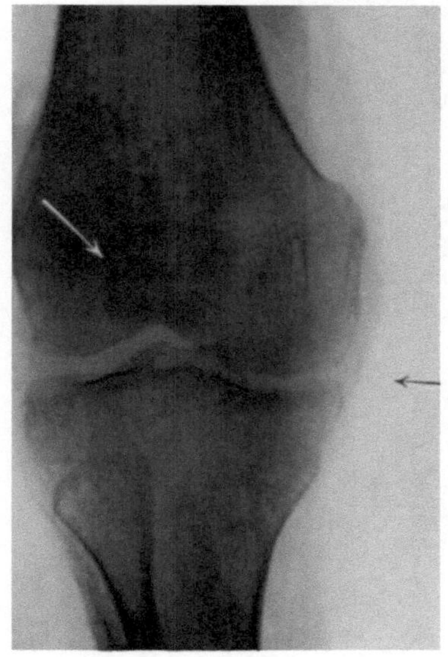 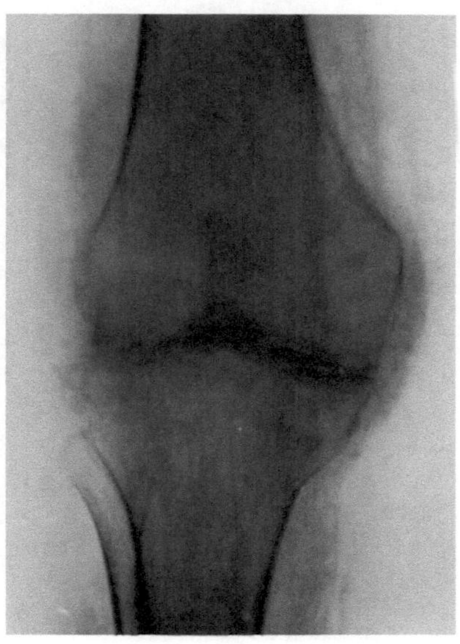

Abb. 12. Käserherd im Femur mit der Basis ins Gelenk hineinragend. Man erkennt das scheinbare Vorspringen des Herdes (KÖNIG). Der mediale Gelenkspalt ist verschmälert.

Abb. 13. Nach 6 Monaten vollkommene Zerstörung des Knorpels, kenntlich durch Verschwinden des Gelenkspaltes.

Verhältnisse zu finden und kommt zu dem Resultat, daß Herde im spongiösen Knochen von 1 cm Dicke mindestens Erbsengröße besitzen müssen, um röntgenologisch darstellbar zu sein.

3. Formveränderungen und Stellungsveränderungen. Wenn tuberkulöse Herde an der Oberfläche des Knochens sitzen und bei der Röntgenaufnahme im Profil getroffen werden, so kommt es natürlich infolge der Aussparung zu einer Veränderung der Kontur. Ist dabei der Prozeß von innen heraus an die Oberfläche gekommen, so bestehen keine Besonderheiten gegenüber den vorher geschilderten Herderscheinungen. Ein Übergreifen einer benachbarten tuberkulösen Erkrankung ruft dagegen manche eigentümliche Formveränderungen hervor, die eine kurze Besprechung verdienen. Beim prävertebralen Absceß z. B. erscheinen die Vorderflächen der ergriffenen Wirbel wie ausgehöhlt. Typisch ist ferner das Verhalten der Kontur der *Gelenkenden* bei Gelenktuberkulose. Sie zeigen dadurch, daß von allen Seiten Granulationen hineinwachsen, gezähnelte Umrisse. (Siehe Abb. 8b S. 21.)

Änderungen in der Knochenkontur können weiter durch eine Periostitis hervorgerufen werden; sie ergibt einen schmalen Schattensaum, der den Knochen begleitet. (Siehe S. 322 Abb. 193 b).

Die Erkennung von gröberen Veränderungen, wie Stellungsanomalien der Gelenkenden zueinander, bieten natürlich dem Röntgenverfahren keine Schwierigkeiten. Diagnostisch wichtig sind dabei *Änderungen in der Breite des Gelenkspaltes*. Der Gelenkspalt im Röntgenbild kommt bekanntlich durch die aufeinanderliegenden Knorpelüberzüge, die röntgenlichtdurchlässig sind, zustande.

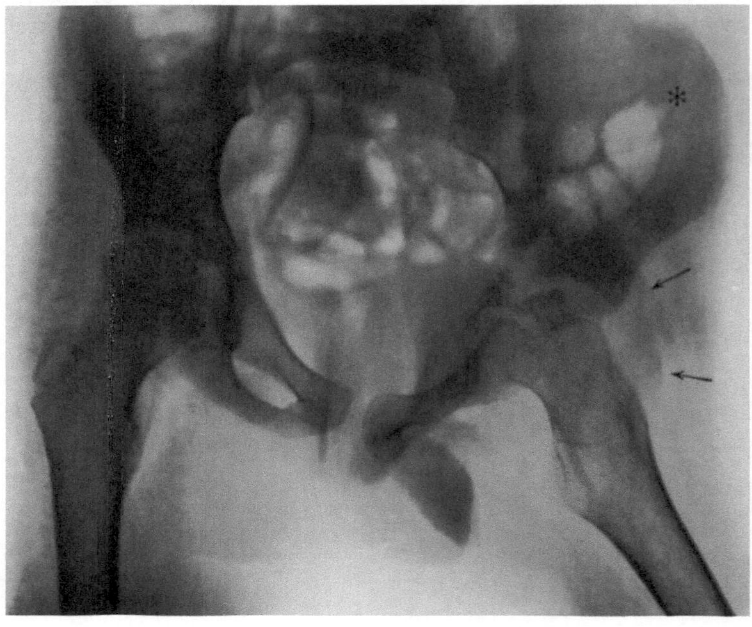

Abb. 14. Wahrscheinlich primär synoviale Gelenktuberkulose. Man erkennt deutlich die **K a p s e l s c h w e l l u n g**. Der Gelenkspalt ist verstrichen, die Kontur des Femurkopfes und der Pfanne gezähnt. Außerdem besteht Atrophie des ganzen Knochens. Bei * Darmgasflecken.

Sind die Knorpelflächen infolge eines Ergusses nach Dehnung der Bänder voneinander entfernt, so erscheint der Gelenkspalt röntgenologisch verbreitert (Abb. 119). Ist der Knorpel ganz oder teilweise zerstört, so zeigt sich eine vollkommene oder teilweise Verschmälerung des Gelenkspaltes (Abb. 12 u. 13). Bei Beurteilung dieses Zeichens muß man beachten, daß durch falsche Projektion, sei es durch Schrägstellung des Zentralstrahles, sei es durch Beugestellung des Gelenkes, eine Verschmälerung vorgetäuscht werden kann (siehe auch S. 25). Es ist in solchen Fällen unbedingt die Aufnahme in zwei Ebenen erforderlich.

Nicht selten findet man auch eine Vergrößerung der Epiphysen, die durch einen Wachstumsreiz auf die Epiphysenlinie bedingt ist. Auf ähnlichen Ursachen beruht das frühere Auftreten der Knochenkerne auf der kranken Seite (siehe auch S. 66).

4. Veränderung der normalen Weichteilschatten. Auf weichen Röntgenaufnahmen kommen auch Weichteilveränderungen an Gelenken röntgenologisch zum Ausdruck. So erkennt man beim Kniegelenk, Fußgelenk usw. deutlich die

Erweiterung der Gelenkkapsel. (Siehe Abb. 119 S. 250). Diagnostisch bringt diese Erkenntnis bei oberflächlichen Gelenken nicht weiter, da die vorliegenden Veränderungen meist auch durch Inspektion und Palpation zu erkennen sind. Dagegen wird bei tieferliegenden Prozessen durch die Weichteilschwellung oft die normale Zeichnung der Muskelinterstitien, die sich als dunkle (im Diopositiv helle) Linien abheben, verändert. So hat M. LANGE auf die Wichtigkeit solcher Zeichen zur Frühdiagnose der Coxitis hingewiesen (siehe S. 210 sowie Abb. 14). PITZEN betont den Wert des abnormen Verlaufs der Psoaslinie zu Erkennung der Spondylitis (siehe S. 161). Auch von der Wirbelsäule ausgehende Abscesse sind besonders im Brustkorb oft röntgenologisch schon nachweisbar, bevor Erscheinungen am Knochen erkennbar sind.

Wir glauben, mit den vorstehenden Ausführungen gezeigt zu haben, daß, *abgesehen von der beginnenden käsigen Ostitis und kleinen Granulationsherden,* die Knochen- und Gelenkveränderungen bei Tuberkulose im ausgebildeten Stadium röntgenologisch gut darstellbar sind, so daß eine gewisse Berechtigung besteht, von einer *röntgenologischen Pathologie* zu sprechen. Abgesehen davon, daß es gelingt, in ausgebildeten Fällen Granulationsherde und käsige Ostitis voneinander zu unterscheiden, also Qualitätsdiagnose zu treiben, besteht vor allem die Möglichkeit, *den Verlauf des Zerstörungsprozesses zu verfolgen.* Damit stellt die Röntgenologie der Knochen- und Gelenktuberkulose eine wichtige Ergänzung der pathologisch-anatomischen *Einzelbilder* dar. So kann man das langsame Größerwerden von Herden verfolgen, man kann ihre bindegewebige Umwandlung und schließlich ihre Ausfüllung mit neugebildetem Knochen erkennen. Die Loslösung von Sequestern, ihre eventuelle Ausstoßung oder spätere Reorganisation bieten pathologisch interessante Bilder. Beim Gelenk sieht man gleichsam, wie der Knorpel allmählich zerstört wird, wie die Granulationen in den Knochen hineinwuchern, wie ihnen schließlich Halt geboten wird, und wie die Gelenkkontur sich wieder zurückbildet.

Dies führt zu der Frage über, ob die Möglichkeit besteht, *mit Sicherheit* aus dem Röntgenbilde *allein* die Heilung einer Knochen-Gelenktuberkulose festzustellen. Das ist leider nicht der Fall, da man röntgenologisch das Bestehen einer käsigen Ostitis nicht ausschließen kann. Hier muß der klinische Befund zur Hilfe herangezogen werden. Das Röntgenbild gibt wohl eine wichtige Unterstützung, indem das Verschwinden der Atrophie, die Ausfüllung der Herde und ein Glattwerden der Konturen mit größter Wahrscheinlichkeit die Heilung vermuten lassen.

Die geschilderten röntgenologischen Zeichen sind nun nicht alle für Tuberkulose spezifisch, doch kann in vielen Fällen aus *mehreren* von ihnen die Diagnose Tuberkulose mit Sicherheit gestellt werden. So wird ein dichter umschriebener Schatten in einem atrophischen Knochen nur durch diese hervorgerufen, auch die Aufhellungen im atrophischen Knochen, wie sie durch Granulationsherde gebildet werden, sind so typisch, daß sie mit keiner anderen Krankheit verwechselt werden können. Die Zähnelung der Gelenklinie bei außerdem bestehender Atrophie läßt auch meist den Schluß auf Gelenktuberkulose zu, wenn auch die Gonorrhöe ähnliche Bilder machen kann (siehe S. 57). In den übrigen Fällen muß das ganze Rüstzeug zur Klärung herangezogen werden (siehe Kapitel „Allgemeine Differentialdiagnose").

Andererseits zeigen die fortgeschrittenen Stadien mancher Krankheiten, die klinisch der Tuberkulose ähneln, ein so typisches Röntgenbild, daß hierdurch die Diagnose Tuberkulose fallen gelassen werden kann (siehe Abschnitt C. III).

Zum Schlusse müssen noch kurz einige *technische Bemerkungen* gemacht werden. Zur Diagnose von Knochentuberkulose sind nur erstklassige Röntgenbilder zu gebrauchen. Lieber kein Röntgenbild als ein schlechtes. Es geht nicht an, daß, wie wir es in einer Heilstätte sahen, alte angestochene Röhren, die zur Lungenaufnahme nicht mehr brauchbar, für Knochenaufnahmen jedoch noch gut genug waren. Bucky hat uns in seiner Blende ein Gerät geschenkt, das die Möglichkeit bietet, auch bei tief in Weichteilmassen liegenden Knochen gute Strukturaufnahmen zu erzielen. Bei Hüftaufnahmen und Wirbelaufnahmen ist sie unerläßlich.

Es empfiehlt sich, wenn irgend möglich, Vergleichsaufnahmen des gesunden und kranken Gelenkes zu gleicher Zeit in der oben beschriebenen Weise zu machen. Unbedingt notwendig ist auch die *Aufnahme in zwei Ebenen,* auch bei der Wirbelsäule. Nur so kann man zu verwertbaren Resultaten kommen.

Eine schöne räumliche Vorstellung kann man von manchen Herden und vor allem von stärkeren Knochenzerstörungen durch das *stereoskopische Verfahren* erhalten, wenn wir auch *Frick* Recht geben müssen, daß es die Aufnahme in zwei Ebenen nicht ersetzen kann.

Die *Kontrastfüllung,* die bei vielen Körperhöhlen die Röntgendiagnostik sehr gefördert hat, ist auch bei Gelenkhöhlen versucht worden. Der bisher angewandten Gaseinblasung (Sauerstoff, Kohlensäure) in Gelenke kommt nur für die Differentialdiagnose gegen Trauma (Meniscuseinklemmung usw.) Bedeutung zu. Man kann mit diesem Verfahren die verlagerten Knorpelstücke oft sehr gut darstellen. Feinere Veränderungen am Knorpel sind mit ihm aber nicht zu erkennen. Vielleicht bringt hier die von Sievers empfohlene Füllung mit $40^0/_0$ Jodipinlösung weiter, die sehr schön Knorpelunebenheiten darstellen soll.

Zur richtigen Beurteilung des Röntgenbildes ist die *genaue Kenntnis des normalen röntgenologischen Bildes mit den zahlreichen Variationen,* wie sie Alban Köhler in seinen „Grenzen des Normalen und Anfänge des Pathologischen im Röntgenbilde" trefflich geschildert hat, unerläßlich.

II. Klinisches Bild.

Im *klinischen Bild* trennen wir *lokale Erscheinungen* und *Fernwirkungen.* Bei letzteren ist manchmal schwer zu entscheiden, ob sie wirklich durch das Knochenleiden oder durch eine anderweitige tuberkulöse Erkrankung des Organismus hervorgerufen werden; bei ersteren liegt die Schwierigkeit der richtigen Deutung in der Frühdiagnose; Spätfälle bieten im allgemeinen erheblich geringere Schwierigkeiten (gröbere Gelenkveränderungen, Abscesse, Fisteln, Röntgenbefund). Die so überaus wichtige Frühdiagnose darf nicht so lange hinausgeschoben werden, bis sich röntgenologisch sichere Veränderungen nachweisen lassen, sondern muß bedeutend früher auf Grund der klinischen Symptome gestellt werden (Barré, Drachter, Roederer). Auf *Grund eines negativen Röntgenbefundes darf Tuberkulose nicht ausgeschlossen werden!* (vgl. Abschnitt „Röntgenologisches Bild").

Die *Untersuchung ist bei völlig entkleidetem Körper* vorzunehmen, schon um bei multiplen Herden nicht anderweitige Lokalisationen zu übersehen.

1. Lokale Symptome.

Ein gelenknaher Knochenherd kann durch kollaterale Entzündung im Gelenk Veränderungen sekundärer Natur hervorrufen, nötig ist das aber nicht. Im Anfange seines Bestehens können also Erscheinungen von seiten des Gelenkes vollkommen fehlen. Er lenkt lediglich durch Schmerzen und in weiterem Verlaufe durch Ödem bzw. durch Infiltration der Umgebung die Aufmerksamkeit auf sich. Die Schmerzen äußern sich subjektiv im Gefühl von Schwere der Extremität und Stechen bei der Belastung, so daß der Kranke gezwungen ist, das entsprechende Glied zu schonen. Bei Sitz in der unteren Extremität hinkt er.

„Die Schwere und Art der Symptome hängt zum großen Teil von dem Wert ab, der dem betreffenden Teil innerhalb des Skelets zukommt" (OEHLECKER). Objektiv findet man Klopfempfindlichkeit des betreffenden Knochens, Stauchungsschmerz und häufig lokale Druckschmerzhaftigkeit. Das benachbarte Gelenk kann in diesem Stadium noch völlig frei sein. Als Beispiel diene folgender Fall:

Ein Kind hinkt seit etwa einem Jahre. Es besteht Stauchungsschmerz in der linken Hüfte, Druckschmerzhaftigkeit des Trochanter maior und der Gegend des Schenkelkopfes, die Bewegungen im linken Hüftgelenk sind vollkommen frei. Das Röntgenbild zeigt eine Atrophie des Schenkelkopfes und einen undeutlichen Herd im Schenkelhals. Auf Grund des letzteren Befundes wurde das Kind $^3/_4$ Jahre im Streckverbande behandelt; da auf neuen Röntgenbildern der Herd nicht mehr so deutlich zu erkennen war, das Gelenk während der ganzen Zeit immer frei beweglich gewesen, sowie die Druckschmerzhaftigkeit usw. verschwunden war, glaubte man, es habe sich um einen „blanden Infarkt" (AXHAUSEN) gehandelt und entließ das Kind mit einem Entlastungsapparat. Dieser wurde nach Aussage der Mutter leider nicht getragen. Zwei Jahre später kam das Kind mit einer ausgesprochenen linksseitigen Coxitis wieder in die Behandlung.

Das Beispiel zeigt deutlich, wie ein gelenknaher Knochenherd lange Zeit das Gelenk selbst frei lassen kann. Der Arzt soll sich aber nach Möglichkeit bemühen, die Entstehung der *Gelenk*tuberkulose vermeiden zu helfen.

Wenn ein extraartikulärer Knochenherd erweicht, so zeigt sich über dem Knochen Fluktuation. Der Absceß kann durchbrechen und zur tuberkulösen Fistel führen.

Ist das Gelenk beteiligt, so sind die Erscheinungen verschieden, je nachdem, ob es sich um einen stärkeren serösen Erguß, Granulationsbildung, oder eitriges Exsudat handelt, Erscheinungen, die zu der bekannten Einteilung der Gelenktuberkulose in *Hydrops, Fungus* und *Pyarthros* geführt haben.

Als Symptome werden angeführt: 1. *Schwellung*, 2. *Schmerzen*, 3. *Bewegungseinschränkung* und 4. *Stellungsanomalie*. Diese Symptome treffen aber nicht immer für alle Fälle zu und es muß hier etwas näher auf sie eingegangen werden.

1. Schwellung. Sie ist bei allen drei Formen vorhanden. Bei Hydrops gibt sie bei oberflächlich sitzenden Gelenken die Form der Gelenkkapsel mit ihren Recessus deutlich wieder. Es bestehen die bekannten Zeichen der Fluktuation. Beim Fungus ist sie mehr diffus und teigig. Die Konturen des Gelenkes sind

verstrichen. An den Umschlagsfalten der Gelenkkapsel fühlt man eine wulst-
förmige Verdickung als Ausdruck der Granulationsmassen in den Recessus.
Es findet sich häufig Knarren und Schneeballknirschen. Bei Pyarthros ist die
Schwellung diffus, zeigt deutlich Fluktuation, die Haut ist gespannt, anämisch.
Durch die Atrophie der Muskulatur der betreffenden Extremität springt die
Schwellung deutlicher ins Auge (Tumor albus).

2. **Schmerzen.** Druck und Stauchungsschmerz ist in den meisten Fällen
vorhanden, beim Hydrops und Fungus geringer, beim Pyarthros so stark, daß
die geringste Erschütterung Schmerzen verursacht und der Kranke ängstlich
sein Gelenk vor jeder Berührung zu schützen sucht. Schmerzhaftigkeit bei Bewegung braucht dagegen nicht immer vorhanden zu sein. Auch bei ausgedehntem
Hydrops oberflächlicher Gelenke findet man oft vollkommen freie schmerz-
lose Beweglichkeit des Gelenkes. Bei tiefer liegenden Gelenken dagegen, z. B.
dem Hüftgelenk, zeigt sich infolge der geringen Ausdehnungsfähigkeit der
Kapsel bald Schmerzhaftigkeit bei Bewegungsversuchen. Beim Fungus sind
geringe Bewegungen ohne Schmerzen möglich, bei einem bestimmten Exkursions-
grade dagegen, welcher der Behinderung durch die Kapselschrumpfung entspricht, setzen Schmerzen ein. Beim Pyarthros besteht die stärkste Schmerzhaftigkeit bei den geringsten Bewegungsversuchen. Die *Lokalisation der
Schmerzen* weist manchmal fehl, sie fällt nicht immer mit dem Sitz des Krankheitsherdes zusammen. Als Beispiel sei auf die „Magenschmerzen", „Neuralgien" u. a. m. bei beginnender Spondylitis, auf Beschwerden im Knie bei
beginnender Coxitis verwiesen (vgl. speziellen Teil).

3. **Bewegungseinschränkung.** Aus den vorhergehenden Ausführungen geht
schon hervor, daß in manchen Fällen von Hydrops keine Bewegungseinschränkung vorhanden ist. Dies ist besonders der Fall, wenn die Kranken
frühzeitig das Bett aufgesucht haben oder bereits längere Zeit zu Bett gelegen
haben, bis der Arzt sie zu Gesicht bekommt. Ist der Kranke dagegen herum-
gegangen, so ist das Gelenk muskulär fixiert. Dasselbe gilt für den Fungus,
mit der Einschränkung, daß, wie oben ausgeführt, bei einem bestimmten Exkur-
sionsgrade, der der Kapselschrumpfung entspricht, Bewegungsbehinderung auftritt. Beim Pyarthros ist das Gelenk muskulär fixiert.

4. **Stellungsanomalie.** Ein muskulär fixiertes tuberkulöses Gelenk zeigt
stets Stellungsanomalie. Über die mechanischen Ursachen, durch welche diese
bedingt werden, ist mehrfach diskutiert worden. Eine volle Einigkeit scheint
noch nicht erzielt zu sein. Bonnet hatte auf Grund von Injektionen in anatomisch präparierte Gelenke gezeigt, daß bei maximaler Kapselfüllung jedes
Gelenk eine bestimmte Stellung annimmt. Man hatte diese Tatsache zur Erklärung der Stellungsanomalien bei Tuberkulose herangezogen, indem man sich
dachte, daß das Gelenk die Stellung einnähme, bei der es mit der geringsten
Kapselanspannung möglichst große Flüssigkeitsmengen aufnehmen könnte.
Hass erklärt die Stellungsanomalien als einfache Entspannungsstellungen. Das
Gelenk soll die Stellung einnehmen, die es bei vollkommener Entspannung,
z. B. im Schlafe, einnimmt. Eine derartig einfache Erklärung der Stellungsanomalie ist schon deshalb nicht angängig, weil verschiedene Gelenkstellungen
nacheinander beim selben Gelenk (siehe Hüftgelenk) vorkommen können. Sie
beruhen vielmehr auf verschiedenen anatomischen Vorgängen. Es kommt eine

Entlastungsstellung vor, wenn z. B. bei einem starken Erguß die Synovia stark entzündet ist, es sich also um ein Pyarthros handelt. Auch die bei tieferliegenden Gelenken auftretenden Stellungsveränderungen bei großem serösen Erguß müssen als BONNETsche Entlastungsstellung aufgefaßt werden.

Die bei serösen Ergüssen oberflächlicher Gelenke dagegen auftretenden Contracturstellungen beim Herumgehen der Kranken beruhen darauf, daß der Patient, um eine Stauchung des erkrankten Knorpels zu vermeiden, das Gelenk so einstellt, daß die Schwerpunktslinie nicht senkrecht durch das Gelenk hindurchgeht. So wird z. B. beim Kniegelenk durch Beugung des Unterschenkels das Schwergewicht auf die Sehne des Quadriceps verlegt. Durch die dauernd unphysiologische Stellung kommt es dann zu einer spastischen Fixation.

Eine weitere Art von Stellungsanomalie entwickelt sich, wenn ein größerer Erguß sich resorbiert und die Kapselschrumpfung einsetzt. Die durch den Erguß gedehnten Bänder können dem Zuge der schrumpfenden Kapsel und dem Zuge der stets überwiegenden Beugungsmuskulatur nicht standhalten. Hierdurch wird das Gelenkende des distalen Knochens von der Gelenkfläche des zentralen herabgezogen. Es tritt eine Subluxationsstellung ein. Bei manchen Gelenken, z. B. dem Hüftgelenk, kann dabei der Kopf vollkommen aus der Pfanne herausgezogen werden, sich gegen einen anderen Knochen anstemmen und sich dort eine neue Gelenkpfanne graben.

Die Granulationen können bei den verschiedenen Formen, beim Fungus seltener, beim Pyarthros häufiger, erweichen, zu Abscessen und zur Fistelbildung führen.

2. Fernwirkungen.

Jeder tuberkulöse Knochengelenkherd übt eine Einwirkung auf den Gesamtorganismus aus, die sich in Einflüssen auf das Wärmezentrum, das hämatopoetische System, den Allgemeinstoffwechsel, die Immunitätsverhältnisse usw. äußert. Diese Fragen sind nachstehend gesondert erörtert, soweit dies im Rahmen dieser Monographie möglich war.

Die Diagnose wird sich in den meisten Fällen unter Berücksichtigung nachstehender Daten *aufbauen* müssen: Anamnese, allgemeine und örtliche Symptome, Röntgenbild, Tuberkulinreaktion, Probepunktion mit Tierversuch und Kultur, Prüfung von Senkungsreaktion und Blutbild, manchmal noch Probeexcision.

Die genaue klinische Analyse des Einzelfalles führt uns in der Mehrzahl der Fälle zur Erkenntnis des pathologisch-anatomischen Charakters der Erkrankung und damit zur *Qualitätsdiagnose* als Grundlage rationeller Therapie und sicherer Prognostik.

Sorgfältige *Aufnahme der Vorgeschichte* ermöglicht uns schon oft eine Reihe differentialdiagnostisch in Frage kommender Krankheiten auszuschließen. Wir müssen fragen: nach der Dauer des jetzigen Zustandes, nach Art des Beginnes, plötzlich?, schleichend?, im Anschluß an ein Trauma?, Zeitraum zwischen Trauma und Krankheitserscheinungen?. Schlossen sich die Erscheinungen an eine *akute* Krankheit an?, z. B. Gonorrhöe, Typhus, Angina (Polyarthritis!), Furunkel, Panaritium (Osteomyelitis!)? Hat luetische Infektion stattgefunden?, kommen berufliche Schädigungen in Betracht?, machen sich Witterungseinflüsse bemerkbar?, treten die subjektiven Beschwerden in einem oder mehreren

Gelenken auf? Wann sind sie am stärksten? Bestehen Einklemmungssymptome
(z. B. am Knie, Meniscusschädigungen!)? u. a. m. (vgl. Abschnitt: Differentialdiagnose). Wichtig ist Feststellung und weiterer Verlauf von Erkrankungen,
bei denen uns eine wesentliche *Schwächung der Tuberkuloseimmunität* bekannt
ist, so z. B. Masern, oder Vorgängen wie Schwangerschaft und Wochenbett,
ferner Diabetes, nach denen nicht selten eine Propagation selbst anscheinend
ruhiger intrathorakaler Herde zur Metastasierung auf hämatogenem Wege
in das Skeletsystem führt (vgl. auch Abschnitt 1). Bezüglich sozialer Momente
siehe S. 5. Wesentlich erscheint uns ein Hinweis auf die noch vielfach übliche
Überschätzung der Heredität. Der *Nachdruck* in der Anamnese ist praktisch
auf die Frage der *Exposition* zu legen; dabei braucht die Infektionsquelle keineswegs nur bei *direkten* Angehörigen zu liegen (z. B. krankes Dienstpersonal,
Hausgenossen usw.). Statistisches vgl. S. 5 f. WIESE beobachtete wiederholt
bei Kindern Fälle von Knochengelenktuberkulose, bei denen sich als Infektionsquelle ein *scheinbar ganz gesundes* Geschwister entpuppte, das weder klinisch
noch röntgenologisch einen nennenswerten Befund aufwies, aber bei leichtem
Husten im Sputum massenhaft Tuberkelbacillen entleerte. Zu erwähnen sind
auch die als „Asthma", „chronischer Husten", oder „Bronchialkatarrh" larvierten
hochinfektiösen Altersphthisen.

In der schleichenden Entwicklung der Skelettuberkulose spielt bei Kindern
öfter auffällige *Umwandlung in Wesen und Charakter* eine Rolle; als weitere
Angaben kommen hinzu solche über nächtliches Aufschreien — bei Meningitis
als Frühsymptom bekannt — hier als Folge unvorsichtiger Bewegungen im Schlaf;
weiter über frühzeitige Ermüdung, Schonen eines Gliedes, unbestimmt lokalisierte Schmerzäußerungen, örtliche reflektorische Muskelspasmen („Schmerzsperre" [LORENZ]), leichtes Hinken, ungeschickter Gang, eben wahrnehmbare
Muskelatrophie. (Kontrolle mit dem Bandmaß!) *Der äußere gesunde, frische
Eindruck* eines Menschen darf ebensowenig zur Verneinung der Diagnose Tuberkulose verleiten, wie umgekehrt ohne weiteres der Typus des Asthenikers oder
des konstitutionell Minderwertigen, schlechtes Aussehen, Blässe, hallonierte
Augen der Neuropathen u. a. m. zur Bejahung. Die „beliebten" Nachtschweiße
kommen beim Erwachsenen nur bei schweren Fällen, meist mit erheblichen
Lungenkomplikationen, vor, bei Kindern sind sie fast nie spezifisch bedingt.
Hauttuberkulide als hinweisendes Moment kommen nur im frühen Kindesalter in Betracht, später sind sie sehr selten und wenig besagend.

Eine für Skelettuberkulose charakteristische *Temperatur*kurve gibt es nicht;
leichte Temperaturschwankungen ohne ersichtliche Ursache sind beim Erwachsenen noch eher verdächtig als beim Kinde; besonders bei letzterem sei auf die
große Zahl hier möglicher unspezifischer Ursachen hingewiesen. Mit Vorsicht
als verdächtig zu verwerten ist eine größere Differenz zwischen Morgen- und
Abendtemperatur.

Allgemein tritt bei Beginn der Knochen-Gelenktuberkulose wie bei Absceß-
bildungen *Fieber* auf; die Temperatur sinkt aber meist bald zur Norm, zumal
bei Ruhigstellung des erkrankten Organs. Häufig ist dann eine vollkommen
normale Temperaturkurve. Ein intermittierender Typ zeigt sich bei schweren
Mischinfektionen. PICCALUGA[1] verweist neuerdings auf die bei Gelenktuberkulose höhere Differenz zwischen rectaler und axillarer Messung. IPSEN und

---

[1] PICCALUGA: Tuberculosi **16**, H. 9.

Mau haben, was wir bestätigen können, *über tuberkulös erkrankten Gelenken* die *Hauttemperatur* durch Messung mit dem *Hautthermometer* erhöht bis zu 3° gefunden. Zu ganz exakten Messungen müßte ein Elektrothermometer benutzt werden[1].

Amenorrhöe und *Dysmenorrhöe* sahen wir bei Knochen-Gelenktuberkulose nur bei erheblicheren Lungenkomplikationen oder sehr schweren Krankheitsformen.

Scharfrandigen *Milztumor* bei frischen Knochen-Gelenktuberkulosen erwähnt unter anderen Neumann. Die von Keleman behauptete diagnostische Bedeutung von Mucosaveränderungen der oberen Luftwege erscheint uns recht zweifelhaft.

Eine *sichere Früh*diagnose gewährleistet die *Punktion* des Gelenkes mit positivem Ausfall des Tierversuchs, unter Umständen erst die *Probeexcision*. Letztere ist dann kaum zu umgehen, wenn es sich um unklare schwierige Fälle handelt, wie nachstehend fingiertes Beispiel:

Zehnjähriges Kind, Schwellung eines Knies mit „Erguß", Bewegung nur wenig eingeschränkt, mäßige Schmerzhaftigkeit, Pirquetsche Hautreaktion +, in der Vorgeschichte kein Trauma, im Röntgenbild in zwei Ebenen kein sicherer Befund, Probepunktion ergibt kein Exsudat oder solches mit negativem Kultur- und Tierversuch, Senkungsreaktion, Normalwerte, Blutbild nur geringe Linksverschiebung. Ob hier die subcutane Tuberkulininjektion die Diagnose zweifelsfrei klären kann, erscheint uns zweifelhaft; bei längerem Bestehen des Befundes wird man zur Probeexcision greifen müssen.

In allen diagnostisch zweifelhaften Fällen ist grundsätzlich möglichst baldige stationäre Beobachtung an sachkundiger Stelle zu fordern!

Alle Punktionen müssen unter strengster Asepsis erfolgen.

3. Spezielle Untersuchungsmethoden.

a) Die Punktion der Gelenke und Abscesse.

α) Gelenke.

1. Hüftgelenk. *Von vorn:* am Büngnerschen Punkt: Kreuzungsstelle der Art. femoralis mit dem Ligamentum inguinale verbinden mit der Trochanterspitze; wo diese Linie den M. sartorius schneidet an dem Innenrand dieses Muskels senkrecht direkt in das Hüftgelenk einstechen. (Der M. sartorius verläuft von der Spina ant. sup. nach dem inneren Kondylus.)

Von der Seite her: in flacher Rückenlage; das Bein wird möglichst adduziert und leicht innenrotiert. Mit langer Nadel, (etwa 10 cm) einstechen direkt oberhalb und etwas nach vorn von der Trochanterspitze senkrecht zur Achse des Femur. Man kommt dann auf den Schenkelhals und kann nach oben ins Gelenk weiter vordringen.

2. Schultergelenk. *Von vorn:* neben dem Processus coracoideus.

Von hinten: in Abductionsstellung an der Schulterecke dicht unterhalb des Akromions.

3. Kniegelenk. Einstich am Wulst des M. vastus ext. oder intern.; die linke Hand umspannt den Oberschenkel dicht oberhalb des Gelenks und drängt den Erguß nach unten in den oberen Recessus. Einstechen unter Lokalanästhesie rasch nach der Patella zu.

---

[1] Vgl. Strauss: Kl. Wschr. **1928**, Nr. 34.

4. Ellenbogengelenk. In der Mitte zwischen Epicondylus lateralis und medialis, direkt oberhalb der Olecranonspitze; Einstichrichtung direkt nach vorn, Arm dabei 135° gebeugt.

5. Handgelenk. Von der dorsalen Seite her zwischen Processus styloideus radii und der Sehne des Extensor pollicis longus in der Tabatière.

6. Fußgelenk. Zu beiden Seiten der Extensorensehnen in Spitzfußstellung.

β) Die Punktion oberflächlicher Abscesse.

Der Einstich darf nie am Orte des vermutlichen Durchbruches oder direkt in den Absceß erfolgen! Die *Punktion muß viel mehr entfernt von Absceß in der gesunden Haut* seitlich oder oberhalb — also *stets der Schwere entgegen* — vorgenommen werden. Keine Wiederbenutzung des alten Stichkanals! Andernfalls besteht die *Gefahr der Fistelbildung* und der Mischinfektion, die soweit irgend möglich vermieden werden müssen.

Der Stichkanal wird möglichst schräg — fast parallel zur umgebenden gesunden Haut angelegt, damit bei wiederkehrender Füllung der Absceßhöhle automatischer Verschluß eintritt. Die Nadel mit der Rekordspritze — erstere von mittlerer Stärke — Troikare und zu starke Nadeln empfehlen sich wegen der Gefahr der Fistelbildung im allgemeinen nicht — wird dann parallel zur Haut auf den Absceß vorgeschoben, auf der Höhe des Abscesses gehoben und in die Absceßhöhle eingeführt. Nach der Punktion Zurückziehen der Nadel unter Senken parallel zur Haut. Kompressionsverband. So können Abscesse oftmals punktiert werden, ohne daß eine Fistel und — aseptisches Vorgehen vorausgesetzt — eine Mischinfektion entsteht. Wird die Punktionsnadel durch Fibrinflocken oder Gewebsfetzen verlegt, so kann durch Einführen einer dünnen Sonde Luft geschafft werden. Um die Verwendung von sehr dicken Nadeln zu vermeiden, benutzt v. BAYER eine verhältnismäßig dünne, mit Troikar versehene Nadel, die außer einer Endöffnung noch seitliche, spiralförmig angeordnete Schlitze besitzt. Es gelingt mit dieser Schlitznadel, auch Absceßhöhlen zu entleeren, die dickflüssigen und bröckeligen Eiter enthalten.

Möglichste *Entleerung* des Eiters ist schon deswegen zu erstreben, damit ein Kompressionsverband seine volle Wirkung entfalten kann!

Will man überhaupt stärkere Nadeln vermeiden, so kann man mit 3⁰/₀ iger Borsäurelösung spülen oder die *Verflüssigung des Eiters* nach Injektionen abwarten (siehe S. 120).

γ) Die Punktion intrathorakaler und intraabdominaler Senkungsabscesse.

Die Punktion *prävertebraler* Abscesse ist noch wenig geübt, die Mitteilungen in der Literatur sind noch spärlich (BAKAY, SGALTIZER, DOLLINGER). Abgesehen von einem allgemein zu erstrebenden therapeutischen Effekt, können Kompressionszustände akuter und chronischer gefährlicher Form eine Entleerung solcher Abscesse durch Punktion notwendig erscheinen lassen.

Technik. Einstich mit auf 20 ccm Rekordspritze armierter 12 cm langer, 1¹/₂ mm weiter Nadel zwischen dem 3. und 4. Brustwirbel, 2 cm links von den Dornfortsätzen; die Spitze der Nadel berührt den Processus transversus, dann den Wirbelkörper und gelangt letzteren umtastend in den Absceß. Die Senkungsabscesse des Mediastinums lassen sich meist ohne besondere Schwierigkeit vom

Rücken her punktieren, am besten rechts, weil so die Gefahr, die Aorta zu treffen, entfällt (SICK). Genaue röntgenologische Feststellung des Abscesses ist unbedingt erforderlich. Die Abscesse liegen aber meist nicht vor, sondern neben der Wirbelsäule, die großen Gefäße vor sich herdrängend, so daß die Gefahr einer Nebenverletzung der Gefäße bei Benutzung nicht zu langer Nadeln nicht sehr groß ist (SORREL). Einstichstelle möglichst dicht neben der Wirbelsäule, beim Erwachsenen 2,5 cm seitlich von der oberen Grenze des Dornfortsatzes gerade in die Tiefe (SICK).

Wir selbst haben das Verfahren auch bei Kindern mehrfach mit Erfolg angewandt (vor der Lokalanästhesie ein allgemeines Narkoticum, z. B. Eukodal). Ausführung der Punktion im Reitsitz des Kindes auf einem Stuhl. Der Eingriff wurde stets gut vertragen, Komplikationen traten nicht auf, die Kinder äußerten kein nennenswertes Schmerzgefühl.

Zur *Bestimmung der Absceßtiefe* hat SCHEDE eine von STAUB ausgearbeitete Methode, mitgeteilt[1].

Die *prävertebralen Abscesse der Lendenwirbelsäule* eignen sich im Gegensatz zu denen der Brustwirbelsäule nicht zur Punktion (SCHEDE).

Bei *Punktionen in der Bauchhöhle* ist besondere Vorsicht am Platze. (Anstechen des Darmes!) Am häufigsten erfordern die an einer Darmbeinschaufel liegenden Abscesse eine Entleerung. Man wartet damit, bis die Abscesse breit der Bauchwand anliegen; durch Perkussion wird zunächst festgestellt, daß zwischen Haut und Absceß kein Darm liegt. Die Assistenz drängt den dem Absceß anliegenden Darm zurück; man sticht dann etwa 1 cm oberhalb und medial vor der Spina ant. sup. in der Richtung auf den Krankheitsherd schräg nach oben und hinten ein. Es ist ratsam, nicht zu tief nach unten einzudringen, um Verletzung der Vasa iliaca zu vermeiden. Um möglichst viel Eiter absaugen zu können, ist gegen Schluß der Punktion halbe Seitenlage des Kranken von Vorteil (PITZEN).

Der *retropharyngeale Absceß* wird nicht vom Munde, sondern von einer Halsseite aus punktiert: „Man sticht ganz nah an oder vor dem Querfortsatz des zweiten oder dritten Halswirbels, den man ziemlich leicht fühlt, ein, gleitet dicht am Knochen vorbei, folglich weit hinter den Gefäßen, von denen man durch die kleinen prävertebralen Muskeln getrennt ist, und erreicht so die Eitertasche" (CALOT).

b) Die Untersuchung von Gelenk- und Absceßpunktat.

Die *cytologische Prüfung des serösen Gelenkpunktats* ergibt bei Tuberkulose meist Lymphocyten, doch werden solche auch bei alter Gonorrhöe und Lues gefunden. Gegenüber dem Punktat bei chronisch-traumatischer Arthritis soll sich das tuberkulöse Exsudat durch das Fehlen von Erythrocyten auszeichnen, die hier meist erst nach mehrfachen Punktionen auftreten.

LASCH untersuchte das Gelenkpunktat unter Bestimmung der Wasserstoffionenkonzentration (Indikatorenmethode nach MICHAELIS), und fand bei akuten Ergüssen Verschiebung des Neutralpunktes zur Seite der sauren Reaktion hin, bei chronischen weit ins alkalische.

Der *tuberkulöse Eiter.* Die *Farbe* wechselt zwischen hellgelb und dunkelrotbraun. Nach ZANOLI spricht hellere Farbe mehr für leichte oder in Genesung

---

[1] Einzelheiten s. Münch. med. Wschr. **1922**, Nr. 21.

begriffene Fälle, dunkle mehr für akuteren Verlauf und kommt besonders auch bei schlechtgenährten Kranken vor.

Der *Geruch* ist weniger intensiv als bei durch andere Erreger erzeugten Eiterungen; am Geruch ist meist schon die Mischinfektion erkennbar.

Beim Stehen setzt sich der Eiter ab in eine obere aus fadenziehender, durchscheinender Flüssigkeit bestehender Schicht und eine untere, die die Zellelemente, oft Flöckchen und käsige Bröckel enthält.

Nach den Untersuchungen ZANOLIS: an Eiterproben aus sicher tuberkulösen Gelenken war die *Reaktion* in 80% alkalisch, in $13,3\%$ neutral, in $6,6\%$ sauer. Das *spezifische Gewicht* schwankte zwischen 1025 und 1046. *Der H_2O-Gehalt* von $85,41—91,68\%$, der *Trockengehalt* von $8,3—14,58\%$, die *Aschenbestandteile* betrugen $4,2—9,3\%$ des Trockengehaltes, $0,59—0,94\%$ des frischen Eiters. Der Gehalt des Tuberkuloseeiters an anorganischen Substanzen weicht von dem der Körperflüssigkeiten nicht besonders stark ab. Phosphor- und Schwefelsäure gehen mit dem Zellgehalt des Eiters ziemlich parallel. Der Serumquotient (Globulin: Albumin) sinkt beim Tuberkuloseeiter noch unter den Wert, der bei Transsudaten und Exsudaten gefunden wird. Die Zuckerwerte sind verhältnismäßig hoch, auffallend ist der geringe Phosphatidgehalt in der Lipoidfraktion. Bei Zusatz von Glucose werden innerhalb 24 Stunden bis zu 70% abgebaut. Amylasewirkung, langsam eintretend, ist erst nach 24 Stunden regelmäßig feststellbar. Von zugesetzter Stärke werden im Mittel 20% gespalten. Verhältnismäßig gering ist die proteolytische Kraft des Eiters; nur $3—7\%$ des vorhandenen Eiweiß werden in 24 Stunden dem Nachweis entzogen. Tröpfchen *reinen* tuberkulösen Eiters, auf eine LÖFFLER-Serumplatte gebracht, bilden im Brutschrank keine Delle im Serum (Fehlen des proteolytischen Leukocytenferments, OEHLECKER).

Trennung von tuberkulösem „kaltem" Eiter und dem „heißen" Eiter der pyogenen Infektion ist mit dem MILLON*schen Reagens* möglich. HÄBLER, KOLDAJEW und KUTZENOK u. a. benutzten zur Differenzierung ein colorimetrisches Verfahren zur *Bestimmung der Wasserstoffionenkonzentration*[1].

Mikroskopisch enthält der frische Eiter eines geschlossenen Herdes meist Lymphocyten, Fibrin, Detritus, gar keine oder nur spärliche Leukocyten; über Tuberkelbacillennachweis siehe unten. Reiner Leukocyteneiter spricht im allgemeinen gegen Tuberkulose, bzw. für Mischinfektion, wie sie in *seltenen* Fällen auch in *geschlossenen* tuberkulösen Abscessen vorkommen kann, öfter läßt auch schlechte Zellfärbbarkeit keine sicheren Schlüsse zu. Manchmal klärt der mikroskopische oder kulturelle Befund anwesender *un*spezifischer Eitererreger die Sachlage.

Der *Nachweis des Erregers.* Färberisch begegnet er im Gelenkpunktat oft Schwierigkeiten und ist meist nur im Tierversuch oder Kultur möglich (siehe unten). Eher gelingt er in tuberkulösem Eiter, doch auch hier oft Versager, besonders bei Mischinfektion, im Fisteleiter fast immer. Einige Autoren geben überraschend hohe Zahlen an, in denen der mikroskopische Nachweis der Tuberkelbacillen mit jeweils besonderen Methoden gelungen sei! So unter anderen GARDNER in 90%, ferner LARROUYET, der sogar 95% positive Ergebnisse erzielte[2]. Den Gehalt an Tuberkelbacillen schätzt GARDNER auf 2—10000 im Kubikzentimeter für die meisten Eiter! (?); die Quantität läßt den Verlauf des Abscesses unbeeinflußt (JOSA).

Als *Färbetechnik* wird meist die ZIEHLsche Methode mit Carbolfuchsin (analog der Sputumfärbung) angewandt, doch empfiehlt sich nach eigenen Erfahrungen und denen anderer Autoren nicht, mit Methylenblau nachzufärben, da dadurch

---

[1] Näheres s. Klin. Wschr. **1927**, Nr. 16 und Münch. med. Wschr. **1926**, 1970.

[2] Vgl. LARROUYET: Über das Aufsuchen des Tuberkelbacillus im tuberkulösen Eiter. Inaug.-Diss. Montpellier 1921. (Hier Beschreibung sämtlicher Methoden.)

oft säurefeste Stäbchen „verdeckt" werden. Zur Nachfärbung eignet sich daher besser halbgesättigte wässerige Pikrinsäure oder Chrysoidin.

Der *intracellulären Lagerung* von Tuberkelbacillen (Phagocytose) kommt nach den bisherigen Untersuchungen eine besondere Bedeutung nicht zu.

MUCHsche *Granula* wurden von MANAS in 14 Fällen auch isoliert gefunden, von JOSA bei 62,2% positiver Tuberkelbacillenbefunde angeblich immer nachgewiesen. Nach PETER sind Fälle, die nur MUCHsche Granula aufweisen, prognostisch günstiger, nach FORTUNATO werden sie besonders bei langsam verlaufenden und gutartigen Fällen gefunden. Die neuerdings viel diskutierte Frage des Vorhandenseins *„filtrierbarer (ultravisibler) Elemente des tuberkulösen Virus"*, u. a. auch in tuberkulösem Eiter, Gelenkpunktat und ähnlichem konnte noch keiner überzeugenden und endgültigen Entscheidung zugeführt werden. Gleiches gilt für die Frage des Polymorphismus des Tuberkelbacillus und seiner nicht säurefesten Formen. Über Typus humanus und Typus bovinus vgl. S. 7.

In frischen Fisteln dominieren Kokken und Pyocyaneus, bei alten Fisteln Bakterien und Sporen; bei regenerativen Cariesfällen wird die Knochendensifikation durch Staphylokokken gefördert (JOSA).

Da die mikroskopische Untersuchung von Eiter und Gelenkpunktat oft im Stiche läßt, sind zur Klärung empfindlichere Methoden angezeigt: **der Tierversuch und das Kulturverfahren.**

Der *Tierversuch* am Meerschweinchen ist in seinem positiven Ausfall beweisend. Nur sehr selten ist beobachtet, daß ein Versuchstier schon vorher tuberkulös war (FEYERABEND). Nachteilig ist die lange Dauer des Versuchs, im allgemeinen 6—8 Wochen; es kann nach unseren Erfahrungen aber auch erheblich länger bis zur sicheren Erkrankung oder zum Tod des Versuchstieres an Tuberkulose dauern. Vor zu frühem Töten des Tieres ist zu warnen, besonders dann, wenn nur *ein* Tier geimpft ist. Bei nicht einwandfreier Tierhaltung können Stallseuchen leicht durch vorzeitigen Tod des Versuchstieres den Versuch zunichte machen. Bei besonders wichtiger Entscheidung sind daher zweckmäßig mehrere Tiere zu impfen (Kosten!). Zur Verhütung vermeidbarer negativer Ergebnisse sollen *größere* Mengen von Untersuchungsmaterial verarbeitet werden (KNORR und FRIEDRICH)! Zur Abkürzung des Versuchs[1] wird die intraglanduläre Methode empfohlen. Ein früheres Ergebnis durch Anstellung der subcutanen oder intracutanen Tuberkulinreaktion ist nicht immer zu erwarten. Nach FRIEDRICH betragen die Versager im Tierversuch bei klinisch vorliegender Knochen-Gelenktuberkulose etwa 5%. Ein *negativer* Tierversuch ist also *nicht absolut* beweisend! Bei Wiederholung mit neuem Material desselben Falles kann der zweite Versuch noch positiv ausfallen. Bei Verdacht auf Typus bovinus muß das Kaninchen, bei solchem auf Typus gallinaceus das Huhn als Versuchstier gewählt werden. Beim Verarbeiten des Materials zur Tierimpfung ist Vorsicht geboten wegen etwaiger Schädigung des Tuberkelbacillus (negatives Ergebnis!).

Die Verbesserung der Züchtungsmethoden hat neuerdings praktisch wertvollere Ergebnisse durch das *Kulturverfahren* gezeitigt. In Betracht kommt die Kultur auf der Glycerinkartoffel und die auf Eiernährböden, von denen

---

[1] nach KNORR und FRIEDRICH (Münch. med. Wschr. **1930**, Nr 5) in 95% um 10—28 Tage.

sich die *Züchtungsmethode nach* HOHN am besten bewährt hat (SCHRADER, SONNENSCHEIN, KORNEV und SOVETOVA).

Technik: Genaue Einzelheiten finden sich bei I. HOHN[1].

Im positiven Ergebnis ist das Kulturverfahren zweifellos der mikroskopischen Untersuchung weitaus überlegen. Die Ansichten bezüglich der Überlegenheit über den Tierversuch sind noch geteilt (SCHMIDT und SYLLA, SÜTTELIN)[2], dagegen sind fast alle Untersucher einig in der Auffassung, daß das HOHNsche Kulturverfahren in der Zeitdauer (positiver Ausfall in 5—30 Tagen, in seltenen Ausnahmefällen in $2^1/_2$ Monaten [CLAIRMONT], bei der Mehrzahl in 11—16 Tagen) dem Tierversuch voraus ist. Von besonderer Bedeutung ist auch das Angehen von Tuberkelbacillenkulturen in Stämmen, die wohl für den Menschen, nicht aber für das Meerschweinchen pathogen sind (Hühnertuberkulose beim Menschen, öfters Sitz im Knochenmark [LÖWENSTEIN]). Jedenfalls verdient das HOHNsche Verfahren schon jetzt auch in der biologischen Diagnostik der Knochen- und Gelenktuberkulose für die Untersuchung von Gelenkflüssigkeit und Eiter weitgehende Beachtung.

Die *Kombination von Kulturverfahren und Tierversuch* bietet nach unsern Erfahrungen die meiste Aussicht auf diagnostischen Erfolg, wobei die Kultur zweckmäßig gleichzeitig auf Glycerinkartoffeln und Eiernährböden angesetzt wird.

c) Die Probeexcision.

Die *Probeexcision* ermöglicht eine baldige, meist sichere Entscheidung durch die histologische Untersuchung des gewonnenen Gewebsstückes. Aber auch in der Hand des *erfahrenen* Untersuchers kann sogar die histologische Prüfung mitunter unsicher sein und zu unrichtigen Resultaten führen. Es ist daher dringend zu raten, immer einen Teil des Materials gleichzeitig zu Kultur und Tierversuch zu verarbeiten.

Bei der „Scheu vor dem Messer" bei Knochen-Gelenktuberkulose ist die Abneigung noch groß, sich auch bei leichter Erreichbarkeit des kranken Gewebes zur Probeexcision zu entschließen. OEHLECKER weist darauf hin, daß er bei lege artis „allerdings sehr selten" vorgenommener Probeexcision, niemals Schäden erlebt habe. Eine ähnliche Ansicht äußern KÖNIG, ERLACHER, SINDING-LARSEN.

JOHANSSON bedauert, daß die Probeexcision bei der wichtigsten Gelenkerkrankung, der Coxitis tuberculosa, nicht anwendbar sei. Neuerdings wird von amerikanischen Autoren sogar der ausgedehnten, fast *prinzipiellen* Anwendung der Probeexcision das Wort geredet (unter anderem R. A. HIBBS und SMITH). Wenn man auch nicht ohne weiteres so weit gehen wird, so ist jedenfalls in unklaren Fällen die Probeexcision geeignet, unsere Diagnose auf feste Basis zu stellen. Als charakteristisches Beispiel für den Wert der Probeexcision sei aus unseren Fällen folgendes Beispiel angeführt:

Zehnjähriges Mädchen; war 2 Jahr vorher in Behandlung gewesen wegen eines tuberkuloseverdächtigen Hydrops genu. Sichere Diagnose nicht möglich. Der Hydrops schwand, das Mädchen lief herum (2 Jahre), kam dann wieder zur Aufnahme: am Kniegelenk für

---

[1] I. HOHN: Münch. med. Wschr. **1926**, 2162—2163 und Zentr.bl. f. Bakt., Parasitologie u. Infektionskrankh. **98**, 462 ff.

[2] Züchtung nach HOHN versagte in 10 Fällen, wo der Tierversuch positiv war; niemals kam positive Kultur bei negativem Tierversuch vor (KNORR und FRIEDRICH, Münch. med. Wschr. **1930**, Nr 5).

Tuberkulose nichts Charakteristisches, dagegen Erscheinungen einer leichten Arthritis und vor allem einer einklemmenden Gelenkmaus. Operation, bei der ein haselnußgroßer, zottiger Fibrinkörper aus dem Gelenk entfernt wird. Heilung p. p., das Mädchen lief bald nachher wieder völlig beschwerdefrei herum! Die Untersuchung des Operationsmaterials histologisch und im Tierversuch ergab einwandfrei Tuberkulose [1].

d) Die Tuberkulinproben.

Eine positive Reaktion besagt *nach* dem 4. Lebensjahr im allgemeinen nur, daß ein Tuberkulose*infekt* vorliegt, und es sich im vorliegenden Fall um Tuberkulose handeln könnte. Damit sind die Grenzen der Verwertungsmöglichkeit gesteckt. Da ein tuberkulöser Infekt eine gewisse Zeit braucht, um „auszuheilen", d. h. klinisch zur Ruhe zu kommen, ist in den ersten vier Lebensjahren eine positive Reaktion immerhin höher im Rahmen der Diagnose zu werten; mit zunehmendem Alter steigt die Zahl der auf Tuberkulin positiv Reagierenden bis über 90% im Erwachsenenalter an. Der Hauptwert der Reaktion liegt hier in ihrem *negativen* Ausfall! Eine *einmalig* negative Tuberkulinprobe beweist aber noch nichts; erst die lege artis durchgeführte und unter Umständen wiederholte Prüfung (zweimal PIRQUETsche Reaktion, dann intracutane Prüfungen 1:1000, 1:100, 1:10) entscheiden.

Das Tuberkulin, das wir nach jahrelangen vergleichenden Versuchen (WIESE) als das zuverlässigste befunden haben, ist das „diagnostische Tuberkulin" nach MORO (D. T.), Hersteller Merck-Darmstadt.

Eine Trennung von Infektionen mit dem Typus humanus und dem Typus bovinus ist mit „humanem" oder „bovinem" Tuberkulin (Perlsuchttuberkulin) nicht möglich. *Die Partialantigene* (DEYCKE und MUCH) konnten sich für die praktische klinische Anwendung nicht durchsetzen, ebenso bisher nicht das Ertuban (C. SCHILLING).

Bei exsudativen Kindern treten bei den cutanen und intracutanen Methoden öfters sehr starke Reaktionen bis zu Handtellergröße und Blasenbildung auf, die sog. „skrofulöse Reaktion"; auch Lymphangitiden ohne sonstige Ursache wurden von uns öfter beobachtet. Diesen starken Reaktionen stehen gegenüber die im allgemeinen prognostisch ungünstig zu beurteilenden sog. „*kachektischen* Reaktionen", die sich durch livide Verfärbung der Haut ohne Infiltration oder durch blasse Papel auszeichnen. Nicht selten sahen wir bei Kindern erst bei Intracutanreaktionen von 1:100 diagnostischem Tuberkulin auffallend schwache Reaktionen, ja manchmal sogar erst Reaktionen in der zweiten Prüfungsserie (WIESE). Eine *einmalig* negative Intracutanreaktion von 1:100 oder 1:10 ist also nicht immer *absolut* beweisend gegen das Vorliegen von Tuberkulose.

Negative Reaktionen kommen ferner vor: bei Tuberkuloseinfektionen im Stadium der Inkubation, 6—13 Wochen, unter Umständen auch länger; bei vollkommener Ausheilung einer Tuberkuloseinfektion (selten); bei schwerer tuberkulöser Kachexie, bei Komplikationen mit schwerer Miliartuberkulose, Meningitis tuberculosa, in seltenen Fällen auch bei schwerer unspezifischer Kachexie (BLOCH). Als negative Anergie („negative Phase") bei Masern. Dauer

---

[1] Daß auch noch bei histologischer Untersuchung (ohne Tierversuch bezw. serologische Prüfung) große Schwierigkeiten in der Differentialdiagnose — z. B. gegenüber Lues — eintreten können, beleuchten die jüngst von BOYKSEN mitgeteilten Fälle von Rippen„caries" und Trochanter maior-Erkrankung, die vom Pathologen als Tuberkulose angesprochen, sich dann als Lues entpuppten. (Vgl. Zbl. Chir. **1930**, Nr 5, S. 277.)

bis zu 3 Wochen, unter Umständen, doch seltener, auch mehrere Monate. Bei prophylaktischem Impfschutz oder dadurch erzeugten Abortivmasern (Morbilli mitigati) tritt nach den Beobachtungen WALLGRENs und eigenen (WIESE) keine negative Phase auf; in seltenen Ausnahmefällen bei und nach croupöser Pneumonie, Scharlach, Grippe, Typhus, in schweren Fällen von Röteln (DEBRÉ), während der Gravidität, als positive Anergie (v. HAYEK) nach Tuberkulinbehandlung längerer Dauer; bei Anomalien der Haut (z. B. Ichthyosis); endlich noch beim Anstellen der Reaktion an durch Strahlentherapie stark pigmentierten Hautstellen. Die Reaktion wird wieder positiv, sobald nach Aussetzen z. B. der Heliotherapie, die normale Pigmentation wiederkehrt.

Die Verwendung der *Herdreaktion nach subcutaner Tuberkulininjektion* wird nach den Berichten der letzten Jahre fast allgemein abgelehnt (Ausnahmen PAYR, MAU u. a.). Die Berechtigung dazu wird unter anderem durch jüngste Mitteilungen MELZNERs unterstrichen, der bei der Hälfte seiner 183 Fälle eine positive Herdreaktion bei *un*spezifischen Erkrankungen, bei 100 Fällen von „äußerer" Tuberkulose nur bei 22 eine positive Reaktion fand. Auch Kombination mit der Senkungsreaktion führte nicht wesentlich weiter. Besonders gefährlich erscheint die Subcutanprobe bei spezifischen Lungenkomplikationen! Neuerdings wird die *Prüfung mit Tebeprotin* (TOENISSEN) für die Aktivitätsdiagnose empfohlen (FRIEDRICH); nach den Erfahrungen mit der Tuberkulinsubcutanprobe dürfte auch bei dieser Methode vorerst noch eine gewisse Skepsis berechtigt sein.

An der *Spezifität der Tuberkulinreaktion* werden immer wieder Zweifel geäußert. Mögen solche Fälle auch nicht häufig sein, so kommen sie doch vor. So sah WIESE einzelne Fälle von Gelenktuberkulose bei Kindern, wo — ohne daß eine der bekannten Ursachen in Frage gekommen wäre — die Intracutanreaktion, mehrfach 1:10 diagnostisches Tuberkulin, negativ ausfiel und doch der Tierversuch mit Excisionsmaterial ein positives Ergebnis zeitigte.

e) Blutuntersuchungen.

Spezifisch-serodiagnostische Methoden wären besonders dort erwünscht, wo bei *beginnender* Tuberkulose die Sicherheit der Diagnosestellung größten Schwierigkeiten begegnen kann. Solche Methoden müßten bei positivem Ausfall einwandfrei ergeben, daß für die vorliegende Krankheit *nur* Tuberkulose in Betracht kommt und diese aktiv, d. h. behandlungsbedürftig ist! Soweit sind wir leider noch nicht![1]

Die Agglutinations- und Präcipitationsproben haben sich in bisheriger Form nicht bewährt. Die neuerdings von LEHMANN-FACIUS und LOESCHCKE angegebene Präcipitationsmethode erscheint — wie auch auf Grund von Versuchen an eigenem Material (STEINERT-WIESE) gesagt werden kann — als Ergänzungsreaktion vielleicht brauchbar, bedarf aber noch weiterer Nachprüfung.

Die Komplementbindungsreaktionen: Die Tuberkulosereaktion nach WASSERMANN hat sich bei unserem Material (WIESE) nicht bewährt; auch H. FRIEDRICH lehnte sie auf Grund der Untersuchung an 300 Fällen ab; nach ICKERT

---

[1] Ausführliche Zusammenstellung s.: M. PINNER: Serodiagnose der Tuberkulose, Tbk.bibl. **28**, 1927; ferner H. SCHULTE-TIGGES: Unspezifische und spezifische serologische Untersuchungsmethoden bezüglich Tuberkulose. Übersichtsbericht. Zbl. Tbk.forschg **32**, H. 3/4 (1930).

finden sich in der Literatur bei „chirurgischer" Tuberkulose 13,7—33% positiver Ausfälle.

Die *Besredkareaktion* wird in ihrer Brauchbarkeit allgemein günstiger beurteilt (Zusammenstellung der einzelnen neueren Untersuchungsergebnisse siehe bei SCHULTE-TIGGES und bei KLOPSTOCK). Nach den Untersuchungen WATANABES war der Ausfall bei „chirurgischer" Tuberkulose in 87% positiv.

Die Bestimmung des opsonischen Index (WRIGHT), die modifizierte Meiostagminreaktion (IZAR) und die ABDERHALDENsche Reaktion haben keine weitere praktische Bedeutung erlangt, vielleicht ist eine solche einmal der modifizierten ABDERHALDENschen Reaktion mittels der quantitativen „Interferometrischen Methode" nach HIRSCH beschieden; die bisher darüber vorliegenden Untersuchungen genügen noch nicht.

Zahlreich sind die angegebenen **Eigenstoffreaktionen.** Die WILDBOLTZsche Eigenharnreaktion wird von der Mehrzahl der Untersucher heute abgelehnt (Literatur siehe bei FRIEDRICH). Über eine Verbesserung der Probe (Entfernen der störenden Harnsalze) durch LANZ und ARENS liegen noch keine größeren Erfahrungen vor. Versuche IMHOFS mit Blut, ORLIANSKIS mit Schweiß, GRAFS mit Serum, KÜMMELS mit einer „Gruppenreaktion" der Erythrocyten (Nachprüfung durch FRIEDRICH), haben keine greifbaren Ergebnisse gezeitigt. Dasselbe gilt für die von RODENACKER, LEIMDÖRFER, LEONE angegebenen Reaktionen, wie die Versuche, den Lipasegehalt des Serums zu verwerten.

Die Labilitätsreaktionen: Die Globulinfällungsreaktionen nach DARÀNYI, MATÉFY, LANGE, HEUER, VERNES u. a. erfassen nicht alle aktiven Fälle, sie sind *unspezifisch* und beruhen auf der Tatsache, daß Toxinämie und Gewebszerfall das Gleichgewicht der Serumproteine stören, daß die labilen Komponenten Fibrinogen und Globulin auf Kosten des Albumins zunehmen. Diese Reaktionen fallen in größeren *Reihen*untersuchungen um so positiver aus, je größer und bösartiger der Erkrankungsprozeß ist; dies trifft aber *keineswegs regelmäßig* für den *einzelnen* Kranken zu. Das Weiteste, was man für die verschiedenen Proben sagen kann, ist, *daß ein stark positiver Ausfall wohl nie bei klinisch Gesunden vorkommt.* Der Praktiker soll sich daher auf diese Methoden nur mit größter Kritik verlassen, für ihn ist die Senkungsreaktion einfacher. Ein Zusammenhang zwischen den Fällungsreaktionen und der Senkungsreaktion erscheint unverkennbar. Nach TINOZZI reagierten mit den Flockungsreaktionen nach DARÀNYI und SCHUMANN-BAUM die Knochentuberkulosen stärker positiv als geschlossene Lungen- und Drüsentuberkulosen. PERACCHIA erhielt mit der Darànyireaktion 73% positive Resultate. Die Reaktion nach VERNES scheint noch die sichersten Ausschläge zu geben. SANIN prüfte die „Dynamik der Serumproteine" bei Kranken mit „chirurgischer" Tuberkulose durch Feststellung des Dissoziationsgrades des Serums[1].

Die Bestimmung der Senkungsgeschwindigkeit der Erythrocyten *(Senkungsreaktion = S.R.)* ist eine *unspezifische* Reaktion. Zur praktischen Handhabung scheint uns die Methode WESTERGREN am geignetsten.

Der Normalwert der Senkungsreaktion ist bei Erwachsenen und Kindern im Alter von $3^{1}/_{2}$—16 Jahren ziemlich gleich (RENNEBAUM, WEISE u. a.). Bei ganz jungen Kindern fand FÅHRAEUS eine auffallend hohe Senkungsstabilität. Der Einstundenwert beträgt bei männlichen Personen nach FÅHRAEUS 4 mm, bei weiblichen 6 mm; nach WESTERGREN liegen die Normalwerte um 1 mm niedriger, als Grenzwerte benennt er 4—7 mm

---

[1] s. Zentralbl. f. d. ges. Tbk.-Forschung, **27**, H. 7/8, S. 475.

bzw. 8—11 mm, Zahlen, die fast allgemein anerkannt sind. Die *Beschleunigung* oder *Verlangsamung* der Senkungsreaktion ist *nicht spezifisch für bestimmte Erkrankungen*. *Beschleunigung* findet sich bei fast allen Prozessen, bei denen ein *vermehrter Gewebszerfall* stattfindet. Ein erheblicher Mangel der Senkungsreaktion ist ihre leichte Beeinflußbarkeit; so sind von uns Beschleunigungen beobachtet nach Tuberkulinhautreaktionen, Strahlentherapie (Quarzlampe, Röntgen, Sonne) — meist allerdings wohl auf vermehrte Tätigkeit am Krankheitsherd zurückzuführen — ferner als besonders störend banale Infekte. Nach KOLDAJEW erhöhen operative Eingriffe die Senkungsreaktion stark.

Eine *einmalige* Anstellung der Senkungsreaktion ist ziemlich *wertlos*; erhöhte Senkungsreaktionswerte weisen in den meisten Fällen dann nur darauf hin, daß in dem Organismus des betreffenden Individuums wahrscheinlich „etwas nicht in Ordnung ist" und mahnen zur Vorsicht in der Beurteilung. IWANOW und BASILEWITSCH konnten periodische Schwankungen in der Senkungsreaktion nachweisen. Ein *normaler Senkungsreaktionswert spricht keineswegs mit Sicherheit gegen das Vorliegen eines tuberkulösen Prozesses*. Für die wirkliche Beurteilung eines Krankheitsfalles muß die *kurven*mäßige Verfolgung häufigerer Senkungsreaktionswerte gefordert werden.

Die Beurteilung der Senkungsreaktion hat die *Reaktion des Organismus in seiner Gesamtheit* und damit auch die etwaigen spezifischen intrapulmonalen Veränderungen zu berücksichtigen. Eigene Untersuchungen durch OEDER an „reinen" Fällen von Skelettuberkulose, d. h. solchen, bei denen die pathologisch-anatomische Form deutlich nur in einer Qualität vorhanden war, wo ferner aktive Tuberkuloseherde anderer Organe nicht nachweisbar waren, zeigten: als *Diagnostikum* an sich ist die Senkungsreaktion wegen ihrer Unspezifität *nicht verwertbar*. Brauchbar wird die Methode *zur klinischen Trennung der pathologisch-anatomischen Formen*.

Bei der primär synovialen Gelenktuberkulose fanden sich die niedrigsten Senkungsreaktionswerte; also bei Prozessen, die sich zunächst nur in den Weichteilen ohne erheblichen Gewebszerfall abspielen. *Ein normaler Senkungsreaktionswert darf uns niemals veranlassen, hier eine aktive Tuberkulose auszuschließen!* Dies um so mehr, da auch das Röntgenbild hier öfter versagt!

Bei den an sich seltenen *fibrösen Formen* lagen bei den beobachteten Fällen die Senkungsreaktionswerte an der unteren Grenze (Fehlen größerer Destruktionen!).

Bei der granulierenden Form kommt es in der Mehrzahl der Fälle zu schweren Zerstörungen des Gelenkknorpels und der knöchernen Gelenkanteile; durch sekundäres Einwuchern der Granulationen zu einem ausgedehnteren Gewebszerfall, unter Umständen zur eitrigen Einschmelzung der Granulationen. *Beschleunigung* der Senkungsreaktion ist die Folge! In schweren Fällen können die hohen Werte der primären käsigen Ostitis erreicht werden. Wegen des Vorkommens von Mischformen sind scharfe Grenzen nicht immer zu ziehen. Sehr deutlich ist aber der Unterschied gegenüber der synovialen Form. Bei Granulationsherden im Knochen selbst ist es klinisch und röntgenologisch öfter schwierig, festzustellen, ob ein Granulations- oder ein Käseherd vorliegt. Hier kann die Senkungsreaktion uns manchmal ein wertvolles Hilfsmittel sein. Besonders wesentlich erscheint diese Differenzierung auch bei Wirbelprozessen.

Bei der *käsigen Ostitis* sind die Senkungsreaktionswerte sehr hoch, obere Grenze etwa 140 mm, aber auch noch höher vorkommend.

Besonders hohe Senkungsreaktionswerte fanden wir in Übereinstimmung mit F. BIER und S. SIMON bei komplizierenden Nierenaffektionen (Spondylitis!): Nephrosen, Amyloidniere.

Abschließend unterstreichen wir, daß wir uns *auf keinen Fall der Auffassung anschließen, eine normale Senkungsreaktion gebe die Indikation, z. B. einen Coxitisfall oder einen Spondylitiker ohne entsprechende orthopädische Sicherheitsmaßnahmen aufstehen zu lassen.* Die sonstigen klinischen Symptome müssen hier die Entscheidung herbeiführen. Wenn WESTERGREN sagt, daß es eine aktive Tuberkulose ohne erhöhte Senkungsreaktion *nicht* gibt, so können wir uns dem für die Tuberkulose der Knochen und Gelenke nicht anschließen. Ebensowenig JOHANSSON, der sich ähnlichen Sinnes äußert, aber wenigstens die Übereinstimmung des sonstigen klinischen Befundes fordert.

Über die Senkungsreaktion bei der Differentialdiagnose, bei der Therapie, bei der Prognose siehe die entsprechenden Abschnitte.

Die Formelemente des Blutes. Hier sollen in erster Linie die Ergebnisse jahrelanger eigener Untersuchungen (WIESE) berücksichtigt werden. Erythrocyten und Hämoglobinwerte zeigen in leichten Fällen keine besonderen Veränderungen. Schwere und ausgedehnte Erkrankungen führen öfter zur Abnahme der Werte, in manchen Fällen zu ausgesprochener sekundärer Anämie, mit Oligocythämie, und Oligochromämie. Polyglobulie ist bei der „chirurgischen" Tuberkulose nur selten beobachtet; sie wird verschieden erklärt, so durch Wasserverlust (APPELBAUM, DEHIO); von anderen Autoren (GRAWITZ, SCHWERMANN u. a.), da eine profuse Sekretion nicht immer vorhanden ist, als Autotuberkulinwirkung, während GULLBRING hohe Erythrocytenwerte in Beziehung bringt zum Amyloid. Das Auftreten von Polychromasie bzw. basophiler Punktierung der Erythrocyten, ferner von Makro- und Mikrocyten wird nur in schwer toxischen Fällen beobachtet; bei schweren sekundären Anämien fanden wir bei Kindern auch mal kernhaltige rote Blutkörperchen. Die Senkung der Blutplättchenkurve nach Tuberkulininjektion sollte zur Diagnostik aktiver Herde dienen (DEGWITZ, SCHLACK). Weitere Verbreitung hat die Methode bisher nicht gefunden.

Für die Vorgänge im Organismus ist das *Verhalten der weißen Blutzellen* ein feiner Indikator; es gibt uns auch da noch Hinweise, wo z. B. die Senkungsreaktion versagt und ist ein Maßstab für das Verhältnis zwischen der Stärke der Infektion und der Reaktionsfähigkeit des Organismus. Die *Veränderungen im Blutbild* haben andere ursächliche Voraussetzungen als die Senkungsreaktion und sind ein *Spiegelbild der jeweiligen Intoxikation.* Ein Urteil über den pathologisch-anatomischen Charakter des Prozesses oder seine Ausdehnung gestatten sie im allgemeinen *nicht,* ebensowenig *lang*fristige Prognosestellung. Eine Diagnose läßt sich aus dem Hämogramm *nicht* stellen, lediglich ein Zustandsbild beurteilen. Ungünstige prognostische Schlüsse sind erst dann gestattet, wenn wiederholte Untersuchungen eindeutig den Zusammenbruch der Abwehr erkennen lassen. Als Leukocytose gelten beim Erwachsenen Werte über 10 000, beim Kinde über 12 000. In leichten Fällen bleibt die Gesamtzahl fast normal; mit zunehmender Schwere des Krankheitsvorganges reagiert der Organismus mit einer unter Umständen erheblichen Vermehrung, bei Kindern bis über 20 000. In ganz schweren Fällen, wenn der Organismus nicht mehr imstande ist zur Reaktion, finden sich wieder normale oder auch unternormale Zahlen. Es kommen nach unseren Beobachtungen aber auch mittelschwere Fälle mit normalen Leukocytenwerten vor; andererseits sei kurz erwähnt, daß Bewegung, Verdauung, interkurrente Infekte zu Leukocytosen führen. Die Leukocytenzahl erhält erst ihren Wert durch die Verbindung mit dem *Differentialblutbild*. So läßt auch eine Leukocytose allein nur vermutungsweise auf eine Mischinfektion schließen, während eine Neutrophilie diese sehr wahrscheinlich macht. Bei der Tuberkulose der Knochen und Gelenke ist die Zahl der Leukocyten meist etwas erhöht, um so mehr, je stärker und akuter die Eiterung ist, vor Erscheinen der Abscesse öfter Polynucleose bis 15 000, doch schließt ein normaler Wert Absceßbildung nicht aus (NAEGELI). Von Bedeutung ist die „Linksverschiebung" der neutrophilen Leukocyten, deren Feststellung durch den sog. Kernverschiebungsindex" nach v. SCHILLING erfolgt. Der Kernverschiebungsindex gibt das Verhältnis der segmentkernigen Leukocyten zur Gesamtzahl der Myelocyten, der jugendlichen und der stabkernigen Polynucleären. Indexdurchschnittswerte nach SCHILLING $^1/_{16}$, für den Säugling $^1/_5$—$^1/_6$, für das spätere Kindesalter $^1/_{12}$—$^1/_{10}$ (WIESE-HINDERSIN). Oft wird erst durch die Feststellung der Kernverschiebung in einem anscheinend günstigen Blutbild die richtige Situation erkannt werden können. Von einer ausgesprochenen Linksverschiebung sprechen wir bei 8 bis 10% Stabkernigen; ausgesprochene Linksverschiebungen sind im Kindesalter häufiger als beim Erwachsenen; sie sind meist der Ausdruck für die Schwere der Infektion oder einer Exacerbation, dabei zum Teil ein nicht ungünstiger Ausdruck der noch bereiten Abwehr des Organismus. HINDERSIN weist nach Beobachtungen an unserem Kindermaterial weiter auf die Kontrolle des *Protoplasmas* der Neutrophilen hin: Vakuolisiertes Protoplasma bei schweren Formen, Häufigkeit steigend mit der Schwere der Erkrankung, klumpige Granula dunklerer Farbe bei steigender Intoxikation (Vorsicht mit Fehlern in der Färbetechnik!). Die sog. DÖHLEschen Leukocyteneinschlüsse wurden auch bei Gelenktuberkulose von uns häufig gefunden, ohne daß ihnen eine eindeutige Rolle für unsere Zwecke zukommt.

Eine besondere Rolle wurde immer den *Lymphocyten* zugeschrieben; der Ausdruck „lymphocytäre Heilphase" verleitet dazu, einen hohen Lymphocytenwert als besonders günstiges Moment zu buchen. Hier ist besondere Vorsicht am Platze und der Wert nur im Rahmen des Gesamtblutbildes zu beurteilen; bei Kindern ist die Berücksichtigung des Alters wichtig! Am wesentlichsten sind *niedrige* Lymphocytenzahlen als ungünstiges Zeichen, zumal wenn eine solche Lymphopenie mit starker Linksverschiebung einhergeht. Bei leichten Fällen ist die Leukocytenzahl meist erhöht, bei schweren vermindert. Erwähnt sei, daß Lymphocytosen unter anderem bei manchen interkurrenten Infektionen, ferner bei Lues, Diabetes, Thyreosen auftreten.

Die *mononucleären Zellen* zeigen sehr differente Werte, je nach dem Nebeneinander von Infektions- und Abwehrvorgängen. Monocytosen kommen fast bei jedem Falle mit ausgedehnterem Befund zur Beobachtung; bei starker Intoxikation gelegentlich große, sehr stark vakuolisierte Monocyten. Monocytosen sprechen im allgemeinen für Fortdauer des Krankheitsprozesses.

Die *eosinophilen Zellen* sind ähnlichen Schwankungen unterworfen; bei steigender Intoxikation finden wir ein Sinken ihrer Zahlen, bei zurückgehender ein Steigen. Im allgemeinen wird ihr Ansteigen als günstiges Symptom aufgefaßt, der klinische Hauptwert liegt aber in ihrer Verminderung. Ihr völliges Verschwinden ist ein Alarmsignal. Bei Eosinophilie sind die anderen bekannten Ursachen wie Helminthiasis, exsudative Diathese, allergische Krankheiten, Neuropathie u. a. m. zunächst auszuschließen.

Bezüglich des Verhaltens der *basophilen Zellen* haben die vorliegenden Beobachtungen nichts Besonderes ergeben[1].

SEIDL will bei chirurgischen Tuberkulosen charakteristische Veränderungen wie Leukocytose, Lymphocytensturz und Neutrophilie nach Tebeproteininjektionen gesehen haben.

Über die *Blutgruppenreaktion* liegen bisher nur spärliche Prüfungen an kleinem Material vor (ALPENIR 34, CONNERTH 205 Fälle). Unsere eigenen Untersuchungen (WIESE und HINDERSIN) an bisher über 300 Fällen von Skelettuberkulose ergeben bezüglich Beteiligung der Erkrankten an den einzelnen Blutgruppen ein *völliges Übereinstimmen* mit den Normalzahlen.

Refraktionsbestimmungen der Serumeiweißkörper haben ein befriedigendes eindeutiges Ergebnis nicht gezeitigt.

Der H_2O-Haushalt (MEYER-BISCH, FRISCH, ELLINGER, SEUFFER u. a.) ist noch nicht völlig geklärt (vgl. Prognose). Die verlängerte Gerinnbarkeit (über 30 Minuten) und die Viscosität unter 4 Sekunden entsprechen dem schweren Verlauf der Gelenktuberkulose (DEMICHOVSKAJA). Nach MUGGIA ist der Gehalt des Blutes an K und Mg bei Knochentuberkulose nicht verändert, nur Na ist leicht, Ca stark vermehrt; letzteres bei schweren floriden Prozessen bis aufs Doppelte der Norm und vornehmlich als Folge der Zerstörung des Knochens.

Der Schwefelgehalt (Sulfate) des Blutes soll nach BOCK in 75% der Fälle verringert sein, am stärksten bei Kranken mit offener starker Eitersekretion. Ein Zusammenhang zwischen der Abnahme des Sulfatgehaltes im Blute und dem Ernährungszustand der Gewebe bestehe nicht. Bei vielen Kranken in genügendem Ernährungszustand, aber mit starker Eiterung, sei der Schwefelgehalt erheblich verringert, während sich bei anderen Kranken mit geschlossenem Prozeß bei schlechtem Ernährungszustand der Schwefelgehalt des Blutes der Norm nähert. Nach den Untersuchungen SABUNINAs ist *der Lipasegehalt des Blutes* herabgesetzt; die Größe des Index steht in Abhängigkeit von der Schwere der Erkrankung; mit der Zunahme der Lipase vergrößert sich die Ca-Menge im Blute. Nach SANIN zeigt der p_H des Blutes, der Gewebe und des Eiters das Vorhandensein einer gewissen Acidose an; die Blutzuckerkurve weist oft hypoglykämische Werte auf (FEDOROW).

III. Allgemeine Differentialdiagnose.

Die Abgrenzung von anderen Krankheitsbildern kann des öfteren erhebliche Schwierigkeiten machen; das ganze Rüstzeug der allgemeinen und speziellen Diagnostik muß dann zur Klärung herangezogen werden.

Es kommen in Frage: Chronische Osteomyelitis, Syphilis, Tumoren, posttraumatische Gelenkergüsse, infektiöse und sonstige Arthritiden und Arthropathien, konstitutionelle Anomalien, Neuralgien (z. B. Ischias bei Spondylitis!), Wachstumsschmerzen, hysterische Gelenkcontracturen, intermittierendes Hinken, Ostitis fibrosa u. a. m. — Auf die einzelnen Gruppen soll unten noch näher eingegangen werden.

---

[1] Zur Frage des Blutstatus vergl. auch: G. J. HUËT: Blutuntersuchung und chirurgische Tuberkulose, Z. Tbk. **55**, 423, ferner G. von der WETH: Die biologischen Grundlagen der wichtigsten unspezifischen Blutreaktionen bei Tuberkulose, Erg. Tbk.forschg **1**, 1930.

Wohl sprechen andere gleichzeitige tuberkulöse Veränderungen (z. B. der Lunge, Pleura, Epididymis, Haut) für spezifische Ätiologie der Skeleterkrankung; sie sind aber keineswegs beweisend. Schon im Kindesalter sehen wir verschiedenste Kombinationen.

Um ein paar eigene Beispiele (WIESE) anzuführen: 5 jähriger Junge mit typischem tuberkulösem Primärkomplex der Lunge und durch Operation sichergestellter Osteomyelitis des Calcaneus; 10 jähriges Mädchen mit luetischer Erkrankung der Kniegelenke und histologisch erhärtetem Lupus des Gesichts; wegen „Tuberkulose der Tibia" eingeliefertes 13 jähriges Mädchen mit Bronchialdrüsentuberkulose, Veränderungen beider Schienbeine infolge Lues tarda, gleichzeitig an der einen Tibia Staphylokokkenosteomyelitis (operativ sichergestellt); 4 jähriger Junge mit Gelenktuberkulose (positiver Tierversuch) bei gleichzeitiger kongenitaler Lues; 13 jähriges Mädchen mit tuberkulöser Coxitis und als Tuberkulose fälschlich angesprochenen Bronchiektasien der Lunge; 12jähriges Mädchen mit ausgesprochener Lungentuberkulose (Frühinfiltrat) und typischem „Perthes" des Hüftgelenks.

Diese Beispiele mögen genügen.

Eine häufige Ursache der Verschleierung des Krankheitsbildes ist die *voreilige* Verwendung von Gipsverbänden, *bevor* die Diagnose zuverlässig gesichert ist; weitere genaueste Kontrolle bei vorläufiger Bettruhe würde manchen bis dahin verkannten Fall noch klären (SMITH).

Zu Verwechslungen geben öfters Anlaß die *Senkungsabscesse*. So der Retropharyngealabsceß bei Erkrankung der oberen Halswirbel, wenn sich diese Abscesse bei weiterer Senkung neben dem Sternocleidomastoideus oder in der Axilla zeigen, oder wie beim Malum vertebrale suboccipitale beim Processus mastoideus; Gleiches gilt für das Zutagetreten von Abscessen in der Fossa iliaca oder gar Kniekehle bei Spondylitis dorsalis, beim Psoasabsceß der Spondylitis lumbalis. Größere Schwierigkeiten können auch entstehen beim Durchbruch solcher Abscesse in den Oesophagus, die Trachea, Pleura oder die Bauchhöhle. Unter der Haut des Rückens von der Scapula herrührende Abscesse werden nicht selten mit Lipomen und umgekehrt verwechselt, solche von einer Rippencaries mit Mastitis oder Empyema necessitatis, in der Bauchhöhle mit Appendicitis, Adnextumor oder gar Hernie.

Nach eigenen Beobachtungen werden Scrofulodermata gerne als kalte Abscesse infolge darunterliegender Knochenherde angesprochen. Im Säuglingsalter geben die bei ernährungsgestörten Kindern (meist Mehlnährschäden) auftretenden multiplen Abscesse[1] in der Subcutis mit unveränderter oder nur wenig geröteter Haut Anlaß zur unbegründeten gleichen Vermutung.

Da röntgenologisch verschiedene Ursachen dieselbe Wirkung hervorbringen können, ist es oft nicht möglich, aus dem *Röntgenbild* allein zu entscheiden, ob ein tuberkulöser oder überhaupt ein Prozeß infektiöser Natur vorliegt. Entzündliche Einschmelzungsherde können nicht so selten durch atrophische Stellen in der Spongiosa vorgetäuscht werden, dies besonders bei der sog. „fleckigen Atrophie".

Die *Atrophie* an sich hat differentialdiagnostische Bedeutung, da sie bei einer Reihe in Frage kommender Krankheiten fehlt (z. B. Lues, traumatische Gelenk-

---

[1] Staphylokokken-Abscesse.

ergüsse, viele Formen der Osteomyelitis und anderes). Im *Beginn* der Tuberkulose fehlt aber auch die Atrophie noch! Sie entwickelt sich erst *allmählich* im Gegensatz zu der *akut* entstehenden Atrophie bei Gonorrhöe. Charakteristisch für die Atrophie tuberkulöser Ätiologie ist ihr stärkeres Hervortreten in der Nähe der erkrankten Gelenke; mit der Ausheilung geht auch die Atrophie zurück.

Die Atrophie entwickelt sich bei Kindern schneller und ausgedehnter und geht bei ihnen auch schneller wieder zurück als beim Erwachsenen[1].

Beim röntgenologischen Nachweis von *Knochenhöhlen* sind zu trennen: die durch Infektionen entstandenen (Tuberkulose, Osteomyelitis, Syphilis, parasitäre Erkrankungen) und die expansiv-hämorrhagischen · Knochencysten (z. B. bei der Ostitis fibrosa). Das zum Teil mit Lupus pernio vorkommende Krankheitsbild der Ostitis tuberculosa multiplex cystoides ist im speziellen Teil (s. Spina ventosa) besprochen.

Multiplizität der Herde kommt bei Tuberkulose wie auch bei Osteomyelitis und Lues u. a. vor; bei Tuberkulose bevorzugt sie das Kleinkindesalter und nimmt ab je näher der Pubertät.

Als charakteristisch für die selteneren tuberkulösen Diaphysenerkrankungen gilt das *Verhältnis zwischen den entzündlich-produktiven Veränderungen und den vom Zentrum her tätigen resorptiven*. Bei der eitrigen Osteomyelitis und der Syphilis wiegt die osteoplastische Komponente über, bei der Tuberkulose der Röhrenknochen halten sich Apposition und Resorption die Waage.

Das *kindliche Skelet* zeichnet sich allerdings durch eine *größere Reaktivität des Periosts* aus (WIMBERGER), eine Erscheinung, die bei der Tuberkulose des Erwachsenen meist vermißt wird. Während hier dies Symptom ein wichtiges Merkmal gegenüber der Lues bedeutet, sind im Kindesalter rein periostale Veränderungen im Sinne der Periostitis tuberculosa von Periostitis luetica röntgenologisch oft nicht zu unterscheiden. Das für Tuberkulose ungewohnte Bild zeigt scharf lokalisierten Diaphysenherd — nicht selten täuschend gumma-ähnlich — mit starker Periostitis und ohne Knochenatrophie (S. SIMON). Diese seltenere Form ist — auch multipel auftretend — am häufigsten zwischen dem 2. und 6. Lebensjahr (REICHEL, FRIEDLÄNDER).

Eingehenden Studiums bedürfen die *physiologischen Veränderungen am Skelet*, z. B. die senilen[2], wie besonders das Aussehen der Epiphysen der einzelnen Knochen in den verschiedenen Altersstufen. Ausführliche Tabellen über die normale Gelenkspaltbreite und die Ossification (Epiphysenkerne pp. in den einzelnen Altersstufen) siehe bei MARKOVITS und bei SCHINZ (vgl. Literaturangabe S. 51).

Periostitiden werden vorgetäuscht durch normale, in höherem Alter an Zahl zunehmende Rauhigkeiten des Skelets; Vorsicht ist geboten bei mageren Menschen (täuschende Haut- und Muskelschatten), sowie bei verwackelten Aufnahmen (Doppelkonturierung). Bei manchen Gelenkregionen ist eine Täuschung leicht möglich infolge Überlagerung durch andere Knochenteile[3].

---

[1] Vgl. VAN HAEFF: Zbl. Chir. **1930**, Nr 15, S. 912—919.

[2] mit fortschreitendem Alter finden sich nicht selten Bilder von Auffaserung und Knorpelschwund, sogen. „Abnützungsbilder" (vgl. W. MÜLLER, Jkurse ärztl. Fortbildg **1930**, I).

[3] Bezüglich Einzelheiten vgl. die vorzügliche Darstellung in KÖHLER: Grenzen des Normalen und Anfänge des Pathologischen im Röntgenbilde. 5. Aufl. Leipzig 1929.

Neben den bekannten Ursachen für Knochenperiostveränderungen (siehe weiter unten) sei an leichtere Veränderungen nach „milden" Entzündungen, Traumen und die Erkrankungen bei Jute-, Perlmutter- und Emailarbeitern erinnert (KORTZEBORN).

Die schnell erkennbare *Muskelatrophie* der erkrankten Extremität finden wir bei allen Erkrankungen, die durch Schmerzen eine Schonung des Gliedes bedingen. Besonders rasch einsetzender und starker Muskelschwund ist zwar für Tuberkulose charakteristisch, aber nicht spezifisch.

Wir sahen auch nicht so selten Kinder, bei denen infolge neurogener Atrophien an Armen und Beinen die Diagnose Schulter- oder Hüftgelenktuberkulose gestellt war; meist handelte es sich um die Folgen der spinalen Kinderlähmung; in einem anderen Falle umgekehrt um die Annahme einer „Geburtslähmung" bei einer sehr langsam verlaufenden Caries sicca der Schulter eines kleinen Jungen.

In letzter Zeit hat FRIEDRICH mit Nachdruck auf besondere Schwierigkeiten in der Diagnose und die Häufigkeit der Fehldiagnosen hingewiesen: Das Symptom der Verdickung der Gelenkkapsel erweist sich als vieldeutig! Bei der Gelenkpunktion ist wichtig, wenn mit starker Kanüle kein Punktat erhalten wird, entweder infolge zu dichter Fibrinmassen im Exsudat, oder infolge Vortäuschens eines Ergusses durch die mächtig verdickte Gelenkkapsel und weiche Granulationsmassen. Beides spricht *für* Tuberkulose, ist aber nicht absolut beweisend, da auch gelenknahe Osteomyelitis Ähnliches hervorrufen kann. FRIEDRICH beschreibt dabei ausführlich unspezifische Gelenkerkrankungen ungeklärter Ätiologie, („chronische bacilläre Gelenkentzündungen"?), die er als *„Pseudotuberkulosen"* bezeichnet, weil sie alle der Tuberkulose eigene Symptome aufweisen wie: schleichend sich entwickelnde Beschwerden, Gelenkauftreibung und Schwellung der Gelenkkapsel, trüber, fibrinhaltiger Erguß, Muskelatrophie des betreffenden Gliedes, scheinbar charakteristische Knorpel- und Knochenzerstörung mit Fistelbildung und Kalkschwund; histologische Untersuchung und Tierversuch negativ; auch bei langdauernder Nachbeobachtung kein Anhalt für Tuberkulose. Der negative Tierversuch läßt nach unserer Ansicht auch als unwahrscheinlich erscheinen, daß es sich um spezifische Veränderungen durch die neuerdings stärker diskutierten, nicht säurefesten Formen des Tuberkelbacillus oder sein ultravisibles Virus handelt.

Erhebliche Fehlerquellen haben SMITH dazu geführt, grundsätzlich in allen zweifelhaften Fällen soweit irgend möglich Explorativoperationen vorzunehmen (vgl. über Probeexcisionen S. 40). Die Diagnose Tuberkulose wird viel zu freigebig gestellt, von größter Bedeutung sind Tierversuch und Probeexcision (PAYR). Die Fehldiagnose verurteilt den Kranken zu langen Perioden der Untätigkeit, Trennung von der Familie, Stillegung der Gelenkfunktion!

Nicht wenige sog. „Schnellheilungen" haben ihre Ursache in der Fehldiagnose! HAGLUND bringt in seinen „Prinzipien der Orthopädie" folgende Statistik: Knochen- und Gelenkerkrankungen und dadurch bedingte Deformationszustände bei 3776 Patienten; darunter 1275 Tuberkulosen (dabei sind aber zum Teil noch Fälle von „PERTHES", „KÖHLER" und ähnliche), Gelenkgonorrhöe 55, Lues 27, Deformitätszustände nach Periostitis, Ostitis und Osteomyelitis 82, Knochentumoren und Ostitis fibrosa 78. Die übrigen Fälle betreffen nichtspezifische Arthritiden einschließlich Arthritis deformans = 2501! — Für das

Kindesalter erwähnt JOHANSSON, daß ein Drittel bzw. ein Viertel der Kinder, bei denen eine Coxitis bzw. Gonitis tuberculosa diagnostiziert war, nichttuberkulöse Affektionen aufwiesen! Unter dem Material der Abteilung für äußere Tuberkulose der Kaiser Wilhelm - Tuberkulosekinderklinik Landeshut/Rsgb. verhielten sich die tuberkulösen Knochen-Gelenkerkrankungen zu den nichttuberkulösen in den Jahren 1926/27 und 1927/28 wie 9: 1. Von den als *nicht*tuberkulös festgestellten waren 73,3% (!) als Tuberkulose eingewiesen worden. Die differentialdiagnostischen Erwägungen besonders lokalisierter Erkrankungen wie Osteochondritis deformans juvenilis coxae (PERTHES), KÖHLERsche Krankheit, SCHLATTERsche Krankheit und ähnliches, sowie die *lokalen* Manifestationen der großen Krankheitsgruppen werden bei den betreffenden Kapiteln des speziellen Teils besprochen.

Schon ein leichterer *Unfall* kann zu einem *Erguß mit Kapselschwellung* führen; bei falsch oder gar nicht behandelten Fällen hält die Schwellung unter Umständen lange an oder der Erguß rezidiviert. Als weitere Ursache von Ergüssen kommen in Frage Knochenabscesse, Tumoren. Die Trennung vom Hydrops tuberculosus ist oft schwierig; bei jedem Erguß ist Röntgenuntersuchung zu fordern (röntgenologisch fehlt die Knochenatrophie), ferner genaue Anamnese, unter Umständen Punktion mit Tierversuch!

Erwähnt sei hier noch der oft mit Tuberkulose verwechselte entzündliche Pes planus.

Umgekehrt sahen wir einen Fall von beginnender Spondylitis mit erheblichem tuberkulösem Lungenbefund, der lange Zeit wegen seiner Beschwerden als Pes planus behandelt worden war! Weiter sind hier zu nennen die atypische Form der Meniscuszerreißung, die Sklerose des Kniegelenkfettkörpers (Röntgenaufnahme mit Lufteinblasung ins Gelenk). Der normale Ausfall der Senkungsreaktion kann uns bei Gelenkmaus, Meniscusschädigung, chronisch-traumatischem Gelenkerguß, nichttuberkulösem Hydrops, entzündlichem Plattfuß und anderes mehr zur Entscheidung bei Kritik eine gewisse Hilfe sein.

Große differentialdiagnostische Bedeutung haben die beiden umfassenden Gruppen der infektiösen und der nichtinfektiösen chronischen, zum Teil konstitutionellen Knochengelenkerkrankungen. Sie sollen nachstehend im einzelnen, soweit dies in den Rahmen dieser Monographie gehört, besprochen werden. Bezüglich weiterer Einzelheiten sei unter anderem verwiesen auf H. R. SCHINZ [1] und vor allem auf die schematisch-instruktive Darstellung von E. MARKOVITS [2].

Die Lues. Ihre Häufigkeit wird verschieden beurteilt: GAUCHER (BERCK SUR MER) unter 347 Kindern 68 mal, in späterer Serie 50% hereditäre Lues; HERTZ unter 1610 skeletkranken Kindern 39 mal + Wa.R., GLAESSNER unter 121 Kniegelenkserkrankungen 33 mal Lues. Bei letzterem handelt es sich um das Material einer deutschen Poliklinik aus der Zeit der großen Nachkriegslueswelle! Derzeitige Zahlen dürften wohl wesentlich niedriger sein [3]. Bei Erkrankung des Knochens bevorzugt die Lues die Meta- und Diaphysen, die Tuberkulose die Epiphysen; doch kann die seltene Osteomyelitis tuberculosa

---

[1] SCHINTZ, H. R.: Lehrbuch der Röntgendiagnostik. Leipzig 1928.

[2] MARKOVITS, E.: Röntgendiagnostik der Knochen- und Gelenkerkrankungen. Leipzig 1929.

[3] Vgl. DORNEDDEN: Ergebnis der Reichserhebung der Geschlechtskrankheiten. 1927. 3. Beiheft z. Nr. 51 Reichsgesundheitsbl.

röntgenologisch große Ähnlichkeit mit der Lues haben. Knochenatrophie und
Fehlen der Periostitis spricht für Tuberkulose; die Lues „respektiert" meist
auffallend den Gelenkspalt (SCHLESINGER); die Erkrankungen treten oft *symmetrisch* auf (Abb. 15)! Dies bei Tuberkulose selten, wenn auch von WIESE an
Hüfte und Ellenbogen beobachtet. Die Heredolues bevorzugt den Schädel, die
Kniegelenke und die Schienenbeine; letztere sind charakteristisch durch die Periostitis verändert: „Säbelklingenform", „die Wade sitzt vorn". Am Knie kommt
es zur Kapselverdickung, aber nicht so weich wie bei Tuberkulose, sondern

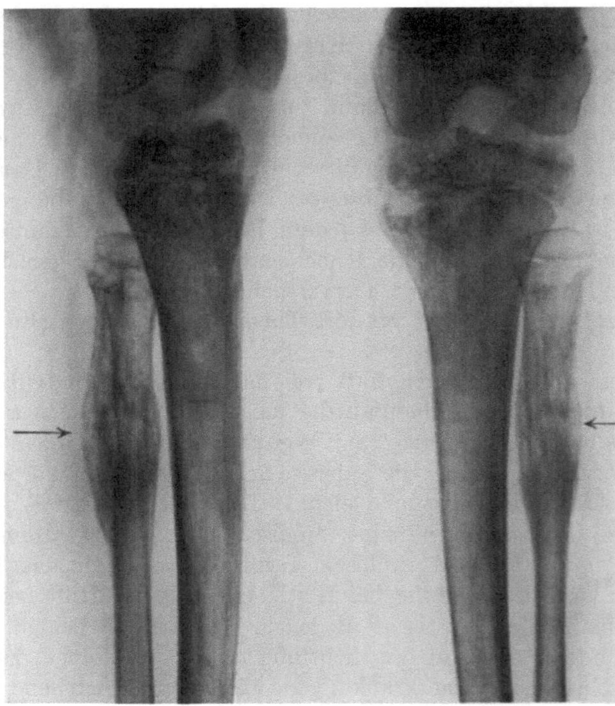

Abb. 15. 10jähriges Mädchen. Lues hered. tarda; periostales Gumma (♂) in frischer Entwicklung;
völlige Heilung nach antiluetischer Therapie.

derbelastischer; Gelenkhydrops — auch intermittierend —, schon als Folge
der Osteochondritis luetica bei 3 Monate alten Kindern beobachtet, ist sonst
bei der erworbenen Lues häufiger als bei der hereditären. Die Veränderungen
am Knie können der Tuberkulose so ähnlich sehen, daß man von einem „Tumor
albus syphiliticus" spricht. Die Lues befällt gerne die Clavicula (Tuberkulose
sehr selten), fast nie Wirbel und Fußwurzelknochen (Tuberkulose häufig!)[1].
Bei der Arthrolues tardiva bestehen oft *nächtliche* Gelenkschmerzen und an den
erkrankten Gelenken selbst umschriebene Druckschmerzpunkte. Bei Bewegungen, Belastung, Provokation durch Beklopfen und Stauchen sind aber

---

[1] Selten erkrankt das Schultergelenk; Vgl. F. SCHMIDT: Knochenlues als Ursache
einer vermeintlichen Schultergelenkentzündung. Röntgenpraxis **1** (1929). A. CHASIN ver-
wies kürzlich auf die Lues patellae (Lit. ebenda).

tuberkulöse Prozesse meist empfindlicher. Schwere Contracturen, Ankylosen, Abscesse und Fisteln in der Gelenkumgebung sind bei Lues seltener, Muskelatrophie fehlt meist. Mäßige muskuläre Fixation und Störung der Funktion ist auch bei Gelenklues häufig. Eiterungen bei Gelenklues sind meist durch Sekundärinfektionen bedingt (SCHLESINGER); rein luetische Prozesse neigen im allgemeinen nicht zur Perforation der Haut; letztere zeigt über den erkrankten Gelenken öfter ein sklerodermartiges Aussehen. Syphilitische Sequester sind

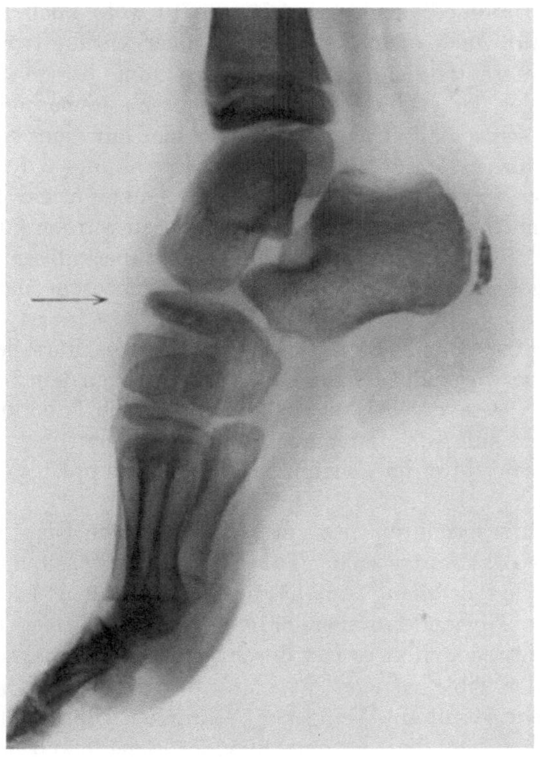

Abb. 16. 9jähriger Junge. Lues (WaR + +, M. T. R. + +, Tuberkulinreaktionen bis 1 : 10 D. T. intracutan −).

meist klein und zeigen „mörtelartige" Konsistenz; fast nie erfolgt Ausstoßung, sondern Resorption (COENEN). — Skrofuloderme und Gummen werden öfters verwechselt. — Zu achten ist auf die bekannten Lueszeichen der Sattelnase, der Keratitis parenchymatosa, der HUTCHINSONschen Zähne, der Schwerhörigkeit, der Alopecia specifica, ferner die typischen Rhagaden an Lippen und in der Umgegend des Mundes. Beim Säugling mit PARROTscher Lähmung ist neben schmerzhaften Epiphysenschwellungen und den Hauterscheinungen das Röntgenbild der Osteochondritis luetica so typisch, daß Verwechslung mit Tuberkulose kaum in Frage kommt.

Die Wassermannsche Reaktion in Blut und Liqor manchmal negativ, ist noch des öfteren im Gelenkpunktat positiv (GLAESSNER)! (Bei Fehlen von Erguß Injektion von 50 ccm physiologischer NaCl-Lösung, am nächsten Tag punktieren und

Wassermannsche Reaktion anstellen [PAYR]). Wenn dann noch nötig, ist die provokatorische Salvarsaninjektion mit anschließender Seroreaktion vorzunehmen. Es sind Fälle beschrieben, die bis zu 10 Jahren als Kniegelenkstuberkulose behandelt waren, bis der erbluetische Charakter festgestellt und durch rasche Heilung bei spezifischer Therapie erwiesen wurde. Wir selbst beobachteten eine „Tibiatuberkulose", die 12 mal (!) operiert war und die nach Klärung durch provokatorische Injektion in kurzer Zeit auf antiluetische Therapie heilte! — Mancher Fall, der besonders schnell und gut auf Stauungsbehandlung mit gleichzeitiger Jodmedikation reagiert, dürfte wohl auch hierher gehören! Gegebenenfalls muß auch einmal der Erfolg einer antiluetischen Therapie ex juvantibus die differentialdiagnostische Entscheidung bringen. Mit Salvarsan ist bei gleichzeitiger Tuberkulose Vorsicht geboten, da besonders tuberkulöse *Kinder* Salvarsan schlecht vertragen und manchmal mit einer Nierenschädigung reagieren. Mischformen mit tuberkulösen Erkrankungen („Bastardierung") sind bisher nicht erwiesen, weil in den kranken Gelenken bisher Tuberkelbacillen und Spirochäten noch nicht gleichzeitig nachgewiesen wurden (MÉNARD-MOZER). Die Ansichten, ob die hereditäre Lues besonders zu tuberkulösen Manifestationen disponiere, sind geteilt. Wir (WIESE) haben nach unserem Material nicht den Eindruck.

Die Osteomyelitis. Unter Bevorzugung des Kindesalters liegt wie bei der Tuberkulose die überwiegende Mehrzahl der Fälle zwischen dem 2. und 15. Lebensjahr; an sich ist die Osteomyelitis nicht so häufig wie die Tuberkulose. (JOHANSSON, GOTENBURG: auf 163 Osteomyelitis- 800 Skelettuberkulosefälle); das männliche Geschlecht wird im genannten Alter fast doppelt so stark betroffen wie das weibliche.

Die Osteomyelitis hat ihren Sitz vornehmlich in den Diaphysen der langen Röhrenknochen, wo das Auftreten der Tuberkulose relativ selten ist, doch werden auch kleine Knochen befallen. Am häufigsten erkranken das distale Femur- und das proximale Tibiaende in ziemlich gleichem Verhältnis. Bei Erkrankung des oberen Femurendes kommt es fast durchweg zu einer Infektion des Gelenks, bei Erkrankung der Tibia weniger oft. Multiple Herde sind häufig; Rezidive ruhender Fälle nicht so selten. Weniger oft erkranken Ulna und Radius, zahlenmäßig am geringsten ist die Osteomyelitis der Schädelknochen und Wirbel, letztere nur in $2^0/_0$ beteiligt, während die Tuberkulose hier eine ihrer häufigsten Manifestationen aufweist! Als besonders seltene Lokalisationen sind Osteomyelitiden der Fibula und der Patella mitgeteilt.

Im Eiter der geschlossenen Formen werden meist Staphylococcus aureus und andere Stämme, ferner Streptokokken, seltener Pneumokokken, Typhusbacillen, Influenzaerreger und Bact. coli gefunden.

Sich bildende heiße Abscesse sind von den kalten der Tuberkulose im allgemeinen leicht zu trennen, doch berichtete MELCHIOR über mehrere Fälle mit „kalten Abscessen" nichttuberkulöser Art (Staphylococcus pyogenes aureus), die er durch abgeschwächte Erreger und Immunität des befallenen Organismus erklärt.

Zu erwähnen sind hier auch die „milden" Osteomyelitisformen mit nur geringen Beschwerden, oft nur röntgenologisch zu fassen als chronischer Knochenabsceß und Knochenmarksentzündung oder cystische Ostitis. Die *schleichende subakute* und *chronische Osteomyelitis* (GARRÈ) galt bisher als selteneres Vorkommnis (HOFFA, V. BRUNN, KAPPIS). In letzter Zeit hat FRIEDRICH auf das häufigere Vorkommen hingewiesen (vgl. S. 50). *Chronische Epiphysenherde* werden besonders bei Kindern oft — auch bei Säuglingen vorkommend (DREH-MANN [1], BLOCH) — als Tuberkulose angesprochen; dazu trägt neben dem röntgenologischen das klinische Bild bei mit manchmal intermittierendem Erguß, parartikulärer Schwellung, leichter Contracturstellung und Fixierung des Gelenks (GARRÈ); besonders verdächtige Bilder entstehen so an Knie und Hüfte (PAYR). Starke Auftreibung des Knochens und fehlende Atrophie sprechen gegen Tuberkulose; uns ermöglichte öfters völlig negative Tuberkulinreaktion die nicht leichte Entscheidung.

Differentialdiagnostisch ist besonders bei den aus den akuten hervorgegangenen *chronischen* Formen die genaue Aufnahme der *Anamnese* wichtig! Im Gegensatz zu der oft „verschleierten" oder verspätet einsetzenden Tuberkulosevorgeschichte mit schleichend protrahierter Entwicklung erfahren wir in der „osteomyelitischen" Anamnese fast Tag und Stunde, wann die Erkrankung unter heftigen Erscheinungen einsetzte. Das Trauma spielt eine besondere Rolle, kennzeichnend ist das Auftreten im Anschluß an Furunkel und Pyodermien, an Panaritien, Anginen, an infizierte Verletzungen; ferner im Gefolge von Erkrankungen der Respirationsorgane, von Influenza und Typhus.

Im Röntgenbild treten im Gegensatz zu der viel langsameren Entwicklung der Tuberkulose (erst etwa 3 Monate nach Infektion) schon nach 2 Wochen Befunde auf wie Verwischung der normalen Spongiosa- und Compactastruktur und periostale Auftreibung (Abb. 17 u. 187). Gerade die bei der Tuberkulose seltenen periostitischen Veränderungen sind bei der Osteomyelitis stark ausgesprochen. Das Fehlen der Atrophie, die großen strukturlosen dichten zackig-spitzigen Sequester er-

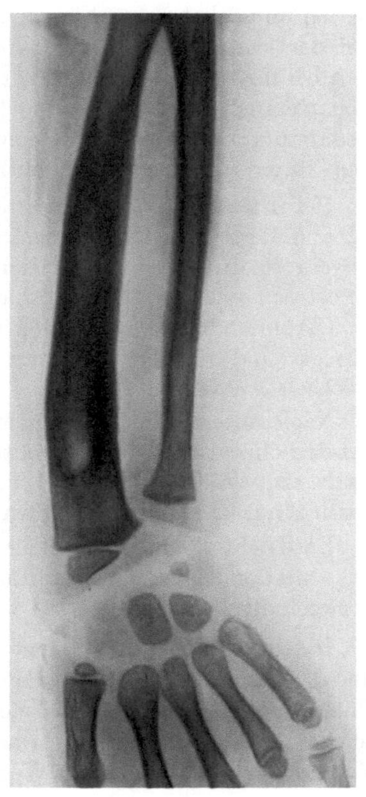

Abb. 17. 3 jähriger Junge; Osteomyelitis: isolierter Herd im Radius. (Durch Operation sichergestellt.)

härten die Diagnose bei den in chronische Formen übergegangenen Fällen. Der tuberkulöse Sequester, sich durch Kalkarmut auszeichnend, erscheint im Röntgenbild kleiner, als er schon ist, ferner rundlich gegenüber dem größeren, spitzen, zackigen, und vor allem länglichen osteomyelitischen Sequester. Charakteristisch gegenüber der Tuberkulose ist weiter, daß bei manchen Fällen von Osteomyelitis die Epiphysenlinie oft als Barriere dient. Die bei den chronischen

---

[1] Vgl. auch DREHMANN: Über Gelenksentzündungen im Säuglingsalter und ihre ätiologischen Beziehungen zu späteren Deformitäten. Z. orthop. Chir. **13**, 272 (1904), **14**, 712 (1905); ferner GOLD: Über die akute septische Coxitis des früheren Kindesalters. Z. orthop. Chir. **52**, 353 (1929).

Formen vielfach ausgesprochene Sklerosierung des Knochens, die völlige Obliteration der Markhöhlen durch Knochenneubildung, Totenladen, machen die Differentialdiagnose einfacher. Schwieriger liegt die Sache bei der Bildung von Absorptionsvakuolen im Knochen, die bei den multiplen Tuberkuloseformen kleiner Kinder ebenfalls beobachtet werden. Ebenso ist die Differenzierung nicht leicht, wenn bei sehr virulenten Entzündungen ausgedehnte Zerstörungen *ohne* Knochenneubildung vorliegen. Bei schwer mischinfizierten fistelnden Tuberkulosefällen kann röntgenologisch die Trennung beider Krankheiten unmöglich sein. Für die Abgrenzung von der seltenen Schafttuberkulose, bei der röntgenologisch die Knochenneubildung zurücktritt, weist KISCH auf den bei ihr — im Gegensatz zur Osteomyelitis — wenig dichten, verwaschenen Schatten der Corticalis hin; doch kann die im Kleinkindesalter nicht so seltene Schafttuberkulose — die Osteomyelitis tuberculosa — rein röntgenologisch von der Staphylokokkenosteomyelitis kaum zu trennen sein [1].

Bei fistelnden Fällen zeigt die Tuberkulosefistel mehr livide Verfärbung, oft unterminierte Ränder, dünnen, zum Teil serösen Eiter, die Osteomyelitisfistel kirschrote, frischere Granulationen, dicken, rahmigen Eiter, oft sind tastbare Exostosen und Sequester vorhanden.

Chronische, nicht eigentlich osteomyelitische Knochenfisteln, als Folge von Kriegs- und sonstigen Verletzungen, können ebenfalls mit Tuberkulose verwechselt werden (SPITZY).

Nach unseren Beobachtungen zeigt die Kurve der Senkungsreaktion auch bei den chronischen Osteomyelitiden öfter *auffallend hohe* Werte nach WESTERGREN an, wie sie so hoch bei Tuberkulose selten sind. Eine Hyperleukocytose spricht nur in frischeren Fällen bei *hohen* Werten für Osteomyelitis.

Bei Nichterkennen der Skeleterkrankung als Osteomyelitis können von hier aus entstandene embolische Lungenabscesse vorübergehend mit Tuberkulose verwechselt werden.

Die infektiösen Arthritiden. Hier sind zu nennen die akute Polyarthritis und die Gelenkerkrankungen im Anschluß an Scharlach, Masern, Sepsis, Typhus, Pneumonie, Dysenterie. Die Vorgeschichte und das Wissen vom Vorkommen solcher Arthritiden werden in akuten Fällen auch bei stärkeren Ergüssen und Vereiterungen den richtigen Weg weisen, das gleiche gilt für die Gelenkschwellungen bei der Serumkrankheit. Dagegen verleiten subakute und chronische *mon*artikuläre Gelenkerkrankungen leichter zur Diagnose Tuberkulose. Wir werden aber besser differenzieren, wenn wir nur daran denken lernen, daß es kaum eine Infektion gibt, die nicht ihre larvierten und chronischen Abarten — auch in den Gelenken — hat. Nach PAYR ist ein hypertrophischer (feuchter) und ein adhäsiv-schrumpfender (trockener) Typus zu unterscheiden, die beide häufig mit Tuberkulose verwechselt werden; dies besonders häufig im Bereich des Hüft- und Kniegelenks. *In unklaren Fällen ist unbedingt stationär-klinische Beobachtung zwecks systematischer Durchuntersuchung angezeigt!*

Für das *Kindesalter* sei auf die relativ häufigen *Pneumokokkeneiterungen* an Hüft-, Schulter- und Kniegelenk verwiesen, die nach Pneumonie und Empyema pleurae auch allmählich und *schleichend* ohne nennenswertes Fieber oder beson-

---

[1] Vgl. S. SIMON: Zur Diagnose der frühkindlichen Extremitätentuberkulose im Röntgenbild. Fortschr. Röntgenstr. **40**, 448—456 (1929).

dere Schmerzen auftreten können und dann differentialdiagnostisch Schwierigkeiten machen (Punktion!).

Besonderer Erwähnung bedarf die *gonorrhoische Arthritis*; sie ist im Kindesalter wesentlich seltener als beim Erwachsenen, hier häufiger bei Frauen als bei Männern, aber schon im Säuglingsalter beobachtet. Obwohl auch bei Gelenktuberkulose akutere Schübe oder von einem gelenknahen Knochenherd akute Einbrüche ins Gelenk vorkommen (Röntgenbild), macht die *frische* gonorrhoische Entzündung in ihrem plötzlichen Beginn und hoher Schmerzhaftigkeit kaum differentialdiagnostische Schwierigkeiten (Vorgeschichte, Genitale!, Ophthalmoblennorrhöe!). Die Punktion des Gelenks ergibt nur in 60°/₀ Gonokokken bis etwa 6 Tage nach der Erkrankung, dann nicht mehr. Die Erkrankung tritt mono- *und* polyartikulär auf. Nach den großen Reihenuntersuchungen von MAYR und BREMER ist differentialdiagnostisch mit dem Typus der Gelenkaffektion nach Zahl und Sitz kaum etwas anzufangen. Sehnenscheiden und Schleimbeutel sind öfters mitergriffen. Schwierigkeiten in der Abgrenzung kann der einfache gonorrhoische Gelenkhydrops mit Kapselverdickung machen (Tierversuch!). Zerstörung der Gelenkflächen und angrenzenden Partien finden wir sowohl bei Tuberkulose wie bei Gonorrhöe, bei dieser allerdings weniger tief (KIENBÖCK), doch zeichnet sich letztere durch ihre starke und frühzeitige Neigung zu Ankylosen sowie röntgenologisch durch eine regionäre auf die nähere Umgebung des kranken Gewebes beschränkte akute Atrophie des Knochens (SUDECKsche Form) aus. Immerhin kann bei unklarer Vorgeschichte bei den chronischen Formen eine Differenzierung gegen Tuberkulose aus dem örtlichen und Röntgenbefund allein schwierig sein.

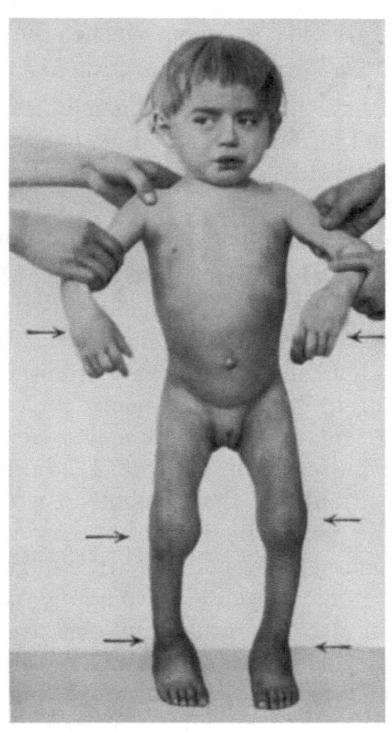

Abb. 18. 1³/₄ Jahre altes Mädchen. Infantile, primäre, chronische Polyarthritis, als Tuberkulose eingeliefert. Tuberkulinreaktion in mehreren Serien bis 1 : 10 A.T. intracutan negativ, Seroluesreaktionen negativ, auf antiluetische Therapie keine Wirkung.

In selteneren Fällen kommen differentialdiagnostisch noch in Frage als primäre Form einer chronischen Gelenkentzündung die *infantile chronische Polyarthritis* (siehe Abb. 18). Röntgenologisch weisen bei längerem Bestehen die Knochenkonturen Rauhigkeiten auf, cortical und subcortical kleine Destruktionsherde an den knöchernen Teilen der Gelenkflächen (KIENBÖCK). Ankylosen kommen vor. Hierher gehört auch die mit einer Verdickung und Versteifung sämtlicher Gelenke ohne wesentliche Destruktion von Knorpel und Knochen, wechselnden Drüsen- und Milzschwellungen und Kachexie einhergehende „STILLsche Krankheit", die eine Zeit zu Unrecht in Beziehungen zur Tuberkulose gebracht wurde. Die Grundphalangen der Finger zeigen „Suppositorien"-Form, die Knochenkerne nach JOHANSSON zackige Begrenzung.

Bei den sekundären chronischen Formen ist die *Polyarthritis rheumatica chronica* zu nennen, die bei längerem Bestehen röntgenologisch eine Knochenatrophie der befallenen Gelenke aufweist; Kapselschrumpfung führt zu ausgesprochener Verengung des Gelenkspalts; als Folge der Schrumpfung werden namentlich die kürzeren Knochen jüngerer Menschen kürzer und breiter. Die ganz verschiedene Form des klinischen Bildes, oft mit Beteiligung des Herzens, evtl. Einfluß von Salicylpräparaten, dürfte wohl vor Verwechslungen schützen. Da nur selten eines, meist eine Reihe von Gelenken erkrankt sind, trennt sich die Tuberkulose schon durch die in solchen Fällen mindestens an dem einen oder anderen Herd auftretende Eiterung. Die Knochenatrophie ist selten so stark wie in einem solchen Falle bei Tuberkulose.

Erwähnt sei die noch als primär chronische Polyarthritis aufgefaßte, bei Psoriatikern vorkommende *„Arthropathia psoriatica"*. Röntgenologisch frühzeitige Knochenatrophie, cystenartige Aufhellungen des Knochenschattens und destruktive Prozesse an der Oberfläche der Gelenkkörper, Verschmälerung des Gelenkspalts. Contracturen und Ankylosen im späteren Stadium; Beginn meist an den kleineren Gelenken, Männer werden häufiger befallen als Frauen.

Viel umstritten ist die sog. **„Poncetsche Krankheit"**. Das, was man darunter verstehen könnte, den „tuberkulösen Gelenkrheumatismus", die „tuberculose inflammatoire" ist ein seltenes Krankheitsbild. PONCET geht so weit, hier einen erheblichen Teil der chronischen Arthritiden einzuordnen, die weder nach ihrem Verlauf, noch nach dem histologischen Befunde ausgesprochene tuberkulöse Stigmata zeigen. Er meint, avirulente Tuberkelbacillen, vor allem ihre Toxine, könnten sich auf die Produktion gewöhnlichen entzündlichen Gewebes beschränken! In Deutschland ist man dieser Auffassung *kritisch ablehnend* gegenübergetreten; zeitweise wurde auch die STILLsche Krankheit in engen Zusammenhang mit der „PONCETschen Krankheit" gebracht; von POLLITZER stark betont, wird die Verbindung von den meisten Autoren mit Recht abgelehnt[1]. In der Literatur sind eine Reihe von Fällen „PONCETscher Krankheit" beschrieben. (MELCHIOR u. a.). Die Häufigkeitzahlen: PONCET $10^0/_0$, LERICHE $20^0/_0$, andere gar $50^0/_0$, BETCHOV $5^0/_0$ ihrer Tuberkuloseerkrankungen erscheinen viel zu hoch. Durch eine zu weite Fassung des Begriffs würde kritikloser Diagnosestellung Tür und Tor geöffnet und ein großer Teil der chronischen Gelenkerkrankungen hier eingereiht, statt von der Tuberkulose scharf getrennt zu werden! — WOLLENBERG sagt: Das einzige, was von der Lehre PONCETs übriggeblieben zu sein scheint, ist die Tatsache des nicht häufigen Vorkommens einer schleichenden, mit dem Rheumatismus gewisse Ähnlichkeiten darbietende Form einer auch anatomisch atypischen Gelenktuberkulose. MELCHIOR hebt nachdrücklich hervor, die Eigenart des „PONCET" liege nicht im anatomischen, sondern im klinischen Verhalten, das er in erster Linie auf den jeweiligen Allergiezustand zurückführt. Chronisch polyarthritische Beschwerden bei Kranken mit anderweitigen Tuberkuloseherden, für die eine andere sichere Ätiologie nicht nachzuweisen ist, und die also wohl dem von PONCET gemeinten Krankheitsbilde entsprechen dürften, haben auch wir in jedem Alter auftreten sehen; jugendliche Personen weiblichen Geschlechts scheinen dabei häufiger befallen zu sein. Auffällig ist bei diesen polyarthritisähnlichen Fällen das refraktäre

---

[1] Nach den letzten Mitteilungen LEICHTENTRITTS erscheint die „STILLsche Krankheit" als rein rheumatische Erkrankung bezw. als deren Folgezustand genügend geklärt.

Verhalten gegen Salicyl und das Fehlen von Endokarderkrankungen. Die Differenzierung durch das Verhalten gegenüber Tuberkulin ist ungeeignet. Es müßte sich im klinischen Bild um eine mono- oder polyartikuläre Tuberkuloseform handeln, in deren Verlauf es nicht bis zur Ausbildung von *typischen* tuberkulösen Granulationen, Verkäsungen usw. käme. Die rein synovialen hydropischen Formen zeigen Neigung zur Rückbildung und können sehr flüchtig sein, die mehr in der Kapsel lokalisierten haben mehr chronischen Verlauf und Neigung zur Ankylose· (GALLOT und COUBARD). POLLITZER trennt noch den „primären Rheumatismus tuberculosus", wobei in ausgeprägten Fällen die Mitbeteiligung des lymphatischen Systems ein besonderes pathognomisches Symptom darstelle, von dem „sekundären Rheumatismus tuberculosus" bei Vorhandensein einer manifesten Tuberkulose der Lunge oder anderer Organe und faßt die Erkrankung als Tuberkelbacillensepsis mit besonderer entzündlicher Reaktionsneigung des Individuums auf. Auch bei operativ erhobenen Befunden hat sich gezeigt, daß Knochen und Knorpel fast immer frei bleiben; destruktive Veränderungen fehlen angeblich in den „klassischen" Fällen. Ähnliche Krankheitsbilder, wie beim „PONCET", können bei der allgemeinen *Polyserositis* entstehen, doch sind hier die inneren Organe, vor allem Pleura und Peritoneum, stark beteiligt. HARVIER, CARNOT und TERRIS, GRABONEIX, PEIPER u. a. haben eine besonders charakterisierte, der Polyarthritis chronica ähnlich verlaufende multiple tuberkulöse Gelenkentzündung beschrieben, die mit Bildung von echtem tuberkulösen Granulationsgewebe einhergeht.

Aus einer Reihe eigener Beobachtungen sei nachstehend eine Krankengeschichte angeführt, die die sich bietenden Schwierigkeiten illustrieren mag:

Zehnjähriges Mädchen; im rechten Lungenoberfeld abgeheilter, kalkdichter Primärherdschatten, um die Drüsenmetastasen im Hilusgebiet noch ausgesprochene perihiläre Infiltrierung. Gleichzeitig an verschiedenen Gelenken Symptome, die als „PONCETsche Krankheit" hätten angesprochen werden können. Die Probeexcision am Knie ergab eine primäre, chronische juvenile Polyarthritis — Tierversuch negativ.

Neuerdings hat RUESCHER wieder einmal ausführlicher an Hand mehrerer Beispiele sich „Zur Diagnostik und Kritik des tuberkulösen Rheumatismus" geäußert[1]; auf die Arbeit sei hier verwiesen.

Der Begriff *„Rheumatismus"* spielt andererseits leider in der Differentialdiagnose des öfteren eine verhängnisvolle Rolle nach der entgegengesetzten Richtung; gerade bei der Spondylitis und bei der Ileosacraltuberkulose kommen in Frühfällen bei noch negativem Röntgenbild oder mangelhafter Technik (Buckyblende!) Verwechslungen vor! Desgleichen beim Herpes zoster, der als Folge einer Intercostalneuralgie gedeutet wird, ohne an die mögliche Ursache einer Irritation durch eine tuberkulöse Wirbelerkrankung zu denken.

Zu Fehldiagnosen bezüglich einer Knochen- oder Gelenkerkrankung können auch isolierte tuberkulöse Bursitis und tuberkulöse Cysten führen, wie sie von STAHR pathologisch-anatomisch beschrieben wurden. Hier wird das Röntgenbild die Situation klären können.

Eine Schwierigkeit für die Differentialdiagnostik, die hier zwar nicht zur Diskussion steht, auf die aber mit wenigen Worten hingewiesen werden muß, ist die Nomenklatur der Gelenkerkrankungen an sich. Diese mit z. B. allein 21 verschiedenen Bezeichnungen für die *chronische Infektarthritis* (PRIBRAM) schafft dadurch erhebliche Schwierigkeiten und Verwirrung. Die Bestrebungen der „Deutschen Gesellschaft für Rheumabekämpfung", hier klaren Tisch zu machen, werden hoffentlich von Erfolg begleitet sein.

---

[1] RUESCHER: Die Tuberkulose. **1929**, Nr. 5.

Neben den bereits erwähnten Infektarthritiden interessieren uns noch die relativ seltene, bei Frauen auftretende *endokrine Periarthritis destruens* und die als Folge endogener oder exogener Schädlichkeiten primär und sekundär auftretende *Osteoarthropathia deformans* (AXHAUSEN, UMBER u. a.) bzw. *Osteoarthrosis deformans* (ASSMANN, „Gelenkentartung" KOHLMEYER).

Die Erkrankung tritt ein- *und mehr*gelenkig auf, letzteres häufiger (KOHLMEYER); Kniegelenk bevorzugt (Abb 19), häufig auch Wirbelsäule und Ileosakralgelenk. Röntgenologisch bei der endokrinen Periarthritis weiche perikapsuläre

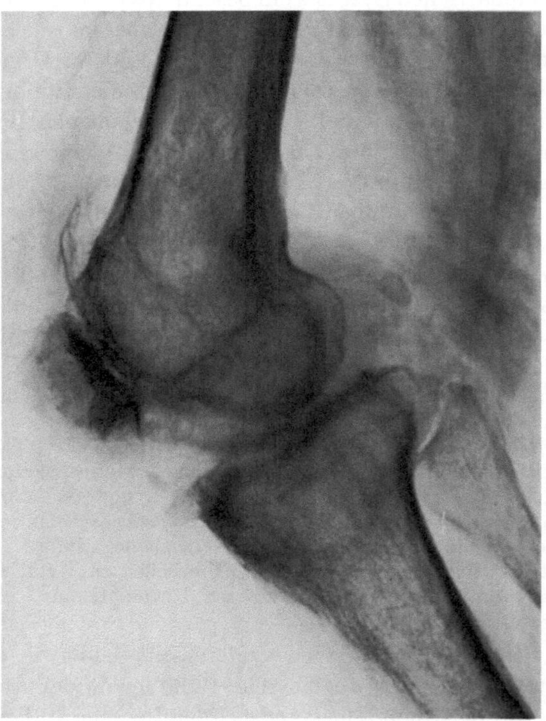

Abb. 19. Chronische Osteoarthrosis deformans. (Auflagerungen an Femur- und Tibiakondylen.)

Schwellungen bei intaktem Knorpel-Knochen (BEISHEIM); bei der Osteoarthrosis deformans verschmälerter Gelenkspalt, an den statischem Druck besonders ausgesetzten Stellen Knorpelschwund, Aufrankung und Auffaserung der Gelenkknorpel, an mechanisch weniger beanspruchten Stellen typische Wucherungen osteophytischer Bildung an den Knorpel-Knochengrenzen. Kennzeichnend ist das „Überfließen des Gelenkrandes bei Vertiefung der statisch beanspruchten Gelenkflächen", am Knie besonders „die fließende Träne am Schienbeinhöcker"; manchmal finden sich freie Gelenkkörper.

Als Folgekrankheit können diese Erscheinungen später auch nach Tuberkulose, Lues und anderen, die dann das auslösende Moment für die Knorpelschädigung bedeuten, auftreten, ferner auch bei jugendlichen Individuen als Folge der Polyarthritiden (Osteoarthrosis deformans juvenilis).

Zu erwähnen sind noch die *Arthritis alcaptonurica,* ferner die röntgenologisch meist nicht unschwer zu deutenden HEBERDENschen *Knoten.*

Bei der *Arthritis urica* finden sich rundliche Defekte in den Gelenkpartien der Knochen (Destruktion durch Ablagerung der harnsauren Salze besonders an den subchondralen Teilen), selten Ankylose, im Blut erhöhter Harnsäurespiegel, Gichtanfälle.

Tabische Arthropathien wie die bei *Syringomyelie* und Spina bifida sind im Gegensatz zur Tuberkulose schmerzlos. Die *Arthropathia tabica* bietet in höchstgradiger Osteoarthrosis deformans mit reichlichen Weichteilossifikationen ein

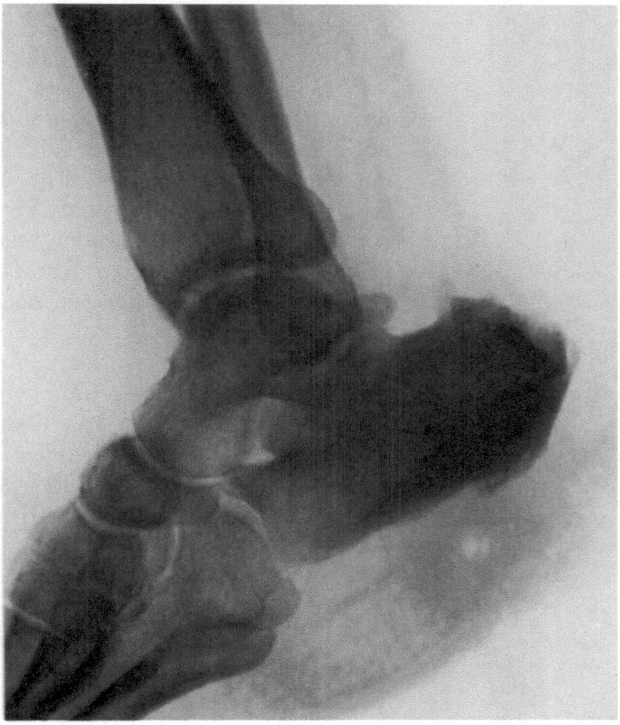

Abb. 20. 32 jährige Frau. Arthropathie (bei Spina bifida). „Mal perforant" an der Fußsohle.

recht charakteristisches Bild; zu der Schmerzlosigkeit tritt das Lockerwerden der Gelenkverbindungen („Hampelmanngelenke"). Wichtig ist die Untersuchung von Blut und Liquor, und die Prüfung des Nervensystems auf die klassischen Zeichen der Rückenmarkserkrankung. An den Gelenken ist charakteristisch die hochgradige Verdickung und Verunstaltung, sowie der Gelenkbruch. Am meisten befallen werden Hüft- und Kniegelenke sowie Füße, seltener die Arme. Syringomyeloische Gelenkerkrankungen kommen auch schon im Kindesalter vor; das Röntgenbild und der übrige klinische Status machen die Differenzierung von Tuberkulose nicht schwer.

Von den **Knochengeschwülsten** werden wohl am häufigsten die *Sarkome* für Tuberkulose angesprochen; dabei sind zu unterscheiden die röntgenologisch zentral liegenden metastatischen Tumoren, dann die parostalen Fibrosarkome, die im Röntgenbild Konturänderungen des anliegenden Knochens zeigen, und vor allem die osteogenen Sarkome! Die zentralen, den Knochen auftreibenden Tumoren, mit vorzugsweisem Sitz an den Enden der Knochen (distale Metaphyse des Femurs und Schenkelhalses, des Radius, proximale der Tibia, der Fibula und des Humerus), ferner Sitz im Calcaneus geben am häufigsten Anlaß zur Fehldiagnose; charakteristisch ist meist neben umschriebenen, rundlichen und ausgenagten Defekten die beträchtliche Zunahme der Knochenproduktion, Fehlen der Atrophie, doch zeigen die zellreicheren Typen auch einfache Knochenzerstörung ohne die bekannte radiale Speichenbildung; jedenfalls ist daran zu denken, daß beim osteogenen Sarkom die Knochenproduktion beträchtlich variieren kann und somit eine Verwechslung mit Tuberkulose immer im Bereich der Möglichkeit liegt. Besonders an Knie und Fuß kommen gern Verwechslungen vor (Abb. 21); das Sarkom ergreift in den frühen Stadien nur *einen* Knochen, während im Röntgenbild die übrigen noch frei sind; demgegenüber der tuberkulöse Fungus, wenn der Knochen betroffen ist, Veränderungen mehr diffuser Art zeigt. Die periostalen und Chondrosarkome finden sich überwiegend bei Kindern und jüngeren Menschen (2.—3. Dezennium), selten bei älteren Erwachsenen. Bei ersteren ist fieberlose und rasch anwachsende Schwellung an langen Röhrenknochen immer eher auf Sarkom als Tuberkulose verdächtig. Die „gutartigen Riesenzellentumoren" (CODMANN) sc. „Riesenzellensarkome" liegen zentral und zeigen lokale Auftreibung des Knochens. Schmerzen treten auch bei Ruhe (!) auf. Das Sarkom fühlt sich meist derb an, hat oft unregelmäßige, höckerige Oberfläche, im Gegensatz zur weichen, teigigen Schwellung bei Tuberkulose; bei Abscessen hier glatte Oberfläche, Fluktuation, beim Sarkom seltener Pseudofluktuation. Haut über Sarkom meist

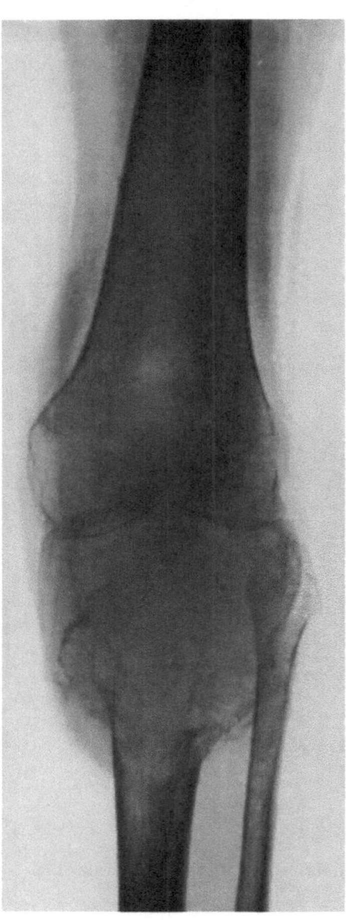

Abb. 21.   Sarkom des distalen Tibiaendes.

nicht entzündlich verändert, Hervortreten des Venennetzes, Ödem. Bei Tuberkulose bald Beschränkung der Gelenkbewegung im Gegensatz zum Sarkom bei Sitz außerhalb des Gelenks; bei Gelenkpunktion oft Blut. Spontanfrakturen bei Sarkom schon früh im Gegensatz zur Tuberkulose. Besondere Schwierigkeiten machen langsam wachsende Tumoren! In *Zweifelsfällen* sollte man niemals zögern, durch *Probeexcision* mit anschließender histologischer Untersuchung die Situation so schnell als möglich zu klären; nach KRECKE genügt meist schon einfacher Probeschnitt mit makroskopischer Betrachtung; nach Probeexcision zeigen maligne Tumoren manchmal rapides Wachstum und Metastasierung! (Anschließende Operation!)

Knochenmetastasen kommen nicht nur beim Carcinom, sondern auch beim einfachen Adenom der Thyreoidea vor, dies auch schon in den Frühstadien zu einer Zeit guten Allgemeinbefindens des Kranken. Die Metastasen der Thyreoideacarcinome, -sarkome und -adenome verursachen im Skelet Zellnekrose, Erosion und Zerstörung des Knochens mit entzündlichen Reaktionen und Fieber. Bei Erosion und Perforation des Knochens macht die Thyreoideametastase oft Fluktuation und Pulsation. Die *Carcinommetastasen* werden öfter mit Tuberkulose verwechselt, besonders wenn der Primärtumor nicht deutlich in Erscheinung tritt; sie bevorzugen dieselben Knochen und Knochenteile wie die Tuberkulose (Spongiosa und funktionell stark beanspruchte Knochen!). Bezüglich Schmerzen und Spontanfrakturen gilt das beim Sarkom Gesagte. Die bei den osteoplastischen Metastasen typischen Knochenverdichtungen und -wucherungen kommen bei Tuberkulose nicht vor. Bei den schwerer zu trennenden osteolytischen Formen fehlt die Knochenatrophie. Ein Lungencarcinom kann als Tuberkulose gedeutet und die Knochenmetastasen als gleicher Ätiologie angesprochen werden, wie auch trockener Husten infolge Lungenmetastasen eines Knochensarkoms zu falscher Deutung führen kann. Multiple oder solitäre *Myelome* können ebenfalls mit Tuberkulose verwechselt werden; sie finden sich vorwiegend in Wirbelsäule und Rippen (instruktive Röntgenbilder siehe bei PALUGYAY [1]). In sehr seltenen Fällen besteht die Möglichkeit des Vorliegens der ossären Form des „Morbus GAUCHER"; die Krankheit kann in verschiedenen Lokalisationen am Skelet auftreten; näheres siehe bei PICK, JUNGHAGEN, FISCHER. Röntgenologisch nicht unschwer zu trennen ist die seltene, sehr langsam sich entwickelnde *Chondromatose* der Knochen und Gelenke [2]. Das *maligne Lymphogranulom* kommt wegen der großen Seltenheit röntgenologisch nachweisbarer Knochenmetastasen differentialdiagnostisch kaum in Betracht; das sonstige klinische Bild klärt etwaige Zweifel zur Genüge. Hier könnten noch Drüsenschwellungen in Axilla und Inguinalgegend anfangs für kalte Abscesse gehalten werden.

Ebenso sind leicht von der Tuberkulose im Röntgenbild zu trennen die *kartaliginären Exostosen* und die gutartigen *Osteome* (Fehlen der Knochenatrophie!). Beschrieben ist auch das Vorkommen von *Lymphangiom* am Knochen (Unterkiefer), röntgenologisch Aufhellung wie bei umschriebener Atrophie. Die von KARELITZ bei jungen Kindern beschriebenen Gelenkschwellungen und röntgenologischen periostalen Veränderungen und Knochenarrosionen bei *myeloischer Leukämie* und *Neuroblastom* dürften bei Berücksichtigung der sonstigen klinischen Daten kaum zu Verwechslungen führen.

Die *Aktinomykose* des Knochens ist selten, fast ausschließlich sekundär erst auf den Knochen übergegangen (KAUFMANN), manchmal durch den makroskopischen Körnchenbefund im Eiter, mikroskopisch durch die Drusen zu trennen. Bevorzugt werden Kiefer, Wirbelsäule und Rippen. Der Krankheitsprozeß verläuft unter dem Bilde der Caries; das röntgenologische Bild der osteoperiostischen Prozesse hat nichts für Aktinomykose Charakteristisches und kann

---

[1] PALUGYAY: Röntgenpraxis 1, H. 10, 447—453 (1929).
[2] Das gleiche gilt für die Osteopoikilie (B. GLUCK, Röntgenpraxis 1, 505—507 (1929).

mit Tuberkulose verwechselt werden (E. MEYER). Andere Mykosen, wie die noch seltenere *Blastomykose,* die *Sporotrichose* machen ein ähnliches Bild. Letztere kann auch mit Tuberkulose zusammen vorkommen. Beobachtet ist auch cariöse Zerstörung des Knochens durch *Lepra,* während DE LA CAMP eine ausgesprochene Periostitis beschreibt.

Der sehr seltene *Knochenechinokokkus* ist im Röntgenbild so charakteristisch, daß wenigstens mit Tuberkulose Verwechslung nicht wahrscheinlich ist. Dagegen beobachteten wir (WIESE) einen Fall von *Myositis ossificans progressiva,* der

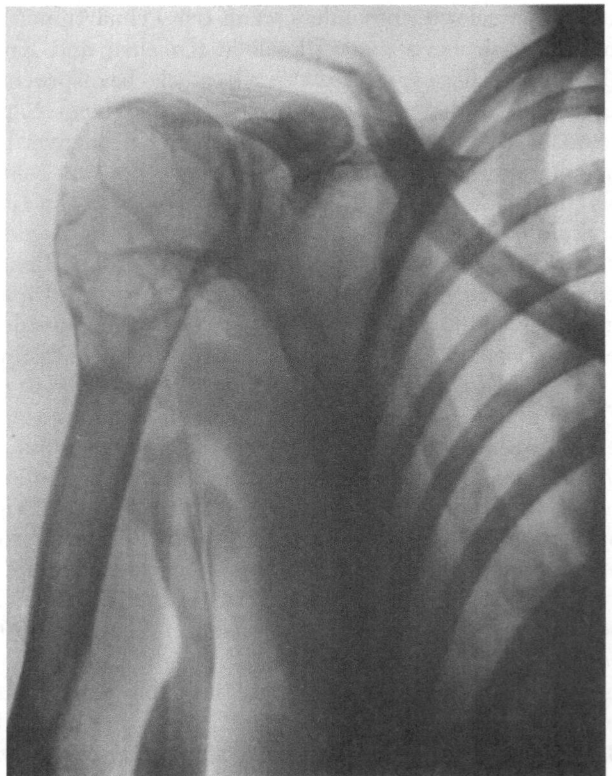

Abb. 22. Ostitis fibrosa des Humerus. (Von HESSMANN, Berlin, überlassen.)

eine Zeitlang anderweit als beginnende Spondylitis angesprochen war. Der Irrtum war entstanden durch die eigenartige Haltung des Kindes, die teigigen Stellen in der Rückenmuskulatur, die als kalte Abscesse angesprochen wurden, während neben dem schon typischen Krankheits- das Röntgenbild des Thorax (beginnende Knochenspangenbildung) übersehen wurde.

Die Ostitis (sc. Osteopathia) fibrosa sc. deformans ist eine sehr chronische, schleichend und unmerklich beginnende, vorwiegend an den langen Schaftenden der Röhrenknochen, nur im Knochen ohne Periostbeteiligung, lokalisierte Erkrankung, die zur Verdickung und Verkrümmung der einzeln oder multipel befallenen Knochen mit erhöhter Brüchigkeit (frühzeitige Spontanfraktur!) führt. Sie ist relativ leicht von der Tuberkulose zu trennen in ihrer reinen, gut umschriebenen Herdform, bei größerer Ausdehnung oder der PAGETschen Form ist noch eher Verwechslung mit Osteomyelitis möglich, dagegen können aus Blutungen entstandene Hohlräume als Eiterherde gedeutet werden (GRASHEY). Bei Knochentuberkulose kommen manchmal wabige Aufhellungen vor, — unter Umständen ohne alle periostitische Reizung —, die dann die Unterscheidung von der Ostitis fibrosa schwer machen, wie umgekehrt Frühfälle von einortiger Ostitis fibrosa (Abb. 22).

Knochencysten können manchmal an Tuberkulose denken lassen, z. B. bei Ostitis fibrosa, Sarkom, chronischer Osteomyelitis, ferner nach Traumen cder unbekannter Ätiologie. Solche traumatischen Cysten werden meist bei Jugendlichen beobachtet. Die geringen Beschwerden oder deren Fehlen und freie Beweglichkeit des benachbarten Gelenks sprechen bei röntgenologisch vorhandenen Cysten im allgemeinen gegen Tuberkulose.

Dem „Tumor albus" sehr ähnlich kann der **Hämarthros bei Hämophilie**[1] sein. Blutungen in die Gelenkkapsel verschiedenster Gelenke — am häufigsten Knie — erwecken im frischen Stadium den Eindruck des Gelenkhydrops und lassen bei größerem Umfang das Gelenk schwammig verdickt, bläulich verfärbt und die Konturen verstrichen (fungusähnlich) erscheinen. Schmerzen und Fieber sind oft vorhanden. Später kommt es zu mächtiger Wucherung der Synovialis und darin zu Speicherung großer Mengen hämoglobinigenen Pigments, dessen Eisengehalt die Ursache der im Röntgenbild sichtbaren Weichteilschatten ist (E. FREUND). Der Knorpel wird zerstört, im Knochen finden sich erbsengroße, unregelmäßige Aufhellungen, allmählich eintretende Atrophie

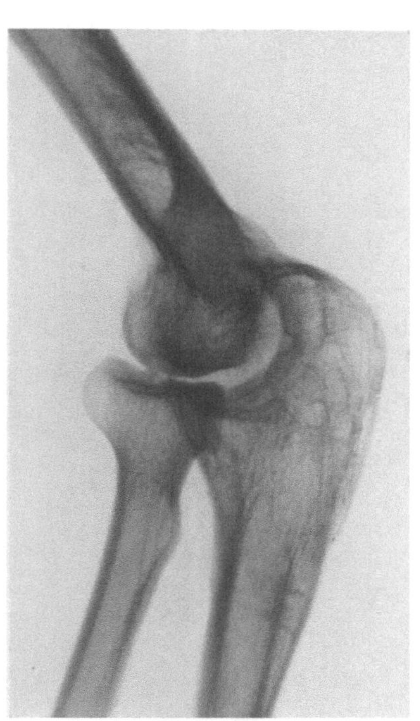

Abb. 23. 16jähriger Junge: Blutergelenk.

des Knochens, Erscheinungen einer sekundären Osteoarthrosis deformans. Bei frischen Fällen Verbreiterung des Gelenkspalts, später Verengung, Contracturen und unter Umständen Ankylosierung (Abb. 23). Manchmal können sich noch in der Gelenkhöhle bloßliegende Knochenflächen neuerdings mit Gelenkknorpel nach Art einer Nearthrose überziehen, wenn mechanische Beanspruchung erfolgt! Die Differentialdiagnose gegen Tuberkulose ist in manchen Fällen schwierig. Berücksichtigung der sonstigen klinischen Daten! Vorgeschichte, Bluterfamilie, Angaben über Hauthämatome nach leichten Quetschungen, Zahnfleischblutungen und ähnliches; Punktion des Gelenks! Blutstatus! Verlängerung der Gerinnungszeit. Negative Tuberkulinreaktion, Tierversuch. Erkrankt meist Knaben im Alter von 8—10 Jahren.

---

[1] Vgl. BACHMANN: Das Blutergelenk im Röntgenogramm. Röntgenpraxis **1** (1929).

Die Osteochondritis dissecans — beobachtet im Alter von 5—50 Jahren (LÄWEN), Individuen von 15—30 bevorzugend — tritt mit besonderer Vorliebe am Ellenbogen-, ferner am Kniegelenk (hier auch doppelseitig [LÄWEN, LEHMANN]), seltener an den übrigen Gelenken auf. Zunächst entwickelt sich eine Knorpelnekrose; später löst sich das Knorpelstück und führt zu Einklemmungserscheinungen, dadurch Differenzierung gegen Tuberkulose leicht. Vor der Lösung ist die Erkrankung charakterisiert durch den randständigen Sequester und die geringere Atrophie, letztere auch dann, wenn schon erheblichere Aussparungen am Knochen vorhanden sind.

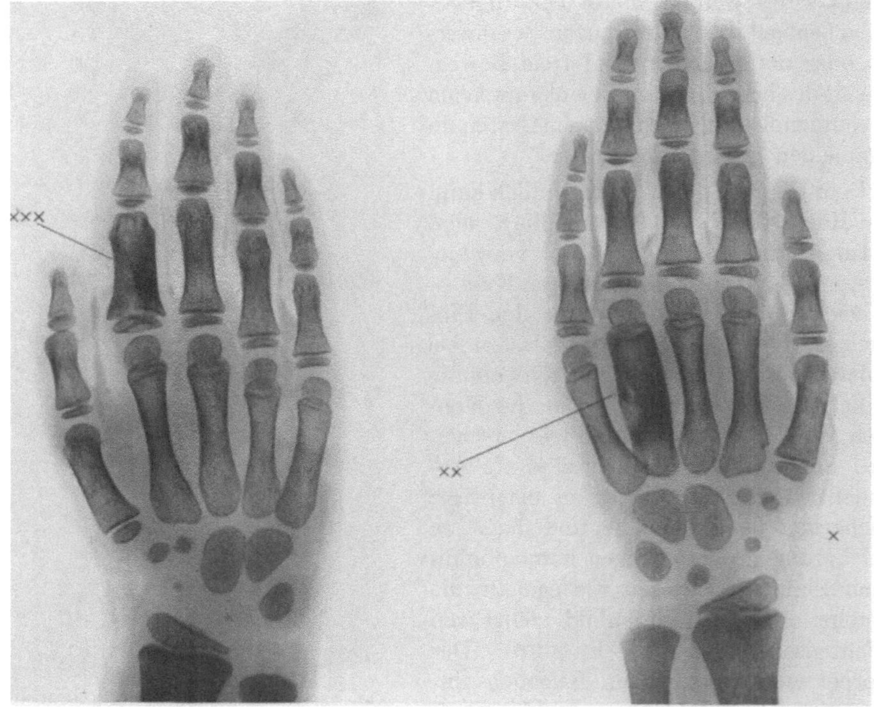

Abb. 24. 5jähriges Mädchen. Stärkere Entwicklung der Epiphysenkerne (×) im linken Handgelenk (×). Der als Reiz wirkende tuberkulöse Krankheitsherd (× ×) liegt hier dem Gelenk näher als rechts (× × ×).

Dann und wann ist auch einmal die **Rachitis** Anlaß zur Fehldiagnose; schwere floride Rachitis der Wirbelsäule kann in ihren äußeren Erscheinungen als Spondylitis tuberculosa gedeutet werden (Röntgenbild!), die Epiphysenverdickungen sind nach unseren Beobachtungen schon öfter als Tuberkulose angesprochen worden, desgleichen rachitische Perlschnurfinger; bei letzteren ist die Differentialdiagnose gegenüber Spina ventosa leicht, da *sämtliche* Phalangen betroffen sind. Häufiger wird die rachitische Coxa vara für Tuberkulose gehalten. In der Nachkriegs- und Inflationszeit spielten noch die Spätrachitis bei schwerarbeitenden Adoleszenten und die der Osteomalacie ähnliche Osteoporose bei Frauen im Klimakterium eine gewisse differentialdiagnostische Rolle, die jetzt bedeutungslos geworden ist. (Im Röntgenbild hochgradige Osteoporose unter dem

Bilde der Knochenatrophie und Spontanfrakturen.) Verwechslungen von Tuberkulose und Osteogenesis imperfecta und Osteopsathyrosis kommen kaum in Frage.

Bei der MÖLLER-BARLOW*schen Krankheit* sind Ober- und Unterschenkel in der Höhe der Kniee bevorzugt, die Kniee selbst verdickt. Hohe Schmerzhaftigkeit, typisches Röntgenbild (Abhebung des Periosts durch die Blutungen), die Trümmerfeldzonen an den Epiphysengrenzen, der Befund an den Schleimhäuten, Alter, Anamnese (Ernährung!) bringen schnell Klärung.

Wachstumsbeschwerden der Jugendlichen sind nicht immer leicht und sicher zu deuten und werden zuweilen als Tuberkulosesyndrome angesprochen. Die beim „intestinalen Infantilismus" beschriebenen Knochenveränderungen (Osteoporose und Rachitiszeichen) sind zusammen mit dem übrigen Krankheitsbild eindeutig. Die Frage, wie weit auch *Mißbildungen* bei der Differentialdiagnose in Betracht kommen, wird je nachdem bei den einzelnen Skeletteilen im speziellen Teil zu erörtern sein. Die auf konstitutionellen Faktoren beruhende, in allen Lebensaltern vorkommende, seltene Marmorknochenkrankheit (in manchen Fällen Beteiligung der Gefäße!) ist im Röntgenbild nicht schwer zu differenzieren (Näheres siehe COHN und SALINGER).

Hingewiesen sei endlich auch auf die *Wachstumsbeeinflussung* durch *chronische Entzündungen in der Umgebung der Wachstumszonen,* wie wir sie des öfteren auch bei tuberkulösen Prozessen — insbesondere Handgelenk — sahen. An der kranken Seite sind die Epiphysenkerne deutlicher entwickelt und größer als an der gesunden (Abb. 24). Die Veränderungen sind um so stärker, je länger der Reiz durch den Krankheitsherd besteht. Das Längenwachstum kann bei Tuberkulose unbeeinflußt bleiben oder auch eine Hemmung erfahren, doch ist, wie bei der Osteomyelitis, auch vermehrtes Längenwachstum beschrieben (VALENTIN, TREGUBOW)[1].

D. Prognose.

Die Prognose der Knochen-Gelenktuberkulose ist so weitgehend vom Sitz des Erkrankungsherdes abhängig, daß im Rahmen des allgemeinen Teiles nur kurz auf sie eingegangen zu werden braucht. Die weitere Ausführung bleibt den speziellen Kapiteln vorbehalten.

Die Abhängigkeit der *endgültigen Heilung* vom Sitz der Erkrankung geht aus der nachstehenden Statistik der Hohenlychener Heilanstalten hervor. Hiernach werden z. B. von fistelnden Coxitiden nur 39,7%, von fistelnden Spinae ventosae dagegen 87,8% geheilt.

Aber auch die *Dauer der Erkrankung* ist weitgehend vom Sitz abhängig. Die vorliegenden deutschen Statistiken berücksichtigen leider meist nur die Behandlungsdauer in der entsprechenden Anstalt. So ergeben die Statistiken von ROLLIER und von KISCH für das Kniegelenk z. B. 24, bzw. 11 Monate Behandlungsdauer.

---

[1] Vgl. auch: v. DARP-BEUCKER-ANDREAE: Die Verlängerung der untersten Extremität bei tuberkulöser Gonitis. Z. Tbk. **55**, 419—423 (1930).

Tabelle 1. *Statistik der Hohenlychener Heilanstalt (1. II. 1914—1. II. 1924).*

Diagnose	Gesamtzahl	Geheilt %	Unmittelbar vor der Ausheilung %	Gebessert %	Unverändert %	Verschlechtert %	Verstorben %
Coxitis ohne Fistel	83	60 (72,3)	5 (6,0)	15 (18,1)	1 (1,2)	— —	2 (2,4)
„ mit Fistel	73	29 (39,7)	15 (20,5)	19 (26,1)	1 (1,4)	3 (4,1)	6 (8,2)
Sakroiliaca-Tuberkulose . .	8	2 (25,0)	— —	4 (50,0)	1 (12,5)	— —	1 (12,5)
Schambeintuberkulose . .	6	4 (66,7)	— —	— —	— —	— —	2 (33,3)
Gonitis ohne Fistel	112	73 (65,2)	11 (9,8)	22 (19,7)	2 (1,7)	1 (0,9)	3 (2,7)
„ mit Fistel	44	22 (50,0)	4 (9,1)	11 (25,0)	— —	— —	7 (15,9)
Fußgelenk ohne Fistel . .	26	20 (76,9)	1 (3,9)	5 (19,2)	— —	— —	— —
„ mit Fistel . .	63	44 (69,8)	7 (11,1)	9 (14,3)	2 (3,2)	— —	1 (1,6)
Spondylitis ohne Fistel . .	147	95 (64,7)	6 (4,1)	33 (22,4)	8 (5,4)	— —	5 (3,4)
„ mit Fistel . .	49	13 (26,5)	5 (10,2)	15 (30,6)	4 (8,2)	4 (8,2)	8 (16,3)
Schulter ohne Fistel . . .	9	4 (44,4)	1 (11,2)	4 (44,4)	— —	— —	— —
„ mit Fistel	7	2 (28,6)	— —	4 (57,1)	— —	1 (14,3)	— —
Ellenbogen ohne Fistel . .	23	10 (60,9)	— —	9 (39,1)	— —	— —	— —
„ mit Fistel . . .	50	33 (66,0)	2 (4,0)	13 (26,0)	1 (2,0)	— —	1 (2,0)
Hand ohne Fistel	7	4 (57,1)	1 (14,3)	2 (28,6)	— —	— —	— —
„ mit Fistel	20	13 (65,0)	4 (20,0)	3 (15,0)	— —	— —	— —
Spina ventosa ohne Fistel	10	8 (80,0)	— —	2 (20,0)	— —	— —	— —
„ „ mit Fistel .	66	58 (87,8)	2 (3,1)	5 (7,6)	1 (1,5)	— —	— —
Schafttuberkulose	19	14 (73,7)	1 (5,3)	3 (15,7)	— —	— —	1 (5,3)
Jochbein	12	7 (58,4)	— —	5 (41,6)	— —	— —	— —
Rippen	24	13 (54,2)	4 (16,7)	6 (25,0)	— —	— —	1 (4,1)
Poncet	16	6 (37,5)	— —	8 (50,1)	1 (6,2)	1 (6,2)	— —

Tabelle 2. *Erfolgstatistik* ROLLIERs *nach* AXHAUSEN.

	Zahl der behandelten Fälle	Geheilt %	Gebessert %	Ungebessert %	Gestorben %	Mittlere Behandlungszeit in Monaten
Schultergelenk	45	80	20	—	—	20
Ellenbogengelenk	61	82	14,7	3,3	—	16
Handgelenk	73	56,2	35,6	1,4	6,8	16
Hüftgelenk	288	75,4	16,7	3,8	4,1	19
Kniegelenk	353	77,1	18,7	2,5	1,7	24
Fußgelenk	222	86,4	10	1,8	1,8	17,5

Erfolgstatistik KISCHs *nach* AXHAUSEN.

	Zahl der behandelten Fälle	Geheilt %	Gebessert %	Ungebessert %	Gestorben %	Mittlere Behandlungszeit in Monaten
Schultergelenk	9	67	33	—	—	$6^{1}/_{2}$
Ellenbogengelenk	44	77	23	—	—	$9^{1}/_{2}$
Handgelenk	19	63	37	—	—	6
Hüftgelenk	91	63,5	24,3	6,7	5,5	fehlt
Kniegelenk	87	65,5	26,5	3,4	4,6	11
Fußgelenk	31	71	16	3	10	11

Diese Tabellen sind für die *Dauer der Erkrankung* wertlos, da aus ihnen nicht zu ersehen ist, in welchem Stadium der Kranke in Behandlung kam. *Nach* DUBOIS *braucht aber der tuberkulöse Knochenprozeß zu seiner Evolution eine ganz bestimmte Zeit im Tiefland wie im Hochgebirge mit und ohne Behandlung.* Die vorerwähnten Statistiken haben, ohne daß natürlich den Autoren eine Schuld beizumessen ist, in Laienkreisen eine ganz falsche Vorstellung

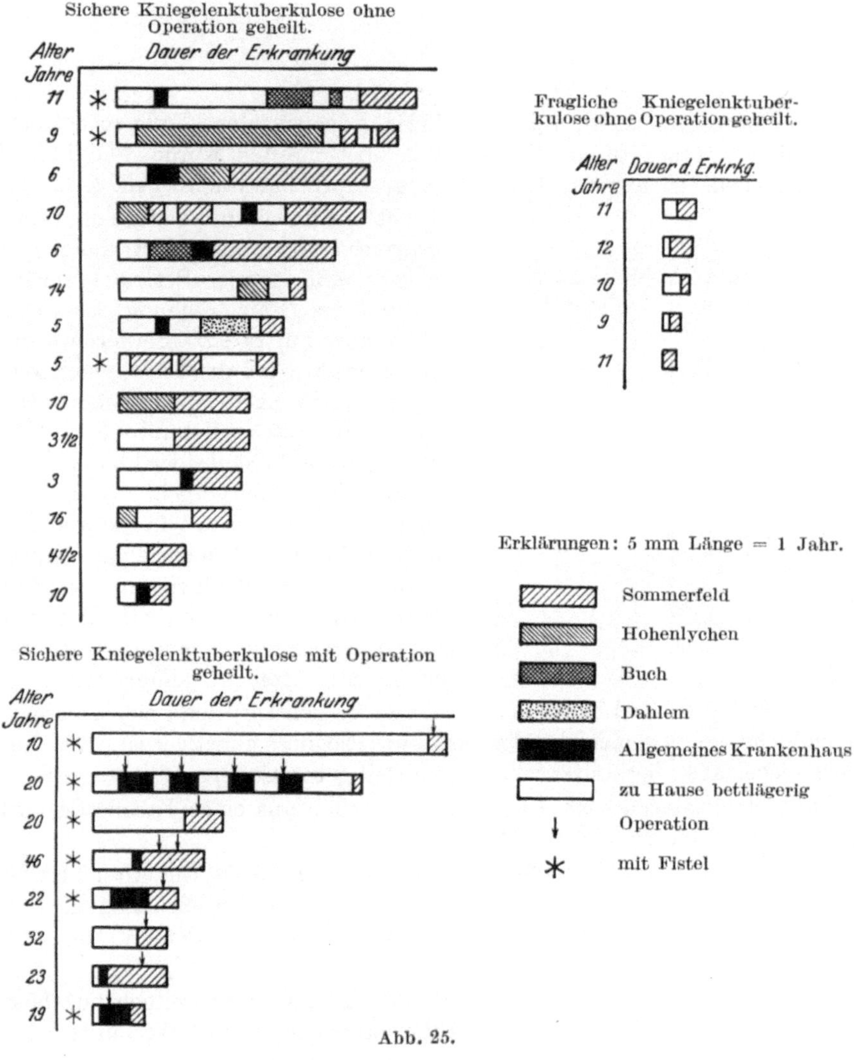

Abb. 25.

von der Erkrankungsdauer bei Sonnenbehandlung hervorgerufen. Es ist daher das nicht hoch genug einzuschätzende Verdienst JOHANSSONs und einiger amerikanischer Autoren, freimütig darauf hingewiesen zu haben, daß in ihren Anstalten auch bei Sonnentherapie die Krankheitsdauer eine erheblich längere ist. So berechnet HIBBS die durchschnittliche Dauer der Kniegelenktuberkulose auf 6½ Jahre.

Wir (Kremer) haben die *Erkrankungsdauer* der 1922—1927 im Waldhause Charlottenburg als geheilt entlassenen Kranken mit frischer tuberkulöser Gelenkentzündung (Rezidive wurden also ausgeschlossen) nach der Zeit, in der zum ersten Male wegen des Leidens ein Arzt konsultiert wurde, zusammengestellt. Hiernach ergaben sich für die Krankheitsdauer folgende Zahlen:

Kniegelenk	$4^1/_2$ Jahre
Hüftgelenk	4 „
Wirbelsäule	4 „
Fußgelenk	2 „
Ellenbogengelenk	$1^3/_4$ „
Spina ventosa	$1^3/_4$ „

Sehr interessant ist es, dabei den Verlauf der einzelnen Fälle zu betrachten. Da es den Rahmen dieses Buches weit überschreiten würde, alle Fälle hier wiederzugeben, sei nur das Kniegelenk ausführlicher besprochen. (Abb 25.)

Nicht als Tuberkulose wurden dabei die Kniegelenksergüsse angesehen, die sich nach verhältnismäßig kurzer Bettruhe zurückbildeten und bei Beanspruchung des Gelenkes nicht wieder auftraten. Ferner wurde bei ihnen gefordert, daß der Tierversuch negativ war, und auch nach längerer Beobachtung der röntgenologische Befund negativ blieb.

Wie aus der 1. Säule der konservativ behandelten Fälle hervorgeht, wandert der Kranke von einer Anstalt in die andere, um dann schließlich nach mehrfachem Anstaltsaufenthalt endlich geheilt zu sein. Es ist anzunehmen, daß er in den Statistiken der sämtlichen vorhergehenden Anstalten als gebessert, wenn nicht als geheilt, geführt wird.

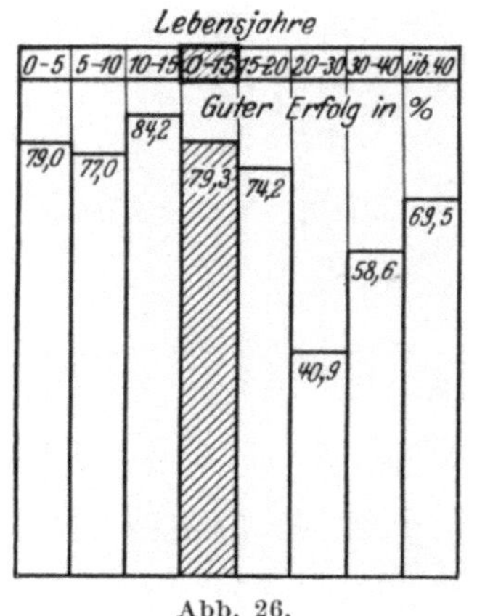

Abb. 26.

Unsere Zahlen sind nun aber noch viel zu günstig; denn sie betreffen nur Jugendliche, bei denen erfahrungsgemäß die Prognose günstiger ist. Erwachsene mit Kniegelenkstuberkulose wurden frühzeitig reseziert.

Diese *Abhängigkeit vom Alter* geht sehr schön aus einer Tabelle des Oskar-Helene-Heims hervor. (Abb. 26.)

In den Altersklassen von 0—15 Jahren wurden 79,3%, im Alter von 20 bis 30 Jahren nur 40,9% geheilt. Nach Lusena ist zu berücksichtigen, daß die Heilungsprozesse im erwachsenen Alter, insbesondere im Senium, an sich viel träger verlaufen.

Abgesehen von diesen Momenten ist die Prognose nun weitgehend abhängig vom anatomischen Charakter des Erkrankungsprozesses. Wir unterscheiden hier die bösartige, akut verlaufende käsige Ostitis von der relativ gutartigen, aber chronischen granulierenden Entzündung. Die käsige Ostitis neigt zur Einschmelzung und Abszeßbildung, während dies bei der granulierenden Form viel seltener ist. Mit dem Auftreten von Abscessen ist besonders bei unsachgemäßer Behandlung die Gefahr der Fistelbildung mit nachfolgender Mischinfektion gegeben. Die käsige Ostitis neigt daher viel mehr als die granulierende Form zu langandauernder Eiterung mit der Gefahr des Amyloids.

Die *Todesursachen* bei Knochentuberkulose sind nach JOHANNSSON

Meningitis 42%
Miliartuberkulose 12%
Amyloid 15%
Lungentuberkulose 23%

Die Zusammenstellung aus dem Waldhause Charlottenburg ergab:

Meningitis 38%
Miliartuberkulose 5%
Amyloid 33%
Lungentuberkulose 24%

Nach dem Material des Waldhauses Charlottenburg tritt auch die Meningitis fast nur bei käsigen Prozessen auf, während granulierende Formen von dieser Komplikation meist verschont bleiben. Miliartuberkulose scheint gleichmäßig bei beiden Formen auftreten zu können.

Daß multiple Lokalisationen prognostisch ungünstiger seien (JOHANNSSON), ist nicht unsere Ansicht. Bei jüngeren Kindern, selbst mit zahlreichen Herden, sahen wir sogar meist einen wider Erwarten günstigen Verlauf.

Der Tod durch komplizierende Lungentuberkulose spielt eine nicht zu unterschätzende Rolle. Hierbei handelt es sich in manchen Fällen um eine Verschlimmerung des Lungenleidens, das dann ad exitum führt, in anderen Fällen aber um eine schwere Lungentuberkulose, bei der sich im Verlaufe eine Knochentuberkulose hinzugesellt, die dann gleichsam einen Nebenbefund darstellt. Auffällig ist die Wechselbeziehung von Handgelenktuberkulose und Lungentuberkulose (KISCH). Verschlimmert sich die Handgelenkerkrankung, so flackern Herde in der Lunge auf und umgekehrt. Sonst beeinflußt eine bestehende Lungentuberkulose den Knochenherd nur insofern ungünstig, als durch sie das Allgemeinbefinden leidet und in vielen Fällen eine intensive Sonnenbehandlung der Knochentuberkulose unmöglich ist.

Die *Prognosis quoad functionem* ist weitgehend von der anatomischen Erkrankungsform abhängig. Käsige Prozesse, die ein Gelenk beteiligen, heilen fast immer mit Versteifung aus, während bei granulierenden Formen, wenn auch ihre Dauer oft beträchtlich länger ist, häufig eine leidliche Beweglichkeit erzielt wird.

Die anatomische Form der Erkrankung ist also von großer Wichtigkeit für die Prognose und daher sind alle Untersuchungsmethoden, die diese beiden Formen unterscheiden, wie Röntgenbild, Blutbild und Blutkörperchensenkung, von größter prognostischer Bedeutung. (Fortlaufende Untersuchung.) Ferner geben aber auch alle Reaktionen, die einen Hinweis auf den Eiweißzerfall im Körper darstellen, gute prognostische Anhaltspunkte. Vor allem wird hier die Urochromogenreaktion hoch eingeschätzt (s. S. 75).

Zum Schlusse muß eindringlich betont werden, daß die „Heilung" der Knochen-Gelenktuberkulose oft nur eine Scheinheilung ist. Nach Jahren zeigt sich, besonders bei starker Beanspruchung des Gelenks, ein Rezidiv. Auch wenn dieses ausbleiben sollte, neigen die Gelenke oft zur arthritischen Veränderung, die den Träger nicht zur richtigen Lebensfreude kommen lassen. Das geheilte tuberkulöse Gelenk bedarf deshalb der dauernden Schonung und Überwachung. Die richtige Berufswahl ist für das fernere Schicksal von größter Bedeutung (s. soziale Fürsorge).

Anhang.

I. Die Amyloidosis.

Die kürzeste *Zeitdauer bis zur Entwicklung* beträgt nach LITTEN 10 Wochen, nach COHNHEIM 4 Monate, nach WALDENSTRÖM 1—2 Jahre. BENEKE betont das *schubartige* Fortschreiten.

Beteiligt an der amyloiden Entartung sind lokal vorwiegend Milz (97,4%), Nieren (92%), Leber, Nebennieren (95%), Darm und Lymphknoten (Zahlen nach LUBARSCH). Bei allgemeiner Amyloidose ist das Herz in $^1/_3$ der Fälle mitbetroffen (HESCHL), Beteiligung der Lungen ist selten. Die am häufigsten und stärksten befallene Milz erkrankt entweder in Form der *Sagomilz* unter vorwiegendem Befallensein der Follikel oder unter dem Bilde der *Schinken-* oder *Speckmilz*. Die Amyloidmilz, vor allem aber die *Amyloidleber* können erhebliche Größe erreichen.

Die *klinischen Erscheinungen* äußern sich in derber Vergrößerung von *Milz* und *Leber*, doch kann auch in einer Leber von normaler Größe reichlich Amyloid vorhanden sein (WALDENSTRÖM). Das Nieren-Amyloid tritt meist erst unter dem Bild der Nephrose auf (S. SIMON); manchmal schleichend, öfters auch ganz plötzlich, so daß der Urin neben den Formelementen von einem Tag zum andern unter Umständen enorme Eiweißmengen (3—12%₀₀, ja sogar 20%₀₀ [eigene Beobachtung WIESE]) zeigt. Die Kranken sehen meist blaß aus und haben öfter Ödeme. Nach WALDENSTRÖM können die Nieren auch voll von Amyloid sein, ohne daß Albuminurie auftritt.

Die Erkrankung der *Nebennieren* macht gar keine Erscheinungen oder nach einzelnen Autoren seltener Symptome unter dem Bilde des Morbus Addison. Oft ist nur eine Wahrscheinlichkeitsdiagnose möglich; letztere noch weniger beim *Darmamyloid*, zumal wenn bei ernsteren Lungenkomplikationen auch die Möglichkeit einer Darmtuberkulose vorliegt. Die Diagnose muß sich dann auf das Gesamtbild stützen.

Als häufigste *Ursache* der sekundären Erkrankung an Amyloidosis werden, obwohl die Ansichten noch sehr auseinandergehen, starke chronische Eiterungs- und Zerfallsprozesse angeführt. Den sekundären Mischinfektionen schreibt man dabei eine besondere Bedeutung zu. WALDENSTRÖM betont die Seltenheit von Amyloid bei „*reiner*" Tuberkulose *ohne* Mischinfektion. VERSÉ und NOBÉCOURT weisen bei Kindern auf die ätiologische Rolle einer gleichzeitig bestehenden kongenitalen Lues hin. — Bei kindlicher Tuberkulose fand NEUMANN bei 90 Fällen offener Lungenphthisen 78% Amyloidose, dagegen unter 450 Fällen von Knochen-Gelenktuberkulose nur 1,1% Amyloid! Diese Beobachtung deckt sich ungefähr mit unseren eigenen Erfahrungen. Wir sahen bei *geschlossenen* Knochentuberkulosen nur selten Amyloid, vornehmlich, wie auch S. SIMON, bei Spondylitis; etwas häufiger, aber zur Gesamtzahl der Fälle noch selten — in etwa 1% — bei fistelnden *mischinfizierten* Fällen. Wie weit die NEUMANNsche Vermutung einer „prädisponierenden Konstitution", die im Kindesalter anscheinend selten sei, zutrifft, muß offen bleiben. Nach den neueren pathologisch-anatomischen Untersuchungen VITETTIs wurde Amyloid bei *jüngeren* an Tuberkulose verstorbenen Kindern überhaupt nicht gefunden; hier herrschte die fettige Degeneration der Leber vor; erst bei älteren an Knochentuberkulose gestorbenen Kindern fand sich Amyloid.

Nach POWELL soll Amyloid besonders bei *bovinen* Infektionen auftreten. S. SIMON berichtete jüngst über 43 Nephrosefälle bei 694 Kranken mit Knochengelenktuberkulose [1].

Nach LOESCHCKE ist ausschlaggebend die *Chronizität* der Eiterung; Prüfung mit seinem aus Leukocyteneiweiß hergestelltem Antigen ergab bei *akuten* Eiterungen *negative* Resultate. Die Amyloidbildung findet nicht am Orte der Antigenbildung, sondern im reticulo-endothelialen System statt. Das Amyloid ist Antigen-Antikörperbindung eines Leukocytenantigens. Auch an unserem Material (WIESE) mit der Reaktion vorgenommene Untersuchungen erscheinen aussichtsreich, bessere und sicherere Einblicke in das Wesen des Amyloids zu gewinnen, zumal die LOESCHCKEsche Leukocyteneiweißreaktion nicht nur die Amyloidosis als solche, sondern auch schon die Sensibilisierung des Organismus gegen Leukocyteneiweiß und damit die drohende Gefahr der Amyloidbildung anzuzeigen scheint.

Die *Rückbildungsfähigkeit* des Amyloids wurde bisher fast allgemein abgelehnt. Daran änderte auch nichts, daß gewisse Rückbildungsvorgänge — Resorption des Amyloids durch Phagocyten (Amyloidoklasten) — beobachtet waren. Sektionsfälle sind nicht immer beweisend, da bei ihnen die zum Amyloid führende Schädigung oft bis zum Tode weitergewirkt hat (GERLACH). Versuche von KUCZINSKY, MORGENSTERN, klinische Beobachtungen von S. SIMON sprechen für die Rückbildungsfähigkeit. Nachdem JOSEFSON schon früher Amyloid durch Punktion der Milz am Lebenden nachwies, hat neuerdings WALDENSTRÖM aus der Leber durch Punktion Gewebsstückchen gewonnen. Nach seinen Untersuchungen vertritt er den Standpunkt: eine *sichere* Diagnose läßt sich nur durch Organpunktion mit anschließender histologischer Untersuchung stellen. Amyloid kann wieder völlig verschwinden, wenn die Ursache, die starke chronische Eitersekretion, rechtzeitig zum Sistieren gebracht werden kann.

Bei Nierenamyloid bleibt ein Funktionsausfall der Nieren nachweisbar erkennbar an Reststickstofferhöhung und Einschränkung der Konzentrationsfähigkeit des Harns (S. SIMON).

Bei Nephrose mit oder ohne Amyloid ist der Ausfall der *Senkungsreaktionswerte* nach WESTERGREN ein auffallend hoher (BIER, WIESE; Beobachtung an Kindern). S. SIMON verweist auf das Auftreten normaler Werte bei Heilung der Nephrose.

Nach DIETL soll die Vermehrung von Chondroitin-Schwefelsäure im Harn bei Knochentuberkulose von gewisser diagnostischer Bedeutung für Amyloid sein. Untersuchungen von EPPINGER, DRESEL wie eigene (WIESE-HINDERSIN) zeigten, daß die von DIETL angegebene diagnostische Bedeutung der Reaktion *nicht* zukommt.

Bei Fehlen der Urobilinogenurie ist manchmal Amyloid die Ursache (SAUPE).

Dem Gebrauch der *Kongorotmethode* zur Diagnose des Amyloids reden BENNHOLD, PAUNZ, NÉMETH das Wort. Bei Amyloidose verläßt der Farbstoff die Blutbahn erheblich rascher als normal; sogar Frühdiagnose soll so möglich sein.

Technik nach PAUNZ: Auf 50 kg Körpergewicht 10 ccm einer 0,6% Kongorotlösung (GRÜBLER) intravenös. Einige Kubikzentimeter des nach einer Stunde entnommenen Serums werden mit einigen Kubikzentimetern konzentrierter HCl versetzt. Bei Anwesenheit von Kongorot zeigt sich auf dem elfenbeinweißen Grund des Eiweißkoagulums Blaufärbung.

---

[1] SIMON, S.: Dtsch. Arch. klin. Med. **163**, 87—102.

Bei Amyloidosis tritt schon nach einer Stunde eine Blaufärbung nicht mehr auf, wohingegen bei Erkrankungen ohne Amyloidosis der Farbstoff immer nachweisbar sein soll.

In Versuchen von S. SIMON, WIESE und HINDERSIN hat sich die Probe bewährt.

BOCH sieht die Verarmung des Organismus an Schwefel durch intensive Schwefelausscheidung mit dem Eiter als eine der Ursachen der amyloiden Entartung an und empfiehlt unterstützende Schwefeltherapie. Demgegenüber begünstigt nach LEUPOLD gerade vermehrte Zufuhr von Schwefel bei bestehenden Eiterungen die Entstehung von Amyloid. Wir selbst sahen bei entsprechenden Versuchen Verschlechterung und Auftreten von Ikterus. Nach DOMAGK soll bei amyloidgefährdeten Menschen eine gewisse Prophylaxe durch sparsame Eiweißernährung geboten sein. Mit Rücksicht auf die plötzliche Entstehung und den schubweisen Verlauf sei Vorsicht geboten mit spezifischer Behandlung, Proteinkörper- und Röntgentherapie.

Nach dem bisherigen Stand der Dinge ist *rechtzeitige* Ausheilung der Tuberkulose die einzig rationelle Therapie bzw. Prophylaxe, womit die Prognosestellung Hand in Hand geht.

Zur weiteren Orientierung wird auf die umfassende neuere Darstellung von DOMAGK und die Arbeiten von LETTERER, LEUPOLD, LOESCHCKE, WALDENSTRÖM hingewiesen (siehe Literaturverzeichnis)[1].

II. Reaktionen im Harn.

Für die Diagnose bedeutungslos, sind für prognostische Zwecke die EHRLICHsche Diazo-Reaktion und die WEISSsche Urochromogenprobe Gegenstand zahlreicher Untersuchungen gewesen[1].

Die Diazoreaktion: Ihrer Verwendbarkeit sind in der Prognostik sehr enge Grenzen gesteckt; sie fällt erst positiv — und besonders konstant positiv aus, wenn an der ernsten Prognose des betreffenden Falles, auch aus dem klinischen Bilde allein, kaum ein Zweifel mehr besteht. Die Reaktion ist für keine Krankheit und für keinen Zustand pathognomisch, sondern nur als Zeichen eines gesteigerten Gewebszerfalls relativ verwertbar (WEISS).

Die Urochromogenprobe [2] ist wesentlich empfindlicher; nach WEISS steht die gesteigerte Urochromogenausscheidung in engem Zusammenhang mit erhöhtem Gewebszerfall. DÜTTMANN, FLESCH-THEBESIUS, DEHOFF, SCHLIEF, JUNG und andere halten sie für ein wertvolles Hilfsmittel in der Prognostik. Auch die Entscheidung, ob noch weiter konservativ behandelt oder operativ vorgegangen werden soll, ist nach DEHOFF von dem Ausfall der Reaktion abhängig zu machen; der Wert der Reaktion liege darin, daß sie frühzeitig schon vor allen anderen klinischen Erscheinungen auf die Schwere und voraussichtlich lange Dauer der Erkrankung hinweise und Kranke und Versicherungsträger unter Umständen vor unnützem Zeit- und Geldverlust schütze. Nach den Erfahrungen genannter Autoren und unseren ausgedehnten eigenen Beobachtungen läßt sich im allgemeinen sagen: Eine *dauernd* stark positive Urochromogenreaktion spricht für quoad vitam et sanationem schlechte Prognose;

---

[1] s. LICHTWITZ: Klinische Chemie. 2. Aufl. S. 152f. Berlin: Julius Springer 1930.
[2] Immer anzustellen mit dem Mischurin von 24 Stunden!

Ausnahmen kommen aber vor! Wechselnde Reaktionen weisen auf längere Dauer des Prozesses. Dauernd negative Probe berechtigt auch bei weniger günstigem Allgemeinzustand zu weiterer konservativer Behandlung. Bei dauernd stark positivem Ausfall gibt sie einen Hinweis auf aktivere Therapie (s. o.). War die Operation erfolgreich, so verschwindet die Reaktion, wie überhaupt Verschwinden vorher positiver Reaktion günstig zu deuten ist. Prognostisch *ungünstig* ist aber bei vorher positiver Reaktion und *gleichbleibendem* klinischem Befund das plötzliche Verschwinden der Reaktion, die ferner fortbleibt beim Auftreten von Albumen im Harn und bei Nierenamyloid (JUNG). Abgelehnt wird die Reaktion von HILAROWICZ.

Technik der Reaktion nach WEISS.

Klaren, nicht vergorenen Harn mit dreifacher Menge H_2O verdünnen; nach dem Mischen zu einer Hälfte 3 Tropfen einer $^1/_{00}$ MnO_4K-Lösung hinzufügen. Intensive Gelbfärbung von grünlichem Charakter: positiver Ausfall. Verfeinerung der Reaktion möglich durch Zusatz von 20 g gut pulverisiertem Ammonsulfat zu 25 ccm frischen Urins, zerreiben, Anstellen der Probe mit dem Filtrat. Nach KLAFTEN ist der Ausfall der Permanganatprobe nicht eindeutig bei Anwesenheit von viel Urobilinogen und bei geringer Urochromogenmenge. Durch Zusatz von $10^0/_0$ Alkali läßt sich aber das Urochromogen auch in Grenzfällen als solches identifizieren, da es in einen grüngelblichen Körper übergeführt wird. Durch Zusatz einiger Tropfen verdünnter Essigsäure hingegen schwindet die Gelbfärbung des Urochromogens. Es empfiehlt sich daher, die Permanganatprobe im nativ sauren und im angesäuerten Harn vorzunehmen, die Anwesenheit von Urochromogen ist dann erwiesen, wenn Gelbfärbung im ersten Fall auftritt, im zweiten nicht.

Die MnO_4K-Lösung muß *frisch* sein! Zur einfacheren Handhabung hat WEISS ein Chromogenreagens in Tablettenform (Dr. FRESENIUS, Frankfurt a. M. Hirschapotheke) herstellen lassen. Die von WEISS empfohlene quantitative Bestimmung wird von MOOR abgelehnt.

Neuere Farbenreaktionen: Methylgrün (KUSSO), JENNERsche Farblösung (WIENER), Gentianaviolett (KRONBERGER) haben sich als regellos und unzuverlässig erwiesen; auch die Alizarinprobe bewährte sich nicht.

Über das Auftreten von *Eiweiß* im Harn nur einige kurze Hinweise: Die sog. „toxischen Albuminurien" sind immer verdächtig; jede Feststellung von Eiweißausscheidung bedarf bei unseren Knochen-Gelenktuberkulose-Kranken sorgfältiger Beobachtung und Analyse. Bekannt ist das Auftreten von Nierentuberkulosen bei Spondylitikern (STEIGER); ferner berichtete WIESE über bei Kindern im Stadium der hämatogenen Metastasierung (Sekundärstadium) nicht seltene Nierentuberkulosen mit auffälligem Mangel an Formelementen im Sediment bei gleichzeitiger Albuminurie. Erinnert sei auch an das Auftreten von Eiweiß bei Amyloidosis (s. d.) der Niere, weiter an die orthostatische Albuminurie als Folge starker Lordosierung der Lendenwirbelsäule (Spondylitis!).

Von Bedeutung kann für bestimmte Zwecke (z. B. Röntgentherapie) sein, festzustellen, ob noch zu therapeutischen Zwecken eingeführtes *Jod im Kreislauf* vorhanden ist.

Die *Kontrolle der Jodausscheidung* im Harn ermöglicht, sich ein genügendes Bild zu machen.

Nachweis. Ausschütteln des Harns mit Chloroform, Lösung des Jods mit violetter Farbe oder Zusatz von Stärkelösung, die zur Bildung blauer Jodstärke führt. Bezüglich quantitativen Nachweises siehe BRUGSCH-SCHITTENHELM: Klinische Laboratoriumstechnik Bd. 2.

E. Allgemeine Therapie.

I. Konservative oder operative Therapie?

Grundlage jeder Therapie der Knochen- und Gelenktuberkulose ist die *Allgemeinbehandlung.*

Diese bezweckt unter Ausnutzung der natürlichen Heilfaktoren die Widerstandskraft des infizierten Organismus zu heben, um ihn zu befähigen, im Kampf gegen den Erreger allmählich die Oberhand zu gewinnen. In diesem Sinne zielbewußtes Vorgehen bedeutet gewissermaßen eine spezifische Einwirkung auf den Krankheitsprozeß durch Steigerung der Durchseuchungsresistenz des befallenen Individuums. *Mit der Allgemeinbehandlung muß von vornherein Hand in Hand die sachgemäße Behandlung des örtlichen Krankheitsherdes gehen!*

HAGLUND unterscheidet eine „Indicatio morbi" und eine „Indicatio orthopaedica" und bezeichnet als erste Aufgabe, mit allen verfügbaren Mitteln zu versuchen, „die tuberkulöse Infektion zur Ausheilung zu bringen, d. h. das tuberkulöse Individuum in ein nicht tuberkulöses zu verwandeln"; als zweite, nicht weniger wichtige, bei der Behandlung der lokalen Erkrankung auf Ausheilung mit möglichst geringer Deformität und Funktionsstörung hinzuarbeiten. Vom rein ärztlichen ist weiter das soziale und wirtschaftliche Problem zu trennen. Je nach Lage des Einzelfalles wird das eine oder das andere mehr oder weniger in den Vordergrund gerückt werden müssen unter möglichster Annäherung an das Ideal der Behandlung. Die sachgemäße Allgemeinbehandlung ist wesentlich abhängig von den zu ihrer Durchführung notwendigen Möglichkeiten! Die konservative Methode erfordert große Opfer an Zeit und Geld. Man wird sich in jedem Falle ernstlich die Frage vorlegen müssen, ob nicht zur Beschleunigung der Heilung bei *besonderen* Indikationen mit operativen Maßnahmen nachzuhelfen sei (vgl. S. 123).

Das Ideal der Therapie ist die individuelle Kombination verschiedener therapeutischer Methoden! Alle Prinzipienreiterei und *einseitig orientierte* therapeutische *Einstellung ist abzulehnen* und wohl bei keiner Krankheit so unangebracht wie gerade bei der Tuberkulose. Der Einzelfall ist zu analysieren und mit fertigem Plan heranzugehen, nicht aber dürfen planlos die verschiedenen Methoden nacheinander durchprobiert werden. Dementsprechend wird von vornherein die therapeutische Einstellung zur Knochentuberkulose Varianten aufweisen gegenüber der bei Gelenktuberkulose, da bei ersterer im allgemeinen eine wesentlich geringere Funktionsgefährdung zu befürchten ist als bei letzterer. Von individueller, wohlüberlegter, kombinierter Behandlung in *einer* Hand ist scharf zu trennen die durch Mangel an Sachkenntnis geförderte Polypragmasie *verschiedener* Behandler, die HAGLUND mit sarkastischen Worten geißelt.

Voraussetzung jeder erfolgreichen Therapie ist die Qualitätsdiagnose, d. h. unsere Maßnahmen müssen sich dem jeweiligen pathologisch-anatomischen Zustandsbild (vgl. KREMERs Einteilung), der Konstitution, dem immunbiologischen Zustandsbild, der Lokalisation des Krankheitsherdes und dem Alter anpassen.

So eignen sich z. B. die fibrösen und granulierenden Formen oft mehr für Reiztherapie, isolierte Diaphysenherde manchmal eher für operative Behandlung; bei sekundär einschmelzenden Granulationsherden leistet die aktive Hyperämie gutes, bei der käsigen

Ostitis ist Reiztherapie kontraindiziert. Beim Erwachsenen wird man eher von Lagerung und Extensionen Gebrauch machen können, beim unruhigen Kinde wird man viel häufiger zum Gipsbett und zum Gipsverband greifen müssen. Eine Erkrankung der *belasteten* Gelenke erfordert ganz andere Maßnahmen als eine solche des Ellenbogen- oder Handgelenkes oder des Schultergelenkes, das schon durch die Schwere des Armes spontan entlastet wird.

Bei aller Verschiedenheit der Meinungen herrscht darüber Einigkeit, daß mindestens im floriden Stadium der kranke Knochen bzw. das Gelenk seine Funktion einstellen muß, daß Entlastung und Ruhigstellung nötig ist (OEHLECKER, HAGLUND u. a.). Im einzelnen wird darüber in den Sonderabschnitten zu sprechen sein.

Die beiden Hauptströmungen in der Behandlung der Knochen- und Gelenktuberkulose — bezüglich operativen Vorgehens vornehmlich mit den Namen F. KÖNIGs, GARRÉs, KOCHERs u. a., betreffs Bevorzugung konservativer Methoden mit denen BERNHARDs, ROLLIERs, HALSTEDs, BIERs u. a. verknüpft — traten besonders deutlich hervor auf dem Deutschen Chirurgenkongreß 1921, wo BIER den extrem konservativen, KÖNIG den mehr operativen Standpunkt verfocht. Inzwischen ist die Annäherung beider Standpunkte immer weiter vorangeschritten mit der Anerkennung der Tuberkulose als Allgemeinerkrankung und entsprechender Betonung (VOLKMANN schon 1882!) der Notwendigkeit der Allgemein- neben einer Lokalbehandlung. Ob den Verfechtern der operativen Therapie der Gedanke der Allgemeinerkrankung überhaupt so ferne lag, muß bezweifelt werden; es ist bei einer großen Zahl wohl eher anzunehmen, daß sie glaubten, durch Entfernung großer örtlicher Krankheitsherde und Virusmengen dem Organismus eine wesentliche Stütze zur Überwindung der Allgemeininfektion zu geben. GARRÉ verwirft mit Recht die Konstruktion eines prinzipiellen Gegensatzes zwischen konservativer und operativer Behandlung. *Beide* Methoden sind berufen, jede für sich oder kombiniert, je nach der Sachlage, die Heilung anzubahnen. Ein großes Verdienst von BIER, LANGE u. a. lag in dem wirtschaftlich bedeutungsvollen Beweis, daß wir auch *innerhalb* Deutschlands die Skelettuberkulose überall erfolgreich behandeln können und nicht ins Ausland zu gehen brauchen.

Grundsätzlich ist zu unterscheiden zwischen der Behandlung der Skelettuberkulose im Kindesalter und der des Erwachsenen. Der bekannte Satz SORELLs „beim Kinde konservative Behandlung, beim Erwachsenen Resektion, beim Greise Amputation" hat mit Einschränkung eine gewisse Berechtigung. *Die Gelenktuberkulose des Kindes ist zweifellos die Domäne der konservativen Behandlung.* In *allen* Alterklassen liegt aber der Schlüssel zum Erfolg in weitgehendstem *Individualisieren der Therapie*! Bei jeder Art therapeutischen Handelns ist der lokale Befund in Beziehung zum ganzen Menschen und zum Begriff der Tuberkulose als Allgemeinerkrankung zu setzen.

Es ist ein Ding der Unmöglichkeit, die Behandlungsgrundsätze auf *einfache* Formeln zu bringen, die für *alle* Fälle Geltung haben könnten. Z. B. wird operatives Eingreifen im allgemeinen oft erst nach dem Versagen konservativer Maßnahmen in Betracht zu ziehen sein. Andererseits ist allzulanges Zögern nicht immer ratsam; die operative Behandlung soll nicht erst bei stark verschleppten Fällen eingeleitet werden, die bei erheblich reduziertem Allgemeinzustand dann wesentlich schlechtere Heilungsaussichten bieten. „Anoperieren" ist ein zu vermeidender schwerer Fehler!

Sowohl bei der Allgemein- wie bei der Lokalbehandlung sehen wir mitunter nach einiger Zeit, daß der Organismus nicht mehr anspricht, er „langweilt“ sich. Der längere Zeit gleichgeartete Reiz wirkt nicht mehr. Wir werden dann *den Reiz wechseln* müssen, um dem kranken Körper immer wieder neue Reizstöße zuzuführen! Wir können die Kur unterbrechen und statt langer, öfter wiederholte kürzer befristete Kuren durchführen, um jedesmal dem Organismus den Vorzug eines *vollen* klimatischen Reizes zukommen zu lassen oder aber einen Reizwechsel durch Tausch des Klimas in Betracht ziehen. Es ist so auch erklärlich, daß viele Reizmittel als erfolgreich beschrieben worden sind und immer wieder beschrieben werden, weil eben der „gelangweilte“ Organismus auf den fremden Reiz wieder neu reagiert.

Das *Ideal* der Behandlung, insonderheit der frischen Fälle, ist und bleibt die *Anstaltsbehandlung* in entsprechend gelegenen und eingerichteten Freiluft- und Sonnenkliniken bzw. Heilstätten; hier ist alles auf die Sonderpflege dieser Kranken eingestellt. Neben den Faktoren der Allgemeinbehandlung erfordern die nötigen orthopädischen Maßnahmen, insbesondere Extensions- und Lagerungsvorrichtungen, reichliches und geschultes Personal zur Überwachung; wichtig ist die geistige und psychische Anregung des Kranken, die sorgfältige monatelange tagtägliche Erfüllung all der vielen „Kleinigkeiten“ in der Pflege. Gerade die unermüdliche sachgemäße Durchführung der letzteren erfordert große Geduld und Ausdauer und nie versagende Treue bei Schwestern und Personal; macht doch gerade die gewissenhafte Beachtung und konsequente Durchführung jeder auch scheinbar unbedeutenden Komponente eines Pflegetages in der Gesamtwirkung für den Erkrankten ein Großes aus; leider spielen bei Anstaltsbehandlung Geldfragen wegen der langen Dauer eine entscheidende Rolle. Außer den eigentlichen Kurkosten kommt bei Erwachsenen der Ausfall von Arbeitsverdienst und die Sorge um die Familie hinzu. Bei Kindern wirkt die unvernünftige Ungeduld mancher Eltern hemmend. Bei älteren Individuen besteht ganz besonders die ernste Gefahr, dem geistigen Hospitalismus zu verfallen, willensschwach und arbeitsunlustig zu werden (vgl. S. 108). Beim Erwachsenen ist im Einzelfalle ernstlich die Frage zu prüfen, ob wir dem wahren Wohl des Kranken dann nicht besser dienen, wenn wir ihn durch aktives Vorgehen, nach verhältnismäßig kurzer Zeit arbeitsfähig und vor allem arbeits-*freudig* in die menschliche Gesellschaft entlassen können. ROTTENSTEIN nennt bei konservativer Therapie eine durchschnittliche *Behandlungsdauer* von 3 Jahren beim Kinde, HAGLUND als Durchschnitt 4 Jahre bei der Coxitis, 6 Jahre bei der Spondylitis. Wieweit die Behandlung ausschließlich stationär, ambulant oder im Wechsel beider Arten durchgeführt wird, hängt von dem Einzelfall ab. Gegen behördlich *gebundene* Kurzeiten muß Einspruch erhoben werden. Die Kurdauer ist abhängig zu machen vom Ermessen des Arztes, soweit die wirtschaftlichen Verhältnisse das irgendwie zulassen. Halbe Arbeit bedeutet nicht zu rechtfertigende finanzielle Ausgaben, denn das Rezidiv läßt nicht lange auf sich warten und zu den alten Kosten kommen neue und meist größere.

Dem Bettenmangel in geigneten *Anstalten zur Behandlung der Knochen-Gelenktuberkulose* ist in den letzten Jahren schon wesentlich abgeholfen, zum Teil durch Neubauten, zum Teil durch Erweiterung von vorhandenen. Die Verlegung der Skelettuberkulose in Sonderanstalten ist weiter geeignet, eine

Entlastung der Krankenhänser herbeizuführen; nicht zuletzt zum Wohle dieser Kranken, die in überfüllten Großstadtkrankenhäusern nicht immer zu ihrem Recht kommen. Bei der heutigen Sucht zu Neubauten und der schweren Wirtschaftslage unseres Vaterlandes können wir nicht gutheißen, wenn propagiert wird, daß jede größere Stadt oder Landbezirk eine eigene Anstalt gründe. Ehe solche Pläne reifen, muß *nüchtern* die *Bedürfnisfrage* geprüft werden! BIESALSKI gibt für Knochengelenktuberkulose folgende Zahlen an: Nicht Heimbedürftige 5977, Heimbedürftige 5326 = insgesamt 11303, davon Behandlungsbedürftige 2938; an Betten standen dafür bereit 2275 (für Kinder nach BLÜMEL

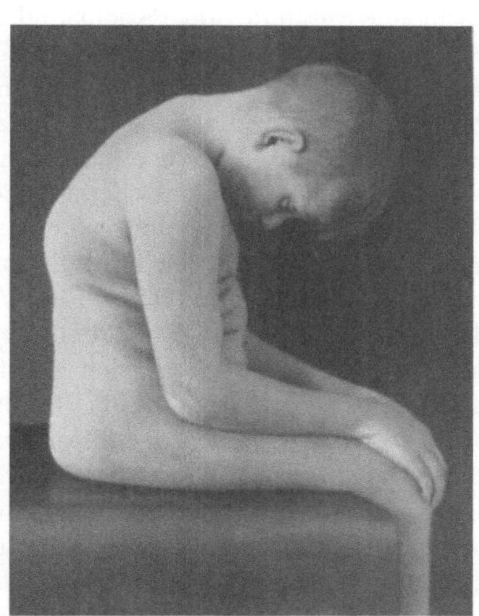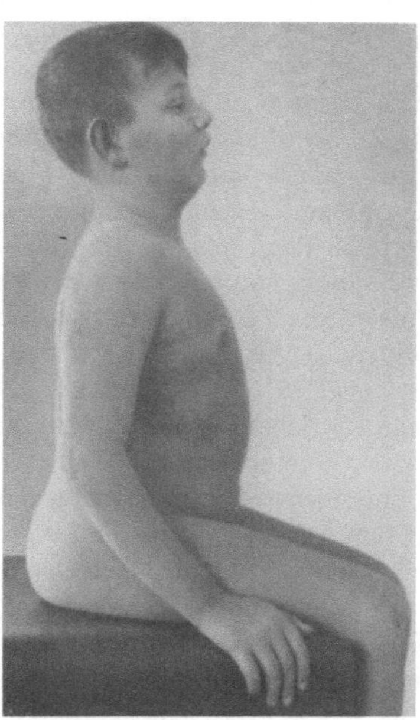

Abb. 27a und b. 10jähriger Junge mit hochaktiver Spondylitis tuberculosa dorsalis; die beiden Aufnahmen sind sofort hintereinander gemacht. Die Technik der Aufnahme könnte bei Abb. 27b einen „Erfolg" vortäuschen!

1387) in 59 deutschen, 549 in 3 österreichischen Anstalten. Diese Zahlen dürften bezüglich der ersteren gerade in den letzten Jahren eine nennenswerte Zunahme erfahren haben. GASTPAR berechnete 1927 für Stuttgarter Verhältnisse (auf 1000 Kinder 1 Fall) das Bedürfnis bei einer durchschnittlichen Behandlungsdauer von $^1/_2$ Jahr (?!) auf 30 Betten pro Jahr. Für Rechnung der Landesversicherungsanstalten wurden unter 49495 wegen Tuberkulose behandelten nur 197 wegen solcher des Skeletts einem Heilverfahren unterzogen.

Auch der *ambulanten Behandlung* ist entsprechende Aufmerksamkeit zu schenken, solange noch ein erheblicher Teil der Kranken aus verschiedensten Gründen der idealen stationären Behandlung in Sonderanstalten nicht zugeführt werden kann. Fälle, die noch entsprechender Lagerung bedürfen, scheiden von der ambulanten Behandlung aus; die Erfahrungen nach dieser Richtung sind fast durchweg zu schlechte. Ebenso schlecht, wie die mit abnehmbaren Verbänden, die vielfach dann doch nicht getragen werden! Demgegenüber hat sich uns der *nichtabnehmbare zirkuläre Gipsverband* bei regelmäßiger Kontrolle als *zuverlässig und gut* erwiesen (vgl. S. 111). Eindrücklich zeigen dies ja auch die Statistiken LANGES, der 74°/₀ Heilungen bei 85°/₀ seiner Kranken in solch ambulanter Behandlung erzielte. Leider ist die Durchführung der ambulanten Behandlung weitgehend abhängig von einer Reihe Faktoren, deren Beherrschung und Beeinflussung oft große und unüberwindliche Schwierigkeiten entgegenstehen. Eine bedeutsame Rolle spielen: die soziale Umwelt, die Wohnung, das Fehlen eines Gartens, ungünstige Ernährungsverhältnisse; ferner auch häusliche Infektionsquellen mit der Gefahr der Superinfektion. Nicht zuletzt steht der Erfolg in engster Beziehung zum guten Willen und der Einsicht des Kranken und seiner Angehörigen! Gründliche Belehrung ·der Angehörigen über Art und Wesen wie vor allem Dauer der Erkrankung und notwendiger Behandlung ist eine leider noch oft verabsäumte Conditio sine qua non, um Patient und Angehörige bei der Stange zu halten; bei wirtschaftlich Schwachen kommt ein Hinweis auf die Aufgabe der Bezirksfürsorgeverbände und der Krüppelberatungsstellen hinzu. Wenn er auch ambulant befriedigende Ergebnisse erzielte, meint AXHAUSEN doch mit Recht: „Die ambulante Behandlung ist nur ein Notbehelf, der, abhängig von ungünstigen wirtschaftlichen Verhältnissen, das eben Mögliche zu leisten hat". Eine gewisse Unterstützung kann die ambulante Therapie, besonders bei Erkrankungen der oberen Extremitäten, in den Ambulatorien finden (vgl. S. 143). Den von BIER in weitgehender Form gemachten Vorschlag, die Behandlung mehr in die Hand des Allgemeinpraxis treibenden Arztes zu legen, können wir wegen der vielen Schwierigkeiten (s. o.), die sich draußen dem entgegenstellen und wegen mancherlei Gefahren *nicht* beistimmen. KOENIG lehnt den Vorschlag „als ein Experiment im großen" ab, ebenso BLENCKE und aus den Kreisen der Praktiker selbst MAGG. Die *Aufgabe des praktischen Arztes* soll in erster Linie in der *frühzeitigen Diagnose* bestehen (BLENCKE), damit der jetzige Zustand aufhört, der im allgemeinen erst hochgradig fortgeschrittene Fälle an die richtige Stelle führt.· Hier bedeutet auch die neue Krüppelmeldepflicht (vgl. S. 138) einen erheblichen Fortschritt. Weitere wichtige Aufgaben des Praktikers sind die Überwachung der Allgemeinbehandlung und der vom Facharzt getroffenen Anordnungen, Kontrolle der Verbände, rechtzeitige Erkennung von Verschlimmerungen und Komplikationen wie Obacht auf drohende Rezidive, Abscesse, Entwicklung von Contracturen und falschen Stellungen und rechtzeitige weitere Veranlassung. *Die Behandlung des Einzelfalles sollte nach Möglichkeit von Anfang bis zu Ende in einer Hand bleiben.*

Bevor das sozialmedizinische Problem, dem Erkrankten eine bis zur Heilung *einheitliche* Behandlung zu verschaffen, nicht gelöst ist, sind vergleichende Erfahrungen über die *beste* Behandlung kaum zu erhoffen. Erst dann werden die sich nähernden Gegensätze der Gegenwart einer einheitlichen Auffassung weichen (HAGLUND). Über den Begriff „Heilung" und die Dauer der Behandlung wurde bei der Prognostik (vgl. S. 67) gesprochen. „Der Augenblick, wo der Zustand der klinischen Latenz in wirkliche Heilung übergeht, läßt sich weder klinisch noch radiologisch mit einiger Sicherheit feststellen, und wir müssen deshalb mit der Einschätzung schon unserer operativen, ganz besonders aber unserer konservativen Resultate außerordentlich vorsichtig sein" (DE QUERVAIN). Bei der *Beurteilung jeden Therapieeffekts* ist zu berücksichtigen der pathologisch-anatomische Charakter der Erkrankung, weiter der an sich

	Geheilt	Nicht geheilt	Gestorben
	Prozent		
Resektionsbehandlung } König . . .	38	19	43
Resektionsbehandlung } Garré . . .	52	1,9	46,1
Heilstätten- } Rollier (Hochgebirge)	85	12	3
behandlung } Kisch (Ebene)	73	19	6
Orthopädische Behandlung } Langer .	74	15	11
Orthopädische Behandlung } Lorenz .	79	11	10

wechselvolle Verlauf der Tuberkulose und endlich, in welchem Stadium des Krankheitsprozesses der Kranke in die eigene Behandlung eingetreten ist. — Wir halten es für nötig, auf diese drei Punkte hinzuweisen, da sie in vielen „Erfolgsstatistiken" bisher keine sichtbare Berücksichtigung gefunden haben. Statistiken, die in überraschend günstiger und den allgemeinen Erfahrungen widersprechend kurzer Zeit gute Heilerfolge aufweisen, sind darauf verdächtig, vielfach Fälle zu enthalten, die beim Eintreten in die Behandlung bereits über das Einschmelzungsstadium hinaus in das der Demarkation oder Regeneration eingetreten waren oder einer besonders gutartigen anatomischen Form angehören, nicht zu vergessen die uns heute geläufigeren *nicht*tuberkulösen Gelenkerkrankungen (z. B. an der Hüfte), die in kürzerer Zeit und *mit* Wiederherstellung der Funktion heilen im Gegensatz zu der so häufig eintretenden und meist zu erstrebenden Ankylose bei Tuberkulose. Darüber wird noch im speziellen Teil zu sprechen sein. Hier sei nur neben ähnlichen Ansichten von Johannsson, Oehlecker u. a., die im Gegen-

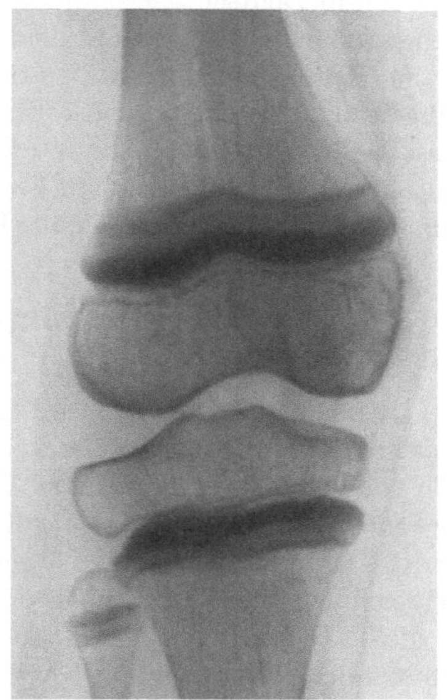

Abb. 28. Metaphysäre Bandschatten.

satz zu Bier, Kisch, Rollier u. a. stehen, ein Satz von Schanz zitiert: „Eine tuberkulöse Coxitis, welche mit Restitutio ad integrum ausheilt, ist keine gewesen." — Einen allgemeinen Vergleich der verschiedenen Behandlungsmethoden mag obenstehende statistische Tabelle (nach Hass) geben.

Beim Lesen der Tabelle muß berücksichtigt werden, daß Rolliers Kranke den wohlhabenderen Ständen angehören und die besonders schweren Spondylitisfälle mit Lähmungen und Lungentuberkulose fehlen (Hass).

Mit der „Heilung" des Skeletherdes ist die Behandlung nicht abgeschlossen, auch der oft vorhandene intrathorakale Tuberkuloseherd muß inaktiv geworden, eine als Komplikation nicht so selten vorkommende Nierentuberkulose, wenn einseitig, durch Operation beseitigt sein. Bei schweren Komplikationen muß unter Umständen der Lungenprozeß im Vordergrunde des therapeutischen

Interesses stehen. Reizbehandlung ist dann kontraindiziert; gegebenenfalls ist die Kollapstherapie in jeder Form wie einfacher oder doppelseitiger Pneumothorax, eventuell mit intrathorakaler Strangdurchbrennung, Oleothorax, Phrenicusexhairese, wenn nötig sogar die Thorakoplastik anzuwenden. Dem Krankheitsherd im Knochen oder Gelenk wird man dann mehr mit lokalen Maßnahmen beizukommen suchen müssen. Wir sahen wiederholt in solchen Fällen erst mit der Besserung des Lungenbefundes eine solche des Skeletherdes einsetzen. Die Behandlung anderer tuberkulöser Komplikationen wie von seiten des Bauchfells, der Drüsen, der Haut hat gleichzeitig nach den dafür geltenden Grundsätzen zu erfolgen.

Abschließend bedarf bei der Erörterung der therapeutischen Fragen noch eine Erscheinung der Erwägung, die vielleicht in einem gewissen Zusammenhang damit steht. Es ist dies das Auftreten eigentümlicher *metaphysärer Bandschatten im Röntgenbild gelenktuberkulosekranker Kinder.* Die Abb. 28 ist so charakteristisch, daß sich eine besondere Beschreibung erübrigt. Diese Schattenbildungen wurden in Deutschland erstmalig und fast gleichzeitig von BRANDES und WIESE beschrieben. Sie treten am deutlichsten auf an den Stellen intensivsten Wachstums (Knie, Hand). BRANDES führt ihr Entstehen weitgehend auf die Phosphorlebertrandarreichung zurück, eine Ansicht, der sich WIESE vorerst nur bedingt anschließt, wenn auch die Wirkung des Phosphors bezüglich ähnlicher anatomischer Bilder bekannt ist (FROMME). In Amerika wurden analoge Beobachtungen schon früher gemacht (PHEMISTER, MILLER, BONAR).

II. Die konservativen Verfahren.

1. Ernährungsfragen.

Quantitative Unterernährung verändert die Beschaffenheit des Gewebes ebenso ungünstig wie Überernährung, das gleiche gilt für einseitige Kost. Für den Kranken, Kind und Erwachsenen, ist eine *gemischte* Kost wie beim Gesunden zu empfehlen, eine Kostform, aus der er nach Bedarf die verschiedenen Forderungen seines Körpers befriedigen kann. (Einzelheiten s. Literaturverzeichnis, zur Aufstellung und Calorienberechnung von Kostverordnungen s. die Tabellen von SCHALL und HEISLER.) *Forcierte* Mastversuche sind unter Umständen direkt gefährlich. Gewichtsanstieg muß keineswegs parallel mit einer Besserung des tuberkulösen Krankheitsherdes gehen; andererseits nehmen manche knochentuberkulöse Kinder erst nach Ruhigwerden des Knochenherdes zu. Wesentlich erscheinen uns die neuen Mitteilungen HELMREICHs u. a., wonach rationelle Ernährungstherapie Tuberkulosekranker nicht nur Gewichtszunahme erstreben, sondern auch die Zelltätigkeit steigern soll. Dazu gehört die Verbindung der Diättherapie mit den anderen Faktoren der Allgemeinbehandlung, insonderheit der Freiluftkur. Die Steigerung der Reaktionsfähigkeit drückt sich meist gleichzeitig in einer Zunahme der Allergie aus.

Eine interessante Statistik über den Einfluß der Ernährung in der Behandlung veröffentlichte WREDEN:

1906—1913 (*günstige* Ernährungsverhältnisse).

Behandelt wegen Tuberkulose der	Zahl	Geheilt
Wirbelsäule	117	76%
Hüfte	87	72%
Knie	71	80%
Fuß	24	83%

1913—1922 (*ungünstige* Ernährungsverhältnisse).

Behandelt wegen Tuberkulose der	Zahl	Geheilt
Wirbelsäule	229	43%
Hüfte	133	55%
Knie	92	70,5%
Fuß	24	56%

Am wichtigsten in der Ernährung des Tuberkulösen sind *Eiweiß* und *Fett*. Die Kohlehydrate müssen zurücktreten; *Vitamine* sind unentbehrlich. Ein einheitliches Kostmaß gibt es für den Tuberkulösen nicht; die notwendige Menge der Nährstoffe richtet sich nach Ausdehnung und Charakter des tuberkulösen Herdes, nach Allgemeinzustand und Komplikationen, ferner nach der Klimalage; in einem wärmeren Klima wird man die Kost bei weitem vegetabilischer einstellen können als dort, wo an die Wärmeproduktion des Körpers höhere Anforderungen gestellt werden. Gefährlich ist *einseitige* Kohlehydraternährung; dadurch entsteht eine abnorme Wasserspeicherung im Organismus, während normalerweise das Nahrungsfett eine hemmende und regulierende Einwirkung auf den Wasseransatz ausübt. Da vom Wassergehalt des Körpers seine Widerstandsfähigkeit weitgehend abhängig ist, müssen wir ihn möglichst niedrig halten; demgemäß ist auch vor übermäßiger Flüssigkeitszufuhr zu warnen. Dem genügenden Fettgehalt der Nahrung unter Berücksichtigung des fettlöslichen Vitaminfaktors A ist besondere Beachtung zu schenken (Butter, Sahne, Lebertran). Nach den neueren Untersuchungen STEFKOs erscheint die Verarmung des Organismus an Fetten, hauptsächlich an Oleinsäure, gleichsam als Ausdruck einer Stabilitätsabnahme seiner Organe im Kampf mit der Tuberkulose. Eine wichtige Rolle in der Ernährung des *Kindes* spielt die *Erziehung*! Hierfür läßt sich kein Schema aufstellen, jedes Kind will einzeln beobachtet und behandelt sein[1]. Wertvolles leistete uns manchmal eine besondere Ernährungsweise, die Breinahrung, bei 2jährigen Spondylitikern, die durch viele Monate im Gipsbett fixiert liegen mußten und deren Appetit sich auf keine Weise beeinflussen ließ. In diesen Fällen wurde statt der gewöhnlichen Nahrung der sogenannte „Morobrei" (7 g Butter, 7 g Mehl — zusammen eingebrannt — 5 g Zucker auf 100 g Vollmilch) gegeben. Die Eßlust hob sich sehr schnell, der Allgemeinzustand besserte sich in ausgezeichneter Weise und nach kurzer Zeit konnte wieder zur gewöhnlichen Nahrungsform übergegangen werden. Bisweilen kommen auch Kinder im Alter von 5—6 Jahren zur Behandlung, die bis dahin mit der Flasche großgezogen wurden. Das Kind, auf gewöhnliche Ernährung plötzlich umgestellt, erbricht 2—3mal des Tages. Eine organische Ursache fehlt, erzieherische Versuche scheitern! Schließlich deckt dann Rückfrage bei den Eltern die oben erwähnte Ernährungsform auf. Wird dann die feste Nahrung abgesetzt, die Zahl der Mahlzeiten auf 3 beschränkt, und diese selbst in Breiform dargereicht, so stellt sich bald ein prompter Erfolg ein. Kinder mit exsudativer Diathese, die wir mit den Zeichen der Skrofulose bei unseren Gelenktuberkulosen öfters antreffen, beeinflussen wir am besten mit Diätetik; je nachdem es sich um den fetten oder mageren Typus handelt. Bei ersterem ist Überernährung in jeder Form zu vermeiden. Milch, Butter und Eier werden auf ein Minimum reduziert; ebenso die Mahlzeiten selbst auf 3 oder gar 2, sowie

---

[1] Einzelheiten dazu siehe bei HABERNOLL: Die Diätetik des tuberkulösen Kindes. Die Tuberkulose 1927, Nr. 4.

Flüssigkeits- und Kochsalzzufuhr. Die Hauptnahrung bilden Obst und frische Gemüse, unter denen die grünen, wie die besonders phosphor- und kalkhaltigen vorgezogen werden; Fleischzufuhr tritt stark zurück, als Brotaufstrich Marmelade oder Honig. Kinder der 2. Gruppe weisen meist einen Zustand der Unterernährung auf. Hier versuchen wir Gewichtsanstieg, ohne Mästung anzustreben, — zu erreichen durch Hebung der quantitativen Nahrungsmenge und Änderung in der qualitativen Nahrungszusammensetzung in einer den oben dargelegten Grundsätzen entsprechenden Form. Die medikamentöse Therapie versagt. — Es kommt höchstens Lebertran in geringen Mengen bei solchen Kindern in Betracht, die bisher eine kohlehydrat- und eiweißreiche, aber fettarme Nahrung erhalten haben. Sind die exsudativen Erscheinungen für längere Zeit verschwunden, so kann später vorsichtig zu der gewöhnlichen Nahrung übergegangen werden.

Bei der Heliotherapie sollen Kinder bei starker Strahlung $^1/_2$ bis 1 Stunde vor der Nahrungsdarreichung in den Schatten gebracht werden.

Die Aufstellung des Ernährungsplanes des kranken Kindes nach dem PIRQUETschen „Nem-System" hat sich in Deutschland bisher kaum eingebürgert.

Einer besonderen Berücksichtigung in der Ernährungstherapie bedürfen die *Vitamine*. Ihre lebenswichtige Bedeutung als akzessorische Nährstoffe ist einwandfrei erwiesen. Den Anstieg der Tuberkulosesterblichkeit im Spätfrühjahr und zu Beginn des Sommers, den Frühjahrsgipfel der Meningitis tuberculosa führen eine Reihe von Forschern zum Teil auf das Ablagern der Nahrung und ihre Vitaminarmut zurück. Die Vitamine, insonderheit A und C gehören unbedingt in reichem Maße in den aufzustellenden Ernährungsplan. Erstere in Form guter Butter und Lebertrans, letztere am besten in Form von Blattsalaten, Tomaten, rohen Karotten, frischen Früchten, Apfelsinen- und Zitronensaft [1].

Eine besondere Rolle in unserer Therapie kommt dem *Lebertran* zu! Sein Vitamin-A-Gehalt ist 250mal höher als der der Butter (SHERMANN). Da das A-Vitamin gegen Oxydation empfindlich ist, verbieten sich alle Präparate, die eine längere und intensivere Verarbeitung durchgemacht haben. Am besten ist der gewöhnliche Phosphorlebertran (0,01 : 100,0). Darreichung beim Mittag- und Abendessen, wobei der Lebertrangeschmack mit einem letzten Bissen der Mahlzeit beseitigt wird. Irgendwelche Schwierigkeiten haben wir hierbei kaum beobachtet, andererseits die Gewöhnung an Leckereien und „Belohnungen" durch die übliche Nachgabe von Süßigkeiten vermieden. Erziehung spielt auch hier eine große Rolle! Eingeben vor oder zwischen den Mahlzeiten ist wegen leicht eintretenden Sättigungsgefühls zu vermeiden. In Ausnahmefällen bewährt sich bei empfindlichen Individuen das Maltosellol (GEHE) oder Kombination mit Bienenhonig oder Ossin (STROHSCHEIN). Über den Einfluß von VIGANTOL auf die Knochen-Gelenktuberkulose liegen noch keine genügenden Erfahrungen vor [2]. Bei tuberkulösen Kindern erscheint Vorsicht geboten, da

---

[1] Ausführliche Einzelheiten über Vitamine finden sich bei C. FUNK: Die Vitamine, München 1924 und bei R. BERG: Die Nahrungs- und Genußmittel, Dresden 1925.

[2] BEUMER [Die Bedeutung des Lebertrans für das Kindesalter, Fortschr. Ther. 1 (1930)] will von Lebertran mit 1% Vigantolölzusatz beschleunigte Ausheilung fistelnder Knochentuberkulose gesehen haben; J. G. PHARMA, LEVERKUSEN und E. MERCK, Darmstadt, haben neuerdings einen standardisierten Vigantollebertran herausgebracht.

kürzlich Bamberger und Spranger u. a. über Schädigungen berichteten. Intramuskuläre Injektionen von Lebertran zur Steigerung des Lipaseindex empfiehlt Sabunina bei nicht pastösen Kranken (0,01 jecoris aselli 70,0, Calcii glycero-phosph. 1,0, Aqu. calc. 30,0, Beginn mit kleinen Dosen von 2—3 ccm). Nach den neuesten Untersuchungen von Rosenheim und Drummond enthalten die Leberfette des Lachses, des Heilbutts, der Gänse und anderer Vögel noch bedeutend mehr Vitamin A als der Lebertran aus der Dorschleber!

Einer besonderen kurzen Erörterung im Rahmen der Ernährungstherapie bedarf die *Milch*. Unbeschadet aller Anerkennung als hervorragendes Nährmittel ist auf folgendes hinzuweisen: Die Gesamtmenge von $^1/_2$ Liter Milch pro Tag sollte im Kleinkindesalter nicht überschritten werden, bei exsudativen Kindern genügen $^1/_8$—$^1/_4$ Liter völlig. Durch *einseitige* Milchernährung — Milch enthält etwa $87^0/_0$ H_2O — entstehen wasserreiche Gewebe, die wir ja gerade vermeiden wollen; alte Vorurteile schätzen fälschlich den Wert der Diättherapie oft nur nach dem Quantum der verabfolgten Milchmenge. Der hohe Nährwertgehalt der Milch läßt bei reichlichem Angebot ein Verlangen nach anderer Nahrung nicht recht aufkommen und beschränkt dadurch die Aufnahme anderer für das Kind wichtiger Nährstoffe. Die durch zu reichliche Milchzufuhr oft eintretende Obstipation wäre für die zu ausgiebiger Ruhe verurteilten gelenkkranken Kinder unerwünscht. Bei besonders angezeigter konzentrierter Ernährung kann man Milchprodukte ohne H_2O-Ballast in Form magerer (Weißkäse) oder fetterer Käse (z. B. Rahmkäse) geben. Will man in hochwertigen Fetten besonders anreichern, so geben wir außer Butter und Lebertran abends noch Sahne, süß oder sauer oder in Form von Schlagsahne, evtl. mit Früchten. Um Milch leichter verträglich zu machen (z. B. bei Erwachsenen), empfiehlt sich Zusatz von Tee, Kaffee, etwas Kognak, Verwendung in Kakao oder Kalkzusatz (Aqu. calc. 1 Eßlöffel auf ein Glas Milch oder Calc. carbon. oder Calc. phosphor. 1 Teelöffel auf ein Glas Milch) oder auch Mandelmilch. Der *Vitamingehalt der Milch* ist stark abhängig von der Art der Fütterung und dem Alter der Milch. Manchmal kann Trockenmilch bei Kleinkindern gute Dienste leisten; sie findet bei Trockenkost auch zur Anreicherung von Gebäck Verwendung. Von Sayagärmilch wurde kein besonderer Nutzen gesehen (Knüsli).

Haben wir es mit aufgeschwemmten, pastösen Patienten, mit exsudativen Kindern zu tun, dann ist unter Umständen *Trockenkost* angezeigt. Zur Entwässerung haben wir *aufgeschwemmten* Kindern gelegentlich systematisch Bohnenkaffee und russischen Tee gegeben bei gleichzeitiger Reduktion der Kohlehydratzufuhr (Zucker!), der Gesamtflüssigkeitsmenge und Kochsalzzufuhr. Entwässerung mit Jodothyrin empfiehlt sich wegen des Eiweißzerfalls nicht. Befürwortet wird die Trockenkost von v. Bayer[1] und Chlusky, abgelehnt von Birkenhäuser in höheren Lagen. Viel von sich reden macht in letzter Zeit die *Tuberkulosediät von* Gerson, Herrmannsdorfer, Sauerbruch. Das Prinzip ist eine diätetische Umstellung im Mineralbestande des Körpers. Als Folge der Tuberkulose wird eine Demineralisation des Organismus angenommen; die Ansichten hierüber gehen noch auseinander; von einer Reihe von Forschern wird ein solcher Vorgang als noch nicht bewiesen abgelehnt (Gmelin). Aus-

---

[1] Vgl. Karfiol: Über die intermittierende Flüssigkeitsbeschränkung (Trockenkostbehandlung) bei Knochen- und Gelenktuberkulose. Deutsch. med. Wschr. **18**, 739 (1929).

gehend von der Beobachtung, daß verschieden reagierende Kost auf Keimgehalt und Heilverlauf granulierender Wunden einen Einfluß ausübe, kam man in der Münchener chirurgischen Klinik zu der Auffassung, daß Nahrungsmittel, in denen die Menge der sauren Minerale die der basischen übertrifft, die Wundheilung fördern. Gegeben wird eine gemischte Kost, bei der pflanzliche rohe, vitaminreiche Bestandteile im Vordergrunde stehen, 45—50 Calorien pro Kilo Körpergewicht; wesentlich ist die Kochsalzentziehung, Flüssigkeitseinschränkung und Überschwemmung des Körpers mit anderen Mineralien („Mineralogen" nach GERSON), sowie reichliche Gaben von Phosphorlebertran (45 g pro die)[1]. Die Erfolge bei schweren und mischinfizierten Knochen-Gelenktuberkulosen, die vorher auf andere Therapie nicht reagierten und nur mit dieser Diät behandelt wurden, werden von SAUERBRUCH als erstaunlich und überraschend bezeichnet. Theoretisch wird die Diät sehr umstritten. In der Kritik und Diskussion der SAUERBRUCHschen Vorschläge wurde auf den hohen Caloriengehalt und den Vitaminreichtum der Diät hingewiesen, die die beobachteten Ergebnisse allein erklären könnten (RAGNAR BERG erklärt sogar, die G.H.S.-Diät führe nicht zu einer Übersäuerung, sondern durch Zufuhr überschüssiger Basenäquivalente zu einer Alkalisierung des Körpers [vgl. auch ANDERSON, LACNY u. a.)][2]. Wir selbst haben die G.H.S.-Diät bisher an etwa 60 Fällen durchgeführt; wir sahen bei einer Reihe fistelnder Fälle anscheinend günstige Beeinflussung, wie wir sie aber auch mit anderer Therapie erlebten, bei bis dahin refraktären Fällen ebenso Versager. Ein *eindeutiges* Urteil abzugeben ist noch nicht möglich[3]. Günstiges sah u. a. CLAIRMONT, abgelehnt wird die Therapie von VULPIUS, BETTMANN, KALIUS u. a. Die Diät ist teuer, ihre Durchführung stößt bei manchen Kranken, insbesondere Kindern, trotz sachgemäßer Zubereitung und psychischer Beeinflussung auf erhebliche Schwierigkeiten. Zu bedauern ist, daß sich die Tagespresse bereits so eingehend mit der Frage befaßt hat; erfreulich ist, daß der Diätbehandlung als solcher wieder eine durch die Diskussion angeregte größere Bedeutung beigemessen wird. Das Problem der Diättherapie bleibt vorerst noch die Steigerung der allgemeinen Immunität und die Veränderung des „Nährbodens" in einem für den Tuberkelbacillus ungünstigen Sinne. Wenn heute noch die Ansichten und Ergebnisse auseinandergehen, so liegt der Grund wohl zum Teil darin, daß man die Tuberkulose als Einheit auffaßte und glaubte, in den verschiedenen Formen und Stadien der Krankheit gleiche Änderungen im Stoffwechsel zu finden. Der Einzelfall will auch hier für sich beurteilt werden und läßt sich nicht restlos in ein Schema einzwängen (vgl. z. B. den bösartigen Verlauf der visceralen Pubertätstuberkulose, die nach Ansicht WIESEs in erster Linie auf innersekretorisch bedingten Stoffwechselumstellungen beruht). So muß der Wunsch bestehen bleiben, daß uns weitere intensive und *exakte* Stoffwechselforschung auf diesem wichtigen und wahrscheinlich aussichtsreichen Gebiet, die für die einzelnen Tuberkuloseformen optimalen Kostformen doch

---

[1] Genaue Anweisung der Diätdurchführung siehe M. und H. HERRMANNSDORFER: „Praktische Anleitung zur kochsalzfreien Ernährung Tuberkulöser", 3. Aufl. Leipzig 1930.

[2] HOFF und SPÄTH haben neuerdings experimentell eine ganz erhebliche Änderung der Hautempfindlichkeit gegenüber ultravioletten Strahlen durch „saure" bzw. „alkalische" Kost festgestellt! Röntgenpraxis **13**, 600 (1929).

[3] Vgl. auch W. KREMER: Erfahrungen mit der GERSON-HERMANNSDORFER-Diät. Med. Welt **1930**, Nr 11.

einmal an die Hand gibt [1]. Bis dahin müssen wir uns an die eingangs geschilderten Prinzipien halten [2].

Neuerdings spielt zur Erzielung von Fettansatz auch bei Nichtdiabetischen das *Insulin* eine gewisse Rolle. Über Beobachtungen bei Knochen-Gelenktuberkulose fehlen bisher Veröffentlichungen, so daß ein Urteil über die Verwendbarkeit noch nicht abgegeben werden kann. Manchmal ist bei Kindern eine Pankreaserkrankung Ursache ihres Nichtgedeihens. Wir sahen bei unseren Fällen Steigerung des Stoffwechsels, Gewichtsansatz, Schwinden von Darmerscheinungen nach Organotherapie mit Pankreon, Pankreatin oder auch roh zubereitetem, frischem Pankreas. Auf die Verwendung von besonderen *Nährpräparaten* wird man in den meisten Fällen verzichten können, besonders im Kindesalter. Magenstörungen erfordern entsprechende diätetische oder medikamentöse Beeinflussung. Größte Anforderungen an die diätetische Geschicklichkeit des Arztes und der Küchenschwester stellen die Kranken, die unter dem Einfluß schwerer Toxinschübe stehen. In den selteneren Fällen, wo der Arzt doch einmal zu einer Ergänzung und Anreicherung der Nahrung seine Zuflucht zu Präparaten nehmen muß, haben sich uns aus der Legion der Mittel bewährt die Ovomaltine, Tropon, Plasmon, Promonta und ähnliches. Die lange Bettruhe führt manchmal zur Obstipation und damit zur Appetitlosigkeit. Anfänglich kleine Isacengaben leisteten uns dabei recht Gutes, um dann bald die reguläre Darmtätigkeit durch Cristolax, Normacoll oder gerade für Kinder auch geeignet durch den Mitilax-Pudding zu unterhalten. Da erfahrungsgemäß *Fieber* den Appetit oft stark beeinträchtigt, ist es wesentlich, die Temperatur durch kleine Pyramidongaben (0,1), mehrmals täglich in stündlichen Abständen, zu drücken. Ein besonderes Anwendungsgebiet hat sich bei uns das „Eatan" (HAFF) bei stark fistelnden Knochentuberkulosen erworben. Hier konnten wir des öfteren ein deutliches Nachlassen der Sekretion, eine Hebung des Allgemeinbefindens und eine Steigerung der Eßlust beobachten, wo andere Medikation versagt hätte.

2. Klimato- und Heliotherapie.

Die Frage, gibt es ein *besonderes Heilklima* bzw. ein Klimaoptimum *für Tuberkulöse* ist viel umstritten. Der derzeitige Standpunkt der meisten Tuberkulosetherapeuten geht dahin, daß es ein solches *nicht gibt*, wohl aber, daß wir in mehreren Klimaformen wertvollste Unterstützungsmittel der allgemeinen Therapie haben. Die Diskussionen ergaben des weiteren, daß das „*Wie*" der Behandlung *eine größere Rolle* spiele *als das* „*Wo*" und daß, soweit bei der Tuberkulosetherapie klimatische Abstufungen mitwirkend in Betracht kommen, im allgemeinen in Deutschland hierzu ausreichende Möglichkeiten vorhanden sind. Auf Grund vergleichender Statistiken (s. S. 81) kommt LANGE zu dem Ergebnis, daß die Zahlen von München, Hohenlychen und Leysin zeigen, wie man auf *verschiedenem* Wege eine Knochen- und Gelenktuberkulose ausheilen kann.

---

[1] Vgl. dazu auch WOLFF - EISNER (Med. Welt **1929**, 1821 f.), der die Bezeichnung „kochsalzfreie Ernährung" überhaupt ablehnt, da es eine solche nicht gibt. In der G.H.S.-Diät werde die bei strenger NaCl-Entziehung gestattete Maximalzufuhr von 2,5 g NaCl auch ohne Salzen erheblich überschnitten.

[2] In letzter Zeit wird von verschiedenen Seiten die Hauptwirksamkeit der G.H.S.-Diät im Lebertran und damit im Ergosterin gesehen (u. a. BEUMER, Fortschr. Ther. 1 1930, MENSCHEL, Münch· med. Wschr. 6, 239 (1929), v. BERGMANN, Dtsch. med. Wschr. 2, 1407 (1929) u. a.
Neuerdings häufen sich in der Literatur aber mit Recht warnende Stimmen, die die in der G.H.S.-Diät gereichten Phosphorlebertranmengen als viel zu hoch bezeichnen und auf die Vergiftungsgefahr hinweisen. Auch wir (WIESE) sahen vereinzelt zweifellose Phosphorintoxikationserscheinungen! Eine gewisse Klärung der ganzen G.H.S.-Diätfrage ist voraussichtlich auf dem diesjährigen Tuberkulosekongreß in Nordeney zu erwarten.

Wir trennen zwei große Gruppen von klimatischen Wirkungen: *Reizwirkungen* und *energetische Schonung*. Unter Schonungsklima ist nicht die Abwesenheit ungünstiger oder zu starker Reize überhaupt, sondern speziell die Schonung des Organismus in bezug auf die Ansprüche an die Wärmeproduktion zu verstehen (BACMEISTER und BAUR); jedenfalls muß die Reizwirkung hinter der energetischen Schonung zurücktreten und zu einem unerheblichen Klimafaktor werden. Ausgesprochene Schonungsklimata werden nur bei solchen Fällen in Betracht kommen, die durch schwerere Lungenprozesse kompliziert werden. Überwiegend ist die *Klimatotherapie* eine *Reizbehandlung*: Ein heilkräftiges Klima (Reizklima) ist ein solches, in dem es durch Hautreiz zu einer Stoffwechselsteigerung kommt (KESTNER). Die üblichen *Klimareize wirken nur im Freien*. Absolute und relative Luftfeuchtigkeit, elektrischer Vertikalstrom, Außentemperatur und Wind; letztere veranlassen die Abkühlungsgröße. Den wichtigsten klimatischen Reiz stellt die Strahlung dar, bei der eine vollständige Klimaanalyse drei Strahlungsgrößen berücksichtigen müßte: die Gesamtraumstrahlung, die pigmenterzeugende Sonnenstrahlung und den ultravioletten Teil der Himmelsstrahlung. Schon mit der Freiluftbehandlung des nackten Körpers ist auch ohne direkte Sonnenbestrahlung eine nicht zu unterschätzende Wirkung des diffusen Tageslichtes verbunden. Der Anstaltsarzt muß die Beziehungen und den Einfluß der einzelnen Klimareize seines Klimas auf den Kranken kennen (eigene klimatische Beobachtungsstationen). Bezüglich der einzelnen Klimata wird aus allen über gute Erfolge berichtet, aus dem Hochgebirge wie aus der Ebene, aus dem Mittelgebirge wie von der Nord- und Ostsee[1], aus südlichen Gegenden und dem Wüstenklima. Gerade daraus gewinnt man die Überzeugung, daß auch die sog. Schonungsklimata, Reizwirkungen enthalten und daß das „Wie" der Therapeuten bei den Erfolgen das Entscheidende ist, indem sie dem Einzelfall sein Optimum an Reiz und Schonung aus ihrer klimatischen Schatzkammer zuführen. Die Klimawirkung äußert sich in einer Reizwirkung auf die Körperzellen zur Steigerung der Abwehr; von großer Bedeutung ist die Abkühlungsgröße, die je größer, um so mehr Kräfte dem Organismus entzieht. Exakte Messungen stellten fest, daß eine Reihe von Tälern des Mittel- und Hochgebirges trotz niedriger Durchschnittstemperaturen eine sehr geringe Abkühlungsgröße haben und somit an die Wärmeproduktion geringere Ansprüche stellen als z. B. Tiefland und Seeküste (BACMEISTER). Das *Hochgebirgsklima* weist bei allen Vorzügen der stärkeren Strahlung große Schwankungen der extremen Grenzen nach oben und unten auf, so daß nur Kranke, die starke Reaktionen vertragen, dorthin gehören. Das ähnliche *Mittelgebirgsklima* zeigt die klimatischen Faktoren in günstiger Weise gemildert, ohne an Wirkung zu verlieren bei günstiger Abkühlungsgröße und demgemäßer Energieschonung. — Bezüglich *südlicher Klimata* ist für uns Deutsche große *Vorsicht* am Platze, da sie verweichlichen und ungünstige Reaktionen bei der Rückkehr häufig nicht ausbleiben. Dem Abhärtungsfaktor kommt aber größte Bedeutung zu! Im Kindesalter hat die Dosierung der konditionsstärkenden klimatischen Reiztherapie nicht nur die Immunitätslage, sondern besonders auch die nervöse Reizbarkeit des Einzelfalles zu berücksichtigen, das gleiche gilt für den Allgemeinzustand. So eignet sich für nervös-labile und schwäch-

---

[1] Einzelheiten siehe O. GUNDERMANN: Der Einfluß des Seeklimas auf Knochen- und Gelenktuberkulose. Veröff. Med.verw. **29**, 335—393 (1929).

lichere Kinder das Mittelgebirge besser als das starke Reaktionen auslösende Hochgebirge. Bei der großen Bedeutung der Psyche für Wohlbefinden und Krankheitsverlauf spielt auch die landschaftliche Umwelt eine nicht zu unterschätzende Rolle; sie wirkt sich individuell verschieden aus. Von Interesse ist dazu die Feststellung PEISERs, daß ältere Kinder im Gebirge bessere Kurerfolge zeigten, weil das Gebirge für sie vielfach stärkeres Erlebnis bedeute als z. B. die See.

Im ganzen kann gesagt werden, daß das therapeutisch Entscheidende wohl der Klima*wechsel* ist!

Wie weit einmal die Schaffung eines *„künstlichen Klimas"* mit optimalen Formen geeignet ist, die Klimatherapie nach Belieben in unsere Hand an jedem Orte zu geben, muß vorerst dahin gestellt bleiben. Allzugroßer Optimismus ist aber wohl kaum berechtigt. Die „natürliche" Wirkung aller Reize — zusammengesetzt aus vielen noch gänzlich unbekannten Faktoren — wird wohl unerreichbar bleiben!

Die *Freiluftbehandlung* ist *in ausgedehnter Weise*, soweit es irgendwie die Witterungsverhältnisse und die Jahreszeit erlauben, *durchzuführen*, sei es in der Anstaltsbehandlung, sei es ambulant. *Auch über Nacht!* Leider wird das „nächtliche Klima" noch vielfach vernachlässigt. Wir ließen die eingewöhnten unserer kranken Kinder vom zeitigen Frühjahr bis weit in den Spätherbst auch des nachts unter entsprechenden Schutzmaßnahmen auf den offenen Balkonen und Terrassen und sahen davon nur Gutes. Die erzielte *Abhärtung* ist recht groß. Die sog. „banalen Infekte" sind geeignet, recht unliebsame Störungen im Kurverlauf hervorzubringen; wer daher Gelegenheit hatte, den *Unterschied der Infekthäufigkeit* auf Stationen *mit und ohne ausgedehnte Freiluftbehandlung* zu beobachten, der wird ein überzeugter Anhänger der Methode. *Sie ist der größte Feind aller Infektionen!* auch der exanthematischen. (Ähnliche Mitteilungen bei H. VANDELIER, BETTMANN u. a.). *Geeignete Beschäftigung* und Ablenkung ist bei der Freiluftkur eine notwendige Forderung; bei Erwachsenen im Sinne der „Arbeitskur" nach ROLLIER. (Ausführlicheres dazu S. 110.) Beim Bau von Anstalten ist auf die Durchführungsmöglichkeit der Freiluftbehandlung durch Benutzung der SARASONschen Bauweise in Form des „Freilufthauses" und des DOSQUET-Systems Rücksicht zu nehmen.

Die Heliotherapie ist die Anwendung des direkten natürlichen Sonnenlichtes, das einen großen Komplex verschiedener Strahlen vom Ultraviolett bis ins Infrarot des Spektrums umfaßt. Der Heileffekt der Sonne kommt auf dem Umwege eines allgemeinen Reizes durch Hebung der Reaktionsfähigkeit der Haut und des Körpers und Steigerung der Abwehrkräfte im Sinne einer Allgemeinwirkung zustande! Als sekundäre Lichtwirkungen treten hinzu die Senkung des Blutzuckerspiegels, die bei starker Pigmentierung ausbleibt (MESSERLE), Förderung des Fettstoffwechsels und des Eiweißansatzes, Besserung der Kalk- und Phosphorbilanz, Vermehrung der Erythrocyten und des Hämoglobins, Anregung der Lymphocytose, Vermehrung der Antikörperbildung; ausgiebiger Sonnen- und Freiluftreiz schränkt die Knochenatrophie ein. Im Gebirge ist das Sonnenspektrum reicher an Ultraviolettstrahlen, ärmer an der Küste, am ärmsten in der Ebene; ebenso verhält es sich mit den Infrarotstrahlen. Heliotherapie ist überall möglich, doch sind „die Zentren dieser Behandlung" aus physikalischen und klimatischen Gründen „in der Höhe der Berge und am Meere geblieben" (DE QUERVAIN). Nach VULPIUS ist der Unterschied zwischen

Hochgebirgs- und Flachlandsonne wesentlich nur quantitativer Art und läßt sich durch Verlängerung der Exposition kompensieren; allerdings nur dann, wenn die Strahlungswärme genügt, um den nackten Körper der Sonne auszusetzen! KISCH mißt den roten und infraroten, d. h. den Wärmestrahlen, die erste Rolle bei, die auch in der Ebene reichlich zur Verfügung ständen, während die große Mehrzahl der Autoren den Ultraviolettstrahlen die entscheidende Bedeutung zuspricht.

Es ist das unvergängliche Verdienst BERNHARDs und dann ROLLIERs, später (nach einführenden Versuchen BARDENHEURs) von A. BIER der Sonnenbehandlung der Skelettuberkulose durchgreifende Anerkennung erkämpft zu haben. Daß die *Sonnenstrahlen an sich keine spezifische Wirkung* entfalten — eine

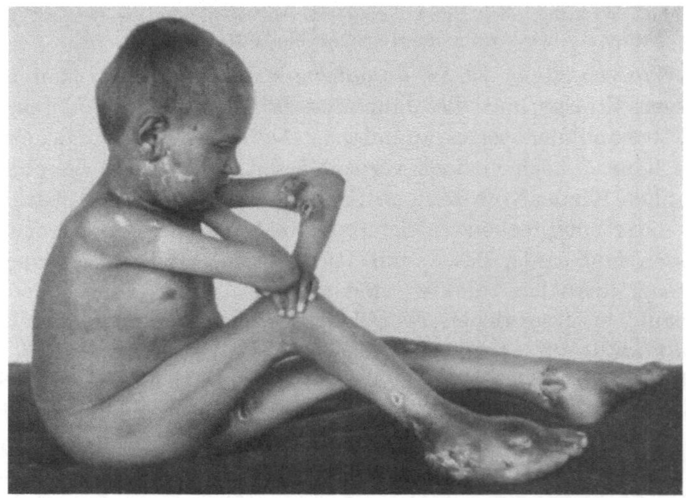

Abb. 29 a.

Abtötung des Tuberkelbacillus in der *Tiefe* der Gewebe kommt nicht in Betracht — geht aus verschiedenen Beobachtungen hervor: Die Neger, die das ganze Jahr in prallster Sonne nackt umherlaufen und maximale Pigmentierung aufweisen, erkranken besonders häufig an Hauttuberkulose. Versuche während des Krieges im Orient die Heliotherapie der Skelettuberkulose mit Erfolg durchzuführen, scheiterten (WIETING und BRÜNING), ebensolches wurde aus Afganistan berichtet, weil in diesen sonnenreichen Ländern der Körper an die Sonne gewöhnt ist und diese keinen wesentlichen *Reiz* mehr ausübt. Auch die Beobachtung SAUERBRUCHs spricht in diesem Sinne, daß tuberkulöse Drüsen bei Kindern der alpinen Bevölkerung bei gewöhnlicher Besonnung nicht ausheilen, hingegen der Heilungseffekt auffällig beschleunigt wurde, wenn man sie durch Versetzung in ein anderes Klima einem neuen Reiz unterzog. Auch die ultravioletten Strahlen dringen nicht in die Tiefe, so daß die Ansicht, daß *sie* eine *spezifische* Wirkung entfalten, ebenfalls als *widerlegt* gelten kann. In diesem Sinne spricht auch, daß tieferliegende Herde unter der Reizwirkung der Heliotherapie oft besser und schneller heilen als manche Hauttuberkulosen. *Die Sonnenkur kann daher in ihrem Strahlengemisch nur als eine sehr wertvolle Ergänzung der übrigen*

Heilmethoden gelten. Fällt allerdings dieser Reiz unter ungünstigen klimatischen Verhältnissen längere Zeit fort, so wird ihr unterstützender großer Wert deutlich. Der physiologische Lichtreiz der Sonnenstrahlen ist am stärksten in seiner Wirkung auf Körper und Psyche des Morgens nach der langen Beschattung der Nacht, ferner am intensivsten im Frühjahr und Sommer; im Gebirge kommt der Winter hinzu mit der starken Rückstrahlung durch den Schneereflex.

Das Wesentliche ist, wie bei jeder Reiztherapie, *auf den Reizstoß die entsprechende Reizpause* folgen zu lassen, also durch Abwechslung zwischen Licht und Schatten die Bestrahlung so zu leiten, daß jede Bestrahlung einen wirklichen Reiz ausübt! In unseren Klimaten erfolgt dies schon spontan durch den Wechsel zwischen klaren und bewölkten Tagen. Aber auch an klaren Tagen

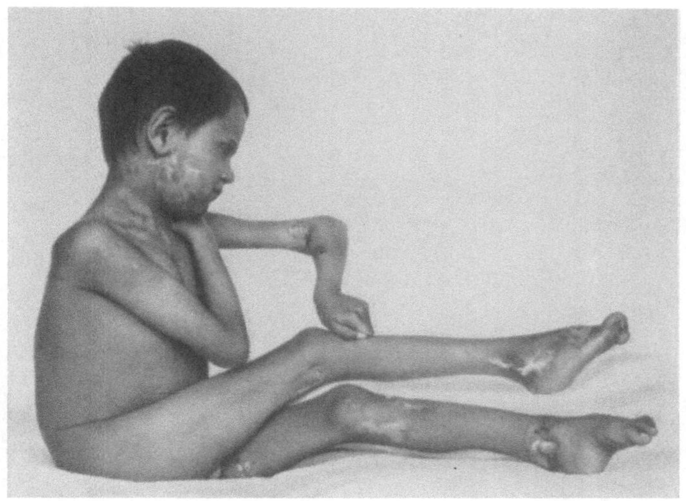

Abb. 29 b.

Abb. 29 a und b. Schwere multiple Tuberkulose (Haut, Drüsen, Peritoneum [exsudative Form], Ellenbogen, Knie, Schienbein, Füße). Abb. 29 a nach 6 wöchiger, Abb. 29 b nach 29 wöchiger Freiluft-Sonnenbehandlung. Geheilt entlassen.

ist ein zu langes den Strahlen aussetzen dem Kranken nicht dienlich, selbst wenn er an große Strahlenmengen bereits gewöhnt ist, die notwendige Reizwirkung bleibt aus. Der eine von uns (WIESE) sah solche Intensivkuren in südlichen äußerst sonnenreichen Klimaten, wo Kinder mit Gelenktuberkulose einem Maximum von Sonne therapeutisch ausgesetzt wurden; trotzdessen und stärkster Pigmentierung waren die Erfolge nicht besser als bei uns. Ja, die trotzdem noch geübte Anwendung intensiver Röntgentherapie und die relativ häufigen Rezidive stimmten nachdenklich bezüglich des „Zuviel" und der Notwendigkeit von „Schattenhallen" statt Sonnenterrassen. Der Organismus bedarf der Reizpause, um sich auszuruhen und auf erneute Reize wieder ansprechen zu können. Der Wechsel der Gesamtheit der mit der Heliotherapie verbundenen anderen klimatischen Reize bedingt ihre Überlegenheit über die künstlichen Lichtquellen. Die augenfällige Folge der Besonnung ist die Pigmentierung der Haut.

Die Rolle der *Pigmentbildung* war lange umstritten; die entscheidende prognostische Bedeutung, die ihr BERNHARD und ROLLIER zuschrieben, trifft nicht zu, und wird von den meisten Autoren heute abgelehnt. Beide Strahlenarten, sowohl die ultravioletten (diese in geringerem Maße) wie die infraroten vermögen eine Pigmentierung zu erzeugen, die stärkste Wirkung entfaltet das *beide* Strahlenarten enthaltende Sonnenlicht. Von den zahlreichen Theorien über die *Rolle des Pigments* soll hier nur die derzeit meiste Geltung habende Anschauung des *Lichtschutzes* erwähnt werden. Nach neuesten Untersuchungen lehnen allerdings SCHALL und ALIUS diese Rolle des Pigments ab; es werden auf Grund der Versuche vielmehr kolloidchemische Veränderungen der Epidermis im Sinne einer Entquellung angenommen, die die Strahlendurchlässigkeit der oberen Hautschichten verändern. An Stelle des *braunen* Sonnenschirms des Pigments wäre der *trübe* der entquellten Eiweißsubstanz zu setzen. Zuverlässigen *Lichtschutz* erzielten MEYER und AMSTER, in dem sie mehrere Stunden vor der Lichtbehandlung (Sonne oder Quarzlampe) eine $10^0/_0$ ige Tanninvaseline oder $10^0/_0$ ige alkoholische Lösung auf die Haut brachten, deren Wirkung durch eine kolloidchemische Strukturänderung der Zelle aufgefaßt wurde.

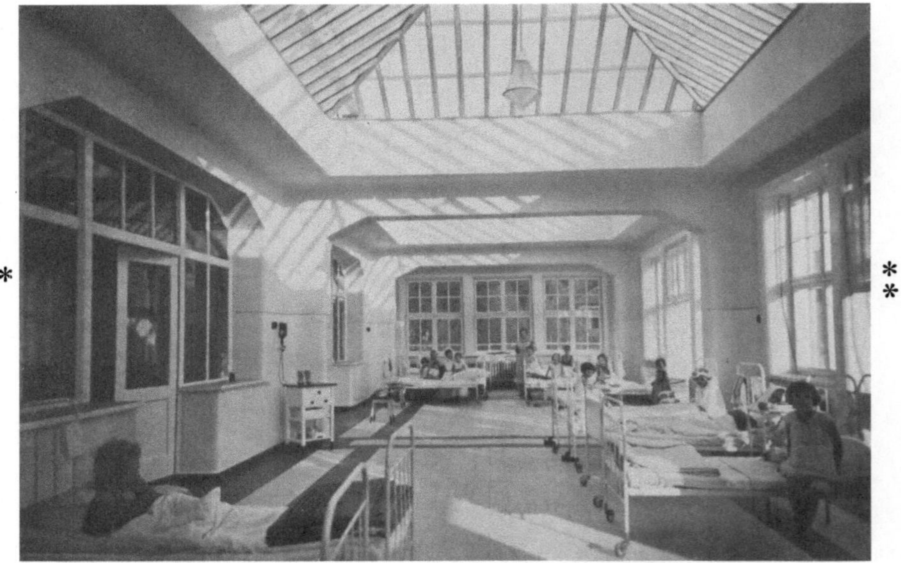

Abb. 30. Eine der Winter-Lichthallen der Kaiser Wilhelm-Tuberkulosekinderklinik bei Landeshut (Rgb.). * Korridorseite. ‡ Schiebefenster, z. T. bis zum Boden, mit Ausgang auf die vorgelagerten Sonnenterrassen.

Nach Beobachtungen WIESES trat in Fällen ohne Hautpigmentierung bei intensiverer Sonnenbestrahlung meist eine Erhöhung der Erythrocytensenkungsgeschwindigkeit nach WESTERGREN ein.

Wie bei jeder Reiztherapie hat auch die Sonnenbehandlung weitgehend *Rücksicht zu nehmen auf den pathologisch-anatomischen Charakter der Erkrankung*: bei allen käsigen und zur Einschmelzung neigenden granulierenden Formen ist größte Vorsicht geboten! Das gleiche gilt bei Komplikationen durch tuberkulöse *Lungenprozesse*. *Kontraindiziert* ist ferner die Sonnenkur bei Fieber über 38^0, bei stärkerer Kachexie, bei Nephritikern und Herzkranken, bei Amyloidosis. Kinder mit exsudativer Diathese reagieren besonders stark, zumal wir bei ihnen den sonnenempfindlicheren hellblonden Typ stärker vertreten finden. KLARE hat bei ihnen das Auftreten einer hartnäckigen sog. „Sonnenbronchitis" beschrieben. Die Reagibilität der exsudativen Kinder ist im Frühjahr besonders groß, hier also Vorsicht am Platze. Zu warnen ist vor dem *Mißbrauch*, wie er heute vielfach mit der Sonnenbestrahlung als scheinbar indifferentem Faktor getrieben wird. Genaue ärztliche Anleitung und Überwachung ist unerläßlich. Besonders bei *ambulanter* Durchführung der Behandlung wird man aufpassen müssen!

Eine Förderung der Sonnen-Freiluftbehandlung bedeutet für den Winter die *Benutzung von Lichthallen*, die mit einem für Ultraviolett- und Wärmestrahlen *besonders durchlässigen Glas* versehen sind. Deutschland darf zur Zeit beanspruchen, das bestgeeignete Glas herzustellen, bei dem die Durchlässigkeit für Wellenlänge 320 bis 90%, für Wellenlänge 290 bis 60% beträgt. Die verschiedenen Fabrikate sind nicht gleichwertig, da neben der Durchlässigkeit noch eine Reihe von Faktoren — z. B. „Alterung der Gläser" — auf die hier nicht eingegangen werden kann, eine Rolle spielen. Man sollte jedenfalls kein Glas verwenden, das nicht objektiv auf seine Qualität von authentischer Stelle geprüft ist.

Zur *Technik ist folgendes zu bemerken:* Bei Erkrankungen der unteren Extremitäten und der Wirbelsäule wird die Heliotherapie als Bettsonnenbehandlung durchgeführt; bei denen der oberen Extremitäten und des Kopfskelets ist das nicht nötig und vom Allgemeinzustand jeweils abhängig. — Heute findet nur noch die *Allgemeinbestrahlung* Anwendung, nachdem sich gezeigt hat, daß auch abgedeckte Krankheitsherde durch den allgemeinen Reiz ebenso, wenn nicht noch günstiger, beeinflußt werden. Der Gipsverband mit seinen vielen Vorzügen bei Kindern hat daher auch bei der Heliotherapie gar nicht so große Nachteile, wie ihm von mancher Seite nachgesagt werden; die dem allgemeinen Sonnenreiz aussetzbare Körperfläche bleibt immer noch groß genug[1]; ebenso ermöglicht das Gipsbett eine genügende Bestrahlung der Vorderseite und bei dem Wechsel über Tag in die Bauchlage auch eine solche der Rückseite. Gerade diese kombinierte Methode ermöglicht bei Kindern eine bessere Fixation während der Nacht als die Gurtlagerung, dabei gleichzeitige volle Möglichkeit der Sonnenfreiluftkur am Tage. *Lokale Bestrahlung* kommt nur noch dort in Frage, wo das Vorliegen eines aktiven Lungenprozesses eine Allgemeinbestrahlung als nicht ratsam erscheinen läßt. Wir pflegen in solchen Fällen die Zeiten allzu intensiver Strahlung zu vermeiden wegen des bei Abdeckung des Thorax auch dann noch starken Allgemeinreizes. Sonnenbehandlung heißt nun nicht, die Kranken an der Sonne braten. Der Fortschritt bei der therapeutischen Sonnenbestrahlung liegt in der vernünftigen Dosierung. Genaue Erhebung des Lungenbefundes vor Beginn ist unerläßlich. Doch können durch brüskes sich der Sonne aussetzen auch weder klinisch noch röntgenologisch nachweisbare sog. okkulte Herde reaktiviert, der Träger durch eine Hämoptoe überrascht und schwer geschädigt werden! *Vor* der eigentlichen *Sonnenbehandlung* ist daher der *nackte Körper zunächst einige Tage an Freiluft und diffuses Licht* zu *gewöhnen.* Je jünger das Individuum, desto größer die Strahlenempfindlichkeit, desto größere Vorsicht nötig. Wiese sah bei Kleinkindern, die aus dunklen Kellerwohnungen kamen, als Wirkung des diffusen Tageslichtes ohne direkte Sonnenstrahlung deutliche Erytheme auftreten. Smith spricht schon dem diffusen Tageslicht eine erheblichere „Heilwirkung" zu. — Nach der Eingewöhnung kann die eigentliche Sonnenkur nach nachstehendem Schema beginnen. Bei blonden

---

[1] Über neuerdings von anderer Seite gemachte Versuche mit geschwärzten (!) Gipsverbänden liegen noch keine weiteren Erfahrungen vor.

Typen ist langsamer vorzugehen und die Pausen etwas größer zu gestalten, da diese kräftiger reagieren. Über exsudative Kinder vgl. das oben Gesagte! Bei Albinos ist besonders Vorsicht geboten. Jedes Erythem muß vor erneuter Strahlendosis erst abklingen und ist mit Pudern und Salben bei stärkerem Reizzustand entsprechend zu behandeln (z. B. Mitin, Nivea-Creme, Unguentum Obermeier u. ä.).

Schema der Sonnenbestrahlung (nach KISCH): schwarz- bzw. dunkelblondhaariger Typus.

1. Tag: 2 × 10 Minuten beide Beine,
      mit 10   „   Pause.
2. Tag: 2 × 10   „   Unterkörper bis zum Nabel,
      2 × 20   „   beide Beine,
      mit 10   „   Pause.
3. Tag: 2 × 10   „   Brust, Beugeseite beider Arme,
      2 × 20   „   Unterkörper bis zum Nabel,
      2 × 30   „   beide Beine,
      mit 10   „   Pause.
4. Tag: 2 × 10   „   Rückseite beider Beine,
      mit 10   „   Pause.
5. Tag: 2 × 10   „   Rückseite des Beckens,
      2 × 20   „   Rückseite beider Beine
      mit 10   „   Pause.
6. Tag: 2 × 10   „   Rücken, Streckseite beider Arme,
      2 × 20   „   Rückseite des Beckens,
      2 × 30   „   Rückseite beider Beine,
      mit 10   „   Pause.
7. Tag: 30   „   Körpervorderseite,
          30   „   Körperrückseite,
      ohne Pause.
8. Tag: 45 Minuten Körpervorderseite,
          45   „   Körperrückseite,
      ohne Pause.

Hellblond- bzw. rothaariger Typus.

1. Tag: 2 × 10 Minuten beide Fußrücken, Unterschenkel,
      mit 15   „   Pause.
2. Tag: 2 × 10   „   beide Oberschenkel,
      2 × 20   „   beide Fußrücken, Unterschenkel,
      mit 15   „   Pause.
3. Tag: 2 × 10   „   Unterkörper bis zum Nabel,
      2 × 20   „   beide Oberschenkel,
      2 × 30   „   beide Fußrücken, Unterschenkel,
      mit 15   „   Pause.
4. Tag: 2 × 10   „   Brust, Beugeseite beider Arme,
      2 × 20   „   Unterkörper bis zum Nabel,
      2 × 30   „   beide Oberschenkel,
      2 × 40   „   beide Fußrücken, Unterschenkel,
      mit 15   „   Pause.
5. Tag: 2 × 10   „   Hacken, Beugeseite der Unterschenkel,
      mit 15   „   Pause.
6. Tag: 2 × 10   „   Beugeseite der Oberschenkel,
      2 × 20   „   Hacken, Beugeseite der Unterschenkel,
      mit 15   „   Pause.

```
7. Tag: 2 × 10 Minuten  Rückseite des Beckens,
        2 × 20    „      Beugeseite der Oberschenkel,
        2 × 30    „      Hacken, Beugeseite der Unterschenkel,
        mit 15    „      Pause.
8. Tag: 2 × 10    „      Rücken, Streckseite beider Arme,
        2 × 20    „      Rückseite des Beckens,
        2 × 30    „      Beugeseite der Oberschenkel,
        2 × 40    „      Hacken, Beugeseite der Unterschenkel,
        mit 15    „      Pause.
9. Tag:   40      „      Körpervorderseite,
          40      „      Körperrückseite,
        ohne Pause.
```

Bei ganz kleinen Kindern muß unter Umständen noch langsamer vorgegangen werden. Im Tiefland, in Klimaten mit weniger und relativ schwacher Sonnenstrahlung, in der Nähe von großen Städten mit starker absorbierender Dunst- und Rauchschicht ist nur bei Kleinkindern und bei elenden Geschöpfen mit welker, lichtentwöhnter Haut Einhalten des Schemas notwendig, sonst kann hier unter vorsichtigen Steigerungen bald mit kurzen Vollbädern begonnen werden, wie überhaupt je nach Alter und Allgemeinzustand gewisse Variationen innerhalb des Schemas absolut möglich sind.

Als *Augenschutz* sind unbedingt nötig gut anliegende Brillen mit farbigem (blaugrünem) Glas; als *Kopfschutz* Stirnbinden oder noch besser leinene Südwester oder Anbringen kleiner verstellbarer Sonnendächer über dem Kopfende des Bettes; doch empfehlen sich für Kinder besser direkte Kopfbedeckungen. Bei Neigung zur Tachykardie empfiehlt sich kühlende Kompresse auf die Herzgegend. Über das Verabfolgen von Mahlzeiten in *Schatten*pausen vgl. S. 84. *Nach Abschluß der täglichen Sonnenkur* wirkt bei den schon an die Bestrahlung gewöhnten eine reinigende und einen weiteren Reiz ausübende *Alkoholabreibung mit nachfolgendem Einölen* der Haut günstig. In Einzelfällen, die sich ihrem Befund danach eignen, kann auch eine leichte Dusche oder ein Besuch des Plantschbades angeschlossen werden. Viele Kranke äußern eine schmerzstillende Wirkung der Sonnenstrahlen.

Bei *Überdosierung* zeigen sich neben Erythema solare 2. Grades (oft mit Fieber) und stärkeren Herdreaktionen als Allgemeinsymptome Kopfschmerzen, Schlaflosigkeit, Übelkeit, Erbrechen, schlechte Stimmung und Temperatursteigerungen. Die Sonnenkur ist dann bis zum Schwinden der Erscheinungen auszusetzen.

Die *Gesamtdauer* der Bestrahlung sollte bei völliger Gewöhnung in strahlenreicher Jahreszeit über 3 Stunden pro Tag nicht hinausgehen, in Gegenden und Jahreszeiten mit milderer Sonnenwirkung kann sie unter genauer Kontrolle des Einzelfalles entsprechend länger ausgedehnt werden. Jeder Sonnentherapeut sollte aber möglichst genau über das ihm zur Verfügung stehende, örtlich sehr verschiedene, „*Strahlungsklima*" (s. o.) orientiert sein!

Eine *Verstärkung der Sonnenwirkung* wird im Winter erzielt durch den Reflex großer *Schneeflächen*; im Sommer können dazu, wenn nötig, ausgenutzt werden die *Wasserspiegel* von Seen oder künstlich angelegten großen Wasserbecken, wo die Kranken auf Flößen oder eingebauten Holzrosten der Sonnenstrahlung ausgesetzt werden. Im Hochgebirge spielen unter Umständen auch im Sommer große Schnee- und Gletscherfelder, an der See die Reflexion des Meeresspiegels eine gleiche Rolle. Eine *künstliche Sensibilisierung* des Organismus ist mit Eosin versucht worden, ohne greifbare Ergebnisse zu zeitigen[1]. Zufalls-

---

[1] Die letzten Untersuchungen von LÖWENSTÄDT und OKASAKI: „Über die Einwirkung der Eosinbehandlung in zerstreutem Tageslicht auf die Bindegewebsbildung bei Meerschweinchentuberkulose" (Klin. Wschr. **1930**, 303—306) eröffnen wieder günstigere Aussichten.

schäden durch ungewollte Erhöhung der Strahlenwirkung sind nach vorangegangenen Trypaflavininjektionen beobachtet.

JOHANSSON bringt einen interessanten statistischen Vergleich: so starben vor 1927 (dem Beginn der Sonnenbehandlung) von 269 an Tuberkulose der Knochen und Gelenke erkrankten Kindern 69 = 27%, nach 1927 und Einführung der Heliotherapie nur noch 10%. Ausführlichere Statistiken über die Ergebnisse der Sonnenbehandlung bei den einzelnen Lokalisationen brachten KISCH [1] — Behandlung in der Ebene — hier fehlen aber noch genauere Angaben über die Dauer der erzielten Heilerfolge! und ROLLIER [2] — Behandlung im Hochgebirge. PAYR mahnt zur vorsichtigen Kritik. Trotz aller Anerkennung der Heliotherapie sei ein nicht unerheblicher Teil ihrer manchmal überraschenden Erfolge durch Fehldiagnosen bedingt. Bei völlig sichergestellten Tuberkulosen sei die Zahl der *voll beweglich* ausheilenden Gelenke recht bescheiden. Wir können dem nach unseren Erfahrungen nur beistimmen.

Abschließend kann gesagt werden: Der Sonnen-Freiluft-Behandlung kommt heute neben der orthopädischen Behandlung die erste Stelle zu. Berücksichtigung müssen dabei etwa notwendige operative Eingriffe finden, deren Ausmaß abhängig ist von sozialen Bedingungen, von Sitz und Form der Erkrankung und vom Alter ihres Trägers.

Die Anwendung künstlicher Lichtquellen kann als Reizbehandlung nur als ein *engbegrenzter Ersatz* für die Sonnenbehandlung in Frage kommen, da der ganze weitere Komplex klimatischer Einflüsse, der erst den wahren Effekt der Sonnenkur ausmacht, fehlt. Die Ansichten über Wahl der Strahlenart, Lichtquelle wie beobachtete Wirkungen gehen daher zum Teil erheblich auseinander. In vielen Fragen stehen wir noch mitten in theoretischen Forschungen und vor vielen Unklarheiten. So wird man die Entscheidung vorerst noch der klinischen Beobachtung überlassen müssen. Auch den künstlichen Lichtquellen kommt eine spezifische Wirkung nicht zu; wir bedienen uns ihrer als allgemeinen Reizmittels, wenn vorzuziehende klimatische Faktoren in geeigneter Weise nicht zur Verfügung stehen oder uns zu einer allzugroßen „Reizpause" in ungünstiger Jahreszeit zwingen.

Die Wirkung auf den Organismus ist in den wesentlichen Punkten eine ähnliche, nur wesentlich schwächere, wie die der entsprechenden Sonnenstrahlung. Bedingung ist dabei, daß ein Teil der benutzten Strahlen dem Strahlenbezirk der „Dornostrahlung" (U.V.-Strahlung) angehören. Ausführliche Untersuchungsergebnisse verschiedener Lampen siehe bei PEEMÖLLER und DANNMEYER [3]. Die praktische Erfahrung lehrt, daß die Wirkung der künstlichen Strahlenquellen dort noch am besten ist, wo die Kombination eines U.V.-Strahlers mit einem Wärmestrahler benutzt wird. Dem einseitigen Ultraviolettlicht der Quecksilberdampfquarzlampe (sog. „künstliche Höhensonne") wird in den nördlichen Ländern (Schweden, Norwegen, England u. a.) im Gegensatz zu Rußland, wo die Quarzlampe die dominierende Rolle zu spielen scheint, das Licht der *Kohlenbogenlampe* vorgezogen, das in seiner mehr kontinuierlichen spektralen Zusammensetzung dem Sonnenlicht näher kommt. Natürlich müssen die Lampen ohne Glas oder mit dem neuen ultraviolettdurchlässigen Glas

---

[1] KISCH: Extrapulmon. Tbk. 1, H. 1 (1925); ferner Festschrift HOHENLYCHEN 1927.
[2] ROLLIER: Die Heliotherapie der Tuberkulose, 2. Aufl. Berlin: Julius Springer 1924.
[3] PEEMÖLLER u. DANNMEYER: Med. Klin. **1923**, Nr 29.

benutzt werden. Von Reyn, Finsen, Ernst, Schanz, Jakobi u. a. wird die Wirkung des Kohlenbogenlichtes von hoher Ampèrezahl sehr gelobt. Durch Anbringung von Reflektoren (Elsner) kann die Wirkung gesteigert werden, ebensolches geschah durch Zusatz verschiedener Metallsalze zur Kohle (z. B. die EFKA-Heliollampe). Unbedingt zu verurteilen ist der — man kann schon sagen — grobe Unfug, der mit der künstlichen Höhensonne getrieben wird. Die reichlich ausgedehnte Reklame der herstellenden Firma ist daran nicht ganz schuldlos. — Doch ist die „künstliche Höhensonne" bei richtiger Kritik ein brauchbares Adjuvans unserer Therapie als Reizmittel. Neuerdings haben die Osramwerke eine Ultravitlampe herausgebracht, deren U.V.-durchlässiges Glas eine längere *milde* U.V.-Strahlung zu benutzen gestattet[1]. Kisch benutzt — im Gegensatz zur Dornostrahlung — einen von den Zeißwerken konstruierten Bestrahlungsapparat, der vorwiegend infrarote Wärmestrahlen aussendet und „dieselbe Wärmeenergie erzeugt wie die natürliche Sonne, d. h. 68—70° C Bestrahlungstemperatur". Die Wirkung der Lampe wird vom lichttheoretischen Gesichtspunkt (Peemöller und Dannmeyer) angezweifelt und der Effekt zum Teil auf die damit kombinierte Stauungs- und Jodbehandlung zurückgeführt.

Die Zahl der Lichtforscher, die den Strahlen der Wellenlänge unter 320 $\mu\mu$ eine maßgebliche Wirkung zuspricht, ist wohl die überwiegende. Diese wenig eindringungsfähigen Strahlen üben ihren Einfluß nicht nur durch die mehr oder weniger große oberflächliche Absorption aus, als vielmehr durch die besondere Eigenschaft der Reizempfindlichkeit epidermaler Gebilde. Dieser Gewebsschicht kommt eine erhebliche Bedeutung für Stoffwechsel- und Immunitätsvorgänge zu, des weiteren spielt eine Rolle ihr inniger Zusammenhang mit den vegetativen Nervenendigungen der Haut. So wird einerseits die Umstimmung des Gesamtorganismus, andererseits die Entstehung von mehr oder weniger starken Herdreaktionen erklärlich. Nach Laqueur entsprechen die Veränderungen im Leukocytenbilde (Zunahme der Gesamtzahl, relative Zunahme der Lymphocyten auf Kosten der Polynucleären) graduell dem Gehalte der zur Verwendung kommenden Lichtquelle an ultravioletten Strahlen. F. König beschrieb einen röntgenologisch nachweisbaren günstigen Einfluß auf die Knochenregeneration.

Für *Technik der Bestrahlung* gilt ebenfalls *allmähliche Gewöhnung*. Es kommt fast nur die *Allgemeinbestrahlung* in Frage. Besonders bei der Benutzung der Quarzlampe (künstliche Höhensonne) ist wegen ihrer starken Reizwirkung Vorsicht geboten. Verbrennungen erheblichen Grades können entstehen; über die sonstigen Erscheinungen der Überdosierung gilt das gleiche wie bei der Heliotherapie Gesagte. Bei *Lungenbefunden* ist *Vorsicht* geboten, schwere Herdreaktionen sind beobachtet! *Blonde Typen* reagieren schneller und stärker mit Erythemen wie die dunkelhaarigen; besonders gilt dies auch bei exsudativen *Kleinkindern*, die außerdem zu ziemlich lästigen „Quarzlampenkatarrhen" der Nase und der Bronchien neigen (v. Pfaundler). Bei der Bestrahlung soll auf möglichste Zuführung von Frischluft geachtet werden. Picard spricht allerdings der ionisierten Luft eine besondere Wirkung zu und hat zu diesem Zweck und dem der Intensivbestrahlung eine besondere Bestrahlungskammer konstruiert. Weitere Erfahrungen sind darüber unseres Wissens nicht berichtet. Die *Dosierung* der Allgemeinbestrahlung mit der Quecksilberdampfquarzlichtlampe („künstliche Höhensonne") ist folgende: Beginn in 1 m Lampenabstand mit 5 Minuten Bestrahlung von Vorder- und Rückseite. Steigerung der Minutenzahl (3—5 Minuten) von Tag zu Tag bis 30 Minuten; dann eventuell Verkürzung der Lampendistanz bis auf 50—40 cm. Die *erste* Bestrahlung — am besten

---

[1] Vulpius führt ihren Effekt auf Wärmewirkung zurück (Fortschr. Ther. 1930, Nr 3).

nur eine Seite — gilt als „Probebestrahlung" und ist besonders genau in ihrer
Reaktion zu beachten. Eine Bestrahlungsserie umfaßt im allgemeinen 25 bis
30 Bestrahlungen. Der Ausdehnung bis auf 4 Stunden täglicher Bestrahlungs-
dauer (F. König) können wir uns nicht anschließen. Bei Behandlung mehrerer
Patienten zu gleicher Zeit ist auf gleichmäßigen Abstand der oder besser dann
mehrerer Lichtquellen zu achten, da die wirksame Dosis im Quadrat der Ent-
fernungen abnimmt. Zu beachten ist das Alter der Brenner, besonders bei
gleichzeitiger Benutzung mehrerer Lampen. Auch die künstliche Strahlen-
behandlung bedarf der nötigen Reiz*pausen*, die unter Umständen auch auf
mehr als einen Tag, nach Abschluß der Serie, auf 1—3 Wochen zu bemessen ist.
Wir erleben sonst die „*Ermüdungserscheinungen*", wie sie bereits geschildert
wurden. Der Vorschlag Thederings hat daher etwas für sich, die Gewöhnung
des Körpers an die Strahlen zu verhindern und immer neue Reize zu setzen
durch Verabfolgung einer „Ultraviolettdusche". Dies geschieht durch Kurz-
bestrahlungen (1—2 Minuten in 1 m Lampenabstand) des ganzen Körpers und
wird immer erst dann wiederholt, wenn die Reaktion des vorhergegangenen Bestrahlung abgeklungen ist. Liebermeister empfiehlt eine besonders kräftige
„örtlich beschränkte Reizbestrahlung" im Sinne einer Fernwirkung von dem
stark gereizten Hautbezirk. Über künstliche Sensibilisierung vgl. S. 95. Wegen
der Gefahr schwerer Conjunctivitiden ist guter Augenschutz durch farbige
und dicht anschließende Brille unbedingt nötig. Da die Wirkung der künstlichen Strahlentherapie eine relativ begrenzte ist, muß im Einzelfall erwogen
werden, ob der Transport zur Lichtquelle die nicht immer zu vermeidende
Unterbrechung der Ruhigstellung des erkrankten Gelenkes lohnt; bei jedem
Zweifel sollte lieber darauf verzichtet werden. Wir haben zur Vermeidung des
Transportes die Quarzlampen im Krankenraum an der Decke zum Herablassen
angebracht. Daß man sich nicht *nur* auf die Wirkung künstlicher Lichtquellen
verläßt, geht aus dem Gesagten zur Genüge hervor. Auf keinen Fall darf kostbare Zeit für andere therapeutische Maßnahmen dadurch verloren gehen! Auch
in der ambulanten Behandlung sollte man sich klar darüber Rechenschaft
geben, ob das oft in die Hunderte von Mark gehende Geld für „Bestrahlungen"
nicht besser anderweit angewandt würde. Zur wünschenswerten exakten Messung
der Strahlendosis sind eine Reihe von Meßmethoden angegeben, wie das Aktini-
meter von Fürstenau, das Erythem-Dosimeter *Hanau* u. a. m.

3. Die Röntgentherapie.

Nutzeffekt und Schädigungsmöglichkeit sind streng gegeneinander ab-
zuwägen.

Angezeigt erscheint die Röntgenbestrahlung in erster Linie dort, wo langdauernde Heliotherapie aus wirtschaftlichen oder klimatischen Gründen nicht
durchführbar oder ein *besonderer, örtlicher* Reiz auf den Krankheits*herd* erwünscht
ist. —

Die Indikation zu operativer Therapie wird dadurch nicht berührt. Im
übrigen müssen die Faktoren der *allgemeinen*, wie *orthopädischen Behandlung*
gleichzeitig möglichst voll zu ihrem Recht kommen!

Wirkung. Durch kleine „Reizdosen" sollte durch Funktionssteigerung der epitheloiden
Zellen im Granulationsgewebe eine Beschleunigung der Bindegewebsneubildung statthaben.
Daran sind in letzter Zeit Zweifel entstanden (Holzknecht, Pordes). Neuerdings wird

vielmehr kein direkter Reiz zur Bindegewebsbildung mehr, sondern der Ausfall von die Vernarbung hindernden Elementen angenommen. Endgültig fallen gelassen sind die Ansichten und Versuche einer direkten Schädigung des Tuberkelbacillus, wie die einer Heilwirkung durch Zerstörung tuberkulösen Gewebes, damit auch, als viel zu hoch bemessen, der frühere Begriff der „Tuberkulosedosis".

Die Wirkung der Röntgenstrahlen ist weitgehend abhängig von dem so verschiedenen pathologisch-anatomischen Charakter der Erkrankung.

Charakteristisch ist bei richtiger Dosierung das baldige Nachlassen der Schmerzen und der Schwellung; das Fistelsekret wird dünner, die Fisteln selbst schließen sich, Defekte im Knochen füllen sich aus, periostale Abhebungen legen sich an, bei größeren Zerstörungen kommt es zur Ankylose, sonst zur allmählichen Wiederherstellung der Funktion, das Allgemeinbefinden hebt sich.

Am raschesten reagiert der tuberkulöse Hydrops, hartnäckiger sind die Formen mit Fibrinausscheidungen. Der Fungus spricht im allgemeinen weniger gut an. Die granulierende Form geht in eine mehr schrumpfende über. Hier ist der orthopädischen Betreuung besondere Sorgfalt wegen der Contracturen zu widmen. Eitrige Einschmelzung läßt sich bei sehr *niedrigen* Dosen und harter Strahlung vermeiden.

Röntgentherapie kürzt öfter die Behandlungsdauer ab und ist bei geeigneten sonstigen Maßnahmen orthopädischer Natur auch ambulant durchführbar. Der Verlauf ist naturgemäß auch abhängig von etwa vorhandenen tuberkulösen *Lungen*veränderungen.

Die beste Wirkung wird *regelmäßig* nur bei den *kleinen* Knochen und Gelenken erzielt, gleichgültig, ob es sich um noch frischere oder torpide chronische Formen, ob mit oder ohne Fistel und Mischinfektion handelt (Brustbein, Rippen, Schlüsselbein, Jochbein, Ellenbogen, Finger, Mittelhand, Mittelfuß).

Vorsichtiger ist Hand- und Fußwurzel zu beurteilen, vor allem aber die großen Gelenke Schulter, Hüfte und Ileosacralgelenk, Knie und auch die Wirbelsäule.

Knochenfisteln verhalten sich refraktärer wie Drüsenfisteln. Sequester, die sich nicht spontan ausstoßen, sollen, wenn möglich, entfernt werden. Mischinfektion beeinträchtigt bei genügender Reaktionsfähigkeit die gute Röntgenwirkung nicht, doch entstehen öfter Corticalsequester, die meist beseitigt werden müssen (ISELIN).

Kontraindiziert ist die Röntgentherapie (Reiztherapie!) bei ganz akut entzündlichen Formen, bei schwer zerstörten Gelenken, bei *schweren* Mischinfektionen *größerer* Gelenke und bei ausgesprochen *käsigen* Formen. Besondere Vorsicht ist geboten bei den *extra*artikulären ossalen Granulations- und Käseherden der Coxitis. Progrediente diffuse Knochentuberkulose (ISELIN) und die Ostitis tuberculosa multiplex cystica eignen sich ebenfalls nicht.

Bestrahlung bei Anwesenheit von Eiter in einem abgeschlossenen Raum (Absceß) erheischt Zurückhaltung. Vorher Punktion!

Technik und Dosierung: Niedrige Dosen, harte Strahlen, große Pausen!

Die Höhe der Dosen beträgt 5 bis höchstens 30% der H.E.D. am Herd. Nach neuesten Untersuchungen (PALUGYAY) ist bei Aktivität des Herdes eine Herddosis mit harter Strahlung von maximal 5% der H.E.D. zur Erzielung eines Heileffekts ausreichend. Bei Unwirksamkeit versprechen höhere Dosen keinen Erfolg, wohl aber können dann unerwünschte Einschmelzungen eintreten. STETTNER macht die Höhe der Dosis von dem Grade der festgestellten *Allergie* abhängig; je höher letztere, desto kleiner die gewählte Dosis ($^1/_{15}$—$^1/_5$ H.D.E. am Herd). KURTZAHN hält es für richtig, bei *refraktären Fällen* die Dosis eher zu mindern als zu erhöhen. Eine *einheitliche* Dosierung gibt es für Tuberkulose nicht. Aber je ernster und aktiver der Tuberkuloseherd, desto vorsichtiger muß dosiert werden, desto kleiner die nützliche Dosis (HOLZKNECHT).

Als *Filter* bewährte sich 3 mm Aluminium. Schwermetallfilterung ist nur in Ausnahmefällen nötig, wo eine *besondere* Schonung der Haut erwünscht ist. Wir benutzen dann 0,5 Zink oder 0,5 mm Kupfer.

Auf die umständlichen Umbaumethoden kann meist verzichtet werden, da in der Mehrzahl der Fälle von 2 Feldern aus eine genügende homogene Durchstrahlung erreicht wird.

Sitz und Tiefe des Herdes sind zu bestimmen und mittels der VOLZschen Tabellen von einem oder mehreren Feldern aus die gewünschte Dosis an den Herd zu bringen. An sich recht wünschenswerte Methoden zur Bestrahlung *durch* den Gipsverband (WYNEN) sind praktisch noch nicht spruchreif (V. SPINDLER). Die Pause zwischen den einzelnen Röntgenapplikationen ist möglichst groß und steigend zu wählen, zunächst mindestens 3—4 Wochen, dann 6, dann 8—9 Wochen. *Kleine* Dosen in *großen* Pausen ergeben besseren Effekt und sind gefahrlos. Die optimale Minimalmenge ist immer niedriger als man früher dachte (HOLZKNECHT). Stets ist die *Gesamtdosis* im Auge zu behalten!

Wesentlich ist, um eine *Summation* der *Strahlenwirkung* zu vermeiden, vorher festzustellen, ob *Röntgendurchleuchtungen* oder *Aufnahmen* vorangegangen sind! Bei richtiger Testierung der Röhre scheiden Dosierungsfehler durch die „Vorbestrahlung" (bei gasfreien Röhren) aus.

Meßmethoden. Die Prüfung mit der kolorimetrischen Methode unter Zuhilfenahme der Sabouraudtablette ist praktisch brauchbar, doch muß in häufigeren, regelmäßigen Abständen die Röhrenleistung mit dem exakteren Ionisationsverfahren kontrolliert werden. Uns hat sich dazu sowohl das KÜSTNERsche Aichstandgerät, wie das WULFFsche Ionometer bewährt, die seit Einführung der Standardelemente große Zuverlässigkeit aufweisen.

Bei *kombinierter Behandlung* mit Sonnen- und Quarzlichtbestrahlung darf die Haut nicht doppelt belastet werden. Die Bestrahlung der mit Röntgenlicht zu bestrahlenden oder bestrahlten Hautstellen soll vermieden werden. Die betreffende Hautstelle ist vorher bzw. nachher abzudecken. *Keinesfalls darf man auf ein Lichterythem eine Röntgendosis geben!* Nur ROLLIER ist anderer Ansicht, sofern die Haut durch die Heliotherapie bereits genügend pigmentiert ist. Den Vorschlag einiger Autoren, vor der Bestrahlung Jod zu verabfolgen, lehnen wir ab, ebenso eine durch Calotinjektion im Gange befindliche Erweichung durch Röntgenlicht zu beschleunigen. Bei Kombination mit Tuberkulintherapie ist an die Summation der Reize zu denken.

Die Forderung ISELINS, sogar die *leichteste*, wenn auch nur vorübergehende *Schädigung der Haut*, das Erythem, zu *vermeiden*, muß immer wieder nachdrücklich unterstrichen werden; die Wiederholung der gleichen, leichten Schädigung zieht notwendig stärkere Folgen nach sich (GROEDEL und LOSSEN). Die einmal belichtete Hautstelle verliert ihre „Jungfräulichkeit".

Medikamente (Jod, Arsen, Quecksilber, Salvarsan), ferner Heftpflasterverbände, Jodanstriche, Einreibungen mit Ung. ciner., Schmierseife *erhöhen die Sensibilität* der Haut und müssen einige Tage *vor* der Bestrahlung fortbleiben, Reste auf der Haut sind zu entfernen, *keine Jodoformglycerin usw. -injektionen* vor der Bestrahlung!

Der Kranke ist anzuweisen, die röntgenbestrahlte Stelle sorgfältig zu pflegen, vor chronischen Reizen und Druck zu schützen, bei Trockenheit einzufetten.

Die Ansichten über *Schädigungen der Epiphysenlinien* gehen auseinander. Meist stammen sie aus der Zeit der „hohen Dosen"[1]. Im allgemeinen werden sie jenseits des 3. Lebensjahres gering eingeschätzt bei Verwendung *niedriger* Dosen! Wir haben bei entsprechender Vorsicht an unserem Kindermaterial bisher solche bei Beobachtung bis zu 10 Jahren nicht erlebt.

Gegenüber Gefäßschädigungen ist der Knochen viel empfindlicher als das übrige Gewebe (WYNEN).

Nach GRASSMANN und KURTZAHN stellt das Handgelenk, besonders die Dorsalseite, einen Prädilektionssitz für die Entstehung schwerer Schädigungen dar. Bei Bestrahlungen am Thorax empfiehlt RICHARZ Abdeckung von Warzenhof und Brustwarze, um eine Wachstumshemmung der noch unentwickelten kindlichen Mamma zu verhüten.

Andere Spätschäden, wie Hautatrophie, chronisches induratives Ödem, Teleangiektasien, Röntgenulcus- und carcinom können noch nach Jahren, ja nach einem Jahrzehnt auftreten. Neben Überdosierungen (Gesamtdosis!) sind oft Kombinationsschäden die eigentliche Ursache. Die Frage der Entwicklung von Knochensarkomen ist noch nicht geklärt. DENKS u. a. beschrieben solche Fälle, HOLZKNECHT lehnte jüngst Zusammenhang zwischen Röntgenwirkung und Sarkomentstehung ab. (Weiteres siehe die Lehrbücher der Röntgenologie.) Die chronische Röntgenschädigung des Knochens schildert W. SCHMIDT als „wabige, grobkammerige Knochenatrophie"[2].

Auch an die sekundäre Schädigung *innerer* Organe ist zu denken. Besonders hingewiesen sei auf Herdreaktionen selbst ruhender Lungen- und Drüsenherde, wie sie möglich und von uns bei Bestrahlungen tuberkulöser Rippen- und Brustbeinherde sogar bei niedrigen Dosen beobachtet sind.

Nicht immer sind direkte Fehler Ursache von Schäden; STRAUSS wies auf die verschiedene Empfindlichkeit der Haut hin. Die Angaben über die Schwankungsbreite der Hautempfindlichkeit gehen zwischen 10 und $300^0/_0$ auseinander. Bei Verdacht auf Überempfindlichkeit gegebenenfalls Probebestrahlung!

Erhöhung der Hautempfindlichkeit finden wir bei Tuberkulösen an sich und besonders (vgl. Heliotherapie!) bei *blonden* Menschen, extrem stark bei Albinos. Körpergegenden, wie z. B. Hals, Körperfalten, sind sensibler, wie z. B. die Rückenhaut. *Nach* RAHM *ist die Strahlensensibilität über tuberkulösen Knochen-Gelenkherden um $100^0/_0$ gesteigert!* Als besonders empfindlich gilt auch die Haut (s. o.) in der Nähe von Fisteln und alten Punktionsstellen. Der anatomische Bau des Kniegelenks bedingt eine gewisse rein physikalische Prädisposition zu erhöhter Strahlungsauswirkung! (Streustrahlung! GROEDEL und LOSSEN).

Die Toleranzdosis des Kindes ist mit etwa $60^0/_0$ der H.E.D. des Erwachsenen anzunehmen. Das Verhältnis zwischen bestrahltem Gewebe und Gesamtorganismus ist ein größeres, d. h. ein günstigeres, als beim Erwachsenen, daher Beschränkung des Einfallfeldes.

Über die Röntgentherapie müssen in genauer Form *Aufzeichnungen* erfolgen; sie sind in Kopie dem Kranken bei der Entlassung aus der Behandlung mit-

---

[1] Vgl. unter anderem W. SCHMIDT: Bruns' Beitr. **145** (1929).
[2] Siehe Bruns' Beitr. **147**.

zugeben, sowie den Krankenakten beizufügen, damit jederzeit genügende Orientierung vor erneuten Bestrahlungen möglich ist.

Über die *Ergebnisse der Röntgentherapie* liegen eine Reihe großer Statistiken vor (ISELIN, KOHLER, SIEDAMGROTZKY, HUECK u. a.). Vorwiegend im günstigen Sinne, einem Urteil, dem wir uns an Hand eigener Erfahrung besonders für das Kindesalter, das im allgemeinen besser reagiert, als der Erwachsene (ausgenommen oft vorzüglich ansprechende *alte* Leute) anschließen können. Bei richtiger Indikationsstellung und Behandlung in Kombination mit orthopädischen Maßnahmen werden etwa 60—70% Erfolge mit mehr oder weniger erhaltener Gelenkfunktion angegeben; so im einzelnen bei Spina ventosa gut, bei Rippentuberkulose ebenfalls (BITTORF), bei Wirbeltuberkulose befriedigend (WILMS, HOLFELDER. schnellere Ankylosierung bei „kleinen Dosen", LEXER. Bei Handgelenkstuberkulose sind gute Erfolge berichtet von ISELIN (60% Heilung), STROHMAYER, JÜNGLING (Tübinger Klinik), weniger gute Ergebnisse: FRÜND, DIETRICH, KRECKE. Ellenbogentuberkulose gut geeignet (JÜNGLING, ISELIN 72% Heilung), Schultergelenk weniger günstig, Hüftgelenkbestrahlung wird von ISELIN abgelehnt. Erfolge von STROHMAYER bei Kindern gut, von HOLFELDER befriedigend. Kniegelenk: bei Kindern immer zunächst der Versuch der Bestrahlung, sonst im allgemeinen wenig befriedigend. Fußgelenk: ISELIN 64% Heilungen, Ergebnisse der Tübinger Klinik (JÜNGLING) so günstig, daß wegen Tuberkulose kaum eine Resektion mehr in Frage kommt.

4. Proteinkörpertherapie.

Eigene Versuche mit Proteinkörpern verschiedener Art und Form ergaben keine überzeugende Heilwirkung. BIER und KISCH haben zur Behandlung, insonderheit zur Hebung des Allgemeinzustandes bei heruntergekommenen Individuen mit schweren Knochenprozessen *intravenöse Tierblutinjektionen* in Form des „Hämoprotins" vorgeschlagen und berichteten über recht gute Resultate. WIESE hat an 13 Gelenktuberkulosen die Injektionen durchgeführt und 2 Jahre nachbeobachtet; er sah keinen nennenswerten Effekt, insonderheit keinen, der das Risiko der öfter auftretenden schweren Allgemeinreaktionen rechtfertigte. Für schlecht reagierende Fälle empfehlen ELSNER und OEDER statt dessen die intramuskuläre Injektion von Pferdeserum. CZERNY benutzte bei kachektischen tuberkulösen Kindern Einspritzungen von Pferdeserum, später von Rinderserum, das von Tieren stammte, die mit abgeschwächten Tuberkelbacillen vorbehandelt waren. Wir (WIESE) benutzten nur Pferdeserum, nach CZERNYs Angaben in täglichen Injektionen (¹/₂ ccm, später 1 ccm, maximal 2 ccm bis zu 100 Injektionen) und sahen bezüglich der Hebung des Allgemeinzustandes in einigen Fällen anscheinend Günstiges. HAVRÁNEK spricht sich über die Wirkung von *Eigenblutinjektionen* lobend aus; wir selbst sahen bei hartnäckigen sekundären Anämien des öfteren durch den Reiz den Beginn eines besseren Hämoglobinaufbaues (Dosierung bei Erwachsenen 10—12, bei Kindern 2—5 ccm jeden fünften Tag). Eigenserum, wie intravenöse Injektion alten defibrinierten Eigenbluts haben sich nicht bewährt. Die von MAKAI angegebene *Autopyotherapie* mit Absceßeiter ist wegen der Gefahr neuer Absceßbildung usw. durch Injektion im Eiter enthaltenen hochvirulenten Tuberkelbacillusvirus abzulehnen (HAVRÁNEK). WIESE sah mehrfach bei torpidem Verlauf durch komplikationslose Anginen oder Erysipel mit kurzem, hohem Fieber den Krankheitsprozeß wider Erwarten günstig beeinflußt (Heilfieber, A. BIER! ?).

Neuerdings wird die *Verabfolgung von Milz bzw. Milzextrakten* empfohlen. FLIEGEL will bei Verfütterung von Kalbsmilz in möglichst roher Form auffallend gute Wirkung bei Coxitiden, Kniefungen, Spondylitis und ähnlichem gesehen haben, ebenso Ropschitz[1]. Wiese benutzte außerdem das leichter zu verabfolgende Milzpräparat „Splenotrat" (Nordmarkwerke); die bisherigen Beobachtungen sind aber noch keineswegs eindeutig.

5. Unspezifische Reizkörpertherapie und Chemotherapie.

Für die *unspezifische Reizkörpertherapie* fanden ferner Verwendung das Yatren und seine Kombination im Yatren-Kasein, das Karyon und von Lipoiden in erster Linie das Lipatren und das Helpin. Rüscher und Vulpius haben den Gebrauch des Yatrens in 4%igen intramuskulären Injektionen auch zur *allgemeinen* Reiztherapie empfohlen. Grueter und Storchi wollen von der parenteralen Reizbehandlung der Knochentuberkulose mit Yatren-Kasein Gutes gesehen haben. Kuthy empfiehlt als allgemeines Reizmittel und zur Anregung der Bindegewebsbildung das Karyon (Nußblätterextrakt), das von ungarischen Autoren günstig beurteilt wird, aber noch weiterer Nachprüfung bedarf; Manuelli und Rosner in gleichem Sinne die Angiolymphe. In den letzten Jahren ist in den Vordergrund die Verwendung der *Lipoide* gerückt; vornehmlich verwandt zur unabgestimmten Lipoidtherapie wurde das Lipatren. Über günstige Wirkung berichten Klare, Ruescher u. a. Die Anwendung erfolgt durch intramuskuläre Injektion in kleinsten Dosen! Wir selbst haben vom Lipatren nichts Überzeugendes gesehen. Als weiteres Lipoidpräparat findet auch das *Helpin* Anwendung; in manchen Fällen sahen wir besseren Gewichtsanstieg und bei hartnäckigen Fisteln manchmal früheren (?) Schluß, so daß ein Versuch in refraktären Fällen berechtigt erscheint.

In der *Chemotherapie* hat neben dem Kupfer vor allem das Gold eine Rolle gespielt. Über Versuche bei der Tuberkulose der Knochen und Gelenke liegen nur wenige Veröffentlichungen vor. Die Ansichten sind geteilt; günstiges wollen Levy, Rollier, Siedamgrotzky und Falk gesehen haben, noch zuversichtlicher spricht sich Achelis aus. Das mitgeteilte Material ist aber zu klein, die Beobachtungsdauer zu kurz, die Erfolge nicht deutlich genug, um überzeugend zu wirken. Von den oben genannten Autoren wurde Triphal, bzw. Krysolgan benutzt. Trautmann lehnt das Krysolgan für die Behandlung bei Kindern, da kein sicherer Effekt, ab, Cokkalis desgleichen das Sanocrysin, von dem er sogar Verschlechterungen sah. Unsere eigenen Beobachtungen mit den verschiedenen Präparaten Aurophos, Triphal, Krysolgan, Solganal waren so wenig ermutigend, daß wir von weiterer therapeutischer Verwendung bei der Knochen-Gelenktuberkulose absahen; über das neue „Lopion" sind Erfahrungen noch nicht mitgeteilt.

6. Spezifische Therapie.

Von der *spezifischen Therapie* in Form der Tuberkulinbehandlung ist es immer ruhiger geworden, sie hat sich endgültig nicht durchsetzen können; jedenfalls sind wir in den Bestrebungen einer *spezifischen* Behandlung der Knochen-Gelenktuberkulose über das Versuchsstadium immer noch nicht hinausgekommen. Tuberkulintherapie ist Reiztherapie und nur bei genauer Kenntnis des Einzelfalles, unter genauer Kontrolle und mit größter Vorsicht

---

[1] Med. Klin. **1930**, Nr 5 (Rohmilzpreßsaft in Oblaten, 2 g in einer Oblate, 3 × tägl. 5 Stück).

(Lungenbefund!) zu verwerten. Von der Behandlung mit „kleinsten Dosen" haben wir nichts Überzeugendes gesehen. In manchen torpiden Fällen, die schlecht auf die bis dahin durchgeführte Therapie ansprachen, kann man auch mit Tuberkulin dem Organismus einmal einen neuen Reizstoß geben. Als *alleiniges* Behandlungsmittel kommt die Tuberkulintherapie *keinesfalls* in Frage. Der subcutanen Tuberkulininjektionsbehandlung wird, bei einer überwiegenden Zahl von Ablehnungen, ein günstiger Effekt zugesprochen von WILMS bei fungösen Formen; VULPIUS und OEHLECKER erklären das Tuberkulin für wirksam, nach letzterem dürfen aber keine Herdreaktionen eintreten; dafür sind ferner DUBAY, DRÜGG, CLARK, DUSCHAK u. a. Ausführliche Berichte über die früheren Erfahrungen der verschiedenen Autoren mit der spezifischen Therapie siehe bei BANDELIER-ROEPKE. ROSENBACH sah gute Wirkungen des von ihm angegebenen Tuberkulins, von dem GRAF nur in einzelnen hartnäckigen Fällen günstiges, des öfteren aber auch Schäden sah. Entsprechend dem Vorgehen LENZMANNs mit *intrafokalen* Alt-Tuberkulininjektionen versuchte WOLFSOHN die *Umspritzung des Krankheitsherdes* mit Tuberkulin-ROSENBACH: die Erfolge sind aber nicht sehr ermutigend, wenn auch einzelne Vernarbungen beobachtet wurden. Die von BESSAU theoretisch begründete *intravenöse* Anwendungsmethode des Tuberkulins hat unseres Wissens keine weitere Anwendung bei Knochen-Gelenktuberkulose gefunden. Die Tuberkulintherapie *per os*, Versuche mit verschiedenen Präparaten, wie M.Tb.R. (KLOTZ u. a.), Edovaccin und Tebephagin (FORNET) haben wohl Reaktionen erkennen lassen, weiter ist es aber mit der Anwendung auch dieser Methode nicht gekommen. Von der *ambulanten* Anwendung der Tuberkulinbehandlung möchten wir prinzipiell abraten. — Das von PETRUSCHKY immer wieder empfohlene „Linimentum Tuberculini compositum" ist in seiner Wirkungsweise wohl im allgemeinen zu indifferent (ULRICI-KREMER), um damit nennenswertes erreichen zu können. Eine stärkere Wirkung (Bildung von „Hauttuberkuliden") kommt dem „Ektebin" zu (MORO); ähnlich wirkt das „Dermotubin" von LÖWENSTEIN. Die cutane Methode der *Impfung nach* PONNDORF wird als zu „massiv" abgelehnt. Den cutanen Methoden haftet der große Nachteil der ungenauen Dosierung an; ihre *kritiklose* Anwendung ist dringend zu widerraten. Da wir bei Haut- und fistelnden Drüsentuberkulosen aber objektiv mit dem Auge bei in ihrer Reaktion „trägen" Fällen des öfteren einen recht günstigen Einfluß durch den gesetzten Reiz sahen, haben wir hie und da bei komplikationslosen ähnlich „trägen" Knochen-Gelenktuberkulosen auch einmal mit Ektebin-Reize gesetzt, die einen befriedigenden Erfolg zeitigten. Die „isotopische" Tuberkulinanwendung STOELZNERs bietet keine besonderen Vorteile. Von neueren Präparaten wäre das spezifische Reaktionen auslösende Ertuban (C. SCHILLING) sowie das Tebeprotin (TOENNISSEN) noch zu nennen; DRÜGG hat jüngst Beobachtungen mitgeteilt, wonach er sich einen günstigen Effekt von einer Behandlung mit Tubar-STRUBELL verspricht. Die Zahl seiner Beobachtungen ist aber noch zu klein, um Endgültiges sagen zu können. Aber auch diese letztgenannten Präparate haben sich bisher keinen nennenswerten Anwendungskreis erobern können, ebenso nicht die *Partial-Antigene* von DEYCKE-MUCH; zustimmende und ablehnende Äußerungen halten sich hier ungefähr die Wage. Der Versuch STOELZNERs mit „Tebelon" durch Schädigung der Wachshülle des Tuberkelbacillus einen therapeutischen Effekt zu erzielen, muß wohl als gescheitert betrachtet werden.

Auch das „Tebecin“ hat keine nennenswerte Anwendung gefunden. — Von den UHLENHUTHSchen *Tuberkuloseserum* (nach FERNBACH Tuberkulinkomponente) haben wir (WIESE) bei Kindern keinen überzeugenden Einfluß gesehen. Die Anwendung des MARMOREK-Serums ist ganz aufgegeben.

Viel von sich reden gemacht hat das „FRIEDMANN-*Mittel*“; nach anfänglich scharfem Streit ist es nach Prüfung durch kritische Tuberkulosekenner und dem Bericht der FRIEDMANN-Kommission“„ wenigstens in der Humanmedizin recht still davon geworden. Der Gedanke, einen weniger virulenten Tuberkelbacillenstamm, in diesem Falle einen Kaltblüter-Tuberkelbacillus (Schildkröte), therapeutisch zu verwenden, ist nicht von der Hand zu weisen, auch von einer Reihe anderer Autoren schon vor FRIEDMANN versucht, wenn auch ohne Erfolg. So können die Akten zu diesem Thema noch nicht endgültig geschlossen werden. Auf Grund der vorliegenden Untersuchungen kommt das FRIEDMANN-Mittel zur *allgemeinen* Anwendung aber *keinesfalls* in Frage, solange nicht weitere zuverlässige und kritische Arbeiten wesentliche neue positive Ergebnisse beibringen.

Über die von VAUDREMER erfolgreich benutzte Vaccine liegen in Deutschland noch kaum Erfahrungen vor. Beobachtungen WIESEs ergaben, am aktiven Knochenherd wie auch an entfernteren, scheinbar abgeheilten, desselben Individuums deutliche Herdreaktionen, in Einzelfällen von Fuß- und Handgelenkstuberkulose nach starker örtlicher Reaktion guten Heileffekt. Nach VAUDREMER soll die Vaccine *nur* bei der Tuberkulose *kleiner* Knochen Anwendung finden. SOLIERE-CALCAGNI läßt aus Dauergipsverbänden den Eiter aus der tuberkulösen Fistel auf die Haut einwirken; dies „Vaccinationsverfahren“ dürfte wegen der unerfreulichen Nebenerscheinungen kaum Eingang finden (MATTI).

7. Hyperämietherapie.

Von der *Stauungsbehandlung nach* BIER haben wir in Einzelfällen Befriedigendes als Adjuvans gesehen. Ihre *generelle* oder alleinige Anwendung möchten wir aber *nicht* empfehlen! Weitgehende Anwendung findet die BIERsche Methode in Hohenlychen, wo dreimal täglich, 4 Stunden mit je einer Stunde Pause gestaut wird. 10 Minuten vor jedesmal. Anlegen der Staubinde, Verabreichung von Jodnatrium. Tagesdosis: für Erwachsenen: 3,25 g. Kinder zwischen 14 bis 10 Jahren: 1,00 g. Kinder unter 10 Jahren: 0,5 g. Die Art der Jodwirkung ist noch umstritten; eine besondere Affinität zum tuberkulösen Gewebe wird angenommen. Nach BIER und KISCH verhindert die Joddarreichung in erster Linie die sonst bei Stauungen zu beobachtende Absceßbildung; das Jod wird durch die Stauung am Krankheitsherd festgehalten (SALOMON). Verkürzte Stauung (täglich eine Stunde) wendet LEXER an; MATTI empfiehlt Anwendung bei Mischinfektionen; S. SIMON und WIETING lehnten ganz ab. Vermittelnden Standpunkt nimmt OEHLECKER ein, der die Stauungsbehandlung für die ambulante Praxis ablehnt, sie aber im Anstaltsbetrieb mit gut geschultem Personal gelten läßt, allerdings die gleichzeitige Wirkung von Luft- und Sonnentherapie betont. In bestimmten Fällen leistet die Staubehandlung nach unseren Erfahrungen Gutes, doch ist die Technik nicht ganz einfach, genaue Kenntnis und Beachtung der Einzelheiten ist nötig. Vorsichtiges Vorgehen ist geboten, da manche Fälle trotz Jod mit schneller Einschmelzung und Absceßbildung reagieren!

Technik und Grundprinzipien. Verwandt werden 6 cm breite, bei Kindern etwa 4 cm breite, Gummibinden oder auch Stoffstreifen mit Spiraldraht (Oberarm, Unterschenkel) oder Gummischlauch (bei Coxitis nach Art des MOMBURGschen Schlauches anlegen, bei Schultergelenkstuberkulosen durch Gegenzug zu fixieren). Die Staubinde soll möglichst weit vom Krankheitsherd entfernt angelegt werden, ferner nicht zu fest, damit keine Kompression der Arterie eintritt. Der Pulsschlag der Arterie muß ebenso kräftig zu fühlen sein, wie vor der Anlage der Binde, vorher nicht sichtbare Venen sollen durch die Haut durchschimmern, sichtbare deutlicher hervortreten. Die Anlagestelle der Binde ist bei jedesmaligem Anlegen etwas zu wechseln, die Zirkeltouren der Binden sollen sich nicht decken und nicht einschnüren. Das gestaute Glied muß sich etwas wärmer anfühlen als das ungestaute. Kribbelgefühl, Parästhesie oder sonstige Beschwerden, ferner Schmerzen dürfen nicht auftreten, letztere sollen vielmehr nachlassen und verschwinden, etwa auftretendes Ödem in den Staupausen zurückgehen; Blaß- oder Fleckigwerden der Haut ist zu vermeiden.

Bei fistelnden Fällen tritt meist vermehrte Sekretion und schnellere Reinigung ein; ist dies nicht der Fall, so ist nicht selten ein Sequester Ursache der Verzögerung; eine Hauptindikation stellen die fungösen Formen dar. Brauchbar ist auch die Stauungsbehandlung zur Bekämpfung der Knochenatrophie bzw. zur Förderung der Regeneration in der Nachbehandlung ruhiger gewordener Krankheitsprozesse. Da auch die Staubehandlung nach unseren Erfahrungen meist kein mobiles Gelenk erzielt, ist von vorneherein auf gleichzeitige Ruhigstellung und Fixation in guter Stellung zu achten.

Die *aktive* Hyperämie durch *Bäderbehandlung* bewährte sich uns bei fistelnden und mischinfizierten Formen, bei geschlossenen ist sie meist kontraindiziert. (Oft erhöhte Schmerzhaftigkeit; unter Umständen differentialdiagnostisch zu verwerten!) Die *lokalen* Bäder werden so heiß gegeben, wie sie vertragen werden, Dauer 15—20 Minuten, dreimal wöchentlich 14 Tage lang. Da es sich auch hierbei um Reiztherapie handelt, ist ein *Wechsel* des Reizes oft wertvoll. Wir kombinierten daher auch aktive und passive Hyperämie so, daß auf eine Bäderperiode von 14 Tagen eine 8—14tägige Staubehandlung unter gleichzeitiger örtlicher Quarzlampenbestrahlung folgte, der sich wieder eine Bäderperiode anschloß und so fort. (Ruhigstellung des erkrankten Gelenks auch beim Bade!) Für *lokale Wärmeanwendung* in anderer Form kommen aus gleicher Indikation in Betracht: Heißluft (KLAPP, HOTZ), Glühlichtbäder und „Föhn" (BERNHARD), Fangopackungen, elektrische Heizkissen. Über die Verwendbarkeit des neuen Paraffinaufspritzverfahrens liegen bisher keine Erfahrungen vor.

Eine gewisse Rolle in der Behandlung der Knochen-Gelenktuberkulose, besonders der Kinder, haben *Solbäder* gespielt. Ihre Wirkung ist überschätzt worden. Für magere, asthenische oder übererregbare und appetitlose Kinder sind sie kontraindiziert. Auch das Solbad gehört zur allgemeinen Reiztherapie; der Reiz kann aber in ähnlicher Weise durch allgemeine Bäder, ferner Luft-, Licht-, Sonnenbäder erzielt werden. Erinnert sei daran, daß warme Bäder in ihrer Wirkung einer Vagotonisierung, kalte Bäder einer Sympathicotonisierung entsprechen (STAHL). Die Wirkung in der Sole enthaltener Jod- und Bromverbindungen ist unbewiesen, eine solche der Radioaktivität mancher Quellen bei Tuberkulose fraglich. *Für* die Solbäderbehandlung setzten sich unter anderen ein BEHREND, LEY, MEYER.

Zu erwähnen sind an dieser Stelle auch noch die *Seebäder*, wie sie insonderheit in den am Mittelmeer gelegenen Heilanstalten den Kranken in der Rekonvalescenz und Nachbehandlungsperiode kombiniert mit Sonnenbädern am

Strand verabfolgt werden. Sarcevic bringt auch noch aktive Gelenktuberkulosen in besonders zur Immobilisation konstruierten Apparaten ins Meerbad.

Als weiteres allgemeines Mittel auf den Stoffwechsel durch Hautreiz anregend zu wirken, haben die *Schmierseifen-Einreibungen* einen gewissen Ruf. Man verwendet sie zweckmäßig in einer Zeit, wo man auf Sonnenlicht- und Luftreize — z. B. in den Übergangsperioden im Frühjahr und Herbst — verzichten muß; hier können sie Brauchbares leisten, wenn man keine allzugroßen Erwartungen bezüglich *Sonder*wirkungen daran knüpft. Ihre beste Wirkung wird die Therapie in der Ambulanz bei solchen Fällen zeigen, bei denen die wichtige Pflege und Anregung der Haut und ihrer Tätigkeit zu wünschen übrig läßt. *Anwendung*: Man benutzt entweder eine zuverlässig reine Schmierseife (bei ungereinigtem Material Ekzemgefahr!) oder das Sudian (Krewel). Einreibung analog der Luesschmierkur 4—5—6mal wöchentlich, unter Wechseln der einzelnen Körperregionen. Die Seife bleibt eine Viertelstunde, das abends eingeriebene Sudian bis zum nächsten Morgen auf der Haut, dann Abwaschen. Durchführung der Kur 2—3 Monate lang.

8. Medikamentöse Therapie.

Es gibt wohl kaum ein Mittel, das nicht schon als „heilend" empfohlen und — leider auch bestätigt worden wäre. Das *Jod* hat neben seiner lokalen auch *allgemeine* Anwendung gefunden; dies besonders in Rußland, woher überraschend gute Ergebnisse berichtet werden (Grekow, Gregory u. a.).

Jodbehandlung nach Hotz mit Jod-Jodoformemulsion (9,0 Jodoform-Glycerin + 1,0 Tinct. jodi). Injektionen intraglutäal einmal wöchentlich 1—4 ccm je nach Alter, evtl. zur Schmerzverhütung $2^0/_0$ Novocaininjektion voranschicken. Bei tuberkulösen Lungenkomplikationen, bei Prozessen mit *zahlreichen* Fisteln und bei Erschöpfungszuständen kontraindiziert. Perešiokin benutzte Jodoform 10,0, Kreosot 5,0, Ol. oliv. 100,0, Aeth. sulf. puriss. ad solutionem; Dosierung die gleiche. Finikoff sah angeblich überraschend guten Erfolg von 5—8tägigen intramuskulären Injektionen in gleicher Dosierung — von Oleum Arachidis mit $^1/_{10}$ Zusatz Tinct. jodi unter gleichzeitiger interner Darreichung von 4—8 g Calc. chlorat. pro die.

Als weiteres Jodpräparat hat *das Yatren* Anwendung gefunden (Vulpius). Rüscher injizierte je 2 ccm $4^0/_0$ Yatrenlösung 2mal wöchentlich; bei geeigneter Lage wurde direkt in den tuberkulösen Herd eingespritzt, beim Fungus das Granulationsgewebe mit $5^0/_0$iger Yatrenlösung durchtränkt, wovon wir in geeigneten Fällen ebenfalls Befriedigendes sahen. Wiederholung in 10tägigen Abständen. Rüscher betont neben dem Einfluß auf den lokalen Herd auch eine günstige Beeinflussung des Allgeminbefindens. Amsler empfiehlt auf Grund 10jähriger günstiger Erfahrungen Jodquellen (2mal täglich 60—80 g der Wildegger Jodquelle) in Verbindung mit Schwefelbädern. Versuche intravenöser Behandlung mit Trypaflavin, oder Tiefenantisepsis mit Chininabkömmlingen (z. B. Vucin) und ähnlichem haben bisher keine ermutigenden Ergebnisse gezeigt.

Wesentlich erscheint uns nach unseren Erfahrungen dagegen die Darreichung von *Phosphorpräparaten* als Unterstützungsmittel für die zu leistende Arbeit des Knochenaufbaus, gegen die starke Knochenatrophie, als die Regeneration anregende Mittel. Wir verwandten das Phytin, das Phytophosin, das Tonophosphan, Candiolin und Recresal. Mit Recht besonderer Beliebtheit erfreut sich der *Phosphorlebertran*, den wir fast allen unseren Kranken, insonderheit Kindern zu geben pflegen, unter gleichzeitiger Darreichung von phosphorsaurem Kalk in einfacher Form oder das Phosrhachit (KORTE).

Viel erörtert ist auch die Frage der *Darreichung von Kalk* (OLSCHMANN, SANIN, ASRJIAN u. a.). Uns leistete systematische Kalktherapie manchmal — nicht immer! — befriedigendes zur Beeinflussung der exsudativen Kinder, die unter unseren Knochen-Gelenktuberkulosen mit gleichzeitigen skrophulösen Symptomen oder chronischen Katarrhen des öfteren vertreten sind. Skepsis gebührt der Auffassung, durch Kalkzufuhr die Knochentuberkulose zu „heilen". Demgegenüber zeigt das Röntgenbild das gesetzmäßige Verschwinden des Kalkes solange der tuberkulöse Prozeß aktiv ist, das Wiedererscheinen beim Ruhigerwerden, wobei der Kalk aus der zugeführten Nahrung entnommen wird. Hier ist dann die Medikation von Kalk in möglichst resorbierbarer Form angezeigt. Am billigsten ist sie in Form von Aqu. calc., ferner kommen in Betracht Calc. chlorat., Calc. lact., die Calcimellen Ingelheim, Kalzan oder Calcipot [1].

9. Psycho- und Beschäftigungstherapie.

Es ist unsere Pflicht, *uns eingehend mit der Psyche des Kranken zu befassen*, über den das „Tuberkuloseschicksal" hereingebrochen ist. Wir müssen uns klar werden, was es heißt, monatelang, ja Jahre von der gewohnten Berufsarbeit, von der Familie, von Eltern und Schule getrennt zu leben, unter Umständen schwerste wirtschaftliche Opfer zu bringen. Die Frage ist so bedeutungsvoll, daß von ihr letzten Endes ein großer Teil des Krankheitsverlaufs und des therapeutischen Erfolges abhängig ist. Während wir den körperlichen „Hospitalismus" schon weitgehend vermeiden gelernt haben, wird dem bei älteren Kindern, Jugendlichen und Erwachsenen drohenden seelischen Hospitalismus vielfach noch zu wenig Aufmerksamkeit geschenkt. „Wahre Krüppelpflege ist Pflege der Krüppelseele!" — Ein schlimmer Feind des Kranken ist die Langeweile, das geistige Abstumpfen, wie es nur zu leicht das lange Anstaltsleben bei stationärer Behandlung mit sich bringt. Geeignete Beschäftigung und Anleitung ist hier unbedingte Notwendigkeit. Bei Kindern und Jugendlichen spielt dabei ein guter *Schulunterricht* eine führende Rolle. Es ist eine bekannte Tatsache, daß Kinder, die längere Zeit in einer Heilanstalt zubringen mußten, nur schwer wieder ins normale Geleise kommen, dies sowohl in schulischer Beziehung wie im sozialen Verhalten zu den Altersgenossen. „Unser ärztliches Handeln bleibt unvollständig, wenn wir zwar den Körper heilen, aber den Geist dabei verkümmern lassen." Der Unterricht selbst ist soweit irgend möglich als Freiluftunterricht, als „Schule an der Sonne"durchzuführen. Maßgeblich für die Beeinflussung der kindlichen Psyche ist weiter die Art der Unterbringung. Die Hauptzahl der Knochen-Gelenktuberkulosen fällt in das Kindesalter; eine Unterbringung soll daher in *Kinderanstalten* erfolgen. Kinder sind sehr feine Beobachter aller Erscheinungen des Anstaltslebens und des ärztlichen Handelns; oft rücksichtslos, ja fast grausam teilen die „Erfahreneren" den Neulingen ihre Beobachtungen

---

[1] Vgl. VAN HAEFF (Zbl. Chr. **1930**, No 15, S. 912—919): je größer die lokale Atrophie, „desto stärker die Verhärtung nach der Genesung." „Vor allen Dingen ist wesentlich, zu erforschen: auf welche Weise läßt sich willkürlich Kalk im Knochen festlegen?"

vielfach in krasser Form mit, Beobachtungen und Schlüsse, die sich auf Befund-
deutung, Prognose, Therapie beziehen, oft mit überraschender Hellhörigkeit
das Richtige treffend, aber schwere psychische Schäden setzend! Dem kann
nur durch intensive geistige Anregung und Beschäftigung entgegen gearbeitet
werden. Weiter sind dem Menschen von klein auf Lustgefühle in einem gewissen
Maß zu seiner Entwicklung notwendig; fehlen sie ihm, so wird er in seiner Entwicklung gestört. Pfaundler spricht dabei von „psychischer Inanition" oder
„seelischem Hunger". Bei blassen Kindern haben wir nicht nur an „Blutarmut",
sondern auch an die Möglichkeit seelischer Schädigungen zu denken. Sehen
wir doch auch sogar schon etwas ältere Kinder, von klein auf krank und Krüppel,
aus freudloser, unfreundlicher Umgebung, die noch nicht lachen gelernt haben!
Daß durch moralisch verlotterte *Kinder* auch unter den anderen schwerer
Schaden gestiftet werden kann, mußten wir selbst beobachten. Auch bei großer
Wachsamkeit ist es nicht immer möglich, den Schaden sofort zu entdecken.
Ähnliches gilt bei Halbwüchsigen bezüglich sexueller Verirrungen, homosexueller
Bestrebungen, Verleitung zur Onanie u. a. m. Besonderer Beachtung bedarf das
Pubertätsalter. Weitgehend muß auch hier die erzieherische Arbeit in richtiger
Form einsetzen. Die die Pfleglinge einweisenden Stellen könnten hier durch
einen rechtzeitigen Hinweis dem Arzt seine Aufgabe wesentlich erleichtern
(Führungszeugnisse usw.). In besonders schweren Fällen moralischer Minder-
wertigkeit von Kindern sollte man diese nicht zu langen Heilanstaltskuren
fortschicken, sondern die für solche Zwecke veranschlagten Summen eher
Kindern zukommen lassen, die, aus geordneten Verhältnissen stammend, nach
Abschluß der Heilstättenbehandlung nicht nur körperlich, sondern auch in
geistiger und moralischer Hinsicht vollwertige Mitglieder der menschlichen
Gesellschaft werden. Die Tuberkulose führt vielfach zu einer ausgesprochen
egozentrischen Einstellung des Kranken und läßt gelegentlich geradezu das
Gefühl des Hasses gegen die gesünderen emporkeimen. Auch dem ist mit gütigem
Verstehen entgegenzuarbeiten. Ist die Disziplinierung des Denkens und die
„ernstere Arbeit" durch den Schulunterricht zu ihrem Rechte gekommen,
tritt ergänzend das Spiel und die Beschäftigungstherapie hinzu (Basteln,
Stabilbaukästen!), Handarbeiten, Vorlesen und Ausgabe guter Bücher — der
Rundfunk ist noch zu wenig auf diese Dinge für jüngere Menschen eingestellt! —
Bei älteren Kindern Erlernen der Stenographie und des Maschinenschreibens,
gute Musik, Lichtbilder, Filmvorführungen. Daß auch die Umgebung des
Kranken — guter bildlicher Schmuck der Wände und deren Farbe, Blumen
u. a. m. von bestimmendem Einfluß ist, sollte keiner Betonung bedürfen, wird
aber leider noch vielfach vernachlässigt. Wie weit man in den Beschäftigungs-
plan auch die Krankheit selbst, die „Tuberkulosefrage" hineinziehen will, ist
Geschmacks- und Geschicklichkeitssache. Die eigentliche Berufsausbildung und
Berufsschulung ist Sache der Krüppelheime, doch muß schon vorher bei der
Behandlung auch in anderen Anstalten dem Ziel vorgearbeitet werden, dem
Kranken einen Lebensunterhalt zu ermöglichen unter für sein Leiden möglichst
günstigen Bedingungen.

Auch der *Erwachsene* darf während der Kur nicht ohne Beschäftigung bleiben;
sie muß mit den Lebenszwecken des Kranken möglichst weitgehend in Verbindung stehen. Auch dem Schwerkranken mit fraglicher Prognose soll man
durch geeignete Beschäftigung und Anregung die Langeweile bannen und

seelische Spannkraft erhalten; die seelische Führung des Kranken bleibt eine vornehmste Aufgabe des Arztes. Neben der geistigen Anregung, der psychischen Führung hat die Beschäftigung mit Handfertigkeiten besondere Bedeutung, insofern als sie zu einer „*Arbeitstherapie*" produktiver Art ausgestattet werden kann, die dem weniger bemittelten Kranken einen Teil seiner wirtschaftlichen Sorgen nimmt. Dieser Druck, die Sorge um die Aufbringung der monatelangen Pflegekosten spielt eine große Rolle. ROLLIER beschäftigt seine Erwachsenen während des Liegens mit Korbflechten, Bildhauerei, Modellieren, Holzschnitzerei, Spielsachenanfertigung, Maschinenschreiben u. a.; Art und Dauer der Arbeit werden dem Einzelfall angepaßt, ausgewählt und dosiert. Die Erzeugnisse der Minderbemittelten werden mit Erfolg verkauft, so daß solche Patienten mit dem Erlös einen nennenswerten Teil ihres Kuraufenthaltes bestreiten können. Eine gewisse Überwachung der Lektüre ist auch bei Jugendlichen und Erwachsenen eine dankbare Aufgabe des Arztes, indem er seichten Lesestoff durch wertvollen ersetzt, der den Kranken ausfüllt und ihn zugleich von der ständigen Beschäftigung mit seinem Leiden ablenkt. Besonders gefährlich wirken sog. populärmedizinische Schriften; eine kurze sachliche Aufklärung seitens des Arztes über die Erkrankung ist wertvoller und richtiger. — Eine Fülle von Fragen und Problemen weist das gerade auch für uns wichtige Thema „Tuberkulose und Psyche" auf, die unmöglich im Rahmen dieser Monographie erschöpft werden können. Zur weiteren Orientierung sei verwiesen auf die Arbeiten von STERN, PREYER, SPRANGER, BRÜNECKE, ICHOK, CZERNY, MÖNKEMÖLLER u. a.

Leibesübungen schalten bei aktiven Knochen-Gelenktuberkulosen aus!! Die Anwendung von Gymnastik zur Anregung der Respiration, der Zirkulation, des Stoffwechsels, zur Überwindung der Atrophie der Muskulatur und Haut hat etwas Verlockendes. Durch die Bettbehandlung werden die Kranken oft für Monate und Jahre zu weitgehender Ruhe gezwungen. Es gilt Störungen im vorerwähnten Sinne wie der psychischen Depression möglichst entgegenzuarbeiten. Für die Liegefälle bewähren sich besonders als Anfang und weil die Respiration hier oft nur im mäßigen Umfang ausgeübt wird — beim Fehlen von Lungenkomplikationen leichte Atemübungen oder Singen. Bei kleineren Kindern hat sich uns die Atmungsschulung auf dem Wege des Spieles durch Seifenblasenmachen bewährt. Kinder, bei guter Stimmung gehalten, bewegen sich meist so viel, daß besondere Übungen überflüssig erscheinen. Bei größeren Kindern und Erwachsenen können vorsichtige aktive Bewegungsübungen der *gesunden* Körperteile in manchen Fällen von Vorteil sein; welche Übung man wählt, ist gleichgültig, wenn sie physiologischen Sinn hat. Grundbedingung ist: *absolute Ruhigstellung und Ausschaltung des erkrankten Organs*, strenge individuelle ärztliche Auswahl, Dosierung und Überwachung der Übungen und deren Ausführung in liegender Stellung. Ein Vorteil ergibt sich aus der Möglichkeit, den unüberwindlichen Bewegungsdrang der Kranken in unschädliche Bahnen zu lenken; absolute Kontraindikationen sind: stärkere Temperatursteigerungen, komplizierende unspezifische Erkrankungen, Senkungsabscesse, Spasmen bei Spondylitis, Schmerzreaktionen am Krankheitsherd (Autotuberkulinwirkung!), aktive tuberkulöse intrathorakale oder sonstige Organherde. *Größte Vorsicht* ist *auch bei scheinbar ruhenden* Prozessen am Platze. Immer wieder müssen wir uns erinnern, daß selbst in gut vernarbten Herden noch virulente Tuberkelbacillen hausen, daß jede *brüske* Bewegung unter Umständen als schweres Trauma wirken kann. Auch für scheinbar *geheilte* Spondylitiker sind Kriechübungen kontraindiziert, wie gerade hier brüske Bewegung und Überbeanspruchung besonders leicht zu Rezidiven führt. Wir erinnern uns eines eindrucksvollen Falles bei einem jungen Mädchen, dessen Spondylitis jahrelang ausgeheilt erschien, keinerlei Erscheinungen mehr machte, und das schon lange Zeit ohne Stützapparat herumging. Ein einziges Mal Tennisspielen mit plötzlichen schroffen Bewegungen führte zu einem schweren Rezidiv! Bei dem sog. *„orthopädischen Turnen"* ist schärfste ärztliche Kontrolle nötig, damit nicht Spondylitiker als Skoliosen oder Haltungsschäden unterlaufen und schwer geschädigt werden, was wir leider wiederholt beobachten konnten.

III. Orthopädische Behandlung.

Wenn wir auch der allgemeinen hygienisch-diätischen Behandlung den Hauptanteil an der Behandlung der Knochen- und Gelenktuberkulose zuerkennen, so kann andererseits nicht genügend betont werden, daß eine Vernachlässigung oder falsch durchgeführte lokale Behandlung den ganzen Erfolg in Frage stellen kann.

In dieser Behandlung hat sich leider in den letzten Jahren ein starker Schematismus ausgebildet, der, ohne auf die anatomischen Formen Rücksicht zu nehmen, jede Gelenktuberkulose gleichmäßig behandelt. Dabei stehen sich zwei Anschauungen diametral gegenüber. Während ROLLIER, BIER und KISCH in allen Fällen ein bewegliches Gelenk zu erstreben versuchen, vertritt LORENZ und seine Schule (HASS) die Ansicht, daß eine feste knöcherne Ankylose für den Patienten ein weit größerer Vorteil ist als ein zwar „mehr oder weniger bewegliches, dafür schmerzhaft vulnerables, der nötigen Ausdauer entbehrendes und zur Kontraktur neigendes Gelenk". Während die erste Gruppe dementsprechend den Streckverband befürwortet und alle fixierenden Verbände, speziell den Gipsverband, verpönt, ist für die zweite Gruppe der Gipsverband eine unschätzbare Unterstützung. Der Wiener Schule ist es ziemlich gleichgültig, in welcher Stellung das Gelenk versteift. Sie sieht in der „spastischen Fixation des entzündlich erkrankten Gelenkes in seiner Mittelstellung eine äußerst sinngemäße Selbsthilfe der Natur, die den Zweck verfolgt, das erkrankte Gelenk gegen jede Zerrung und gegen jeden Insult zu schützen und die günstigsten Bedingungen zur Ausheilung des Prozesses herbeizuführen". Andere, z. B. LE ROY V. LACKUM und GLAESSNER, suchen bei den unteren Extremitäten eine Versteifung, bei den oberen ein bewegliches Gelenk zu erzielen.

Wir (KREMER) sind in einer früheren Arbeit gegen diesen Schematismus aufgetreten und haben die Notwendigkeit einer möglichst genauen pathologisch-anatomischen Analyse des Einzelfalles zur Wahl der richtigen Therapie gefordert. Eine derartige Bestimmung der Behandlung nach den im Röntgenbild nachweisbaren Veränderungen versucht auch in einer neueren Arbeit OBERNIEDERMEYER.

Man muß versuchen, jeden Fall in die folgende Einteilung einzugruppieren.

I. Gelenknaher Knochenherd noch ohne direkte Gelenkbeteiligung
    a) Granulationsherd,
    b) Käseherd.

II. Gelenktuberkulose
   a) von einem Knochenherd ausgehend, und zwar von
      1. Granulationsherd
         α) mit geringer lokaler Knorpelzerstörung,
         β) mit starker diffuser Knorpelzerstörung,
      2. Käseherd.
   b) Primär synoviale Gelenktuberkulose
      1. granulierende Form,
         α) mit fehlender oder nur geringer Knorpelzerstörung,
         β) mit starker Knorpelzerstörung,
      2. käsige Form.

Ferner ist zu unterscheiden, ob es sich um Erwachsene oder Kinder, sowie ob es sich um ein stark oder wenig beanspruchtes Gelenk handelt.

Sind Stellungsanomalien vorhanden, so muß man sich darüber klar sein, ob diese eine Entlastungsstellung durch Erguß, eine Subluxationsstellung durch Überwiegen einer Muskelgruppe bei Erschlaffung der Gelenkbänder oder eine Contracturstellung durch Kapselschrumpfung darstellen (siehe S. 32).

Wir müssen hier der Ansicht von HASS entgegentreten, daß im Beginn der Gelenktuberkulose das Gelenk immer in einer pathognomonischen Stellung und in dieser fixiert steht Wenn man bei Kranken, die wegen Lungentuberkulose in Anstaltsbehandlung sind, verfolgt, wie sich eine Gelenktuberkulose entwickelt, so kann man beobachten, daß bei den unteren Extremitäten, wenn die Kranken frühzeitig das Bett aufsuchen, sich im Anfange nur selten eine Contractur entwickelt. Die Beweglichkeit ist meist nur gering eingeschränkt und kaum schmerzhaft. Nur bei Gelenken, die tief unter Muskeln liegen, deren Kapsel also keine Ausdehnungsfähigkeit hat, bildet sich bei starkem Erguß Schmerzhaftigkeit bei Bewegungen und infolgedessen eine Entlastungsstellung aus. Sind die Kranken dagegen außer Bett, so bringen sie das Bein in Entlastungsstellung, aber nicht, weil ihnen die Bewegung schmerzhaft ist, sondern weil sie das Gelenk so einstellen, daß die Schwergewichtslinie am Gelenk vorbeigeht. So wird z. B. beim Kniegelenk das Gewicht des Körpers auf die Sehne des Quadriceps verlegt und damit der Knorpel entlastet. Durch diese Zwangsstellung kommt es natürlich zu einem Spannungszustand, der das Gelenk umgebenden Muskeln. Dieser pflegt aber nach kurzer Bettruhe wieder zurückzugehen. Tritt dagegen bei Kranken, die frühzeitig das Bett aufgesucht haben, *im Beginn eine Contrakturstellung* ein, so handelt es sich fast immer um eine *käsige* Synovitis. In diesen Fällen versuchen wollen, die Stellung zu korrigieren, halten auch wir für verfehlt. Man würde nur die Schmerzen vergrößern.

Die meisten Stellungsanomalien bei *granulierender tuberkulöser Gelenkentzündung* entstehen später, und zwar dann, wenn ein großer Erguß sich resorbiert oder sich nach einer Punktion nicht neubildet. Infolge des Ergusses sind die Bänder gelockert, und der distale Knochenteil gibt infolgedessen der überwiegenden Beugemuskulatur nach. Dabei rutschen die Gelenkenden auseinander, das distale stemmt sich gegen andere Knochenteile an, wodurch meist erhebliche Schmerzen verursacht werden. Diese Stellungsanomalie hat mit dem tuberkulösen Prozeß als solchem nichts zu tun, sie ist lediglich eine sekundäre Erscheinung, und es ist nicht einzusehen, warum man ihr nicht entgegenarbeiten, bzw. die ausgebildete nicht beseitigen soll. Leider stößt das bei längerem Bestande auf große Schwierigkeiten.

Die Kapselschrumpfung beruht teils auf unspezifischen Vorgängen, teils wird sie aber auch durch Vernarbung von tuberkulösen Herden hervorgerufen. Eine gewaltsame Dehnung kann daher zum Aufflackern des tuberkulösen Prozesses Veranlassung geben. Vorsichtige Manipulationen aber zum Zwecke der Dehnung und zum Geschmeidigmachen des Narbengewebes können nicht als ein Eingriff in die Heilungsvorgänge betrachtet werden.

Ist man sich über den einzelnen Fall nach diesen Gesichtspunkten klar geworden, so richtet sich die orthopädische Therapie nach folgenden Erwägungen:

Ein gelenknaher tuberkulöser Knochenherd bedarf, sofern er nicht in das Gebiet der operativen Behandlung gehört (siehe S. 126) der Entlastung, um ein Einbrechen in das Gelenk durch mechanische Ursachen zu verhüten.

Bei kleinen, wenig progredienten Granulationsherden genügt dazu ein *Streckverband* oder die Entlastung durch einen gut sitzenden *Entlastungsapparat*. Welchen von diesen Wegen man einschlägt, hängt weitgehend von der sozialen Lage ab. Einem noch nicht schulpflichtigen Kinde wird man, da ja die Knochentuberkulose nur *eine* Manifestation der Tuberkulose ist, eine längere Heilstättenkur im Streckverbande zuwenden. Bei einem Kinde, das durch lange Bettruhe wichtige Jahre in der Entwicklung verlieren würde, sowie einem im Berufe stehenden Erwachsenen wird man einen Entlastungsapparat geben. Eventuell können Zeiten der Bettruhe im Streckverband in der Sonnenheilstätte mit ambulanter Behandlung im Entlastungsapparat abwechseln.

Zeigt aber das Röntgenbild und die Blutsenkung, daß es sich höchstwahrscheinlich um einen *Käseherd* handelt, so ist *größte Vorsicht* geboten, da wegen der raschen Einschmelzung die dünne Verbindungslinie zum Gelenk durch die geringsten Insulte leidet. Wir halten in diesen Fällen strengste Ruhigstellung und Entlastung durch den fixierenden Verband (Gipsverband) und Bettruhe für erforderlich. Das in diesen Fällen oft stark gestörte Immunitätsgleichgewicht erfordert Anstaltsbehandlung.

Ist das Gelenk beteiligt, und handelt es sich um eine granulierende Form, so hängen die Maßnahmen von dem Verhalten des Knorpels ab. Ist dieser, wie im Anfange der primär synovialen Form, erhalten, oder wie bei ossalen *Granulationsherden* im Beginn nur wenig beteiligt, so muß man ein bewegliches Gelenk erstreben. Es ist dazu nötig

1. möglichste Schonung des Gelenkknorpels,
2. Verhinderung von Kapselschrumpfungen,
3. Vermeidung von Muskelcontracturen mit den dadurch bedingten Stellungsanomalien.

Im Prinzip genügt diesen drei Anforderungen am besten ein Streckverband, doch reicht er, wie wir unten sehen werden, in vielen Fällen nicht aus, so daß man etappenweise mit fixierenden Verbänden nachhelfen muß.

Zeigt das Röntgenbild eine stärkere Knorpelzerstörung, kenntlich am verstrichenen Gelenkspalt, Zähnelung der Gelenkenden, so soll man die Hoffnung, ein *wirklich brauchbares Gelenk* zu erhalten, aufgeben und wenigstens bei den unteren Extremitäten auf die Versteifung des Gelenkes hinarbeiten. Das erreicht man am besten durch fixierende Verbände, evtl. durch die Operation

(S. 131). Wenn es auch in einigen dieser Fälle gelingt, noch eine leidliche Bewegung zu erhalten, so leiden die Individuen später an arthritischen Beschwerden, die das Gelenk doch funktionsuntüchtig erscheinen lassen. (Siehe Abb. 135 S. 263.) Dies soll nun nicht besagen, daß man in Ausnahmefällen aus *äußeren* Gründen nicht einmal ein bewegliches Gelenk erstreben soll.

Handelt es sich um eine Gelenktuberkulose mit einem *Käseherd* im Knochen oder um eine *primär synoviale käsige Ostitis*, so sind die Aussichten, den Knorpel zu erhalten, so gering, daß man von vornherein auf eine Versteifung hinarbeiten soll.

Der Streckverband will durch Gewichtszug den auf die Gelenke wirkenden Druckkräften entgegenarbeiten. Diese bestehen nach GOCHT außer dem Drucke durch bestimmte Körperabschnitte bei Belastung in dem Zuge durch die das Gelenk haltenden und umgebenden Bänder und Muskeln, sowie im Luftdruck. Durch die „Entlastung" soll eine Drucknekrose des geschädigten Knorpels und das Eintreten von Stellungsanomalien verhindert werden. Der Streckverband verhindert außerdem durch seinen Zug stärkere unbeabsichtigte Bewegungen, erlaubt aber andererseits, durch passive Bewegungen der Kapselschrumpfung entgegenzuarbeiten. Dabei ist die Muskulatur gut für Massage usw. zugänglich und eine lokale Sonnenbehandlung des erkrankten Gebietes nicht beeinträchtigt.

Daß man eine Entlastung eines Gelenkes durch die gebräuchlichen Streckverbände erzielen kann, ist nicht zu bezweifeln; erlebt man doch manchmal bei zu starkem Zuge unliebsame Bänderdehnungen an benachbarten Gelenken, die zu direkten Schlottergelenken führen können.

Daß aber eine derartige Entlastung notwendig, ja sogar zweckdienlich ist, ist von PHEMISTER angezweifelt worden. Fußend auf der im anatomischen Teil geschilderten Tatsache, daß bei primärer synovialer granulierender Form die Granulationen vom Rande aus langsam über die Knorpelflächen wuchern, und die Knorpelstellen, die dauernd mit der Gegenseite in Kontakt sind, dabei am längsten erhalten bleiben, nimmt er an, daß der Knorpelkontakt, aber auch die Bewegungen im Gelenk das Eindringen der Granulationen in den Gelenkspalt verhindern und somit ein Auseinanderziehen dieser Gelenkflächen eher für den Knorpel schädlich sei. Eine stärkere Toxinschädigung des Knorpels kommt nach ihm bei diesen Formen nicht vor. Er glaubt deshalb, daß die günstige Wirkung der Gewichtsextensionen bei tuberkulöser Arthritis mehr in der Ruhigstellung als in der Vermeidung der Gelenkknorpelerosion besteht. Wir können uns diesen Ausführungen nicht ganz anschließen. Im pathologisch-anatomischen Teil glauben wir gezeigt zu haben, daß die Erstansiedelung der Granulationen in den Gelenkrecessus und ihre exzentrische Ausbreitung von hier aus im anatomischen Bau der Gelenke begründet ist. Es ist natürlich, daß dadurch die eigentliche Gelenkfläche zuletzt ergriffen wird. Andererseits ist der Gelenkknorpel bezüglich der Ernährung auf eine Bespülung mit normaler Synovialflüssigkeit stark angewiesen. Der glänzend weiße, porzellanartige Knorpel nimmt sonst eine stumpfe, gelbe Farbe an, er wird brüchig und löst sich leicht vom Knochen (OEHLECKER). Auch experimentelle Untersuchungen von MÜLLER haben ergeben, daß an Stellen gegenseitiger Druckeinwirkung von Gelenken rasche Druckschädigung des Knorpels eintritt. Wir sind also der Ansicht, daß man beim tuberkulösen Gelenk den Knorpel durch Entlastung schonen soll, allerdings soll man dies nicht so weit treiben, daß eine Entfernung der Gelenkenden voneinander eintritt.

Durch das kontinuierliche Entgegenarbeiten gegen den Muskelzug verhindert der Streckverband in den meisten Fällen das Zustandekommen von Stellungsanomalien. Auch gelingt es in frischen Fällen, diese durch Anbringung von Seitenzügen durch Druck von oben nach unten und Gegendruck von unten nach oben weitgehend auszugleichen.

Der Streckverband hat aber auch Nachteile. Er erfordert ständige Bettruhe und eine aufmerksame Wartung. Zur richtigen Auswahl des Gewichtes gehört große Erfahrung, damit der Zug eben wirksam, nicht zu stark und nicht zu schwach ist. Ganz kleine Kinder liegen häufig sehr unruhig im Streckverband, größere Kinder finden bald irgendeinen Trick heraus, mit dem sie, sobald die Schwester den Rükken gedreht hat, den Zug unwirksam machen. Besonders, wenn durch komplizierte Nebenzüge eine Stellung korrigiert werden soll, ist die peinlichste Aufsicht erforderlich. Damit ergibt sich die Notwendigkeit des dauernden Aufenthaltes in einer geeigneten Anstalt (siehe auch S. 80).

Bei länger bestehender Stellungsanomalie gelingt es überhaupt nicht, durch den Streckverband die Stellung zu beseitigen. Hier leisten fixierende Verbände mit etappenweiser, vorsichtiger Redression Besseres.

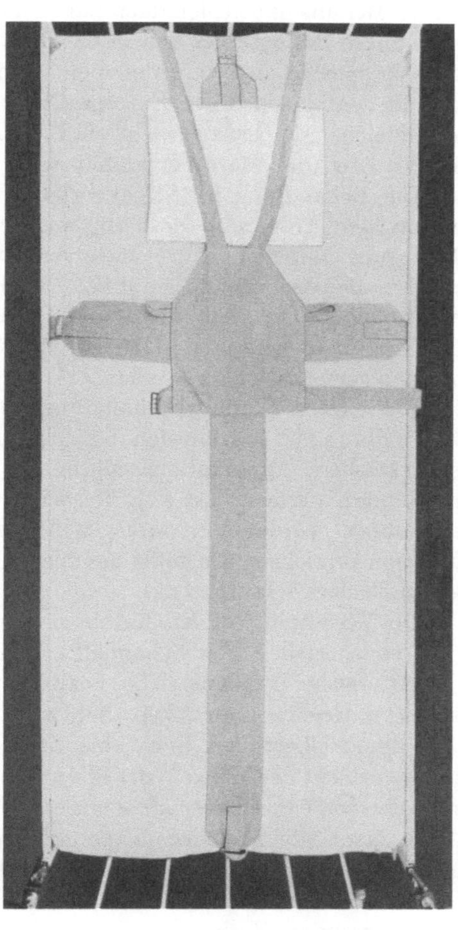

Abb. 31. Lagerungsapparat nach Rollier - Kisch.

Hat man sich entschlossen, ein Gelenk zu versteifen, so ist der Extensionsverband infolge der Bewegungen, die er erlaubt, ungeeignet; es sind fixierende Verbände vorzuziehen.

Technik. Zur Anlegung eines Streckverbandes muß der Körper des Kranken zunächst sicher gelagert werden. Wir benutzen dazu den von Kisch modifizierten Rollierschen Lagerungsapparat. Er besteht aus der Hinterwand eines Mieders, das durch Längs- und Quergurte fest auf das Bett aufgeschnallt ist. An dem Mieder sind Gurte in Form von Hosenträgern angebracht, sowie ein Querriemen, der über das Becken gebunden wird (Abb. 31). In diesem

Lagerungsapparat kann der Kranke hinreichend fixiert werden, ohne daß die Atmung, sowie die Anwendung der Sonnenbehandlung wesentlich beeinträchtigt wird. Zur Anwendung des Zuges haben sich die ebenfalls von ROLLIER angegebenen Fußmanschetten bewährt. Die Knöchelgegend muß natürlich vor Anlegung gut gepolstert werden. Ein am Bett anzubringendes Eisengestell mit Rollen kann man sich leicht von jedem Schlosser herstellen lassen. Die Erzielung der Abduction z. B. bei Coxitis mit einfachen Mitteln ist etwas schwieriger. Bei uns haben sich dazu außen am Bett anzubringende schwenk- und verschiebbare Rollenträger bewährt. Auch die von BRAUN-Melsungen hergestellten Streckapparate sind zu empfehlen. Ein etwa 4—10 Pfund schwerer Sandsack an der entsprechenden Extremität genügt, um die erforderliche Extension zu erzielen. Als Gegengewicht wird der Körper benutzt, indem das Fußende des Bettes bzw. der Matratze erhöht wird.

Die Behandlung im Streckverband hat den Zweck, ein *bewegliches* Gelenk zu erzielen. Sie muß deshalb, um der Versteifung entgegenzuarbeiten, mit Bewegungsübungen des Gelenkes verbunden werden. Es werden dreimal täglich passive Bewegungen ausgeführt. Der Kranke darf dabei keinerlei Schmerzen empfinden. KISCH empfiehlt, die Bewegungsübungen vorzunehmen, nachdem die Staubinde etwa eine halbe Stunde gelegen hat, da sie dann ohne Schmerzen ausgiebiger stattfinden können.

Über diese Stauungsbehandlung nach BIER, sowie über die kombinierte Behandlung mit Joddarreichung siehe die besonderen Kapitel (S. 105). Besteht eine stärkere Subluxationsstellung, so sollen keine Bewegungsübungen vorgenommen werden. Da sich hierbei der distale Knochen gegen den zentralen anstemmt, würde man durch Hebelwirkung nur eine Verstärkung der Subluxation erreichen. Dasselbe geschieht durch falsche Manöver, die Subluxation auszugleichen (OEHLECKER).

Die Verfahren, bei den einzelnen Gelenken Stellungsanomalien zu beseitigen, sind im speziellen Teil behandelt.

Fixierende Verbände. Sie bezwecken eine absolute Ruhigstellung des erkrankten Gelenkes, erreichen aber, wenn sie gut an die vorspringenden Knochenteile anmodelliert sind, auch eine Entlastung. Ihr Nachteil besteht in der Unzugänglichkeit der Muskeln der erkrankten Extremität und damit der Unmöglichkeit, der bei Tuberkulose stets einsetzenden Muskelatrophie entgegenzuarbeiten. Auch das Eintreten einer Kapselschrumpfung kann nicht vermieden werden. Es ist daher eine längere Nachbehandlung notwendig, um die Funktion des Gelenkes wieder wachzurufen. Die Gefahr dagegen, daß durch die Behandlung mit fixierenden Verbänden eine Obliteration des Gelenkes eintreten könnte, ist sehr gering. *Man kann bei erhaltenem Gelenkknorpel bei tuberkulöser Gelenkerkrankung eine Behandlung mit fixierenden Verbänden bis zu einem Jahr durchführen, ohne daß Versteifung eintritt, wenn man bei der Erneuerung des Verbandes für leichte Bewegung sorgt.* Die Tatsache, daß überhaupt *Operationen ersonnen wurden, um Gelenke bei Tuberkulose zu versteifen,* beweist am besten, wie schwer es ist, mit fixierenden Verbänden eine solide Gelenkversteifung zu erzielen.

ROLLIER wirft diesen Verbänden vor, daß sie gerade die Stellen des Körpers der Sonne berauben, die deren Einfluß besonders nötig hätten. Die Folgen seien ein Zurückgehen der Hauttätigkeit, hochgradige Anämie, oft sogar Maceration der Haut; ferner eine Verlangsamung der Ernährung aller regionalen

Gewebe mit Vermeidung der Ausscheidung der Stoffwechselprodukte, deren Intensität in dem Grade geringer werde, als die Gewebe von Sonne und Licht abgeschlossen seien. Wie wir oben angeführt haben, legen wir den Hauptwert auf die Allgemeinbestrahlung (S. 93). Im Gegensatz zu den eben ausgeführten Ausführungen Rolliers erkennt Solieri gerade der Maceration der Haut unter dem Gipsverbande eine die Tuberkulose heilende Wirkung zu.

Andererseits bietet die Eigenschaft der fixierenden Verbände nicht nur zu entlasten, sondern auch ruhig zu stellen, in vielen Fällen Vorteile. Die Schmerzen bei eitriger Synovitis, sowie die Spasmen bei Contracturstellungen schwinden rascher als im Streckverband. Wir stimmen *hier* Hass bei, daß es dabei nicht ratsam ist, die Stellung des Gelenkes zu korrigieren, sondern die Extremität so zu fixieren, wie sie steht.

Diese Behandlung hat weiter den Vorteil, daß sie zu Hause und in späteren Stadien ambulant durchgeführt werden kann (Lange). Die Vorteile und Nachteile hiervon sind an anderer Stelle geschildert (siehe S. 80).

Bei veralteten Stellungsanomalien leistet die etappenweise Redression im fixierenden Verband meist mehr als der Streckverband.

Schließlich bietet die feste Fixation, wie sie ein gut anmodellierter Gipsverband gibt, eine bessere Sicherheit zur Erzielung einer Ankylose in guter Stellung.

Hier ist noch kurz auf die Frage einzugehen, ob man bei beabsichtigter Versteifung das Gelenk bald belasten oder im fixierenden Verband *entlasten* soll. Lorenz hatte angegeben, daß durch eine solche frühzeitige Belastung bei steifem Gelenk eine stärkere Knochenneubildung und damit eine festere Ankylose erreicht würde. Wir möchten auf Grund schlechter Erfahrungen vor dieser Belastung, wenn der tuberkulöse Prozeß noch nicht abgeschlossen ist, warnen. Es kann durch den Druck zu ausgedehnter Zerstörung der Gelenkenden kommen. Erst wenn der tuberkulöse Prozeß vollkommen zur Ausheilung gekommen ist, tritt zur Erstarkung der Ankylose diese Therapie in ihr Recht.

Technik. Bei den fixierenden Verbänden unterscheidet man feste und abnehmbare, wobei man zu den festen aber auch solche rechnet, die durch die Art ihrer Herstellung zwar abnehmbar sind, dies aber praktisch nicht verwertet wird; der Verband umschließt also dauernd das kranke Glied.

Es kann nicht ausdrücklich genug betont werden, daß, solange der Prozeß noch floride ist, nur feste Verbände in Betracht kommen und daß die abnehmbaren Verbände nur für die Nachbehandlung reserviert bleiben.

Gipsverband. Das einfachste und sicherste Mittel zur Fixation ist der Gipsverband (Hass). Seine Billigkeit und seine einfache Technik wird ihm stets seine Stellung behaupten. Aber auch seine Anlegung will gelernt sein. Ein zu lose sitzender Verband verfehlt seinen Zweck, ein zu eng angelegter kann zu ischämischer Contractur führen. Sie beruht auf einem Kunstfehler, für den jeder Arzt rücksichtslos zur Verantwortung gezogen wird (Oehlecker). Beim Gipsverband müssen die beiden benachbarten Gelenke miterfaßt werden oder der Verband mindestens bis hart an sie heranreichen (Hass). Die vorspringenden Punkte müssen, um Decubitus zu vermeiden, gut gepolstert werden.

Durch Einarbeiten von eisernen Bügeln oder durch Herstellung einer harten Sohle kann eine gute Entlastung auch bei ambulanter Behandlung gewährleistet werden (siehe spezieller Teil).

Durch Aufschneiden und Anbringung von Schnürvorrichtungen kann der Gipsverband auch abnehmbar gestaltet werden.

Sein Nachteil besteht in der Plumpheit und Schwere. Es ist daher häufig versucht worden, ihn zu ersetzen.

ČANZEVA-KURCÂTOVA empfiehlt eine neue „Privatin" genannte Masse, die aus einer Mischung von Gummi arabicum, Mehl und Glycerin besteht. Er lobt den Verbänden große Leichtigkeit und Haltbarkeit nach. Persönliche Erfahrungen fehlen.

Große Vorzüge besitzen die *Celluloidverbände.* Sie sind sehr leicht, dabei elastisch und von großer Festigkeit, Die Feuergefährlichkeit, die ihnen früher anhaftete, ist durch das von der Firma *Eichengrün*-Charlottenburg hergestellte Cellon genommen. Die Herstellung ist allerdings insofern umständlich, als man zunächst, da Cellon, direkt auf die Haut aufgetragen, zu stark reizt, einen Abguß des betreffenden Körperteils machen muß. MAGNUS hat versucht, dies zu umgehen, indem er nach starker Einfettung der Haut über die betreffenden Gliedmaßen zunächst zwei Lagen Gipsverband legt und diese durch Trocknen mittels Föhn rasch fest werden läßt. Sind sie erstarrt, so wird über ihnen, die so gleichsam das Gipsmodell darstellen, der Cellonverband in der unten beschriebenen Weise, immer mit dem Föhn rasch getrocknet, angelegt. Die starke Einfettung der Haut ist notwendig, da sich beim Hartwerden in den Gipslagen Sprünge bilden können, wodurch die Möglichkeit des Eindringens von Cellon gegeben ist.

Bei Erwachsenen, die nach Anlegung des Verbandes bis zum Trockenwerden ruhig liegen, hat sich uns diese Technik sehr gut bewährt. Bei unruhigen Kindern dagegen gibt es leicht Falten, die zu Decubitus Veranlassung geben können. Wir sind deshalb bei Kindern wieder zu der ursprünglichen Technik zurückgekehrt. Bei der Wichtigkeit dieser Verbände möchten wir hier eine kurze Beschreibung ihrer Herstellung folgen lassen.

Das Glied wird mit einem doppelten Trikot überzogen, zwischen welchem sich längs der Seiten etwa 2 cm breite Blechstreifen befinden, die man sich leicht aus einer Konservenbüchse schneiden kann. Hierüber werden 2—3 Lagen Gipsbinden gut anmodelliert. Wenn der Verband eben hart zu werden beginnt, wird er mit dem Gipsmesser auf den Blechstreifen aufgeschnitten. Die abgenommenen Schalen werden sofort wieder zusammengefügt, mit einer Mullbinde umwickelt und getrocknet. Ist die Hülse vollkommen trocken, so wird sie mit Stärkebinden fest aufeinander gewickelt und ihre Innenseite mit Öl gut eingefettet. Dann wird ein vierkantiges, etwa besenstieldickes Blechrohr durch ihre Mitte hindurchgeführt und das eine Ende der Hülse ebenfalls mit Stärkebinden verschlossen. Das verschlossene Ende wird dann in eine Schüssel mit Sand gestellt und nun der Hohlraum mit Gips ausgegossen. Wo sich die Blechhülse befindet, bleibt eine Lücke, durch welche nachher zur besseren Handhabung des Modells ein vierkantiges Holzstück eingeführt werden kann. Nach Entfernung der Gipsbindenform wird die Oberfläche des Gipskerns mittels eines dünnen Gipsbreies geglättet, wobei die markanten Knochenvorsprünge gut herausmodelliert werden müssen. Auf diesem Modell wird nun der Cellonverband gearbeitet. Nach gründlicher Einfettung mit Vaseline wird zunächst ein Trikotschlauch über das Modell herübergezogen und nun eine Lage Mullbinden herumgewickelt. In diese wird sofort durch einen Assistenten mit einem Borstenpinsel die Cellonmasse eingestrichen. Sind alle Bindentouren gut mit der Bürste durchtränkt, so folgt in derselben Weise die zweite, dritte evtl. vierte Lage. Statt der Mullbindentouren kann man auch mehrere Lagen Trikotschlauch verwenden. Vier Lagen geben meist einen haltbaren Verband ab. Ist er vollkommen trocken geworden, so wird er aufgeschnitten und am besten durch einen Sattler mit einer Borte und Schnürvorrichtungen versehen. Außerdem empfiehlt es sich, zur besseren Verdunstung des Schweißes eine Anzahl Luftlöcher in ihn hineinstanzen zu lassen. In die Cellonhülse können ebenso wie in die Gipshülse, Eisenbügel hineingearbeitet werden.

Eine brauchbare Verbandmethode stellt auch die von WEIL angegebene *Kaltleimtechnik* dar. Diese Verbände besitzen den Vorzug der Wasserbeständigkeit.

Bei ihrer Anfertigung benutzt man entweder einen Gipsabguß der in der oben beschriebenen Weise hergestellt wird, oder einfach den Gipsverband, der möglichst gut anmodelliert und nicht stärker als 5 mm zur Hülse aufgeschnitten und an der Schnittlinie etwa $^1/_2$ cm ausgeschnitten wird. Über dieser Gipshülse wird dann die Leimhülse angefertigt Es werden dazu etwa 200—250 g des Leimpulvers mit kaltem Wasser verrührt, bis alle Knollen restlos verschwunden sind; das Wasser wird nur allmählich zugesetzt, bis eine Konsistenz von Sirupdicke erreicht ist. Die Gipshülse oder das Gipsmodell wird mit einer Lage Papierbinden umwickelt, damit später die Leimhülse leicht von der Unterlage abgelöst werden kann. Alsdann werden zwei Trikotschlauchbinden übergezogen und jede einzeln mit Kaltleim durchgetränkt; sofort wird ein weiterer Trikotschlauch übergezogen und durchtränkt und so fort, bis im ganzen 5—6 Trikotschläuche verwandt sind. Die äußerste Schicht wird mit einer feuchten Handbürste zu einer glatten Fläche verarbeitet. Die Leimhülse kommt dann mit der Gipsunterlage auf den Ofen und wird über Nacht getrocknet; am nächsten Tag ist sie zur Weiterverarbeitung fertig. Da sich die Masse nur mit dem Messer schneiden läßt, ist es am einfachsten, Gipsmodell und aufgezogene Leimhülse mit der Gipsschere zu durchtrennen. Alsdann kann die Hülse in bekannter Weise eingefaßt, mit Schnürvorrichtung, Ösen, Nieten oder Scharnieren versehen werden.

Über die zur Korrektur von Stellungsanomalien gebrauchten Modifikationen der Verbandtechnik siehe im speziellen Teil.

An dieser Stelle muß nur kurz auf zwei unangenehme Zufälle eingegangen werden, die nach gewaltsamer Korrektur von Stellungsanomalien auftreten können.

MAYER berichtet über das Auftreten von epileptiformen Krämpfen nach vorsichtiger Ausführung von Streckung. Es handelte sich um Sepsis und Tuberkulose, die mit Rachitis kombiniert waren. Es liegt also wohl sicher eine spasmophile Komponente vor. Trotz Darreichung von Beruhigungsmitteln setzten die Krämpfe nicht aus, erst nach Öffnen der Gipsverbände kamen sie zur Ruhe.

Die zweite Komplikation ist bedeutend unheilvoller. Es ist die von WINKLER und FICKENWIRTH geschilderte *postoperative, nichtdiabetische Acidose.* Einige Zeit, 6—8 Stunden, nach einem Redressement, aber auch nach anderen orthopädischen Eingriffen zeigt sich plötzlicher Verfall, Auftreten von unstillbarem Blutbrechen, flatternder, fliegender, kaum fühlbarer Puls, großes Durstgefühl, kahnförmig eingezogener Leib, beschleunigte Atmung, Acetongeruch, Aceton im Urin. Ein Teil der Fälle endet unter einsetzender Trübung des Sensoriums tödlich, ein Teil bildet sich unter geeigneter Therapie zurück.

Das Leiden tritt meist bei Rachitikern auf. Als Ursache wird eine Embolie von Fetttröpfchen in die Capillaren parenchymatöser Organe besonders der Niere angesehen. Die Therapie besteht in Bettruhe, Einläufen von physiologischer Kochsalzlösung, Verabreichung von Herzmitteln und Bekämpfung der Acidose mit 20% Traubenzuckerlösung intramuskulär bzw. intravenös und reichlicher Verabfolgung von Alkalien.

Nach eigenen Erfahrungen sind diese Zufälle nicht selten, und es kann nicht dringend genug vor unnötigen Redressionsversuchen gewarnt werden.

Lederapparate. Die Anfertigung der Lederapparate ist Sache des Bandagisten, der Arzt soll aber den Gipsabguß machen und den Sitz kontrollieren. Dabei ist zu beachten, daß die Angriffsfläche möglichst ausgedehnt ist. Der Apparat soll nicht nur an vorspringenden Knochenpunkten, sondern auch am Weichteilmantel eine Stütze finden. Dient er der Entlastung, so muß der Zwischenraum zwischen Fußsohle und Sohle des Apparates genügend groß sein, da die Extremität sich nachträglich immer etwas senkt.

Anhang.

Die Behandlung der kalten Abscesse und der Fisteln.

Der kalte Absceß [1] kompliziert den Krankheitsverlauf und kann zur Intoxikation und bei Durchbruch zu sekundärer Infektion führen. *Jeder zugängliche Absceß* soll *punktiert* werden! Die Lokalbehandlung, möglichst *frühzeitig* einsetzend, vermag dann Fistelbildung und ihre gefürchteten Folgen oft zu verhüten. *Incisionen* sind streng zu *vermeiden!* Sie öffnen der gefürchteten Mischinfektion den Weg und kommen bei geschlossenen Abscessen nur dann in Frage, wenn eine endogene Mischinfektion den kalten Absceß in einen „heißen" Absceß umgewandelt hat. „Eine geschlossene Tuberkulose öffnen oder sich spontan öffnen lassen, heißt dem Tod die Tür aufmachen" (CALOT).

ROMISCH legt für die Behandlung Wert auf das *Stadium* der Abscesse; danach sind „produktive" Abscesse, die progredient sind und sich vergrößern, zu punktieren; „in Abkapselung begriffene Abscesse" sollen durch Stichincision ohne Druck entleert und dann mit Naht verschlossen werden; „gänzlich abgekapselte" sollen breit inzidiert, nach völliger Entleerung mit Jodtinktur ausgewischt, genäht, und mit Kompressionsverband versorgt werden. Die *Totalexstirpation* des kalten Abscesses *einschließlich* des ganzen tuberkulösen Gewebes ist nur möglich bei kleineren und oberflächlichen Abscessen, anderenfalls gibt sie unvollständige Resultate (ANSCHÜTZ).

Die Methode der Wahl ist die Punktion der Abscesse mit oder ohne anschließende Injektion von Medikamenten. Wir sahen selbst große Abscesse schon nach wenigen Punktionen unter Einfluß der Sonnenbehandlung sich resorbieren. *Spontan*resorption kommt ebenfalls vor, doch zeigen sich hiernach häufiger Rezidive, meist um so eher, je schneller die Spontanresorption erfolgte.

Für die Hochgebirgsbehandlung nimmt ROLLIER einen Sonderstandpunkt ein: er punktiert kalte Abscesse nur bei Gefahr des Durchbruchs und spricht ihnen eine besondere Rolle „durch Anregung zur Immunkörperbildung" zu. Restabscesse werden punktiert, wenn sie ein mechanisches Hindernis darstellen. Auf antiseptische Injektionen verzichtet ROLLIER.

Injektionsmittel. Bekannt und anerkannt ist das 10%ige *Jodoformglycerin* (BILLROTH); Anwendung kontraindiziert bei gleichzeitiger Stauungshyperämie (BIER). Jodoformglycerin entwickelt unter Luftabschluß bei Anwesenheit lebenden Gewebes eine stark antiseptische Wirkung durch Abspaltung einer Jodverbindung und beschleunigt nach HEILE durch leukotaktischen Effekt den Abbau tuberkulösen Gewebes. Bei Erwachsenen kann man im allgemeinen — Fehlen von Jodidiosynkrasie vorausgesetzt — (prüfen!) — ohne Gefahr der Jodintoxikation 10—30 ccm, bei Kindern 2—10 ccm injizieren zumal die Absceßmembran zu schnelle Resorption verhindert. (Verlangsamte Resorption erwiesen STARLINGERS und URBANEKS Injektionen einer 25%igen Uraninlösung.) Die Einspritzungen werden in Abständen von etwa 3—6 Wochen wiederholt. Meist wird der Absceßinhalt bald dünnflüssiger, seröser und geringer an Menge, zum Schluß bräunlich und fadenziehend.

---

[1] Topographie vgl. S. 36, ferner speziellen Teil, Punktionstechnik vgl. S. 35.

Überlegen soll nach DE QUERVAIN eine Modifikation von CH. GIRARD sein [1]. In die Injektionsspritze werden zuerst 1—5 ccm einer nicht zu alten 1% igen Carbollösung aspiriert und dann die gleiche Menge einer Lösung von 3,5 Jodoform in 90,0 Alcohol absol. und 10,0 Äther.

Auch beim Fehlen schwererer Intoxikationserscheinungen durch Jodoform (meist vermeidbar, wenn anfangs nur eine *kleine* Menge Jodoformglycerin injiziert wird) bleiben noch eine Reihe unangenehmer Nebenerscheinungen übrig: Temperatursteigerungen (unter Umständen bis 39°), örtliche Schmerzen, Appetitmangel, Kopfschmerzen, intensiver Jodoformgeruch. Hier bedeutet einen wesentlichen Fortschritt das *Jodoformosol* (rotbraune, *fast geruchlose* Jodverbindung, die sich in Wasser kolloid löst, wodurch gegenüber den Emulsionen eine viel größere Oberflächenentfaltung bedingt ist). Das Jodoformosol, von MARKERT empfohlen, hat sich uns (WIESE) ausgezeichnet bewährt. Es ist in seiner Wirkung dem Jodoformglycerin mindestens gleichwertig, oft überlegen, dabei *ohne* die obengenannten *unangenehmen Nebenerscheinungen*; dies auch bei längerem Gebrauch. Dabei billiger! Verwendung in wäßriger Lösung 1:25, die mit Aqua dest. steril. immer frisch hergestellt wird und ohne nochmaliges Aufkochen sofort gebrauchsfertig ist [2]. Andere Injektionen (1% Zimtsäureglycerinlösung — LANDERER, 1% Trypsin — oder 5% Karbenzymlösung, Carbolsäure — SATTLER) bieten keine besonderen Vorteile. Eine besondere Injektionsmethode hat CALOT angegeben [3]. MARIAN empfiehlt eine „chloroformjodierte" Injektionsmischung, v. HEDRY benutzt bei außenliegenden Abscessen 10%ige Zinksulfatglycerinemulsion, ROCHER sah Gutes von Spülungen mit heißem Wasser, OTT von solchen mit hypertonischer NaCl-Lösung. SCHEDE warnt vor der Calotinjektion bei prävertebralen Abscessen [4]. Die Autopyotherapie (MAKAI) wird abgelehnt.

Bei *geschlossenen mischinfizierten* Abscessen ist die *Injektionsbehandlung kontraindiziert*. Trotz aller Bedenken bleibt *chirurgisches* Vorgehen dann die Methode der Wahl. Bekämpfung der Mischinfektion nach Eröffnung gegebenenfalls noch durch Spülungen mit Rivanol (1:500—1:1000), Hypochlorit-(Dakin-) Lösung oder Chloramin.

Die fistelnde Form. Oberster Grundsatz muß sein: *die Entstehung der Fistel nach Möglichkeit zu meiden!* Ist sie da, so bedeutet sie eine lokale, sekundäre Komplikation des tuberkulösen Herdes; die Sekundärinfektion als höchst unerwünschte Beigabe ist die nahezu unvermeidliche Folge! Während oberflächliche Fistelbildung noch leichter zu behandeln ist, sind die tiefen, oft viel verzweigten Fistelgänge mit Recht gefürchtet. Eiterretention, Resorption von Toxinen, septische Zustände mit hektischem Fieber, Gefahr und Entwicklung der Amyloidosis beherrschen oft das Bild, die Prognose wird ernstlich verschlechtert, ja in schweren Fällen infaust, Tod an Kachexie ist nicht selten.

Zur Fistelbehandlung gehört größte Gewissenhaftigkeit und nie versagende Geduld, Pünktlichkeit und Zuverlässigkeit. Die *Allgemeinbehandlung* des Kranken steht auch hier im Vordergrunde. So kommt es, daß bei diesen Fällen insbesondere die *Freiluft- und Sonnenbehandlung* schöne Erfolge zeitigt.

---

[1] Extrapulmon. Tbk. **1925**, H. 1, 6.

[2] Hersteller: Chemische Fabrik D. A. Wolff, Bielefeld.

[3] Näheres siehe bei TH. FOHL: Tuberkulose **1926**, Nr 17 und Münch. med. Wschr. **1924**, Nr 24.

[4] Münch. med. Wschr. **1922**, Nr 21.

Größte Beachtung ist dem Sauberhalten der Wunde zu schenken; der Sauberkeitsreiz wirkt auf oft lange Zeit verdreckte Fisteln häufig überraschend. Krusten sind durch feuchte und Salbenverbände zu erweichen und regelmäßig sorgfältig zu entfernen. Granulationspfröpfe, Hauttaschen werden mit Schere oder Messer entfernt. Eine wirksame Unterstützung bedeuten nach unseren Erfahrungen in schweren Fällen prolongierte *warme Bäder*. Für die *lokale Behandlung* kommt auch hier die Injektion von 10%igem Jodoformglycerin oder nach unseren Erfahrungen mit besserem Effekt die Spülung (wir sahen nur ganz selten stärkere Reizerscheinungen) und Injektion von Jodoformosol (siehe oben) in erster Linie in Betracht. Zunächst ist die Fistel nur der Weg, um an den eigentlichen Krankheitsherd nach Möglichkeit heranzukommen; solange dieser noch aktiv ist, insonderheit Gewebseinschmelzungen vorhanden sind, darf ein Fistelverschluß weder erhofft noch erstrebt werden. Wir können uns der Ansicht derer, die einen *frühzeitigen* Verschluß der Fisteln anstreben, *nicht* anschließen. Viele Fisteln schließen sich *spontan* als Zeichen der Heilung des Ursprungsherdes. Schließt sich ein Fistelgang zu früh und besteht Gefahr der Sekretverhaltung, wird er durch Einlegen eines Laminariastiftes für 1—2 Tage offen gehalten. WIESE versuchte den Krankheitsherd zu beeinflussen, indem er durch die Fistelgänge in der Tiefe Depots von gewöhnlichem, wie von mit ultraviolettem Quarzlicht in Schalen bestrahltem Lebertran anlegte, doch konnte ein beweisendes Ergebnis nicht erzielt werden. Die BECKsche Wismutpaste — recht gut geeignet unter Umständen zur röntgenologischen Darstellung von Fistelgängen, findet heute nur noch relativ wenig Anwendung (Gefahr der Sekretstauung), wenn sie auch in älteren Fällen manchmal zu einem guten Fistelverschluß führt. CALOT hat auch für die Fistelbehandlung eine besondere Paste (Campherphenol, Camph. Napht., Guajacol, Jodoform, Lanolin) angegeben; ihr Wert wird verschieden beurteilt (POLLOCK, FOHL [siehe oben] u. a.), besonders skeptisch bei Streptokokkenmischinfektionen sowie bei den tiefen Fistelgängen bei Coxitis und Spondylitis.

Ist der Krankheitsherd ruhiger geworden, Sekretstauung nicht mehr zu befürchten, kann je nach Lage des Einzelfalles streng individualisierend der Verschluß der Fistel erstrebt werden. Ein *Wechsel der Mittel*, um ständig neue Reize auszuüben, ist ratsam. Bekannt ist die Verwendung von Jodtinktur, Argentum nitricum-Lösungen, Pyrogallol, konz. MnO_4K, Tanninlösungen (5%), Campherphenol. Man kann zunächst relativ mild mit Camphercarbol (Camphor. trit. 60,0 Acid. carbol. liquefact. 30,0, Spirit. vin ad. 100,0) schmerzlos behandeln; der nächst stärkere Reiz wäre nötigenfalls mittels eines mit 10%iger Jodtinktur getränkten und zum Fistelgrund geführten dochtartigen Tamponstreifens zu erzielen; ist sehr starke Ätzung angezeigt, käme Carbolsäure mit nachfolgender Alkoholneutralisation in Betracht; v. HEDRY benutzte Tuschierung mit 70%iger bzw. Spülung mit 1—5%iger Zinksulfatlösung, Fistelplombierung mit 10 bis 15%igen Stäbchen. HALBERSTAEDTER, SIMONS und ULRICHS benutzten Thor-X-Stäbchen; letzterer mit besonders günstiger Wirkung bei langwierig fistelnden Fußwurzeltuberkulosen; REY sah Gutes von der Instillation 10%iger wäßriger Kupfersulfatlösung, wir selbst von flüssigem Kupferdermasan; HAUFF kombinierte letztere Lokalbehandlung mit einer allgemeinen Jodtherapie nach HOTZ (siehe S. 107). SCHNEIDER empfahl Röntgentherapie, von der wir ebenfalls gelegentlich eine Förderung des Fistelschlusses sahen. Für alle Injektionen in Fistelgänge ist es ratsam und erleichternd, lange *stumpfe* Kanülen oder aufschraubbare Oliven verschiedener Größe zu verwenden.

Besteht der Verdacht, daß ein Sequester den Fistelgang unterhält, so empfiehlt sich eine vorsichtige Revision mit dem Löffel und Extraktion des Sequesters, gleichzeitig können schlaffe Granulationen vorsichtig mit entfernt werden. Jedes *energische* Auskratzen und Stochern ist aber zu vermeiden. Meist handelt es sich bei tuberkulösen Erkrankungen um kleinere Sequester, die sich mit dem Eiter spontan ausstoßen, im Gegensatz zu den großen Osteomyelitissequestern.

Des öfteren bestehen *in der Umgebung der Fisteln* auch *tuberkulöse Weichteilabscesse und Hautveränderungen.* Diese werden nach den entsprechenden Regeln je nachdem mit Excochleation, Lichttherapie, Kupfer- und Pyrogallussalben in fallender Konzentration, UNNAscher grüner Salbe (Antimon), Chlornatrium, Pyotropin und ähnlichem angegangen. Größere Hautdefekte tuberkulöser Natur reagieren gut auf Philoninsalbe, Ung. Credé, Granugenol, Pellidol mit Desitinsalbe aa. Wesentlich erscheint uns weitgehende Freiluftbehandlung ohne abschließende Verbände, Schutz vor Fliegen mit leichten Schleiern über Bügeln oder Drahtnetzen oder bei Kindern Hohlverbände nach MOLL. Die Haut in der Umgebung sezernierender Fisteln ist zum Schutze gegen Maceration durch indifferente Salben zu schützen; empfohlen werden kann hier neben der Zinksalbe besonders die Desitinsalbe.

Für die Injektionsbehandlung der Gelenke gilt im allgemeinen dasselbe wie für die der Abscesse. Jodoformglycerin Jodoformosol in geringer Injektionsmenge, stehen im Vordergrund. Bei fungösen Gonitiden bewährte sich uns auch die Durchtränkung des Gewebes mit $2^0/_0$iger Yatrenlösung (RÜSCHER). Wegen etwaiger Reaktionen ist es ratsam mit dem Anlegen des Gipsverbandes zu warten, bis diese abgeklungen sind, oder aber stark zu polstern bzw. groß zu fenstern. ULRICH empfiehlt Injektion von Chlumsky- oder Pregllösung, ferner Sauerstoffeinblasung nach WOLLENBERG, welche wir bisher nur röntgendiagnostisch anwandten. Neue Perspektiven eröffnet die letzthin von SIEVERS angegebene „Jodipinierung“ der Gelenke mit Jodipin Merck. Wegen der Schmerzhaftigkeit wandte BETTMANN Jodipin 20—40% mit $5^0/_0$iger Lösung von basischem Psikain (Merck) an; er injizierte bei Knochen-Gelenktuberkulosen in Knochenherde 5—10 ccm, in Knie-, Hüft- und Fußgelenk 2—5 ccm, in Fisteln bis 60 ccm (hier ohne Psikainzusatz) und berichtet über günstige Ergebnisse ohne unangenehme Nebenwirkungen. Die Injektionsstellen in die Gelenke sind die gleichen wie die der Punktion (vgl. S. 35).

IV. Operative Behandlung.

Die operativen Verfahren, die bei Knochen- und Gelenktuberkulose angegeben sind, gliedern sich in zwei große Gruppen:

1. in direkt gegen den Herd gerichtete Maßnahmen und
2. in indirekt auf den Herd wirkende Maßnahmen.

1. Direkt gegen den Herd gerichtete Maßnahmen.

An der Spitze dieses Abschnittes möchten wir kurz noch einmal folgende Gedankengänge zusammenfassen (siehe auch S. 77).

1. Eine Knochentuberkulose ist *keine selbständige* Erkrankung, sondern nur *ein* Ausdruck der tuberkulösen Infektion. Eine allgemein hygienisch-diätetische Behandlung ist daher immer notwendig.

2. Ein großer Teil der Knochen- und Gelenktuberkulosen heilt durch rein konservative Behandlung *ohne irgendeine Funktionsbeeinträchtigung*. Diese Behandlung erfordert jedoch lange Zeit, meistens mehrere Jahre.

3. Jeder Knochenherd bedeutet, solange er aktiv ist, eine Gefahr für den Körper durch Metastasierung der Krankheitskeime (siehe S. 4). Die unter anderen von Moro vertretene Ansicht, daß das Auftreten eines zweiten Tuberkuloseherdes im Körper eine bestehende Lungentuberkulose günstig beeinflußt, kann nicht aufrecht erhalten werden. Diese Ansicht hat sich wohl daraus entwickelt, daß bei bestehender Knochen- und Gelenktuberkulose der Lungenprozeß naturgemäß meist den Charakter der sekundären Periode nach Ranke oder den einer protrahierten Durchseuchungsperiode nach Diehl zeigt und also relativ gutartig ist. Im Gegensatz zu der oben geschilderten Ansicht findet man vielmehr, daß nach radikaler Entfernung tuberkulöser Knochenherde sich das Allgemeinbefinden und der Lungenprozeß rasch bessert. Es ist deshalb die Operation zu empfehlen, wo sie in kürzerer Zeit den *gleichen Erfolg* wie die konservative Behandlung erzielt.

4. Es gibt Fälle, die sich bei der konservativen Behandlung dauernd verschlechtern, so daß man aus *vitaler Indikation* zur Operation greifen muß.

Wir unterscheiden demnach die Indikation zur Operation bei Knochen- und Gelenktuberkulose in

a) absolute Indikation und

b) relative Indikation.

Letztere teilen wir wieder in Indikation aus rein ärztlichen Gründen und in Indikation aus sozialen Gründen.

a) Absolute Indikation.

a) Die *absolute Indikation* ist gegeben bei beginnendem *Amyloid* sowie bei starkem *Kräfteverfall* infolge langdauernder Eiterung. Aber auch bei jeder fistelnden Knochentuberkulose mit *starker Mischinfektion*.

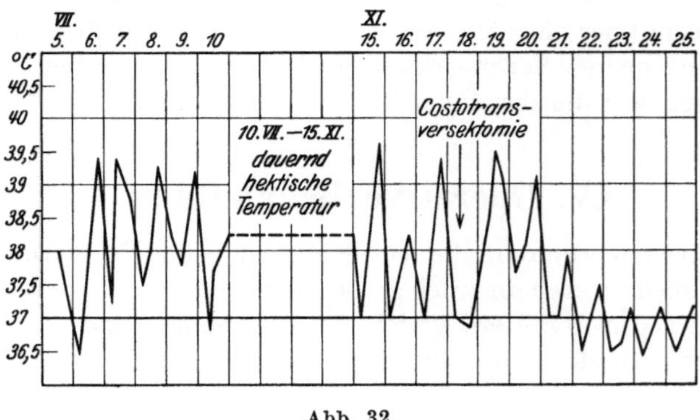

Abb. 32.

Bei den beiden ersten Punkten kann man nur durch schnellste, radikale Entfernung des Eiterherdes dem sonst unabwendbaren Schicksal zuvorkommen. Es kommen in Betracht die Absetzung eines Fußes, eines Beines oberhalb des Kniegelenkes, seltener wohl einer Hand oder eines Ellenbogens. Operationen an der Hüfte vermögen meist den ungünstigen Verlauf nicht aufzuhalten. Nach solch radikaler Operation blühen die Kranken oft auffallend rasch auf, und man macht sich jedesmal den Vorwurf, daß man nicht früher zu diesem Mittel gegriffen hat.

Aber auch bei jeder mischinfizierten Fistel und bei jedem mischinfizierten Absceß, der durch Fieberschübe anzeigt, daß schlechte Wundverhältnisse bestehen, soll man nach allgemein chirurgischen Grundsätzen handeln. Wie

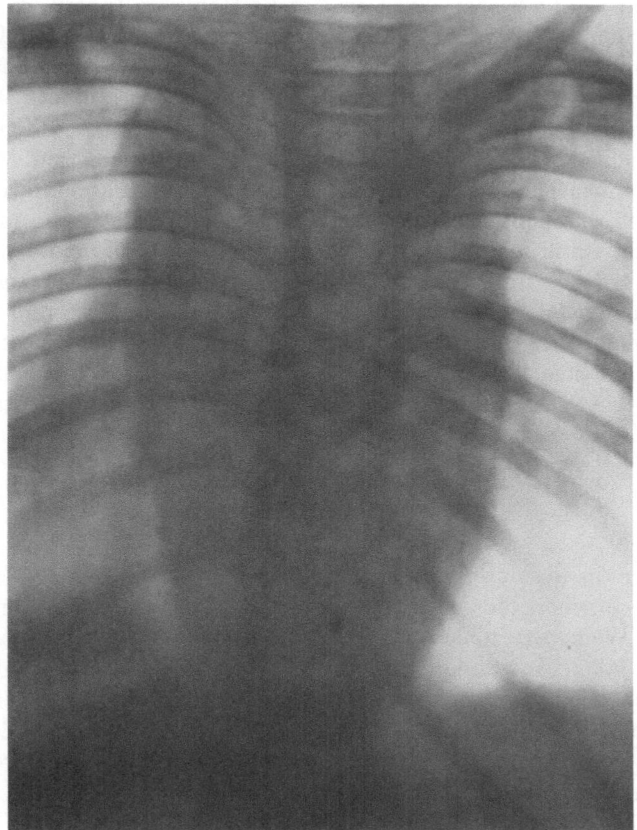

Abb. 33. Großer prävertebraler Absceß bei Spondylitis der Brustwirbelsäule

oft sieht man, daß mischinfizierte Abscesse bei hohem Fieber wochenlang punktiert werden, bis sich zum Heile des Kranken der Eiter selbst Luft schafft. Wir möchten hier den Auszug der Fieberkurve eines Kranken mit mischinfiziertem prävertebralem Absceß anführen (Abb. 32).

Nach Angabe der Mutter befand sich das Kind seit $1^1/_2$ Jahren in einer Sonnenheilstätte wegen Spondylitis und wurde dort mit Lagerung behandelt. 4 Monate vor der Aufnahme in unsere Abteilung bildete sich eine Schwellung am Halse, die erweichte und aufbrach. Nun trat hohes Fieber auf, das bis jetzt anhält. Das Kind zeigte röntgenologisch einen großen prävertebralen Absceß, der sich infolge der Lagerung zum Hals gesenkt hatte und dort aufgebrochen war (Abb. 33). Die Fieberkurve hatte das obige Aussehen. Wir standen damals im Zeichen der ersten Sonnenära und behandelten das Kind weiter konservativ mit dem Erfolge, daß der Kräftezustand dauernd abnahm. Schließlich entschloß man sich, da mehrfache Punktionen keinen Erfolg brachten, zur Eröffnung des Abscesses durch Costotransversektomie mit dem Resultat, daß das Fieber prompt abfiel und das Kind aufblühte. Das Kind ist jetzt nach 6 Jahren vollkommen geheilt. Bei der Wichtigkeit dieser Frage möchten wir einen zweiten Fall kurz skizzieren. Eine Spina ventosa am Metatarsale der großen Zehe. Der Knochen ist aufgetrieben, zeigt eine große Höhle im Innern, die durch eine Fistel stinkenden Eiter entleert. Die Erkrankung besteht seit 5 Jahren. Nach breiter Eröffnung Abtragung des Knochens bis auf eine laterale Spange, Tamponade und späteren Hereinschlagens eines Hautlappens in die Wunde tritt unter Sonnenbehandlung in $^3/_4$ Jahren Heilung ein, die nach 6 Jahren anhält. Wir sind absichtlich auf diese Beispiele etwas näher eingegangen, weil es auch heute noch Sonnentherapeuten gibt, die auch den schwer mischinfizierten tuberkulösen Prozeß rein konservativ behandeln. Bei der Operation solcher Prozesse muß man sich natürlich klar sein, was man will. Ist die radikale Operation möglich, wie bei der Spina ventosa, bei einem Kniegelenk oder bei den unten zu besprechenden Lokalisationen, so soll man radikal operieren und den Prozeß wie eine Osteomyelitis behandeln. Kann man nicht radikal operieren, so soll man sich darauf beschränken, *gute Abflußbedingungen für den Eiter zu schaffen.* Nebenher auch etwas mit dem scharfen Löffel im Knochen herumzukratzen, hat keinen Zweck. Hat der Eiter guten Abfluß, so ist zunächst einmal die größte Gefahr beseitigt, das übrige muß der konservativen Behandlung überlassen werden.

b) Relative Indikation.

Wenn über die absolute Indikation zur Operation noch einigermaßen Einigkeit besteht, so gehen die Geister bezüglich der relativen Indikation noch weit auseinander. Wenn wir zunächst auf die Indikation aus *rein ärztlichen Gründen* eingehen, so fallen unter sie Fälle, die durch eine lange Sonnenbehandlung auch ohne Operation mit oder ohne Verkrüpplung mit größter Wahrscheinlichkeit heilen würden, bei welchen man aber durch eine Operation dasselbe Ziel in bedeutend kürzerer Zeit erreicht. Die rein ärztlichen Beweggründe, die dabei zugunsten der Operation sprechen, sind die sofortige Befreiung des Körpers von einem zehrenden Krankheitsherd, der die Gefahr der Metastasierung in sich birgt. Dieser Vorteil wird durch die Gefahren und Unannehmlichkeiten der Operation erkauft. *Gelegenheit zu dieser Indikationsstellung ist bei Knochen- und Gelenktuberkulose leider nur selten gegeben.* Die Nähe der Epiphysenlinie und des Gelenks sowie die frühzeitige Beteiligung des letzteren bringt es mit sich, daß man durch die Operation nur wenige Herde radikal entfernen kann, *ohne das Wachstum oder die Gelenkfunktion zu gefährden.* Eine Operation kommt infolgedessen nur in Frage:

1. Wenn der Herd so weit von der Epiphysenlinie oder vom Gelenk entfernt ist, daß die Ausräumung oder die Anregung der Heilung ohne Verletzung beider möglich ist, oder

2. wenn man bei Gelenkbeteiligung nach Form und Verlauf der Erkrankung schließen muß, daß eine Heilung des Prozesses mit normaler Gelenkfunktion auszuschließen ist.

Zur ersten Gruppe gehören einmal Herde, die weit von jedem Gelenk entfernt sitzen, so daß überhaupt mit der Möglichkeit einer Gelenkverletzung nicht zu rechnen ist. So sind cariöse Herde in den Rippen, sofern sie weit vom knorpeligen Teil entfernt sitzen, ein dankbares Objekt radikaler Operationen. Es gelingt meist mit einem Schlage den Krankheitsherd aus dem Körper zu entfernen. Ähnlich liegen die Verhältnisse bei den platten Schädelknochen. Durch Ausmeißeln des krankhaften Prozesses und Einschlagen eines Hautlappens in den Defekt erreicht man meist schnelle Heilung. Einen weiteren guten Angriffspunkt für operative Eingriffe geben Herde im Trochanter major, am Darmbeinkamm und Herde in der Ulna oder im Radius bei kleinen Kindern ab. Man unterscheidet auch hier die kleinen Granulationsherde, die spontan in kürzerer Zeit meist ausheilen und käsige Prozesse, die analog der Spina ventosa mit einer starken Periostitis und einer Nekrose großer Teile des Knochens einhergehen. SORREL hat in der letzten Zeit diese Formen ausführlicher beschrieben. Die Periostitis führt zu einer richtigen Totenlade, in welcher die nekrotische Diaphyse als Sequester liegt. Nach SORREL gibt seine Entfernung zur richtigen Zeit d. h., wenn die Knochenschale stark genug geworden ist, sehr gute Resultate.

Bei diesen Erkrankungen ist, wenn die Operation lege artis ausgeführt wird, das Leiden gefahrlos in kurzer Zeit zu beseitigen. Schwieriger liegen schon die Verhältnisse bei Herden in der Nähe der Epiphysenlinie und des Gelenks. Sitzen diese Herde oberflächlich, und ist das *Gelenk noch nicht beteiligt*, so ist die Versuchung, durch ihre Ausräumung einer Gelenkbeteiligung zuvorzukommen, sehr groß. Ist einmal das Gelenk beteiligt, so hat natürlich die Ausräumung keinen Zweck mehr, da die Gelenkerkrankung doch eine längere konservative Behandlung notwendig macht, unter der auch der Knochenherd zur Heilung kommen kann. Zu derartigen Ausräumungen ist nur selten Gelegenheit gegeben. Bei Kindern, bei denen die Herde meist in der Nähe der Epiphysenlinie sitzen, unterbleibt der operative Eingriff besser. Da ein tuberkulöser Herd meist nicht scharf gegen das gesunde Gewebe abgesetzt ist, sondern sich in der Umgebung Streuungstuberkeln befinden, ist durch Ausräumung, wenn man schonend vorgeht, eine radikale Entfernung alles Krankhaften selten zu erzielen, bei radikalem Vorgehen kann aber leicht die Epiphysenlinie verletzt und dadurch Schaden angerichtet werden. Bekannt sind die Fälle aus der radikalen Ära BERGMANNs mit ihren stark im Wachstum zurückgebliebenen Gliedmaßen und meist Schlottergelenken.

Beim Erwachsenen dagegen kann man, da die Epiphysenlinie nicht mehr zu fürchten ist, etwas rigoroser vorgehen und schöne Erfolge erzielen. Leider sind aber auch hier die in Betracht kommenden Fälle sehr selten. Bei den meisten Gelenken ist an die Herde ohne Verletzung der Gelenkkapsel nicht heranzukommen. So sitzen die Herde beim Hüftgelenk, die lange Zeit, ohne das Gelenk zu beteiligen, bestehen können, meist im Schenkelhals, sind also extrakapsulär kaum erreichbar. Gut zu erreichen sind häufig Herde in der Femurmetaphyse des Kniegelenks, in den Gelenkenden der Tibia, im Olekranon und in der Patella. Hier soll man einen Versuch wagen. Manchmal gelingt es auf diese Weise, das Gelenk frei zu erhalten, in anderen Fällen gibt es aber auch Rezidive mit späterem Gelenkdurchbruch. Bezüglich der Technik ist folgendes zu bemerken: Bestand keine Fistel, so kann man nach dem Vorschlage BIERs die Knochenhöhle voll Blut laufen lassen und die Wunde schließen. Es

tritt dann meist primäre Heilung ein, und der Bluterguß fördert die Knochenregeneration. Bestand eine Fistel, so muß man mit Hammer und Meißel die
Höhle in eine flache Mulde verwandeln, einige Tage tamponieren und dann
einen Haut- bzw. Weichteillappen in die Wunde schlagen.

An dieser Stelle muß ein in der letzten Zeit von ROBERTSON LAVALLE ange-
gebenes Verfahren erwähnt werden. ROBERTSON LAVALLE will nicht den kranken
Herd exstirpieren, sondern durch Knochenbolzung unschädlich machen. Nach
seiner Anschauung tritt bei Befallensein der Epiphyse durch einen tuberkulösen
Herd infolge Kompression der Gefäße eine Störung der Ernährung der Epiphyse
ein. Dagegen werden eingepflanzte Knochenstückchen alsbald von Capillaren
durchsetzt, die venöse Stase wird behoben und die Epiphyse besser ernährt.
Dadurch werden nach BLANC die Bindegewebszellen zu erhöhter Tätigkeit
angeregt, so daß es zur Phagocythose der tuberkulösen Nester kommt. ROBERT-
SON LAVALLE hatte seine Operation ursprüng-
lich für Gelenktuberkulose überhaupt empfohlen. VIGNARD zeigte aber, daß fungöse
Entzündungen des Gelenkinneren nicht beeinflußt werden, während Knochenherde in
den Epiphysen oft auffallend rasch verschwinden. Da auch von anderer Seite (SOLE
CAPECCHI) über günstige Resultate berichtet
wird, ist ein Versuch mit diesem Verfahren
bei in Gelenkenden sitzenden Herden, dessen
Ausräumung unmöglich ist, angezeigt, z. B.
beim Hüftgelenk, sodann bei Herden, die in
der Nachbarschaft der Epihpysenlinie sitzen.
Das Prinzip des Verfahrens erhellt aus der
beigegebenen Skizze, die das Verfahren nach
der von VIGNARD angegebenen Technik er-

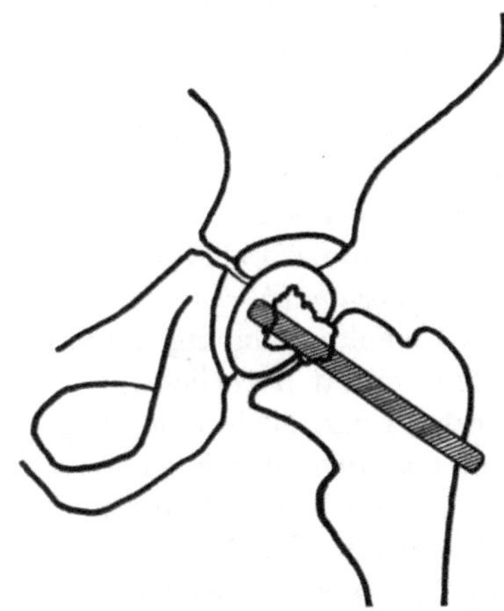

Abb. 34. Prinzip der ROBERTSON LAVALLE-
schen Operation bei der Hüfte. Vom
Trochanter aus ist ein Tibiaspan bis in
den Kopf vorgetrieben.

läutert. Beim Kniegelenk werden extrakapsulär wagerechte Löcher durch die Condylen
des Femur bzw. der Tibia gebohrt. Zur Blut-
stillung werden diese einige Zeit mit Gazestreifen tamponiert und dann aus
der Tibia entnommene Späne in sie hineingetrieben. Bei der Hüfte wird der
Kanal vom Trochanter major durch den Schenkelhals bis in den Schenkelkopf
gebohrt und hier ebenfalls ein Knochenspan hineingetrieben (Abb. 34). Die
Kranken können bald nach der Operation das Bett verlassen.

Ist ein *Gelenk* beteiligt, so sind die therapeutischen Erwägungen ganz andere.
Da eine operative Entfernung des krankhaften Gewebes meist nur unter *schwerer
Schädigung der Gelenkfunktion auszuführen ist*, darf diese nur vorgenommen
werden, wenn anzunehmen ist, daß durch konservative Behandlung ein bewegliches Gelenk nicht erzielt werden kann. Beim Kinde kommen, um das gleich
vorwegzunehmen, derartige Operationen nicht in Frage. Die Gefahr der Verletzung der Epiphysenlinie ist zu groß. Die Folge würde ein vollkommenes
Zurückbleiben des Wachstums der entsprechenden Extremität sein (siehe S. 127).

Beim Erwachsenen gehört, um die Entscheidung zur Operation zu treffen,
große Erfahrung und ein guter ärztlicher Blick. Es gehört vor allem dazu die
Kenntnis der verschiedenen Verlaufsformen der Gelenktuberkulose.

Die primär synovialen Tuberkulosen, die in ihrer granulierenden Form den Knorpel häufig intakt lassen und nur an den Knorpelumschlagstellen den Knochen beteiligen [kenntlich am normalen Gelenkspalt und lochartigen Aussparungen an den Ecken der Gelenkenden, (Abb. 122 und 169)] geben meist ein völlig bewegliches Gelenk. Ebenso verhalten sich häufig Granulationsherde, die ins Gelenk durchgebrochen sind und den Knorpel nur umschrieben zerstört haben. Ist letzterer dagegen in ganzer Ausdehnung zugrunde gegangen, so kann man zwar auch beim Erwachsenen noch in seltenen Fällen durch eine *längere* Kur ein bewegliches Gelenk erzielen. Dieses neigt aber zu arthritischen Veränderungen, so daß es bei starker Beanspruchung für den Träger eine große Last ist (siehe S. 263). Hier setzt die soziale Indikation ein, die weiter unten besprochen wird.

Handelt es sich dagegen um eine käsige Entzündung des Gelenkes oder um einen Käseherd, der zu einer Gelenkentzündung geführt hat, so treten im Verlaufe der Erkrankung so starke Zerstörungen des Knorpels und der Gelenkenden auf, daß mit einer brauchbaren Beweglichkeit des Gelenkes nicht mehr zu rechnen ist. Nach jahrelanger konservativer Behandlung erhält man meist eine Versteifung. An dieser Stelle können wir es nicht unterlassen, folgendes Erlebnis wiederzugeben:

Beim Besuche einer Anstalt, in der die Röntgenbestrahlung der Knochen- und Gelenktuberkulose eifrig betrieben wird, wurde uns ein 25jähriger junger Mann vorgeführt, dessen Kniegelenktuberkulose durch eine einjährige Röntgenbehandlung geheilt worden war. Das Kniegelenk war allerdings versteift, aber der Kranke konnte schmerzfrei mit einem Stock auf unebener Erde herumgehen. Das Röntgenbild zeigte einen gut abgegrenzten Herd im Condylus lateralis der Tibia. Dies, sowie die vollkommene Ankylose sprach aber so deutlich für das längere Bestehen der Erkrankung, daß wir darauf aufmerksam machten. Jetzt wurde das Krankenblatt geholt. Aus diesem ging hervor, daß der Kranke seit 5 Jahren mit kurzen Unterbrechungen von einem Krankenhaus ins andere gewandert und mit Extension Gipsverbänden usw. behandelt worden war. Nach 5 Jahren hatte man also eine Versteifung des Kniegelenks erzielt und demonstrierte diesen Fall als Beweis für die günstige Wirkung der Röntgenstrahlen. Dabei darf nicht vergessen werden, daß der noch bestehende Herd die Gefahr des Rezidivs in sich birgt. Dies hätte man durch eine Operation zweifellos besser und schneller erreicht.

Welche Operationen soll man nun in den angegebenen Fällen ausführen?

Da bei rein synovialen Formen, solange der Knorpel intakt ist, durch konservative Behandlung ein bewegliches Gelenk zu erzielen ist, scheidet die Arthrektomie, die nur die erkrankte Kapsel exstirpiert, aus; denn es gibt bei den meisten Gelenken keine Operation, die ohne Schädigung der Funktion alle Winkel des Gelenks sichtbar machen kann. So bleibt die Arthrektomie meist unvollkommen oder hinterläßt Bewegstörungen. Wenn der Knorpel in weiter Ausdehnung zerstört ist, kommt nur die Resektion in Frage. Hier ist die Operation, die am einfachsten ist und die größte Übersicht gewährt, die beste. Da man bei den unteren Extremitäten immer, bei den oberen Extremitäten meist eine Versteifung anstrebt, braucht man nicht schonend vorzugehen. Das Hauptprinzip heißt „radikal" vorgehen.

Die BARDENHEUERschen *extrakapsulären Methoden* lehnen wir allerdings wegen ihrer starken Verstümmelung ab. Von dem scharfen Durchgehen durch tuberkulöse Gewebes haben wir keinen Schaden gesehen. Es ist außerdem zu erwarten, daß durch Schneiden mit Hochfrequenz nach Wucherpfennig auch die geringste Gefahr einer Implantation durch das schneidende Instrument vermieden wird.

Durch die Resektion kann man bei übersichtlichen Gelenken wie Kniegelenk, Ellenbogengelenk alles Krankhafte gut entfernen und dadurch Heilung erzielen, bei Erkrankung des oberen Sprunggelenkes und Sitz des ursprünglichen Herdes im Talus wird dieser am besten exstirpiert. Besonders von französischer Seite wird diese Talusexstirpation in der letzten Zeit sehr empfohlen. Gute Resultate erzielt man auch mit der Resektion der vorderen Fußwurzelknochen bei Erkrankung des LISFRANKschen Gelenkes. Ebenso wird bei der Handgelenktuberkulose über günstige Resultate mit der Exstirpation des ganzen Gelenkes berichtet (KÖNIG).

Schlecht sind dagegen die Erfolge bei allen Gelenken, die wenig übersichtlich sind, z. B. der Hüfte und beim Fuß, wenn mehrere Gelenke erkrankt sind. In diesen Fällen kommen evtl. andere Methoden in Frage, bei Fußgelenk die Amputation, bei der Hüfte versteifende Operationen.

Es wäre noch die Frage zu erörtern, ob man bei einer Resektion auf ein steifes oder bewegliches Gelenk hinaus soll. Bei den Gelenken der unteren Extremitäten ist die Frage zugunsten der Versteifung entschieden; denn ein bewegliches Gelenk neigt bei der Belastung zu Rezidiven und zur chronischen Arthritis. Auch die beweglichen Gelenke der oberen Extremitäten neigen hierzu bei stärkerer Inanspruchnahme. Es ist also in jedem Falle zu entscheiden, womit dem Träger besser gedient ist. Hier spielt die soziale Indikation mit hinein. Wenn es von wissenschaftlichem Standpunkt aus unbefriedigend ist, eine „*soziale Indikation*" anzuerkennen, so kommt man im praktischen Leben ohne eine solche nicht aus. Gerade bei der Knochen- und Gelenktuberkulose, besonders der der unteren Extremitäten, die zu ihrer Heilung jahrelange Anstaltsbehandlung, meist jahrelange Bettruhe erfordert, kann man sie nicht entbehren. Während der geistige Arbeiter unter Umständen seine Beschäftigung während der Kur ausüben kann, wird der körperlich Arbeitende vollkommen aus seinem Beruf herausgerissen und fällt der Allgemeinheit zur Last. Ein in sitzender Stellung Beschäftigter kann gut einen Entlastungsapparat jahrelang tragen und seinem Berufe nachgehen, während z. B. für einen Botengänger ein Apparat eine kaum zu ertragende Belästigung bedeutet. Ferner neigen, wie wir oben gesehen haben, mit Beweglichkeit ausgeheilte tuberkulöse Gelenke zu chronischen Arthritiden. Diese können bei starker Inanspruchnahme unangenehmer sein als der tuberkulöse Prozeß, so daß einem Arbeiter mit einem versteiften aber unempfindlichen Bein oft mehr gedient ist als mit einem beweglichen Bein, das zu arthritischen Veränderungen neigt. Aus all diesen Gründen ist es berechtigt, beim Schwerarbeiter, besonders bei Erkrankung der unteren Extremitäten, wenn man nach dem Röntgenbilde schließen kann, daß eine mehr oder weniger starke Zerstörung des Knorpels eingesetzt hat, eine Versteifung zu erstreben, während man in solchen Fällen bei geistig Arbeitenden evtl. durch längeres Tragen von Entlastungsapparaten und durch längere Sonnenbehandlung noch ein beschränkt bewegliches Gelenk erzielen kann. Ebenso wird man bei der oberen Extremität je nach dem Beruf des Erkrankten seinen Heilplan aufstellen müssen.

2. Indirekt gegen den Herd gerichtete Maßnahmen.

a) Versteifende Operationen.

Während diese angegebenen Verfahren sich zum Ziele gesetzt haben, den krankhaften Herd auszurotten, teils durch Elimination, teils durch Einpflanzung neuen Knochenmaterials, gibt es noch eine andere Gruppe von Operationsmethoden, welche die meist durch Verbände angestrebte Ruhigstellung der Gelenke auf blutigem Wege zu erzielen sucht. Diese Verfahren nahmen ihren Ursprung von Körperabschnitten, bei welchen einerseits eine Elimination des Krankheitsherdes wegen der komplizierten anatomischen Verhältnisse nicht möglich ist, andererseits eine Fixierung durch Verbände nur unvollkommen gelingt, wie der Wirbelsäule und dem Hüft-

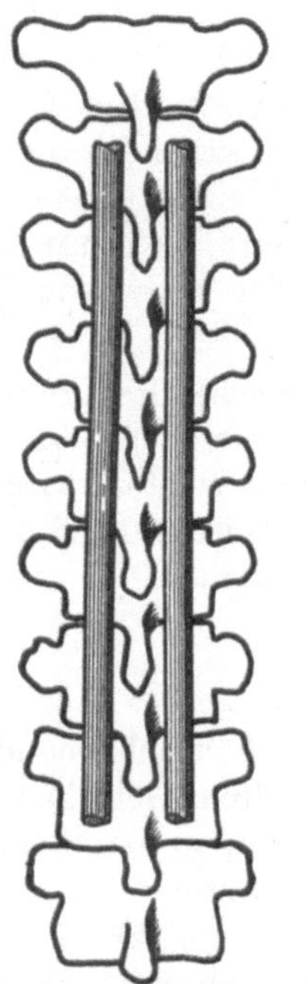

Abb. 35. Prinzip der LANGE-HENLE-ALBEEschen Operation.

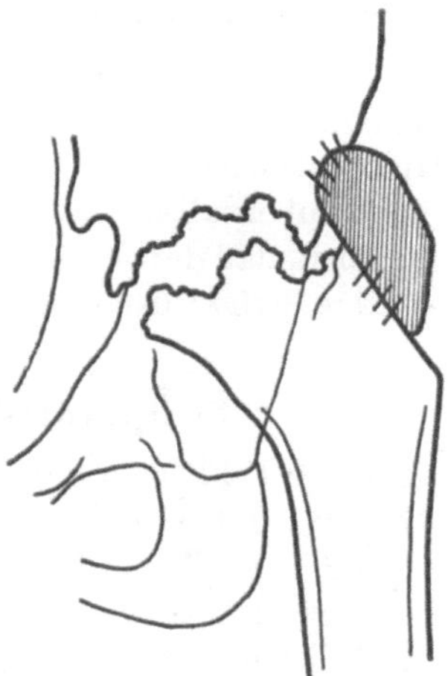

Abb. 36. HASSsche Operation des Hüftgelenkes. Der Trochanter maior ist abgemeißelt und in eine Furche des Pfannendaches eingelassen.

gelenk. Außer der besseren Ruhigstellung wird diesen Verfahren nachgerühmt, daß sie für den Träger weit angenehmer sind, und daß sie vor allem *dauernd getragen werden müssen* und nicht abgelegt werden können, wenn sie dem Träger lästig fallen.

So wurden zunächst für die Wirbelsäule derartige Verfahren ausgearbeitet. Näheres hierüber siehe im speziellen Teil. Hier soll nur ganz kurz das Prinzip erörtert werden. Da die Hauptbewegung der Wirbelsäule sich um eine horizontale Achse vollzieht, die durch die Gelenkfortsätze läuft, ist es möglich, durch eine Verbindung der Dornfortsätze untereinander eine Entlastung der Wirbelkörper zu erzielen. Im Prinzip kann dies durch festes Anbringen von 2 Stäben zu beiden Seiten der Dornfortsätze erfolgen (siehe Abb. 35).

Ein entsprechendes Verfahren wurde von HASS für das Hüftgelenk angegeben. Er schlägt, ohne die Gelenkkapsel zu eröffnen, den Trochanter major mit einem beträchtlichen Teile seines Fußpunktes ab, verschiebt ihn nach oben medial und implantiert das mediale Ende in ein hierzu hergestelltes Bett am oberen Pfannenende (Abb. 36).

Von Le Roy und Hibbs wurden nun auch noch für andere Gelenke, vor allem für das Kniegelenk ähnliche Verfahren ausgebaut. Wie später im speziellen Teil ausgeführt wird, lehnen wir die Verfahren an anderen Gelenken als an den beiden oben angeführten ab, da man entweder leicht den kranken Herd ausräumen oder eine Versteifung gut mit Verbänden erzielen kann.

b) Operationen zur Schaffung besserer Ernährungsbedingungen.

Andere Verfahren suchen durch eine operativ erzielte bessere Durchblutung des tuberkulösen Herdes die Heilung zu beschleunigen. Die Erfolge der periarteriellen Sympathektomie bei Gangrän veranlaßten Florescu, diese Operation auch bei Tuberkulose zu versuchen. Es sind mehrfach günstige Anfangserfolge beschrieben, doch erwiesen sie sich nicht von Dauer. Man ist deshalb meist wieder von diesem Verfahren abgekommen (Payer), nur Gundermann und Zahradnický wollen es vor der Amputation angewendet wissen, da doch in einigen Fällen günstige Resultate zu verzeichnen sind.

Hierher muß auch die neuerdings von Rollier angewandte Ignipunktur der tuberkulösen Gelenke mit dem Glüheisen gerechnet werden. Wenn dabei natürlich auch tuberkulöses Gewebe durch die Hitze direkt zerstört wird, so ist doch anzunehmen, daß der gepriesene Erfolg zum größten Teil auf die Hyperämie beruht. Weitere Erfahrungen müssen aber abgewartet werden.

3. Operative Nachbehandlung.

Ein dankbares Feld für die operative Therapie bietet die Nachbehandlungsperiode. Gelingt es bei in schlechter Stellung ausgeheilten Gelenken durch Verbände keine genügende Stellungskorrektur zu erzielen, so treten operative Verfahren in ihr Recht. Es muß dabei als Grundsatz gelten, daß bei allen wenig übersichtlichen Gelenken nach Möglichkeit die frühere Erkrankungszone unberührt gelassen wird. Man kann sonst durch Eröffnung abgekapselter Herde unangenehme Überraschungen erleben. Man wird sich also meist auf eine Osteotomie beschränken. Bei gut übersichtlichen Gelenken kann dagegen die Resektion vorgenommen werden, die bessere Stellungsresultate ergibt (Franzen). Mans oll diese Operationen bei Jugendlichen wegen der Gefahr der Epiphysenverletzung nicht zu früh vornehmen. Entschließt man sich wegen hochgradiger Entstellung, die eine Berufsausbildung unmöglich macht, doch dazu, dann muß man, um das Eintreten einer späteren Contracturstellung durch Überwiegen der Beugemuskulatur zu verhindern, entweder jahrelang Hülsenapparate tragen lassen oder die Sehnen der Beugemuskeln in weiter Ausdehnung resezieren.

Anhang: In der neueren Literatur wird von mehreren Autoren Bezançon, Blumberg wieder auf die Gefahr der Allgemeinnarkose selbst bei leichten Lungenprozessen hingewiesen. Auch wir erlebten bei anscheinend unbedeutenden die Knochentuberkulose begleitenden Lungenherden in einigen Fällen in direktem Anschluß an die Allgemeinnarkose eine exsudative Aussaat, so daß wir bei geringster Lungenbeteiligung vor der Allgemeinnarkose warnen möchten und, wenn irgend möglich, lokale Betäubungsverfahren vorziehen. Ob die Gasnarkose hier wegen des schnellen Aufwachens eine andere Rolle spielt, muß die Zukunft lehren.

F. Trauma und Tuberkulose der Knochen und Gelenke.

Für den Gutachter ist nötig: *Sorgfältigste Erhebung auch zunächst scheinbar belangloser Einzeldaten, strengste Objektivität, schärfste Kritik der Beziehungen!* Zahllose Tuberkulosen entstehen ohne Unfall, aber keine Tuberkulose ohne den Tuberkelbacillus (v. BRUNN)!

Eltern sind leicht geneigt, die Erkrankung ihres Kindes auf einen Fall oder eine Verletzung zurückzuführen; hierbei wird oft Ursache und Wirkung verwechselt!

Gewisse Eigentümlichkeiten finden sich bei angeblich traumatisch entstandenen Tuberkulosen von Versicherten immer wieder: Zeugen fehlen, die meisten Unfälle werden erst nach Ausbruch der Tuberkulose „entdeckt" und spät gemeldet; die Angaben des Kranken sind zunächst ungenau; je öfter danach geforscht wird (Vorsicht mit ungeschickten Fragen! — „Suggestivfragen" —), desto bestimmter lauten die Aussagen, desto größer wird das Ereignis; meist fehlt die Erheblichkeit des Unfalls; es wird auf alltägliche Zwischenfälle geringfügiger Art zurückgegriffen, bei denen unter normalen Verhältnissen niemand die Bezeichnung „Unfall" gebrauchen würde, oder die nur deswegen als solcher gestempelt werden, weil bei ihnen die Erkrankung zum ersten Male schmerzhaft wurde. In anderen Fällen erfolgen Unfallangaben erst beim Auftreten leicht erkennbarer Symptome (z. B. kalter Absceß); bei genauer Prüfung sind dann öfter Zeichen schon früherer Erkrankung (z. B. Gibbus) festzustellen.

Ein instruktives Beispiel gibt v. BRUNN:

Ein Frühsymptom der Coxitis — der Knieschmerz — tritt oft schon auf, wenn an der Hüfte selbst nur genaueste Untersuchung Erkrankung erkennen läßt. Es ist nun etwas ganz Gewöhnliches, daß bei Coxitiden das Kniegelenk als vom Unfall betroffen angegeben wird, wenigstens so lange, als der Kranke von der Erkrankung seines Hüftgelenks noch nichts weiß. Treten dann auch für den Laien die Krankheitserscheinungen am Hüftgelenk deutlich hervor, so erfolgt prompt eine Abänderung der ursprünglichen Darstellung des Unfalls. So hört man z. B. zunächst: „Ich habe mich an das Knie gestoßen". Später heißt es dann: „Ich habe mich an das Knie gestoßen und dann bin ich hingefallen und habe mich auf das Gesäß gesetzt!"

Kennzeichnend ist das Verhalten bei *multiplen* Knochenherden, wo ein Unfall oft nur für *die* Lokalisation verantwortlich gemacht wird, die dem Kranken am stärksten auffällt.

Vom *pathologisch-anatomischen* Standpunkt werden nach v. MEYENBURG unterschieden: ein *infizierendes*, ein *lokalisierendes*, ein *mobilisierendes Trauma*.

Ersteres wird angenommen, wenn eine zentrifugale Verbreitung des Tuberkelbacillus von inneren Organen her ausgeschlossen werden kann, das zweite, wenn im betreffenden Organismus Tuberkelbacillen, ohne spezifische Gewebsveränderungen hervorgerufen zu haben, kreisen (der Nachweis dürfte sehr schwierig sein!). Meist hat eine Tuberkuloseinfektion zur Zeit des Traumas schon bestanden. Entstehung eines Locus minoris resistentiae ist möglich. Das dritte kann direkt oder indirekt auf den Tuberkuloseherd einwirken. Letzteres durch Anämie, septische Infektion, Giftwirkung durch Gewebszertrümmerung, traumatischen Diabetes, Krankenlager u. a. m. Ein ruhiger Tuberkuloseherd kann so in einen rasch fortschreitenden verwandelt werden. Aus den pathologischen Befunden, das absolute Alter einer Tuberkulose zu bestimmen, ist öfter nicht möglich.

Das *Tierexperiment* hat für unsere Frage keine eindeutigen Ergebnisse gezeitigt. Versuche PETROWS ließen bei intravenöser Infektion nur die schwer verletzten Gelenke erkranken; RIBERA Y SANS gelang auch das nicht; bei der Sektion zeigte sich das Knochenmark, auch das vorher nicht verletzter Gliedmaßen, mit Tuberkelbacillen infiziert.

Primäre traumatische Tuberkulose darf nur dann angenommen werden, wenn durch den Unfall Tuberkelbacillen von außen in den Körper eindringen und zur Tuberkuloseerkrankung führen, oder durch den Unfall die allgemeine Abwehrkraft soweit geschädigt wurde, daß eingedrungene Tuberkelbacillen infizierend am Orte des Trauma wirken können.

Fälle von primärer traumatischer Tuberkulose werden aber immer große Seltenheiten darstellen; nach einem so erfahrenen Kenner, wie ZOLLINGER, ist ein absolut beweiskräftiger Fall bisher nicht bekannt geworden.

Wie ist nun das *Verhalten beim Vorhandensein eines ruhenden, gegebenenfalls nicht sicher nachweisbaren, tuberkulösen Herdes?* Im Hinblick auf die vielen Frakturen und Verletzungen bei Menschen, deren übergroße Mehrzahl z. B. in Bronchialdrüsen noch virulente Tuberkelbacillen beherbergt, kommt es anschließend nur sehr selten zu einer Tuberkulose am Orte des Traumas. Auch die Kriegserfahrungen sprechen in diesem Sinne. Latente Herde genügen nicht, um die Vermutung von im Blut kreisenden Tuberkelbacillen zu begründen, doch vermögen erhebliche allgemeine körperliche Schädigungen (z. B. im Kriege — BESTELMEYER —) eine Embolie zu begünstigen und Knochen-Gelenktuberkulose herbeizuführen. Nach OEHLECKER, ZOLLINGER, TSCHMARKE u. a. kann *kräfteverbrauchendes Krankenlager* als Folge schweren Unfalls zu Reaktivierung eines ruhenden Knochenherdes führen, auch wenn das Trauma lokal den Herd nicht traf. Solche Fälle sind aber ebenfalls selten.

Können bei einem Menschen, der einen aktiven tuberkulösen Herd in seinem Körper birgt, z. B. in der Lunge, durch ein örtliches Trauma an Knochen oder Gelenken besonders günstige Bedingungen (Locus minoris resistentiae) *geschaffen werden, die die Ansiedlung von Tuberkelbacillen auf metastatischem Wege begünstigen?* Es ist bisher nicht einwandfrei bewiesen, daß ein Trauma, allein auf Grund einer Schädigung eines bis dahin völlig gesunden Körperteiles, dort eine Tuberkulose zu lokalisieren vermochte, wenn nicht gleichzeitig der primäre Herd beeinflußt wurde. Diese Möglichkeit wird nur bei vorgeschrittener Lungentuberkulose angenommen. LINIGER beobachtete an einem enorm großen Material lungentuberkulöser Versicherter jedoch niemals, daß später im Anschluß an einen leichten oder schweren Unfall eine Knochen-Gelenktuberkulose entstanden wäre, ebensowenig wurden ihm in Lungenheilstätten, Krankenhäusern, Invalidenheimen Fälle namhaft gemacht, in denen sich nach einem Trauma am Orte der Gewalteinwirkung eine Tuberkulose entwickelt hätte. Ähnlich äußert sich ZOLLINGER; nach Operationen bei Phthisikern entstehe nur dann eine Tuberkulose am Operationsort, wenn ein aktiver oder inaktiver Herd getroffen wurde. Eine umstrittene Frage ist noch die Narkose als Trauma an Lungenherden mit nachfolgender Absiedlung des Virus in Knochen und Gelenken, gleiches könnte bei anderen „Gasschäden" (Kampfgase z. B.) vermutet werden. WAMER nimmt hämatogene Entstehungsmöglichkeit in einem gesunden Gelenk durch Trauma — z. B. Ligamentzerrung — eines in der Nachbarschaft liegenden tuberkulösen Knochenherdes an.

Wesentlich erscheint uns die Ansicht Lexers: „Entwickeln sich die klinischen Erscheinungen der Knochentuberkulose im Anschluß an ein Trauma, so ist für die meisten Fälle anzunehmen, daß ein abgekapselter und bisher *erscheinungsloser* Knochenherd durch die Verletzung des Gewebes gesprengt wurde." Ebenso äußert sich Broca.

Der zeitliche Zusammenhang bei den bisher besprochenen Möglichkeiten bis zum Auftreten klinischer Zeichen der Tuberkulose wird von einer Reihe von Gutachtern verschieden, aber im allgemeinen ziemlich übereinstimmend beurteilt. Zollinger gibt für die wichtigsten Lokalisationen folgende Zeitspannen an: Für Knochen-Gelenktuberkulose: frühestens 4—6 Wochen, spätestens 5 Monate, für Tuberkulose des Schädels, der Wirbelsäule: Frühestens 4 bis 6 Wochen, spätestens 1 Jahr. Ein kalter Absceß kann nicht schon wenige Tage nach dem Unfall da sein! Nach dem durch das örtliche Trauma lokal entstandenen Veränderungen soll zunächst ein symptomenfreies Intervall auftreten und dann erst unter neuen Krankheitserscheinungen sich die Tuberkulose entwickeln. Es ist *Übereinstimmung zu verlangen zwischen der Zeit des ersten Auftretens der Erkrankung und den wissenschaftlichen Anschauungen über die Zeitdauer, die eine Tuberkulose zur Entwicklung braucht.*

Verhältnismäßig am leichtesten ist die Frage zu entscheiden, *ob ein Unfall am Orte einer schon bestehenden Tuberkulose zur Verschlimmerung führte?* Wir wissen, daß auch scheinbar völlig inaktive Herde noch virulente Tuberkelbacillen enthalten. Der Unfall ist aber einwandfrei nachzuweisen, da erfahrungsgemäß bei scheinbar ausgeheilten Tuberkulosen auch *ohne* Unfall Rezidive vorkommen! Nach Massini, Tschmarke, Flesch-Thebesius u. a. kann andererseits auch schon ein Trauma mittlerer oder gar leichter Intensität zur Verschlechterung führen.

Operative Eingriffe an scheinbar ruhenden Tuberkuloseherden in Knochen und Gelenken, wie besonders *gewaltsame Redressements* an scheinbar ausgeheilten contracturierten tuberkulösen Gelenken oder Gibben führen oft zu einem akuten Aufflackern des tuberkulösen Prozesses. Meningitis tuberculosa oder Miliartuberkulose sind nicht selten die Folgen.

Nach Zollinger handelt es sich in 95% aller *wirklichen* Unfallfolgen um *aggravierende Wirkung,* d. h. um Reaktivierung eines sogenannten ruhenden oder eines latenten Herdes. Hierbei kommt dem Röntgenologen eine maßgebliche Rolle zu. Mancher tuberkulöse Prozeß am Knochen kann von ihm als alter Herd nachgewiesen werden, der nur gelegentlich des Unfalls erstmalig in Erscheinung trat. Die dann bereits kurz nach dem Unfall festgestellten schweren Zerstörungen am Knochen lassen erkennen, daß es sich nur um teilweise Unfallfolgen gehandelt haben kann.

Liniger, Zollinger, Tschmarke, Koch u. a. fordern *unmittelbare Verschlimmerung* im Anschluß an den Unfall, bzw. bezeichnen die sofortigen Folgen als Kennzeichen für die Verschlimmerung eines schon *bestehenden* Herdes durch den Unfall. Für die Anamnese ergibt sich als wichtig, daß ein derartiges Trauma in vielen Fällen wenigstens sofortiges Aussetzen der Arbeit nach dem Unfall zur Folge haben muß. Das Verhalten des Verletzten ist daher für die Beurteilung sehr wichtig. Angaben, der Versicherte sei bis zum Tage des Unfalls arbeitsfähig gewesen, dürfen nicht zu dem Trugschluß führen, die Krankheit habe vor dem Unfall noch nicht bestanden!

Sind die ersten Zeichen der Tuberkulose erst später festzustellen, so kann ein Zusammenhang nur dann anerkannt werden, wenn Brückensymptome vorhanden sind (ZOLLINGER u. a.). BLÜMEL verweist unter *Betonung* der *Tuberkulose* als *Konstitutionskrankheit* auf die oft große Schwierigkeit der Brückensymptome, die nach BLUMENFELD und BERGMANN besonders im RANKEschen Sekundärstadium, der Generalisationsperiode, vorhanden ist.

Von zahlreichen Begutachtern wird bei Vorhandensein eines alten Knochenherdes die *Noxe der täglichen Berufsarbeit* als Trauma besonders betont (vgl. Berufswahl). Sie ist meist stärker als ein angeschuldigtes Trauma.

Sichtungen größeren Materials ergaben *statistisch*:

A. SCHMIDT (chirurgische Klinik Bonn): Unter 4138 Fällen 485 mal Trauma als Ursache behauptet; davon nur in 0,7% Trauma als Ursache anerkannt; 31% der anerkannten Fälle fielen ins 5. Quinquennium (Berufsschädigung?). URBINO: unter 600 Fällen (Erwachsene) 60 mal Trauma ursächlich anerkannt. HEDRY (2. Budapester Klinik): unter 1025 Fällen desgleichen 186 mal. Im Unfallkrankenhaus Bergmannsheil-Bochum wurde in 10 Jahren unter 3—4000 Unfallverletzten kein einziger Fall traumatischer Tuberkulose festgestellt (SCHEFFLER). KOCH fand unter 42 000 Unfallverletzten 137 mal Tuberkulose, davon etwa die Hälfte Lungentuberkulose. Seiner Meinung nach beweist diese Statistik, daß ein Unfall nur in Ausnahmefällen einen günstigen Boden für die Entwicklung der Tuberkulose schafft; ZOLLINGER: unter 85 623 Unfällen der Jahre 1918—1924 mußte in 157 Fällen = 1,8‰ die Frage geprüft werden, ob eine Tuberkulose mit einem angeschuldigten Ereignis in Zusammenhang stand. Nur in 1,5% aller Tuberkulosen konnte ein Zusammenhang mit dem Unfall nicht bestritten werden. LINIGER: bei dem großen Material der Frankfurter Allgemeinen Lebensversicherung, bei der als Privatversicherung bereits 10 Tage nach der Unfallanzeige eine ärztliche Untersuchung vorgenommen wird, kam kein Fall zur Anzeige, bei dem eine Tuberkulose als Unfallfolge angeschuldigt wurde.

Wenn in der schwierigen Materie sich noch Ansichten gegenüberstehen, so trifft ein erfahrener Kenner wie LINIGER in Übereinstimmung mit maßgeblichen anderen Autoren wohl das Richtige, wenn er kurz *zusammenfassend* sagt:

Tuberkulöse Neuerkrankungen der Knochen und Gelenke sind nur selten die Folge eines Unfalls. Fast immer handelt es sich um metastatische Erkrankungen *ohne* Unfall, oder um die Reaktivierung eines Tuberkuloseherdes durch lokales Trauma.

Auf der Tagung mitteldeutscher Chirurgen 1926 in Zwickau wurden für die Begutachtung folgende Richtlinien (TSCHMARKE) aufgestellt:

1. Der Unfall muß erwiesen sein und die Gegend des tuberkulös erkrankten Körperteiles betroffen haben.

2. Der Unfall muß ein erheblicher gewesen sein, d. h. den Betroffen gezwungen haben, den Arzt sofort, mindestens sehr bald danach aufzusuchen.

3. Der Verletzte muß bereits einen tuberkulösen Herd in seinem Körper gehabt haben.

a) Verschlimmerung einer vorhandenen extrapulmonalen Tuberkulose ist möglich. (Nach LINIGER kann bei weiterem Fortgeschrittensein des Leidens an sich von einer wesentlichen Verschlimmerung als Unfallfolge überhaupt nicht mehr gesprochen werden.)

b) eine metastatische extrapulmonale Tuberkulose ist äußerst selten und nur unter ganz besonderen Umständen anzuerkennen.

c) Miliartuberkulose ist nach Schädigung eines tuberkulösen Herdes durch Unfall möglich.

4. Zwischen Unfall und dem Manifestwerden einer tuberkulösen Erkrankung muß ein zeitlicher Zwischenraum von mindestens 4—6 Wochen und höchstens 6 Monaten liegen. Ausnahmen hiervon sind Miliartuberkulose und Augen.

5. Der Verlauf muß ein kontinuierlicher sein.

6. Impftuberkulose ist möglich und als Unfall anzuerkennen.

7. Genaues Studium der Vorgeschichte, wie sie in den Akten niedergelegt ist, kritische Bewertung der Aussagen des Erkrankten und der Zeugen, Berücksichtigung der klinischen, pathologischen und experimentellen Erfahrungen sind nötig bei Begutachtung einer angeblichen Unfalltuberkulose.

Auf die ausführlichere Erörterung versicherungs*rechtlicher* Fragen muß hier verzichtet werden; diesbezüglich sei unter anderem auf die Erörterungen von FLESCH-THEBESIUS [1] hingewiesen.

Spontanfrakturen.

Wir sahen bei Kindern und Jugendlichen vereinzelt Spontanfrakturen als Folge schwerer Knochenatrophie; meist bei Coxitis tuberculosa, wobei der Sitz der Fraktur immer an derselben Stelle, supracondylär im Femur, war. Diese Fraktur trat in jedem beobachteten Falle bei Bettruhe im großen Coxitisgipsverband auf, trotz vorbeugender Therapie mit Phosphorverbindungen, Kalk, Lebertran, und ohne daß Röntgenbestrahlung vorangegangen war. (Nach WYNEN bewirkt Röntgenüberdosierung erhöhte Fragilität des Knochens.) — Die Heilungstendenz war durchweg eine gute. Die Röntgenbilder zeigten vorher und nachher *keine* tuberkulösen Veränderungen an der frakturierten Stelle.

Demgegenüber sei ein anderer — zunächst als „Spontanfraktur" angesprochener Fall — mitgeteilt:

15 jähriges Mädchen, nach Abheilung einer Ellenbogen-, Knie- und Hüftgelenkstuberkulose aufstehend, gleitet aus. Leichter Fall, Folge: Schenkelhalsfraktur auf der ankylosierten Seite! Fraktur heilt sehr langsam, an der Stelle des Traumas Entwicklung einer Tuberkulose; nochmalige sorgfältige Nachprüfung früherer Röntgenbilder ergab einen schon *vor* dem Fall bestehenden, schwer erkennbaren und übersehenen Tuberkuloseherd im Schenkelhals.

Auch Abbrechen des Zahnfortsatzes des Epistropheus mit plötzlichem Tod durch Kompression der Medulla oblongata ist beobachtet.

G. Soziale Fürsorge [2].

Einen Wendepunkt in der sozialen Fürsorge bedeutete die *Einführung des Krüppelfürsorgegesetzes in Preußen* am 6. Mai 1920. Die Zahl der darunter fallenden und erfaßten Fälle von Skelettuberkulose stieg z. B. in Niederschlesien von 276 im Jahre 1925 auf 591 im Jahre 1927. Schon in der Zeit vor dem großen Kriege wurde von privater Seite, insonderheit von konfessionellen Verbänden, viel für den Krüppel getan. Ein „*Reichs*krüppelfürsorgegesetz" besteht leider

---

[1] FLESCH-THEBESIUS: Med. Klin. **1923**, Nr 1 u. 2.

[2] Vgl. auch: O. WIESE: Die soziale Bedeutung und Fürsorge der Skelettuberkulose im Kindesalter. Gesundheitsfürsorge f. d. Kindesalter, 4, 5, (1929); ferner derselbe Verfasser: Die Aufgaben der Kreisfürsorgerin bei der Erfassung und nachgehenden Fürsorge skelettuberkulosekranker Kinder. Tbk.fürs.bl. (Berl.) **1930**, März.

noch nicht, doch haben die Länder Bestimmungen, die sich vielfach eng an das preußische Gesetz anschließen, zum Teil loserer Art sind.

Krüppelhilfe als *Pflicht*aufgabe besteht in Sachsen, Thüringen, Braunschweig, Oldenburg, Anhalt, Bremen, Schaumburg-Lippe, besondere Bestimmungen haben Bayern, Württemberg, Hamburg, Lippe, Lübeck, Mecklenburg-Strelitz; Hessen hat eine entsprechende Arbeitsgemeinschaft der sozialen Fürsorgeverbände und Versicherungsträger, in Baden liegt die Fürsorge in der Hand der orthopädischen Anstalt der Universität Heidelberg und des badischen Krüppelfürsorgevereins.

Begriffsbestimmung: „Ein heimbedürftiger Krüppel ist ein in dem Gebrauch seines Rumpfes oder seiner Gliedmaßen behinderter *Kranker,* bei welchem die Wechselwirkung zwischen dem Grad seines Gebrechens und der Lebenshaltung seiner Umgebung eine so ungünstige ist, daß die ihm verbliebenen körperlichen und geistigen Kräfte zur höchstmöglichen wirtschaftlichen Selbständigkeit nur in einer Anstalt entwickelt werden können, welche über die eigens für diesen Zweck notwendige Vielheit ärztlicher und pädagogischer Einwirkungen gleichzeitig verfügt" (Biesalski). Sinngemäße Auslegung finden wir im preußischen Krüppelfürsorgegesetz.

Von bedeutsamen und grundlegenden allgemeinen Bestimmungen sind anzuführen: *„Das Reichsgesetz für Jugendwohlfahrt vom 9. 7. 1922"*; *„Die Verordnung über die Fürsorgepflicht vom 13. 2. 1924"*; *„Die Reichsgrundsätze über Voraussetzung, Art und Maß der öffentlichen Fürsorge vom 4. 12. 1924".* Das *preußische Krüppelfürsorgegesetz* wurde am 17. 4. 1924 dahin erweitert: „Die Landesfürsorgeverbände sind verpflichtet für Bewahrung, Kur und Pflege der hilfsbedürftigen Krüppel, soweit sie der Anstaltspflege bedürfen, in geeigneten Anstalten Fürsorge zu treffen. Bei Minderjährigen umfaßt diese Fürsorge auch die Erziehung und die Erwerbsbefähigung."

Grundlegend für die produktive Tätigkeit ist die *Meldepflicht* (für alle Krüppel unter 18 Jahren). Zur Meldung verpflichtet ist jeder Arzt in Ausübung seines Berufs, der Lehrer bei seinen Schülern, ebenso Krankenpflegepersonen, Hebammen, sonstige Fürsorgeorgane, soweit sie in Berufsausübung Zeichen drohender Verkrüppelung wahrnehmen. Das „preußische Gesetz zur Bekämpfung der Tuberkulose" vom 4. 8. 1923 enthält noch keine Bestimmung über die Meldepflicht der Knochen-Gelenktuberkulose. Die *Meldungen* gehen auf vorgeschriebenen Formularen (Ministerialerlaß vom 18. 2. 1921) an die zuständige Zentrale (früher Kreisarzt, seit 1. 1. 1925 Jugend- bzw. Wohlfahrtsamt pp.). Die Meldepflicht ist bisher obligatorisch neben Preußen in Braunschweig und Schaumburg-Lippe.

Der Mittelpunkt der Krüppelfürsorge sind die ärztlich (möglichst Fachorthopäde) geleiteten *„Krüppelfürsorgestellen"*. Nach preußischem Gesetz beschränkt sich die Fürsorge nur auf die als armenrechtlich anerkannten Krüppel; andere können in der Fürsorgestelle untersucht und beraten werden, müssen aber die Kosten der Entkrüppelung aus eigenen Mitteln tragen. Nach dem Gesetz muß in jedem Stadt- und Landkreise eine solche Krüppelberatungsstelle eingerichtet sein. Hierhin werden alle Krüppelmeldungen weitergeleitet und von hier die nötigen Heil- und Entkrüppelungsmaßnahmen bei Eltern, Vormund, Fürsorgeverbänden, Trägern der Sozialversicherung, Versorgungsamt eingeleitet. Uneinsichtigen, widerspenstigen Eltern kann auf gerichtlichem Wege die Erziehungsberechtigung abgesprochen und ein Vormund für das zu betreuende Kind bestellt werden. (Vormundschaftsgericht §§ 1666, 1838 B.G.B., bei Ablehnung Landgericht!). Die *zentrale ärztliche Leitung* und Kontrolle der peripheren Krüppelfürsorgestellen untersteht bei den preußischen Landesfürsorgeverbänden (Landeskrüppelfürsorgestelle der Provinz) einem Fachorthopäden, dem *„Landeskrüppelarzt",* um planmäßiges Vorgehen zu sichern. Die Krüppelmeldungen müssen in einer *„Krüppelstammliste"* gesammelt werden. Vorübergehend nicht mehr anstaltsbedürftige Kinder können vom Landesfürsorgeverband „beurlaubt" werden, der sie damit in der Hand behält. Zur praktischen Durchführung des Gesetzes stellte die deutsche orthopädische Gesellschaft besondere Leitsätze auf. Unterschieden werden:

1. die „*geschlossene Fürsorge*" = Anstaltsbehandlung.

2. Die „*offene Fürsorge*"; diese einmal in den ambulanten „*Krüppelbehandlungsstellen,*," (besser „Krüppelversorgungsstelle"), daneben die „*Krüppelfürsorgestelle*" (besser „Krüppelberatungsstelle"), wo die erste Untersuchung und Beratung auf Veranlassung der Jugend- bzw. Wohlfahrtsämter oder auf Grund von Selbstmeldung erfolgt.

Die *Behandlung* in irgendeiner Form *gehört nicht zur Aufgabe der Fürsorgestelle*! Diese ist nur Mittler zwischen dem Volkskörper und dem sachkundig arbeitenden Facharzt. Die deutsche orthopädische Gesellschaft fordert, daß Krüppel, die in Behandlung eines Facharztes für Orthopädie stehen, als in einem ausreichenden Entkrüppelungsverfahren befindlich anzusehen sind. Die Beziehungen zur Krüppel*behandlungs*stelle sind örtlich sehr verschieden, ihre Regelung recht umstritten. Kinder wirklich begüterter Eltern sollten weniger bemittelten und den Fürsorgeverbänden die billigeren Betten allgemeiner Anstalten nicht fortnehmen.

Die *Kosten* der Fürsorge legt bei den Anstaltsbedürftigen das Gesetz zum Teil den *Landes-* und zum Teil den *Bezirksfürsorgeverbänden* auf. Nachgehende Fürsorge und ambulante Behandlung in der sog. Entkrüppelungsstelle = Krüppelversorgungsstelle muß von den örtlichen Bezirksfürsorgeverbänden bestritten werden. Leider werden manchmal noch von den Fürsorgeverbänden Kostenersatzansprüche in zu rigoroser Weise erhoben. Die *Landesversicherungsanstalten* übernehmen Heilverfahren auch bei Knochen-Gelenktuberkulose ganz: bei Erwachsenen, wenn sie ihrer Beitragspflicht genügt haben; bei Kindern, die Waisenrentenempfänger sind; ferner bei nichtversicherten Ehefrauen versicherter Männer, wenn die Hälfte der Kosten anderweitig sichergestellt ist, sowie bei nichtversicherten Kindern bis zum vollendeten 16. Lebensjahr versicherter Frauen und Männer unter den gleichen Bedingungen. Auch die *Reichsversicherungsanstalt für Angestellte* übernimmt neuerdings für krüppelhafte Kinder Versicherter bis zum 16. Lebensjahr Zuschüsse für Heilbehandlung, Apparatebeschaffung u. a. m., wenn dem Krüppelleiden eine Erkrankung an *Tuberkulose* zugrunde liegt.

Für *Arbeitsgemeinschaften* kommen in Frage: Landesversicherungen, Reichsversicherungsanstalt für Angestellte, Reichsknappschaft, Reichsbahnpensionskasse, die Krankenkassenverbände, ferner Hauptversorgungsamt, Landes- und Bezirksfürsorgeverbände, Wohlfahrts- und Jugendämter, Rotkreuzvereine, Einrichtungen der inneren Mission, des Karitasverbandes, der jüdischen Wohlfahrtspflege, Provinzial- und örtliche Vereine zur Bekämpfung der Tuberkulose, Ausschüsse für Arbeiterwohlfahrt u. dgl. Zur Erhöhung der Leistungsfähigkeit arbeiten die Fürsorgeverbände zweckmäßig auch heute noch Hand in Hand mit den Organen der *privaten* Wohlfahrtspflege, die vielfach vorzüglich organisiert, leistungsfähig und über große fast hundertjährige Erfahrung verfügen. (Vgl. „Erlaß des preußischen Ministers für Volkswohlfahrt, betr. Ausgestaltung der Fürsorgeverbände zum Mittelpunkt der öffentlichen Wohlfahrtspflege und Bindeglied zwischen öffentlicher und freier Wohlfahrtspflege" [§ 5 Abs. 4 F.V., vom 28. Dez. 1926 — III E 4190, IM III 4127]).

Zur *frühen Erfassung* ist weiter ständige *Fühlungnahme und Zusammenarbeit zwischen der Krüppel- und der Tuberkulosefürsorge*, wie auch der *Säuglingsfürsorge und Mütterberatungsstellen* und eine entsprechende Arbeitsgemeinschaft nötig, mit Zentralisierung im Wohlfahrts- bzw. Gesundheitsamt. „Jede Fürsorge hat zum Zweck, sich selber aufzuheben." Das vermeidbare Krüppeltum muß aufhören! Sog. Gesundheitsbogen und -bücher können sich auch hier segensreich auswirken. Ob es seit Einrichtung der Krüppelberatungsstellen noch nötig ist, besondere Tuberkulosefürsorgestellen für die sog. chirurgische Tuberkulose einzurichten — England und Schweden, in Deutschland z. B. Breslau haben solche — mag dahingestellt bleiben. Das Bedürfnis wird sehr von den örtlichen Verhältnissen abhängen. Unnötige Doppelarbeit, gegenseitige Behinderung oder gar ein Gegeneinanderarbeiten sind zu meiden. Unbedingte Planarbeit und zielbewußtes Vorgehen ist nötig. Auf dem Lande wird die Versorgung *verschiedener* Zweige fürsorgender Tätigkeit oft in der Hand *einer* Fürsorgerin liegen. So wird dort auch der Tuberkulosefürsorgerin vielfach Arbeit in der Krüppelfürsorge zufallen. An sich kein Nachteil, denn ungefähr ein Drittel der Krüppelkinder sind solche mit Gelenk-Knochen- oder anderer Organtuberkulose. Den Schwestern der *Gemeindekrankenpflegestationen* fällt die wichtige Aufgabe zu, in abgelegenen Dörfern die versteckten, oft verkommenen Fälle zu erfassen. Aus Vorurteil oder Aberglauben werden solche Kinder bewußt vor der Erfassung versteckt. Für die Gemeindeschwester ist die „Entdeckung" gelegentlich der Erfüllung anderer Pflichten wesentlich einfacher, weil sie als „alte Bekannte" meist mehr Zutrauen genießt, als die fremdere Fürsorgerin. Doch hat die Gemeindeschwester jede Behandlung, zu der die Abgelegenheit leicht verleitet, unbedingt zu unterlassen. Wir erlebten unglaubliche Fälle, wo eine Gemeindeschwester einen kalten Absceß bei Mittelfußtuberkulose inzidiert bzw. eine Gonitis massiert hatte! Amerikanischen Vorbildern folgen Pläne, mit einem ärztlich besetzten und entsprechend ausgerüsteten Auto abgelegene Gegenden „abzusuchen".

Die *Bekämpfung der Knochen- und Gelenktuberkulose* überschneidet sich auch prophylaktisch in der Krüppelfürsorge stark mit den Bestrebungen der Tuberkulose- und der Säuglingsfürsorge in der Entfernung des Säuglings und Kriechlings aus der Nähe massiger Infektionsquellen. Oftmals, wenn beide Eltern auf Arbeit gehen, beachten *sie* erst ernstlich das Leiden, wenn die häuslichen Verhältnisse zu Hause die Pflege unbequem gestalten. Dann ist es meist zu spät, die Wirbel- oder Gelenktuberkulose häufig so weit vorgeschritten, daß Verkrüppelung kaum mehr zu vermeiden ist. Bei der Krankenkassenbehandlung besteht nach unseren Erfahrungen eine gewisse Gefahr, daß die Erkrankten erst *nach* Ablauf der Zahlungsverpflichtung der Kasse an die Krüppelversorgungsstelle, in eine entsprechende Anstalt oder an den Facharzt überwiesen werden! Der weitaus größte Teil unserer Spondylitiden und Coxitiden kommt auch heute noch leider in schwer vernachlässigtem Zustand zu uns. Gerade bei diesen Fällen hängt aber außerordentlich viel von der *Früh*erfassung ab.

Man begegnet in heutiger Zeit oft *Einwänden gegen die Fürsorge*. KIRCHNER äußerte dazu schon 1914: „es wird gesagt, man sollte das Geld, das man für diese unnützen Krüppel aufwendet, lieber für die Pflege und Ausbildung gesunder Kinder anlegen, die dem Staate nützlicher wären, als jene auch bei bester Behandlung doch immer nur Krüppel bleibende (?) Geschöpfe. Allein diese Ratgeber, die sich auf Rom und Sparta berufen, verkennen, daß jedes, auch das elendeste Geschöpf, ein Recht auf Glück und Gesundheit hat, und daß viele von den Krüppeln wieder leistungsfähig gemacht werden können." Vom Gesichtspunkt der Volksgesundung ist die Fürsorge von großer Bedeutung für gesteigerte Arbeitsleistung und Vermehrung des Volksvermögens. Ein durch Gelenktuberkulose zum Krüppel gemachter

Mensch, entsprechend behandelt, ein rechtzeitig erfaßtes derartig krankes Kind wird später nicht nur keinen Anspruch auf Unterhalt stellen, sondern selbst ganz oder teilweise sein Brot verdienen; aus einem Almosenempfänger kann und wird so oft ein Steuerzahler werden. „*Erwachsene Krüppel*" sind dagegen oft für die Erziehung, auch für die Behandlung verloren; sie bleiben meist Renten- oder Almosenempfänger, sinken auch zu einem großen Teil zu Bettlern und Landstreichern herab (GOTTSTEIN).

Die *Krüppelversorgung* muß sich *produktiv* gestalten! Arbeitsunwillige gehören nicht in die Berufsausbildung. Die soziale Fürsorge darf nicht auf Kosten der Degeneration des gesamten Volkes gehen. Krüppel mit schweren geistigen oder moralischen Defekten gehören nicht in Heilanstalten oder Krüppelheime, sondern in Idiotenanstalten und ähnliches. „Bewußter und planmäßiger Ausbau des Schutzes, aber nicht planlose Ausbreitung der Fürsorge" (ROTT).

Für die Zukunft ist *kürzerer Instanzenweg, beschleunigtere Erledigung der aktenmäßigen, behördlichen Vorbereitungen* zu fordern. Es müßte genügen, die *Behandlungsbedürftigkeit* festzustellen, alles andere erst zweite Sorge sein; „bis dat, qui cito dat," gilt hier besonders.

Ist aus äußeren Gründen nicht möglich, die vollständige *Durchbehandlung in einer* Hand, wie es auch das *Gesetz* verlangt, zu belassen, so ist ein gut arbeitender *Nachrichtendienst* zwischen allen in Frage kommenden Stellen unbedingt nötig. Zur Sicherung gleichsinniger und fortlaufender Behandlung hat die Landesversicherungsanstalt Schlesien neuerdings für an Knochen-Gelenktuberkulose Erkrankte ausgegeben:

a) „Behandlungsausweise" für den Arzt.

b) „Behandlungsausweiskarte" für den Kranken.

c) „Behandlungsmeldekarte" für die Versicherungsanstalt.

Die Ausfüllung der Formulare wird honoriert.

Wesentlich ist die *Aufklärung der Eltern*. Einmal über die Krankheit selbst (Vorträge, Flugblätter, Tuberkulosewandermuseum, Plakate und Bildertafeln des deutschen Zentralkomitees zur Bekämpfung der Tuberkulose — Berlin, Hygieneausstellungen, Film, Reichsgesundheitswoche, siehe auch Berlin — Kreuzberg: „Stätte für hygienische Volksbelehrung"). Noch wichtiger ist die Aufklärung über Heilbarkeit durch *geeignete* und monate- bis jahrelange *Behandlung*. So wird wohl meist auch die schwere Gefahr gebannt werden können, daß unaufgeklärte, ungeduldige Eltern mit ihrem Kinde zum Kurpfuscher wechseln, und nicht wieder gut zu machendes Unheil angerichtet wird. Auf dem Lande bleibt hier noch viel zu tun. Durch „Laienbehandlung" wird oft unendlich geschadet. Sog. Heilkundige massieren eine frische Gonitis, Bandagisten verpassen wegen „Wirbelverkrümmung" bei Spondylitis einen Geradehalter, sog. Institute preisen mit marktschreierischer Reklame möglichst ungeeignete Korsetts an. Den meist wenig bemittelten Angehörigen werden geradezu horrende Summen für die „Apparate" gewissenlos aus der Tasche gezogen.

Nicht unerwähnt bleiben dürfen *Tuberkulosefortbildungskurse* für *Ärzte*, wie sie bereits 1920 zunächst in Schlesien in den Gebirgsheilstätten abgehalten, jetzt allgemeine Verbreitung gefunden haben, ferner die erstmals in Niederschlesien in den Tuberkuloseheilstätten durchgeführten *Kurse für Studenten* und kurze Informationskurse für die *Kreiskrüppelfürsorgeärzte und — Fürsorgerinnen.* Hingewiesen sei noch auf die *deutsche Vereinigung für Krüppelfürsorge* Berlin-Dahlem; sie umfaßt alle Fürsorgeeinrichtungen Deutschlands und ist bestrebt, die gesamte Krüppelfürsorge immer einheitlicher auszubauen.

Der *nachgehenden Fürsorge* kommt praktisch erhebliche Bedeutung zu! Auf ihren Ausbau ist größte Sorgfalt zu verwenden, hängt doch das Endergebnis der ganzen Behandlung im Anschluß an den Aufenthalt in einer Heilanstalt weitgehenst von ihrer sachgemäßen und zuverlässigen Durchführung ab. Der *offenen Krüppelfürsorge* in den Krüppelversorgungsstellen (Zusammenarbeit mit der Krüppelfürsorge- sc. beratungsstelle!) fällt die ambulante Behandlung *unbemittelter* gehfähiger Gelenktuberkulosen (obere Extremitäten), die Nachbehandlung und Kontrolle der aus der Heimbehandlung vorübergehend Beurlaubten zu. Diese ambulante Krüppelfürsorge ist besonders ausgebaut in Dänemark und England, aber auch in Deutschland schon organisiert, so in Sachsen, Nürnberg, Lübeck und andernorts. Bei der Langwierigkeit der Erkrankung können auch scheinbar völlig geheilte Fälle wieder aufflackern. Das rechtzeitige Erkennen von kalten Abscessen, Zunahme funktionswidriger falscher Stellung der Gelenke, Auftreten frischer Herde erfordert jahrelange reguläre Kontrolle. Die Kreiskrüppelfürsorgeärzte sollen die aus der Heilanstalt entlassenen Kinder je nach Lage des Falles in 6—8—12 wöchigen Abständen *nachuntersuchen*. In Bezirken, wo der Fürsorge kein orthopädisch erfahrener Arzt zur Verfügung steht, müssen die Kranken in regelmäßigen Abständen dem Landeskrüppelarzt vorgeführt werden, entweder an seinem Wohnsitz oder gelegentlich der Krüppeltermine der einzelnen Bezirke. In der Umgebung der vorher behandelnden Anstalt werden die Kranken zweckmäßig dort zur Kontrolle vorgestellt. Die *gesamte Behandlung einer Gelenktuberkulose soll nach Möglichkeit von Anfang bis zu Ende in einer Hand bleiben!* „Wer eine Entkrüppelung begonnen hat, muß sie verantwortlich bis zu Ende durchführen; nichts ist verhängnisvoller und teurer, als wenn der Krüppel von einer Hand in die andere wandert (Biesalski). *Orthopädische Apparate* usw. bedürfen ständiger Überprüfung, ob sie sitzen und noch passen, und vor allem, ob sie getragen werden. Unverhoffte Besuche durch die Kreisfürsorgerin! Um die Fürsorgeverbände nicht unnötig mit hohen Kosten zu belasten, liegt zweckmäßig die endgültige Entscheidung über Art und Form des ambulant zu benutzenden Apparates in der Hand des Landeskrüppelarztes. Mit *Gipsverbänden* nach Hause Entlassene sind in kürzeren Abständen (2—4 Wochen) regelmäßig von der Kreisfürsorgerin zu kontrollieren, damit bei Beschädigung oder eintretender starker Verschmutzung oder Durchsetzung mit Ungeziefer die Verbände fachärztlich erneuert werden. Die Nachkontrolle ist auf mindestens 3—5 Jahre nach der Entlassung aus stationärer Behandlung zu erstrecken; in manchen Fällen werden stationäre Nachkuren zweckmäßig sein. Die Entscheidung über eine etwa notwendige *korrigierende Operation* — im allgemeinen *nicht vor dem 15. Lebensjahr* — liegt ebenfalls zweckmäßig an zentraler Stelle in der Hand des Landeskrüppelarztes. Reisekosten zu den Nachuntersuchungen durch den Kreisfürsorgearzt, Landeskrüppelarzt oder zu der Heilanstalt müssen von den zuständigen Stellen getragen werden, damit die regelmäßige Kontrolle nicht in Frage gestellt wird. Seitens der Landeswohlfahrtsämter kann eine spätere Erholungsfürsorge durchgeführt werden. (Nachkuren bei „ausgeheilten" Gelenktuberkulosen!), wenn die Behandlung des „Krüppelleidens" abgeschlossen ist und im Vordergrunde die Erholungsbedürftigkeit steht, wenn das ‚Krüppelkind" im Gebrauch seiner Glieder nicht so behindert ist, daß es ständiger Pflege und Wartung bedarf.

Bedeutsam für die nachgehende Fürsorge ist die *sozialhygienische Diagnose* (Coerper), die sich zusammensetzt aus der „sozialen" Diagnose und der „fürsorgerischen Diagnose". Die Anstaltsfürsorge allein genügt nicht, mindestens gleiche Bedeutung hat die Kenntnis der Umgebung und der Lebensweise, in die der Kranke zurückkommt und deren oft nötige Verbesserung: wie Sanierung der Wohnung, Regelung der Ernährung, Berufsberatung (siehe unten).

Ein zuverlässiges *Verzeichnis* von *Heilanstalten,* welches *nur* gut arbeitende Anstalten sowohl rein orthopädischen Charakters, wie auch Tuberkulosekliniken enthält, gibt es bisher nicht. Die zur Zeit vorliegenden Verzeichnisse basieren auf den subjektiven Angaben der Anstalten selbst. Wünschenswert wäre, wie das Wiese seit Jahren immer wieder für die Kinderheilstätten gefordert hat, eine scharfe Siebung [1].

Von den bisherigen Verzeichnissen sind zu nennen: „Verzeichnis der deutschen Einrichtungen für tuberkulös Erkrankte, zusammengestellt unter Mitbenutzung des Materials des deutschen Zentralkomitees zur Bekämpfung der Tuberkulose". Der Reichsarbeitsminister zu IX 14 610. 23. D.3.; ferner die Liste in Biesalskis „Grundriß der Krüppelfürsorge" Leipzig 1926, das „Adreßbuch der Kranken-, Pflege- und Wohlfahrtsanstalten Deutschlands, Leipzig 1926", das „Reichsverzeichnis der Kinder-, Heil-, Genesungs- und Erholungsanstalten". Herausgegeben vom Verein „Landaufenthalt für Stadtkinder" E. V. Berlin W 9; für Österreich: „Die Einrichtungen Österreichs zur Bekämpfung der Tuberkulose" (Mitt. Volksgesdh.amt **1927**); für die Schweiz: „Die Tuberkulosebekämpfung in der Schweiz" (Schweiz. Vereinigg. geg. d. Tbk.)

Ambulatorien. Bier und Kisch haben in Berlin an schnell erreichbarer Stelle (Tempelhof) ein Ambulatorium für Knochen-Gelenktuberkulose geschaffen; ähnliches entstand in vorbildlicher Weise auf einer Oderinsel in Breslau. Im allgemeinen ist bei nicht zu großen Städten Lage an der Peripherie zu erstreben, in Großstädten müssen besonders große freiliegende Plätze herangezogen werden (Beeinträchtigung durch Staub, Rauch, Dunstschicht!). Der Sinn dieser Ambulatorien ist eine auf Sonderzwecke eingestellte, lange Zeit zu erschwinglichen Kosten durchführbare, „örtliche Erholungsfürsorge". Aufnahme sollen tagsüber zu Sonnen- und Freiluftkuren bei entsprechender Ernährung und fachärztlicher Aufsicht gehfähige Kranke finden; vor allem auch Kinder mit gutartigen oder abklingenden Tuberkulosen der *oberen* Extremitäten, des Kopfskelets, des Thorax. Noch aktive Wirbeltuberkulosen, ferner solche des Beckens und des Gehapparates gehören nicht hierher, sondern in stationäre Behandlung. Sie kommen erst in Betracht, wenn die eigentliche Nachbehandlungsperiode im Korsett oder Gehverbänden bzw. Apparaten einsetzt. Bei Hacken- und Fußgelenktuberkulosen kann bei Unmöglichkeit sonstiger Versorgung unter orthopädischer Betreuung die Indikation etwas weiter gestellt werden. Wertvoll sind die Ambulatorien für Vorbeugungskuren gegen Rezidive bei „geheilten" Fällen und zur allgemeinen Prophylaxe und Resistenzsteigerung bei Kindern aus verseuchter Umgebung. Einzelheiten über Einrichtung usw. siehe bei Kisch [2]. Auch in den Ambulatorien ist Kurzunterricht einzurichten und entsprechende Lehrkräfte und Erziehungspersonal neben dem Pflegepersonal vorzusehen. Der Unterricht soll möglichst in Form der Freiluftschule abgehalten werden. Die in die Ambulatorien aufzunehmenden Fälle bedürfen einer genauen Lungenkontrolle, um exogene Superinfektionen auszuschalten! Einen wichtigen Nebenzweck können die größer angelegten Ambulatorien durch Unterricht von Fürsorge- und Gemeindeschwestern erfüllen.

---

[1] Näheres siehe Brauers Beitr. Klin. Tbk. **64**, 403.

[2] Vgl. auch E. Kisch: Medizin, Gymnastik und Pädagogik im Kampfe gegen die Tuberkulose. Leipzig 1930.

Berufsberatung. Ein großer Teil der Rezidive, besonders der späteren, verdankt seine Entstehung einer falschen Berufswahl oder übertriebener Ausübung eines an sich geeigneten Berufs, durch Überanstrengung der einst erkrankten Glieder. Die Krüppelberatungsstellen müssen in der Nachpflege darauf ganz besonders achten. Zum „Trauma" bestehen hier enge Beziehungen. Ganz überwiegend handelt es sich um die Beratung Jugendlicher mit dem gesetzlichen Endziel der Erwerbsbefähigung. Jede *Berufsberatung* soll eine *positive* sein; es genügt nicht, dem Ratsuchenden oder seinen Erziehungsberechtigten zu sagen: „Du darfst das nicht, und jenes nicht". Der Arzt soll neben den Warnungen auch positive Ratschläge geben, wie und in welchem Berufe er sich in Zukunft sein Leben gestalten soll. Entscheidungen können nur im Einzelfall unter Berücksichtigung aller Faktoren getroffen werden. Typische Krüppelberufe, wie etwa typische Blindenberufe, gibt es nicht. „Die Berufsberatung, als die die Person umfassende praktisch angewandte Sinnfindung des praktischen Lebens, kann nur Leitlinien der Berufsentwicklung finden" (COERPER).

Im einzelnen wäre zu sagen:

Kopf. Stärkere Narben im Gesicht werden für Verkäufer, Kellner, sowie für repräsentative Berufe im allgemeinen ungünstig sein. Kiefertuberkulosen werden nur selten die Sprechfähigkeit beeinträchtigen.

Wirbelsäule. Bei Spondylitikern ist die Beratung außerordentlich verantwortungsvoll und schwierig; sie soll im engsten Benehmen mit den Stellen erfolgen, die den Ratsuchenden aus langer Beobachtung kennen; auch nach sog. Heilung (nach langen Jahren!) zeigen sich noch öfter Schwächen oder spastische Folgezustände in den Beinen, auf länger dauernde Schädigung des Rückenmarks hinweisend. Bei schweren Gibben kommen durch Deformation des Thorax bedingte Zirkulations- und Respirationsstörungen hinzu. Die Beurteilung der einzelnen Fälle muß eine verschiedene sein. Spondylitiker, die bei Wirbelsäulenbewegung und leichtem Stauchen oder Druck auf den Gibbus noch Schmerzen äußern, sind von jeder Beanspruchung durch den Beruf auszuschließen, auch dann, wenn sie schon mehrere Jahre behandelt sind. Ebensowenig kommt Arbeitsleistung im Sitzen in Frage, da dadurch die Gibbusbildung erheblich gefördert würde. In Fällen, wo Schmerzäußerungen fehlen, aber noch gesteigerte Reflexerregbarkeit vorhanden ist, kann *leichte* Arbeitsbeanspruchung versucht werden; zuverlässige ärztliche Überwachung (Rezidiv! Wiederauftreten von Lähmungserscheinugen!) ist unbedingt nötig. Bei ganz ruhigen Fällen mit schwerer Thoraxdeformation scheidet jede Arbeit aus, die erheblichere Leistungen von Zirkulations- und Atmungsorganen verlangt. Bei Schiefstellung und Fixierung des Halses scheiden die Berufe aus, die eine größere Beweglichkeit der Wirbelsäule erfordern (Kutscher, Kraftwagenführer) oder ein längeres gebücktes Sitzen (z. B. Uhrmacher) verlangen. Ferner alle *schweren* Berufe, die bei Spondylitis an sich nicht in Frage kommen. Eine produktive Tätigkeit für diese arme Menschen zu finden, ist oft nur im Anstaltsleben möglich. Nach SPITZY kommt für sie in vielen Fällen nur leichte Hilfsarbeit oder Berufe in Frage, „die mehr Anspruch auf Feinheit und Geschicklichkeit der Bewegung, auf Betätigung des Intellekts oder des Kunstsinnes stellen, als muskuläre Arbeit, wobei allerdings wieder die Schädlichkeit des langen Sitzens hindernd in Konkurrenz tritt, also Uhrmacher, Sticken, kunstgewerbliches Zeichnen, Kunstgewerbe überhaupt. Schwerere Arbeiten wird man nur denjenigen Fällen zutrauen können, die die Krankheit in früher Jugend überstanden haben und mit geringgradigen Verbildungen davongekommen sind."

Hüftgelenk. Hier ist die Beratung weitgehend abhängig von der Form, in der der Krankheitsprozeß zur Ruhe kam. Ausgeheilte, feste Ankylosen gestatten ein schmerzfreies und sicheres Auftreten auch bei vorhandener Deformation, im Gegensatz zu den nicht festen, mehr bindegewebigen, schmerzhaften Ankylosen; die Fälle mit pathologischer Luxation bedingen große Verkürzungen und erhebliche Gangstörungen. Alle noch nicht völlig inaktiven Fälle sind auszuschalten! — Bei schweren Deformationen empfiehlt sich vor der Berufsausbildung Korrektur durch subtrochantere Osteotomie in verschiedenen Modifikationen außerhalb des Krankheitsherdes, um eine für Arbeit und Bewegung möglichst günstige Stellung zu erzielen; (Operation nicht vor dem 14.—15. Lebensjahr [DREHMANN]). Leichte Beugecontracturen bedürfen keiner Korrektur, sofern das Gehen nicht wesentlich gestört wird. Bei Arbeitsausübung im Sitzen oder Gehen in bergigem Gelände ist eine leichte Beugecontractur vorteilhafter, als Ankylosierung in völlig gestreckter Stellung. Für Adductionscontracturen fordert SPITZY die Korrektur prinzipiell, wegen schlechten Ganges und Körperhaltung und leicht eintretender Schmerzen; pathologische Luxationen empfiehlt derselbe Autor in Ankylosen zu verwandeln oder mit einem entsprechenden Entlastungsapparat zu versehen. Ist die Coxitis inaktiv, so kommen in erster Linie Berufe in Frage, die an das Hüftgelenk keine allzugroße Anforderungen stellen; bei leichter Beugecontractur: Berufe mit Sitzarbeit. Bei schwerer Deformität und starker Verkürzung: scheiden alle Berufe aus, die viel Gehen und Stehen, raschere Bewegungsfähigkeit und stärkere Belastung erfordern. Bei guter knöcherner Ankylose ist mittlere Beanspruchung für Gehen, Stehen und Belastung in entsprechenden Berufen möglich und zulässig; bei Auftreten der Erkrankung *nach* Berufsausbildung oder -ausübung muß unter Umständen nach der Ausheilung eine Umschulung oder Umstellung erfolgen, die die obigen Gesichtspunkte berücksichtigt.

Kniegelenk. Bei festen Ankylosen in günstiger Streck- oder nur leichter Beugestellung bleibt der Berufswahl verhältnismäßig weiter Spielraum. Es schalten aus die Berufe, die erheblichere Anforderungen an Belastung und rasche Beweglichkeit stellen oder ein gutbewegliches Kniegelenk erfordern (z. B. Berufe mit Benutzung von Leitern, Gerüsten, ferner Bergbau und ähnliches). Fälle mit mäßiger Beugecontractur eignen sich mehr für Sitzberufe. Bei den Beugecontracturen beeinflußt infolge der Verkürzung und der Spitzfußstellung jede Belastung erneut die Contractur und wirkt sich im Sinne ihrer Zunahme aus. Etwa nötige korrigierende Operationen müssen auch hier *vor* der Berufsausbildung oder -ergreifung durchgeführt werden.

Fuß. Schon während der Behandlung anderweit lokalisierter Krankheitsherde (z. B. Knie, Hüfte) ist der Entwicklung der Plattfußbildung, die eine Reihe von Berufen unmöglich macht, systematisch entgegenzuarbeiten. Die Bewertung von Deformitäten, Narbencontracturen und anderes muß von Fall zu Fall im Sinne der oben erwähnten allgemeinen Richtpunkte erfolgen.

Schultergelenk. Bei Versteifung in adduzierter Stellung ist das Gelenk wenig brauchbar. Ein Erreichen des Kopfes mit der Hand, des Mundes mit den Fingern und ausgiebige Arbeit dieser Hand ist meist unmöglich. Der Funktionsprüfung kommt zur Entscheidung wesentliche Bedeutung zu.

Nach SPITZY genügt es nicht, den Arm aufheben, abspreizen, vorwärts- und rückwärtsführen zu lassen, da alle diese Bewegungen meist auch bei festgestelltem Schultergelenk mit dem Gelenk zwischen Scapula und Thorax ausgeführt werden können und Individuen mit steifem Schultergelenk eine große ausgleichende Beweglichkeit zwischen Scapula, Thorax und Mm. cuccularis, rhomboideus, scaleni, serratus und Mm. pectoralis und latissimus dorsi erreichen können. Zur Prüfung des Schultergelenks selbst „umfasse man mit der Hand das Schulterblatt, lasse es dadurch vom Thorax abheben, daß man den Patienten auffordert, die Hand von vorn herum auf die gegenständige Schulter zu legen. Nun schiebe man die Hand samt der Haut unter die nun flügelförmig abstehende Schulterblattspitze und fixiere das Schulterblatt mit den vier Fingern und dem Daumen. Man hält nun das Schulterblatt unverrückbar fest und kann bei Bewegungen des Armes feststellen, ob das Schulterblatt befestigt ist und sich mitbewegt, oder ob das Gelenk noch frei ist und welches Ausmaß von Beweglichkeit vorhanden ist" (SPITZY).

Versteifung des Schultergelenks, auch unvollständige, schließt alle Berufe mit schwerer Arbeit der Arme aus! Schon bei der Behandlung ist darauf zu achten, daß der *Arm in Abduction* eingestellt wird. Bei bestehenden Störungen im Schultergürtel kommen als Berufe unter anderem in Betracht: Feinmechaniker- und Präzisionsarbeit, Uhrmacher, Bandagist, Handschuhmacher, leichtere Zweige der Schuhmacherei, Drechslerei, Schneiderei, feinere Holzarbeiten, Bureau- und Botendienst, manche Arbeitsformen im kaufmännischen Betriebe usw. Ausschalten müssen Betätigungen als Schwerarbeiter, im Baugewerbe, als Tischler und Metallarbeiter, als Schmied und Schlosser, Lastträger und ähnliches.

Ellenbogengelenk. Am günstigsten ist Ankylosierung in rechtwinkliger Beugestellung mit Pronationsstellung der Hand, da sie die geringste Funktionsbehinderung darstellt! Durch korrigierende Operation ist bei ungünstiger Stellung manchmal später noch möglich, wieder eine Beweglichkeit herzustellen. Wegen der nicht immer vermeidbaren Schädigungen des Bandapparates pp. wird aber die Widerstandskraft des Gelenks manchmal eine verringerte sein, so daß der Arm nur in Berufen zu gebrauchen ist, die in dieser Hinsicht keine größeren Anforderungen stellen. Ist es zu engerer Verbindung zwischen Radius und Ulna gekommen, die Pronations- oder Supinationsfähigkeit beschränkt oder aufgehoben, so ist die Bewegungseinschränkung am

Handgelenk zu berücksichtigen. Es schalten dann Berufe, die eine normale Beweglichkeit des Handgelenks beanspruchen, aus; so Musiker Metall- und Holzgewerbe in bestimmten Sonderarbeiten, Arbeiten an Präzisionsmaschinen, Schalthebeln, mechanische Weberei und ähnliches; Berufe, in denen nur ein grobes Halten mit der Hand nötig ist, sind darum möglich. Relativ günstig sind Ankylosierungen des Handgelenks in gerader Stellung oder Dorsalflexion für Berufe, die keine besonders fein abgestufte Bewegung oder stärkere Kraft erfordern. Bei Versteifung der Hand in halber Pronation und Dorsalflexion und freier Beweglichkeit der Finger sind eine ganze Reihe von Arbeiten möglich wie: Buchdrucker, Schreibmaschine, feinere Holz-, Leder-, Metallarbeit, Handarbeiten, Näherei und Schneiderei. Während eine Versteifung des 3., 4., 5. Fingers die Berufswahl nicht so sehr erschwert, ist der Verlust der Funktion des Daumens sehr schwerwiegend! (Aufhebung der Greiffähigkeit der Hand!) Hier ist die Beratung nicht einfach und am fruchtbarsten, wenn der Arzt sich erst mit Vertretern der in Frage kommenden Berufs- und Arbeitsarten bespricht. Öfter wird hier schneller der Berufs*versuch* ein klares Bild schaffen, da sich bei der *beruflichen Funktionsprüfung der Hand* bald Mögliches und Unmögliches scheidet.

In manchen Fällen bleiben *langdauernde Fisteln* zurück, die den Träger aber bis auf eine ganz geringe Sekretion nicht weiter belästigen. Die ärztliche Berufsberatung kann in solchen Fällen, vorausgesetzt, daß der eigentliche Krankheitsherd in einem gewissen stabilen Zustand ist, dem Erlernen eines entsprechend ausgewählten Berufes zustimmen, sofern gleichzeitig genügende ärztliche Kontrolle garantiert ist. Gerade in diesen Fällen, wo der Krankheitsherd wohl ruhig, aber noch nicht restlos ausgeheilt ist, muß jederzeit mit dem Rezidiv gerechnet werden. Alle Berufe, die an das erkrankte Organ besondere Ansprüche stellen, scheiden daher von vorneherein aus. Gerade für diese *relativ* ruhigen Fälle empfiehlt sich, die Einführung in einen Beruf oder die Umstellung unter ständiger Kontrolle in orthopädischen Heilanstalten bzw. Krüppelheimen durchzuführen.

Die Wirksamkeit der Krüppelfürsorgestellen, denen nach Abschnitt VI C der amtlichen Ausführungen zum Krüppelfürsorgegesetz die Nachfürsorge zufällt, wird bezüglich der neben der Berufsberatung mindestens gleich wichtigen Frage der späteren *Beschaffung einer geeigneten Arbeitsstelle* noch pessimistisch beurteilt. Die beste Schulung, Ertüchtigung und Erwerbsbefähigung bleibt illusorisch, wenn der Betreffende nicht die passende Stelle findet. Die Organisation der Arbeitsvermittlung ließ bisher zu wünschen übrig, sie blieb der ausbildenden Anstalt, dem Zufall oder der Mildtätigkeit überlassen. Den *Landes-* bzw. *Kreisarbeitsämtern* fällt hier eine besondere und unter der derzeitigen Wirtschaftslage ganz besonders schwierige Aufgabe zu.

In der praktischen Berufsberatung kann der *experimentellen Eignungsprüfung* keine Entscheidung überlassen werden. Neuere experimentell-psychologische Ergebnisse der Übungs- und Ermüdungspsychologie lassen erhebliche Bedenken gegen die einmalige Untersuchung entstehen. Nach PAULI, ARGELANDER u. a. ist der Übungszuwachs gerade bei den schlechteren Leistungen am größten und bei den anfänglichen Bestleistungen am geringsten. Ebenso große Vorsicht ist nötig bei der negativen Berufsberatung, d. h. bei der Beurteilung berufsausschließender Defekte im Einzelfall. Guter Wille und Ehrgeiz vermögen oft selbst schwerere Defekte auszugleichen.

Spezieller Teil.

A. Die Tuberkulose des Kopfskelets.

Die tuberkulösen Erkrankungen des Kopfskelets sind nicht häufig; ihrem Vorkommen nach stehen sie etwa an 8. Stelle (Johansson). Vielleicht ist ihre Zahl aber eher größer, als bekannt, da sicher eine Reihe leichter Formen, wie die Erkrankungen der Margo infraorbitalis, statistisch nicht erfaßt werden.

Befallen wird meist das frühere Kindesalter vor dem 5. Lebensjahr; darin decken sich unsere eigenen Beobachtungen mit denen Johanssons.

Für die weitere Betrachtung trennen wir die Tuberkulose des Gehirnschädels von der der Gesichtsknochen.

I. Die Tuberkulose des Gehirnschädels.

Die Erkrankung der platten Schädelknochen ist eine relativ seltene Erkrankung. Pelletier z. B. stellte 1910 aus der gesamten Weltliteratur 206 Fälle zusammen, Schmink 1920 einschließlich 3 eigenen Beobachtungen 153.

Die Angaben über die Prädilektionsstellen sind verschieden; befallen werden Stirn- und Scheitelbein, Schläfen- und Hinterhauptsbein; auch Felsenbein und Warzenfortsatz erkranken, letzterer im Anschluß an Tuberkulose der Paukenhöhlenschleimhaut. Am seltensten ist die Tuberkulose der Schädelbasis (ausgenommen des Felsenbeins). Beobachtet sind Erkrankungen der vorderen, mittleren und sogar der hinteren Schädelgrube. Flatau beschrieb 2 Fälle der vorderen Schädelgrube bei 5- und 12jährigen Knaben, der mittleren bei einem 50jährigen Mann, der hinteren bei einem 17jährigen Jüngling.

Pathologisch-anatomisch werden unterschieden:

a) die „perforierende" Form (Volkmann, Gangolphe).
b) die „progressive infiltrierende Form" (König).

John hält beide Formen nur für verschiedene Stadien desselben Krankheitsprozesses. Meist finden sich die Schädelknochenherde mit anderen Skeletherden zusammen, doch kommen auch ganz isolierte Erkrankungen des Schädels vor. Bei Kindern sind am Schädel selbst sowohl ausgedehnte isolierte, wie kleine multiple Herde beobachtet.

Die Erkrankung beginnt meist im Mark der Diploe, manchmal an der Lamina interna des Knochens vor der Dura (Tilmann); sie breitet sich von der Diploë aus und befällt beide Tabulae.

Je nach dem Ausgangspunkt kann man beim Ausgang vom Knochen eine primäre, beim Ausgang von den Weichteilen eine sekundäre Tuberkulose des Schädeldaches unterscheiden (Sorrel, Barret und Maziol).

Charakteristisch ist die Bildung von Sequestern, die unter Perforation des Schädeldaches oft spontan ausgestoßen werden. Dabei kann die Sequesterbildung den ganzen Knochen oder eine der beiden Tabulae umfassen. Nach inenn findet der Krankheitsprozeß meist Widerstand an der Dura, die sich bei der Operation als stark verdickt erweist und dann nicht immer das sonst charakteristische Zeichen der Pulsation zeigt. Bei Durchbruch nach außen kommt

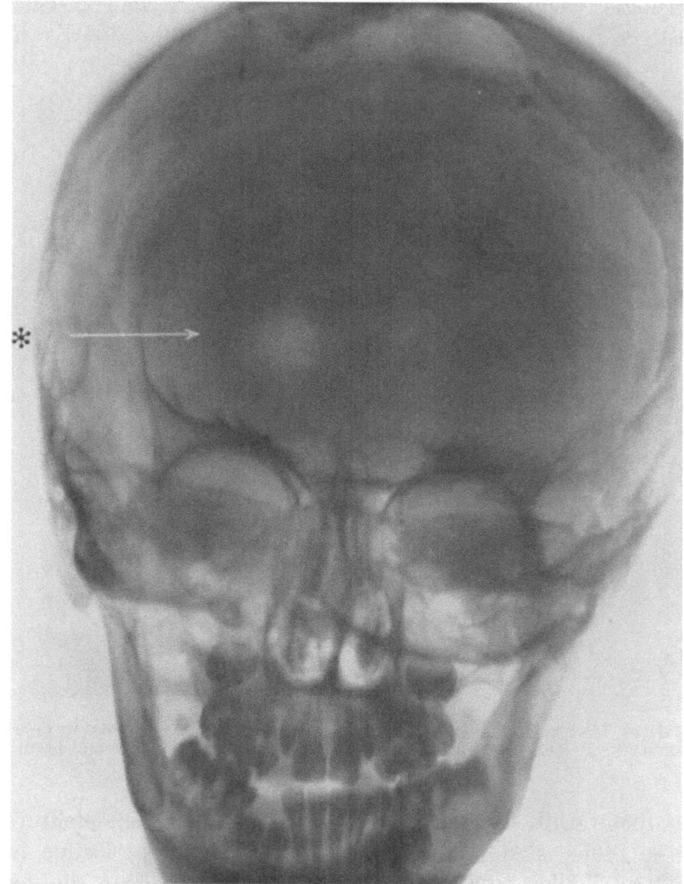

Abb. 37. 9 jähriges Mädchen. Tuberkulose des Stirnbeins rechts (♂), Aufhellung! (operativ nachgewiesen).

es zur Bildung kalter Abscesse. Die perforierende Form betrifft besonders gern das Stirnbein (BREZIANU).

Wir finden entweder einen oder mehrere Herde käsiger Ostitis von 1—2 cm Durchmesser; in diesen Herden kleinere und größere gezackte Sequester von der ganzen Dicke des Knochens und mit käsigem Granulationsgewebe bedeckt, oder einen Granulationsherd in der äußeren Schicht der Dura, der den Knochen usuriert und perforiert. Im Gegensatz zur Lues des Schädeldaches fehlt bei ausgesprochener Destruktion Knochenneubildung!

Der kranke Knochen sieht weiß aus und läßt sich mit dem Löffel leicht aus dem umgebenden gesunden Knochen herausheben. — Manchmal findet sich äußerlich nur ein kleiner Fistelgang, der zu subduralem Absceß führt oder auch eine kleine isolierte, mit Granulationen oder Käse gefüllte Knochenhöhle.

Die größere Schädelabschnitte infiltrierende diffuse progressive Form ist sehr selten.

Das Röntgenbild kann meist entbehrt werden, da der klinische Befund deutliche Hinweise zur Genüge gibt. Bei im Sinne der röntgenologischen Darstellbarkeit günstiger Lokalisation erkennen wir auf dem Film den Krankheitsherd

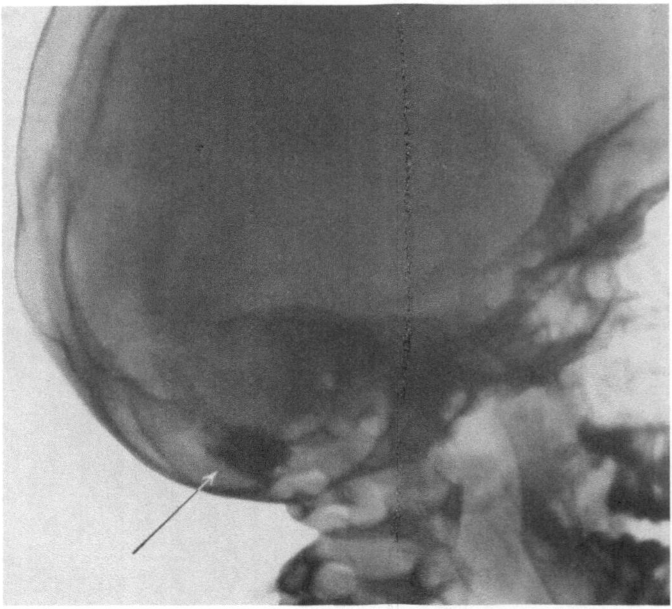

Abb. 38 a. 5 jähriges Mädchen; Tuberkulose des Os occipitale (♂ Sequester); durch Operation bestätigt; gleichzeitig multiple Scrophulodermata an den Extremitäten.

als kleine rundliche Aufhellung (s. Abb. 37), oder als Knochendefekt. Außerhalb der arrodierten Stelle ist der Knochen stark atrophisch, periostale Neubildung fehlt. In anderen Fällen sind die Herde so gelegen, daß ihre röntgenologische Fixierung kaum oder gar nicht möglich ist.

Klinisch sehen wir bei Kindern als erstes Symptom eine lokale Schwellung. Die Haut über dem Tumor ist gespannt, manchmal bläulichrot verfärbt, meist verschieblich. Lokal Druckschmerzhaftigkeit, manchmal prodromaler Kopfschmerz. Das Allgemeinbefinden ist meist — wenn nicht durch andere Krankheitsherde beeinträchtigt — ungestört. Der Tumor wird weicher und zeigt Fluktuation (kalter Absceß). Die Palpation kann im Knochen einen Defekt ergeben. Bei Sitz im Stirnbein zeigt sich unter Umständen schon frühzeitig Ödem der Augenlider. Die Punktion des Abscesses ergibt serös-eitrigen Inhalt oder auch Käsebröckel. Öffnet sich der Absceß spontan, so kann sich der Eiter synchron mit der Hirnpulsation entleeren (s. oben).

Bei Perforation nach *innen* treten schwere Allgemeinerscheinungen und Hirnsymptome auf. Ist die Perforation nach außen erfolgt, so bilden sich Fisteln und Geschwüre mit unterminierten Rändern; die Weichteilbeteiligung kann erheblichen Umfang annehmen.

Erreicht die Öffnung im Schädeldach eine gewisse Größe, so sieht oder fühlt man Pulsation der Dura unter dem Granulationsgewebe.

In einem Fall von Schläfenbeintuberkulose sahen wir Atrophie der Gesichtsmuskulatur der betreffenden Seite.

Die Hirnerscheinungen, die bei einer Knochentuberkulose der drei Schädelgruben entstehen, lehnen sich im wesentlichen an die Symptome der Sinusthrombose an.

Läsionen des N. acusticus, des N. facialis und der Arteria carotis weisen auf Erkrankung des Schläfen- und Beteiligung des Felsenbeins. Meist besteht profus sezernierende Otitis media; langsam zunehmende Taubheit und Schwindelerscheinungen sind auf das Wachstum tuberkulösen Granulationsgewebes im Gebiet des N. cochlearis und des N. vestibularis zurückzuführen. Heftige Kopfschmerzen zeigen sich als Folge des tumorartig extradural in die Schädelhöhle wuchernden tuberkulösen Gewebes.

Wir sahen Schläfenbeintuberkulose mit schwerer Mittelohreiterung und kompletter Facialislähmung bei einem dreijährigen Kinde, ferner bei einem 13jährigen Mädchen eine Felsenbeintuberkulose mit maximaler Ohrsekretion und Facialislähmung.

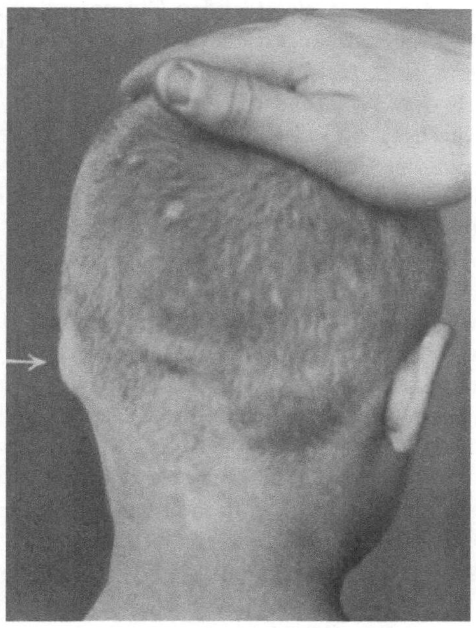

Abb. 38b. Kalter Absceß (♂) bei Tuberkulose des Os occipitale.

Dieser Fall war insofern von Interesse, als eine generalisierte Drüsentuberkulose mit ausgesprochenster Neigung zu Verkalkung und guter Abwehrbereitschaft bestand und trotzdem das Kind an seiner Felsenbeintuberkulose zugrunde ging.

Die *Abscesse* sind meist am Orte des Knochenherdes lokalisiert; anders bei den vom Mittelohr ausgehenden Tuberkulosen. Durchbrüche durch die vordere und untere Gehörgangswand sind selten; öfter senkt sich der Eiter direkt nach unten unter der tiefen Halsmuskulatur in das Spatium retroviscerale und kann klinisch als Retropharyngealabsceß in Erscheinung treten oder in das Kiefergelenk bzw. in das medial der Parotis gelegene Bindegewebe durchtreten. Von hier kann er sich wieder einen Weg nach vorn bahnen oder nach innen bis zur Tonsille, und von da in den Retropharyngealraum, oder nach unten zum Hals, oder endlich nach hinten entlang dem Biventer zur Nackenmuskulatur.

Weitere Einzelheiten zur Frage der Felsenbeintuberkulose gehören in das Gebiet der Otiatrie und müssen in den entsprechenden Lehrbüchern nachgelesen werden.

Die Differentialdiagnose hat in erster Linie die Lues zu berücksichtigen (vgl. auch Allgemeine Differentialdiagnose S. 51). Der beginnende Absceß wird leicht mit einem Gumma verwechselt; bei Kindern wird man meist eher an kalten Absceß, beim Erwachsenen eher an Gumma denken, doch kommt letzteres auch bei ersteren vor! Der tuberkulöse Sequester hat öfters ein „grobwurmstichiges" Aussehen. Röntgenologisch zeigt die Lues meist ausgedehntere diffuse Veränderungen als die mehr umschriebene Tuberkulose. Nächtliche Kopfschmerzen — „Dolores osteocopi" — sprechen mehr für Lues, dabei manchmal Corona veneris an der Stirnhaargrenze. Lues macht Periostitis, uhrglasförmige prallelastische Buckel oder größere Knoten, auch perforierend, Knochennekrose; bei den im Mark sitzenden Gummen kommt es zur Einschmelzung des Knochens, teils zu osteophytischen Hyperostosen, damit zu starken Schädelunebenheiten mit kraterförmigen Vertiefungen und wall- und buckelartigen Erhebungen; an den Weichteilen serpiginöse Ulcera. Wassermannreaktion! evtl. Diagnose durch spezifische Therapie ex juvantibus; letzteres besonders dann, wenn man mit der Kombination einer Schädellues und sonstigen tuberkulösen Skeletherden zu tun hat, wie einen solchen Fall bei einem Kinde seinerzeit KISCH beschrieb.

Die Osteomyelitis, Diploephlegmone zeigt ein schweres Krankheitsbild; sie ist meist leicht zu differenzieren, doch gibt es auch ganz chronisch und mild verlaufende Fälle. W. COURTIN beobachtete bei kleinem Kinde subakute Osteomyelitis der Hinterhauptschuppe und unterscheidet die Osteomyelitis albuminosa mit Spontanheilung von der typischen Osteomyelitis mit starker Eiterung und Sequesterbildung. Anamnese, Tuberkulinreaktion, bakteriologische Prüfung des Absceßpunktats usw. (vgl. Allgemeiner Teil) führen meist zum Ziele.

Gutartige Tumoren wie Osteome, Dermoide und andere, bösartige wie Sarkome, Carcinommetastasen sind ebenfalls in Rechnung zu stellen bei der Differenzierung, doch selten. Lipome der Schläfe können einmal vorübergehend einen kalten Absceß vortäuschen.

Selten ist auch die Ostitis fibrosa, in ausgesprochener Form als Leontiasis ossea. Das Schädeldach zeigt mehr oder weniger umschriebene Vorwölbungen harter Konsistenz. Röntgenologisch scheint der Knochen verdickt, unscharf, fleckig. Das sonstige Skelet braucht nicht beteiligt zu sein. Als seltene unter Umständen in Betracht kommende Veränderungen sind noch zu erwähnen atypische Fälle von PAGETscher Krankheit (ZEITLIN) und Neurofibromatosis.

Die Prognose der Tuberkulose der platten Schädelknochen ist im allgemeinen nicht ungünstig, solange es sich um die häufigere umschriebene Form handelt. Das gilt sogar für die sehr seltenen Basiserkrankungen. Der Übergang auf die Meningen entscheidet! Weitgehend abhängig ist die Prognose von der rechtzeitigen Diagnose und richtigem therapeutischem Vorgehen, sowie von dem Verhalten der meist sonst noch vorhandenen Knochenherde.

Die therapeutische Methode der Wahl ist fast immer die operative Inangriffnahme, die bei den räumlich begrenzten Herden guten Heilerfolg in Aussicht stellt. Bedingung ist breite Eröffnung des Abscesses, Sequestrotomie mit gründlicher und unter Umständen ausgedehnter Entfernung des kranken Knochens. Selbst große Knochenlücken schließen sich auffallend schnell und knöchern. Eine ohne akute Erscheinungen am Schädel entstandene fluktuierende Schwellung darf aber keinesfalls inzidiert werden, wenn man nicht für einen gründlichen radikalen Eingriff vorbereitet ist. Fistelgänge sind freizulegen, vor unübersichtlichem Arbeiten mit dem scharfen Löffel in der Tiefe ist dringend zu warnen. Manchmal empfiehlt sich erst Tamponade, in den meisten Fällen kann die Haut primär weitgehend bis auf eine kleine Öffnung durch Naht geschlossen werden. Daß die Allgemeinbehandlung als grundlegende nicht vernachlässigt wird, ist selbstverständlich; mitunter wird auch rein konservative Therapie zum Ziele führen. Bei Eingriffen in der Nähe des Gehörorgans ist der Beistand des Otiaters dringend ratsam.

II. Die Tuberkulose der Gesichtsknochen.

Am häufigsten erkrankt der *Oberkiefer*, und zwar *am unteren Orbitalrand* (Margo infraorbitalis) in der Gegend der Vereinigung von Oberkiefer und Jochbein; meist im früheren Kindesalter vorkommend, zeigt sich die Erkrankung manchmal im Anschluß an Masern.

Seltener ist die *Tuberkulose des Unterkiefers*; PINKUS beschrieb 6 eigene Beobachtungen und 20 Fälle aus der Literatur, JOHANSSON teilte 4 Fälle mit, wir selbst sahen die Erkrankung dreimal. Noch seltener scheint die Knochentuberkulose des Processus alveolaris des Oberkiefers zu sein; DEMELER beschrieb z. B. eine solche Beobachtung.

PIERI wies auf Grund mehrerer Beobachtungen auf das auffällige Zusammentreffen von Tuberkulose des Jochbeins mit solcher der oberen Ulnadiaphyse hin, wobei er die Jochbeinerkrankung für das primäre hält. Wir beobachteten die Erkrankung der Margo infraorbitalis fast immer bei *jüngeren* Kindern mit multiplen sonstigen Skeletherden, nur einmal als Ausnahmefall isoliertes Auftreten bei einer 56jährigen Frau. Tuberkulose des Os nasale und lacrimale sahen wir bei gleichzeitigem Lupus der Nase.

Bei der *Jochbeintuberkulose* handelt es sich fast durchweg um bedeutungslose Krankheitsherde umschriebener Natur; oberflächliche Arrosion des Knochens bei tuberkulöser Periostitis, gelegentlich Bildung flacher corticaler Sequester.

Bei schweren Phthisikern soll durch direkte Kontaktinfektion von der Mundhöhle aus Entstehung einer *Tuberkulose der Alveolarfortsätze* am Ober- und Unterkiefer möglich sein. Dabei entsteht umschriebene Knochennekrose, darüber typisches tuberkulöses Schleimhautulcus mit unterminierten blauroten Rändern; im weiteren chronischen Verlauf lockern sich im Gebiet der Alveolarnekrose die Zähne und fallen aus.

Die *Unterkiefertuberkulose* sitzt meist im Kieferwinkel. Oft wird der Knochen rasch zerstört, es kommt zu Sequesterbildung, blasiger Auftreibung des Knochens und periostaler Neubildung, so daß sich pathologisch-anatomisch ein Bild ähnlich wie bei der Spina ventosa entwickelt. In den von uns beobachteten beiden Fällen war der Ausgangspunkt das Corpus mandibulae. Der eine Fall zeichnete sich durch außerordentlich starke Eitersekretion in die Mundhöhle aus. In manchen Fällen mag vielleicht ein cariöser Zahn, der Tuberkelbacillen beherbergt, der Ausgangspunkt sein. Bei unseren eigenen Beobachtungen handelte es sich um Kleinkinder (3jähriger Junge und 4jähriges Mädchen) mit multiplen — davon das Mädchen 19 — anderweitigen Skeletherden, so daß hier auch die Unterkiefererkrankung als hämatogen-metastatischen Ursprungs angesprochen werden muß, im Gegensatz zu der oben erwähnten Alveolartuberkulose, die durch das Übergreifen einer Schleimhauttuberkulose auf Periost und Knochen zu erklären wäre.

Senkungsabscesse können bei der Unterkiefertuberkulose paradoxen Sitz aufweisen durch Aufsteigen in die Schläfengegend zwischen Kieferknochen und M. pterygoidei; bei anderen Kranken bahnt sich der Eiter seinen Weg in die Regio submandibularis, wo es zur Fistelbildung kommt. Die meisten Krankheitsherde bleiben umschrieben lokalisiert, doch gibt es auch bösartigere diffuse, schnell fortschreitende Fälle.

Als atypisch sind *tumorige* Formen der Ober- und Unterkiefertuberkulose beschrieben; makroskopisch Ähnlichkeit mit Sarkom aufweisend, ließ erst das histologische Bild die wahre Natur als Tuberkulose erkennen.

Das Röntgenbild gibt nur in wenigen Fällen ein wirklich befriedigendes Resultat; bei Übersichtsaufnahmen (occipitonasal) ist mitunter eine Differenz der kranken gegenüber der gesunden Seite zu erkennen, doch erheischt die Deutung des Bildes Vorsicht und Kritik!

Klinisch zeigen sich als Folge einer beginnenden Tuberkulose des *Processus zygomaticus* Schwellungen unterhalb des Auges; ein ähnliches Bild ergeben die Erkrankungen des Oberkieferkörpers und des Alveolarfortsatzes. Die Schwellung ist schmerzlos, meist im unteren äußeren Drittel des unteren Augenlides (bei Jochbeinerkrankung). Allmählich entwickelt sich ein kalter Abszeß, es kommt zum Durchbruch und zur charakteristischen Fistel am unteren Augenlid, öfters Ausstoßung kleiner Sequester. Die die Fistel umgebende Haut verwächst allmählich mit dem mit Sonde tastbaren rauhen Knochen und wird narbig tief eingezogen. Das untere Lid folgt dem Narbenzug; dadurch kommt es zur Bildung eines Ectropiums. Das ganze Bild ist so typisch, daß dann Diagnose auf den ersten Blick möglich ist.

Auch bei der *Unterkiefertuberkulose* sind die subjektiven Beschwerden gering; ein lokaler dumpfer Schmerz wird meist zunächst für Zahnschmerzen gehalten. Allmählich entsteht ein derber Tumor, von normaler Haut bedeckt, an Körper und Winkel des Unterkiefers, bis zu starker Schwellung der Kiefergegend fortschreitend. Später tritt Fluktuation ein (kalter Abszeß, siehe oben). Bei Durchbruch, der nach außen und nach der Mundhöhle erfolgen kann, Fistelbildung. Absceß und Fistel ist eine häufige Begleiterscheinung der Kiefertuberkulose. In dem einen der von uns beobachteten perforiert aufgenommenen Fälle bestand monatelange profuse Eitersekretion in der Mundhöhle, die erst nach Entfernung eines großen Sequesters zurückging. Je nach dem Stadium und Lokalisation der Erkrankung zeigt sich auch Bewegungsbeschränkung im Kiefergelenk (Kieferklemme).

Die *Differentialdiagnose* hat in erster Linie *Lues* und *Osteomyelitis* zu berücksichtigen. Während wir am Gehirnschädel vorwiegend die Folgen aquirierter Lues sehen, haben wir es bei den Gesichtsknochen meist mit der Lues hereditaria tarda zu tun. Der sich hauptsächlich um die *Mittellinie* des Gesichts herum lokalisierender Symptomenkomplex ist so charakteristisch und in der allgemeinen Differentialdiagnose (S. 53) so ausführlich besprochen, daß an dieser Stelle darauf verwiesen werden kann.

Bei den Schwellungen unterhalb des Auges im Beginn der Jochbeinerkrankung ist zu denken an Tränensackerkrankungen, an die hier relativ seltene Osteomyelitis, an intraorbitale Tumoren, sowie vor allem auch an Nebenhöhlenaffektionen, die nicht nur beim Erwachsenen, sondern auch schon im früheren Kindesalter vorkommen; erst vom 3. Lebensjahr kommt Beteiligung *aller* Höhlen in Frage; bis dahin muß aber auch schon beim Säugling und Kleinkind an die Möglichkeit einer Erkrankung der Siebbeinzellen gedacht werden.

Bei der Osteomyelitis ergibt Vorgeschichte, Verlauf, Punktion mit bakteriologischer und kultureller Untersuchung, Ausfall der Tuberkulinreaktion Klärung. Oberkiefererkrankung ist sehr selten und kommt fast nur bei Säuglingen vor, der Unterkiefer wird im 6.—12. Lebensjahr bevorzugt, die Erkrankung ist dann meist dentogenen Ursprungs. Während beim Erwachsenen die einfachen subperiostalen Abscesse vorwiegen, ist in der Kindheit die tiefe nekrotisierende Form vorherrschend (sequestierende Zahnkeimentzündung), die trockene hypertrophische, milder verlaufende ist selten.

Bei der Kieferperiostitis infolge Zahncaries kommt es manchmal zu Zahnfisteln am äußeren Unterkieferrand. Die Diagnose ist dann nicht immer leicht; kausale Therapie klärt jedoch meist die Situation bald.

Spring beschrieb das seltene, erst histologisch einwandfrei festzustellende Vorkommen von auf Unter- und Oberkiefer beschränkter Ostitis fibrosa, Mandel Lymphangiom des Unterkiefers, das differentialdiagnostische Schwierigkeiten machte. Die Phosphornekrose spielt seit Einführung einer Gewerbehygiene kaum eine Rolle mehr. Die Trennung von benignen und malignen Geschwülsten macht sonst kaum erhebliche Schwierigkeiten; gegebenenfalls Probeexzision! Bei älteren Fällen bei Kiefertuberkulose fast immer kalte Abscesse und Fisteln. Primäre Parotistuberkulose und Parotisfisteln sind als solche leicht zu erkennen, doch kann unter letzterer sich auch einmal eine Knochentuberkulose verbergen.

Skrofuloderme werden manchmal fälschlich als sekundäre kalte Abscesse eines Knochenherdes angesprochen; ähnliches kommt bei Drüsenfisteln vor. Letztere können bei größerer Ausdehnung auch das Bild der Aktinomykose hervorrufen, zumal die Strahlenpilzkrankheit besonders im Anfang leicht mit Tuberkulose des Unterkiefers verwechselt werden kann.

Die Aktinomykose zeigt dabei bis zum Halse reichende Infiltration, die Weichteile sind meist stärker betroffen wie der Knochen; beginnende umschriebene Fälle können zunächst den Eindruck von kalten Abscessen machen. Dann möglichst frühzeitige aseptische Punktion (!) und Kulturversuch. Bei fistelnden Fällen gelingt auch noch manchmal der Nachweis der charakteristischen Actinomyceskörnchen im Eiter, die sich mikroskopisch als Drusen darstellen.

Der seltene chronische Rotz kann tuberkuloseähnlich aussehen (Vorgeschichte; Beruf!).

Eine *Tuberkulose des Kiefergelenks* ist bisher nicht beschrieben; hier vorkommende rheumatische und gonorrhoische Affektionen und luetische Veränderungen können daher differentialdiagnostisch außer Betracht bleiben.

Die *Prognose* der Gesichtsknochentuberkulose ist weitgehend abhängig von dem Verhalten der übrigen Tuberkuloseherde im Organismus; da es sich meist um umschriebene Formen handelt, kann sie im übrigen als günstig bezeichnet werden; gefährlich sind die *diffusen*, progressiven Charakter zeigenden Unterkiefertuberkulosen.

Die *Therapie* ist in erster Linie wieder die Allgemeinbehandlung (siehe Allgemeiner Teil). Bei kalten Abscessen Punktion usw., bei Jochbeintuberkulose

Auskratzung und Jodoform p.p.-Behandlung; da es meist eben nur einer von vielen anderen Herden ist, sind unsere Fälle alle bei konservativer Behandlung ausgeheilt. Sorgfältige Beachtung muß der Entwicklung einer kosmetisch möglichst einwandfreien Narbe geschenkt werden (Ectropium!), manchmal wird später eine kleine Plastik nicht zu umgehen sein.

Auch die von uns beobachteten Unterkiefertuberkulosen (s. oben) heilten unter konservativer Behandlung, das gleiche beschreibt KISCH von seinen Fällen. Es wird daher nicht immer nötig sein, die von chirurgischer Seite propagierte Abmeißelung der erkrankten Knochenpartien eo ipso vorzunehmen. Auch diese kann bei der selteneren progressiven Form versagen.

B. Die Tuberkulose der Wirbelsäule.

Vorkommen. Die Wirbelsäulentuberkulose nimmt unter den Knochentuberkulosen nach der Häufigkeit die zweite Stelle ein (JOHANSSON). Sie verschont kein Alter, doch bevorzugt sie das jugendliche Alter. Etwa die Hälfte aller Fälle beginnen vor dem 3. Lebensjahre. Bei der Wirbelsäulentuberkulose wird meist der Wirbel*körper* befallen, eine Tuberkulose der Wirbel*bögen* ist außerordentlich selten.

Es erkranken beim Kinde vorwiegend die unteren Brust- und die oberen Lendenwirbel, viel seltener die unteren Hals- und oberen Brustwirbel. Beim Erwachsenen sind es dagegen besonders die Lendenwirbel, in denen sich die Krankheit festsetzt.

Nicht so selten erkranken mehrere, entfernt von einander liegende Wirbel zu gleicher Zeit. So haben wir mehrere Male einen doppelten zweimal einen dreifachen Gibbus beobachtet.

I. Pathologische Anatomie.

Entsprechend der von LEXER und COLODNY festgestellten Tatsache, daß sich die Knochentuberkulose meist an den Stellen der dichtesten Gefäßverzweigung ansiedelt, beginnt die Wirbelsäulentuberkulose in der Mehrzahl der Fälle an der Vorderfläche der Wirbelkörper unter dem Ligamentum longitudinale anterius. Es sind meist Käseherde, doch kommen vereinzelt auch Granulationsherde vor. Bei der weiteren Ausdehnung trifft der Erkrankungsherd bald an die Grenzen des Wirbelkörpers, je nachdem er sich dabei mehr nach vorne, hinten oder oben und unten ausgedehnt hat, führt er zu einem prävertebralen Absceß, Subduralabsceß oder zur Einschmelzung der Zwischenwirbelscheiben mit Kontaktinfektion des oberen bzw. unteren Wirbels. Der *Prävertebralabsceß* senkt sich, der Schwere folgend, nach der Gegend des geringsten Widerstandes, also meist caudalwärts, nur bei Kranken, die in stark redressierter Stellung zu Bett liegen, senkt er sich apikalwärts. Dabei benutzt er entweder das lockere Bindegewebe, das die Gefäße umgibt oder Muskelscheiden als Straße und tritt früher oder später an die Oberfläche. Die Abscesse, welche von den oberen Halswirbeln ausgehen, treten entweder seitlich am Halse hinter dem Sternocleidomastoideus oder hinter dem Pharynx als Retropharyngealabscesse hervor. Die Abscesse der unteren Halswirbel können sich den Gefäßen entlang in das Mediastinum senken. In dem großen, teilweise unter negativem Drucke stehenden Thoraxraum können sie sich, ebenso wie die der oberen Brustwirbel, frei entfalten und teilweise enorme Größe annehmen. Sie haben dann meist Kartenherzform. Durch Druck auf wichtige Organe kann es zu bedeutenden Störungen kommen, z. B. durch Druck auf hochgelegene

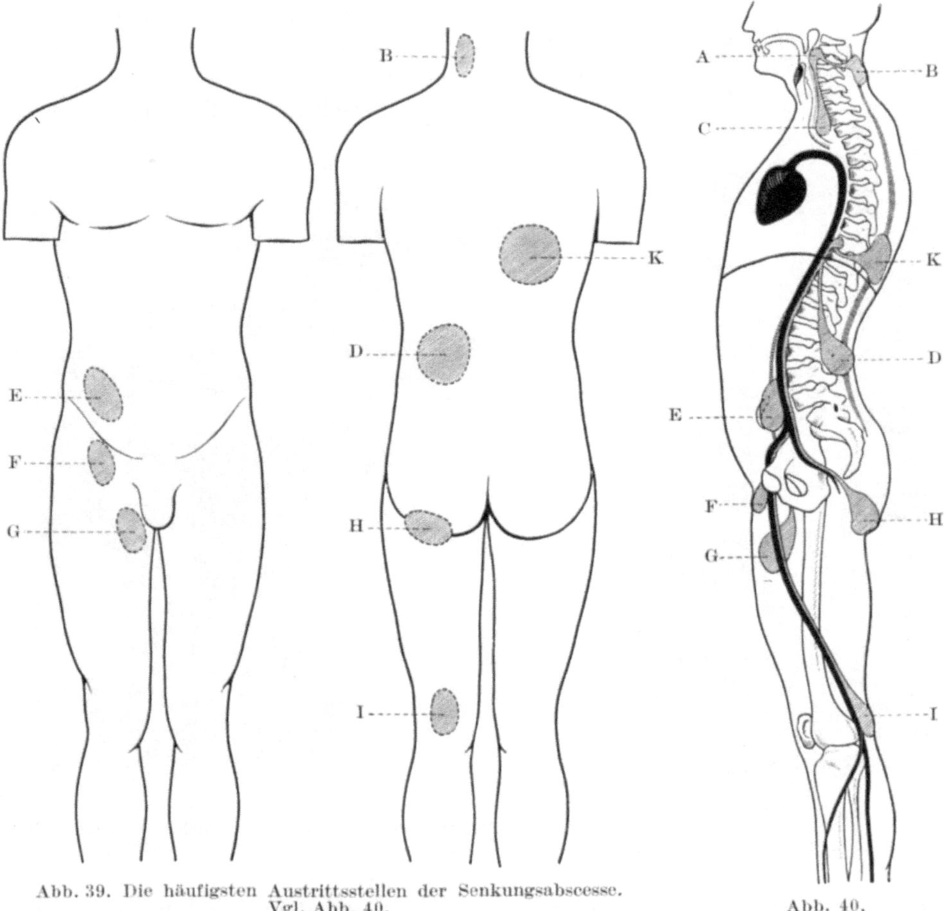

Abb. 39. Die häufigsten Austrittsstellen der Senkungsabscesse.
Vgl. Abb. 40.

Abb. 40.

Abb. 40. Die häufigsten Absceßstraßen bei Spondylitis. A Retropharyngealabsceß. B Cervicalabsceß. C Mediastinalabsceß. D Lumbalabsceß. E Iliakalabsceß. F Iliofemoralabsceß. G Psoasabsceß. H Ischiofemoralabsceß. I Poplitealabsceß. K Zwischen den Rippen hinten austretender Absceß.

Markabschnitte oder Einbruch in die Trachea zu plötzlichem Erstickungstod. Andererseits können Durchbrüche in den Oesophagus oder in die Lungen vorkommen. Diese sind, wenn sie die Pleura unbeteiligt lassen, relativ gutartig, wird aber die Pleura infiziert, so tritt über kurz oder lang der Exitus an käsiger Pleuritis ein. Die Abscesse der mittleren und unteren Brustwirbel haben meist Spindelform, die der unteren sitzen oft wie zwei Schwalbennester dem Zwerchfell auf, oder sie senken sich durch den Hiatus vasorum in das Abdomen und können dann den Weg der Lendenwirbelabscesse nehmen. Diese folgen einmal den Gefäßen, und zwar meist der Arteria iliaca externa. Je nachdem der Absceß in der Gegend des POUPARTschen Bandes zum Vorschein kommt oder sich noch weiter bis in die Kniekehle senkt, unterscheidet man Iliofemoralabscesse, Femoralabscesse oder Poplitealabscesse. Seltener folgen die Abscesse der Arteria iliaca interna und treten dann aus dem Foramen ischiadicum majus als Ischiofemoralabscesse hervor. Die Abscesse, die den Muskeln folgen, unterscheidet man als Psoasabscesse, die dem Musculus Psoas folgen, als Iliacalabscesse, die dem Musculus iliacus, sowie Lumbalabscesse, die dem Musculus quadratus lumborum folgen. Die Psoasabscesse treten an der Innenseite des Oberschenkels, die Iliacalabscesse

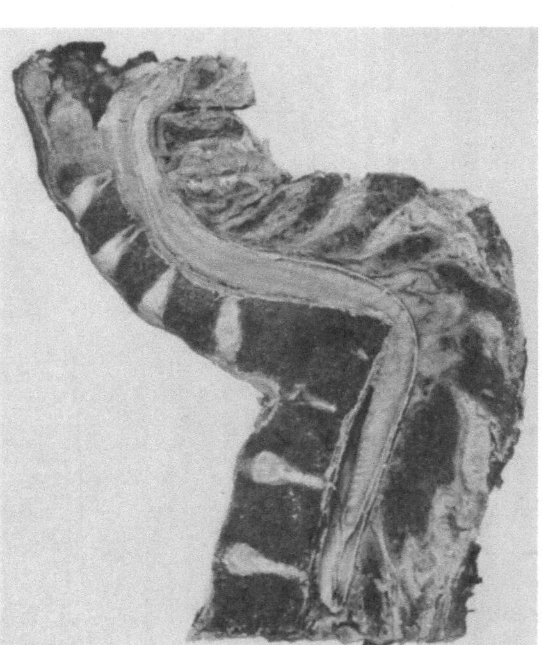

Abb. 41. Subduralabsceß.   Abb. 42. Mit spitzwinkligem Gibbus ausgeheilte Spondylitis, die keine Lähmungserscheinungen machte.

medial der Spina iliaca anterior superior, die Lumbalabscesse am Rücken in der Gegend des Trigonum Petiti heraus (Abb. 39 und 40). Ein unter Druck stehender Absceß bildet eine große Gefahr für die Umgebung, insofern, als er die mit Eiter bespülten Partien durch Kontakt infiziert. Mit Vorliebe kriecht der Eiter dabei in die Zwischenwirbelscheiben und in die Gefäßlöcher des Wirbels ein und zerstört ihn von dort aus, so daß auf diese Weise ganze Abschnitte der Wirbelsäule zerstört werden können. (Siehe Abb. 1 S. 9.) Ebenso kann es zu ausgedehnter Rippennekrose kommen, wenn der Absceßeiter die Rippen umspült. (Siehe Abb. 158 S. 284.)

Die tuberkulösen Käsemassen können aber auch statt nach vorne nach hinten durchbrechen; es kommt dann zum *Subduralabsceß* (Abb. 41). Die käsigen Massen lösen die Dura ab, verbreiten sich entlang der hinteren Wirbelkörperfläche und können auf diese Weise auch andere Wirbel ergreifen. Bei einem Subduralabsceß ist die Gefahr des kollateralen Ödems des Rückenmarks sehr groß (siehe weiter unten).

Der Prozeß kann sich drittens nach oben und unten verbreiten und nach Zerstörung der Zwischenwirbelscheibe zu einer *Kontaktinfektion der benachbarten Wirbel* führen. Dieser Vorgang ist beim Kinde die Regel. Beim Erwachsenen setzt aber die festere Wirbelkörperschale dem Zerstörungsprozeß einen größeren Widerstand entgegen, so daß die Krankheit nicht selten auf einen Wirbel beschränkt bleibt. Wenn größere Teile eines Wirbelkörpers zerstört sind, kommt es zu seinem Zusammenbruch, dabei treten die Processus spinosi der erkrankten Wirbel aus der Reihe der Dornfortsätze heraus. Es kommt zu einem *Gibbus*. Bei Erkrankung nur weniger Wirbel ist der Gibbus spitzwinkelig, bei Erkrankung mehrerer bogenförmig. Diese Krümmung kann große Grade erreichen, ohne daß es zur Schädigung des Rückenmarks kommt. Der Wirbelkanal ist bei Gibbus nur wenig verengert, selbst ein spitzwinkeliger Gibbus braucht keine *Lähmungserscheinungen* hervorzurufen (siehe Abb. 42). Eine knöcherne Verengerung des Wirbelkanals kommt fast nur dann zustande, wenn beim Zusammenbrechen der Wirbelsäule eine Art Luxation eintritt, oder wenn Knochentrümmer bzw. Sequester durch die zusammenrückenden Wirbelkörper nach hinten gegen den Wirbelkanal hinausgequetscht werden oder schließlich, wenn bei Ausheilung des Knochenprozesses durch Calluswucherungen oder

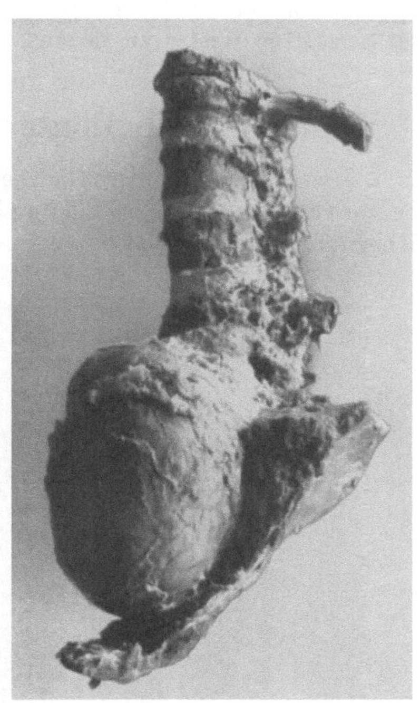

Abb. 43. Großer Senkungsabsceß im kleinen Becken.

ossifizierende Periostitis abnorme Prominenzen gegen die Medulla geschaffen werden (BORCHERS). Die meisten Lähmungen bei Spondylitis kommen vielmehr dadurch zustande, daß ein tuberkulöser Prozeß im Extraduralraum sitzt, sei es nun, daß er direkt durch Druck das Rückenmark schädigt, sei es, daß durch tuberkulöses Granulationsgewebe das Rückenmark sekundär beteiligt wird. Letzteres kann wieder nach KAHLA und SCHMAUS auf zweierlei Weise eintreten. Einmal kann es zu einer Behinderung des Lymph- und Blutabflusses aus der Medulla durch die mechanische Verstopfung des Epiduralraumes kommen. Diese gibt ein Stauungsödem, dem später ein toxisch entzündliches Ödem im Rückenmark nachfolgen kann. Sowohl Stauungsödem als entzündliches Ödem führen zu Quellungserscheinungen, die endlich eine Erweichung der Marksubstanz zur Folge haben können. Andererseits besteht aber die Möglichkeit, daß die den Extraduralraum passierenden Blutgefäße sich an der spezifischen Erkrankung beteiligen und wie Arterien und Venen infolge tuberkulöser Wanderkrankung und Thrombose sich verengern und völlig obliterieren. Die hierdurch bedingten Nekrosen und Erweichungen des Rückenmarks sind irreparable Zustände im Gegensatz zu den oben geschilderten, durch Ödem hervorgerufenen, die meist reparabel sind.

SORREL unterscheidet bei Spondylitis Frühlähmungen, die durch einen Subduralabsceß hervorgerufen werden und Spätlähmungen, die durch eine Pachymengitis hervorgerufen werden (siehe Prognose).

Bei der *Heilung* der Wirbeltuberkulose ist die Knochenneubildung nicht sehr groß. Daß ein zerstörter Wirbel wieder in alter Gestalt durch Knochenregeneration entsteht, dürfte sehr selten sein. Meist verbacken die Reste der zerstörten Wirbel zu neuen, manchmal bizarren Wirbelkörpern (Abb. 42).

II. Röntgenologisches Bild.

Wie weit kann man diese eben geschilderten anatomischen Vorgänge röntgenologisch verfolgen? Wir hatten im allgemeinen Teil gesehen, daß selbst in dünnen Schnitten auch ziemlich weit vorgeschrittene, käsige Ostitis größerer Ausdehnung

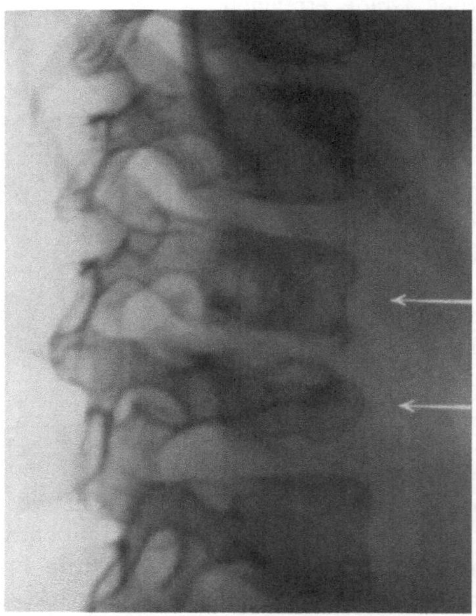

Abb. 44. Beginnende Spondylitis tuberkulosa (Granulationsherde).

röntgenologisch kaum zum Ausdruck kommt (siehe Abb. 11, S. 25). *Wievielmehr müssen beim Lebenden, wo dicke Muskelmassen bei der seitlichen, das Gewirr der sich überdeckenden Linien der Wirbelbögen bei der ventrodorsalen Aufnahme das Bild komplizieren, einzelne Herde dem Blick entgehen.* Bei weit vorgeschrittenen Fällen treten die Erscheinungen schon deutlicher hervor. Man sieht dann rundliche Aufhellungen als Zeichen von Knochenkavernen (Abb. 44), unregelmäßig fleckige Schatten als Zeichen von käsiger Ostitis (Abb. 46). Recht deutliche Bilder erhält man aber erst, wenn der Prozeß die Zwischenwirbelscheibe erreicht hat. Man sieht dieselbe alsdann unregelmäßig gezackt, verschmälert, oder an einer Seite breiter als an der anderen (Abb. 47). Die Aufnahmetechnik, vor allem die Richtung des Zentralstrahles muß dabei berücksichtigt werden. Frühzeitig treten auch schon Absceßschatten in Erscheinung. Dieselben kommen in der Brustwirbelsäule gut zur Darstellung. Man kann die einzelnen Formen, wie sie im anatomischen Bild geschildert sind, gut erkennen. Man muß sich dabei vor Verwechslungen mit dem normalen Schattenband der

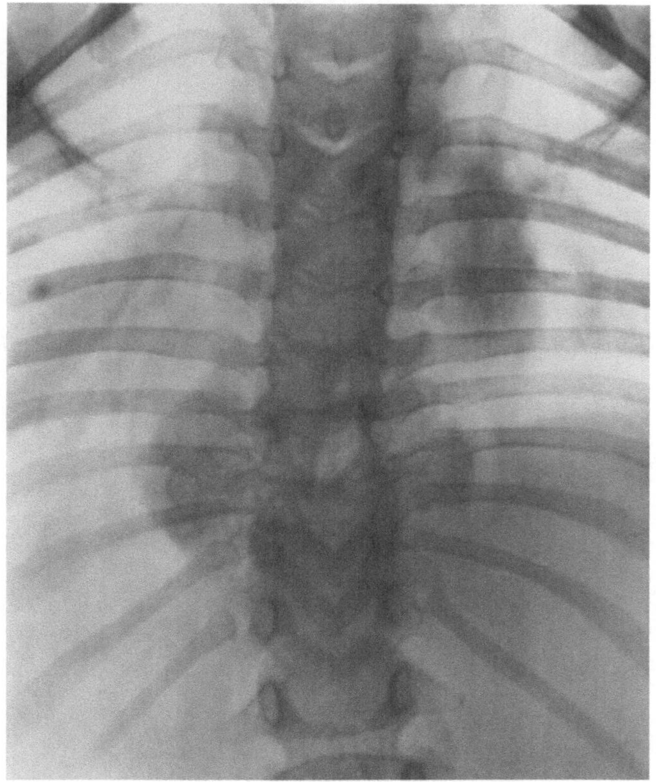

Abb. 45. Schwalbennestförmiger prävertebraler Absceß, bei Spondylitis der Brustwirbelsäule.

Aorta, mit Aortenaneurysmen (Pulsation) und Tumoren hüten: Häufig läuft auch normalerweise ein streifenförmiger Schatten direkt neben der Wirbelsäule, der durch die derben Bänder hervorgerufen sein dürfte (Abb. 48).

Im Abdomen ist die Erkennung von Absceßschatten schwieriger, sie ist nur dann möglich, wenn der Psoasschatten verbreitert oder der käsige Inhalt eines Abscesses eingedickt ist und dann infolge seines Gehaltes an phosphorsaurem Kalk einen intensiven Schatten gibt. (Siehe S. 29 sowie Abb. 49.)

Man kann auf guten Röntgenbildern den äußeren Rand des Musculus Psoas an einer dünnen Aufhellungslinie gut erkennen. Diese Linie ist fast geradlinig und überschreitet nach Pitzen „lateral gar nicht oder höchstens nur wenig den Punkt, wo der Darmbeinkamm aus einem ziemlich steil vom Kreuzbein auf-

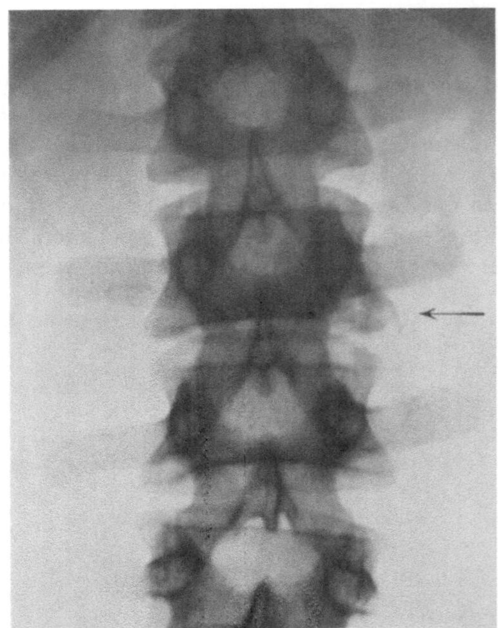

Abb. 46. Käseherd im 2. Lendenwirbel. Die linke untere Ecke des Wirbels ist von dichter, fleckiger Struktur. (Autoptisch bestätigt.)

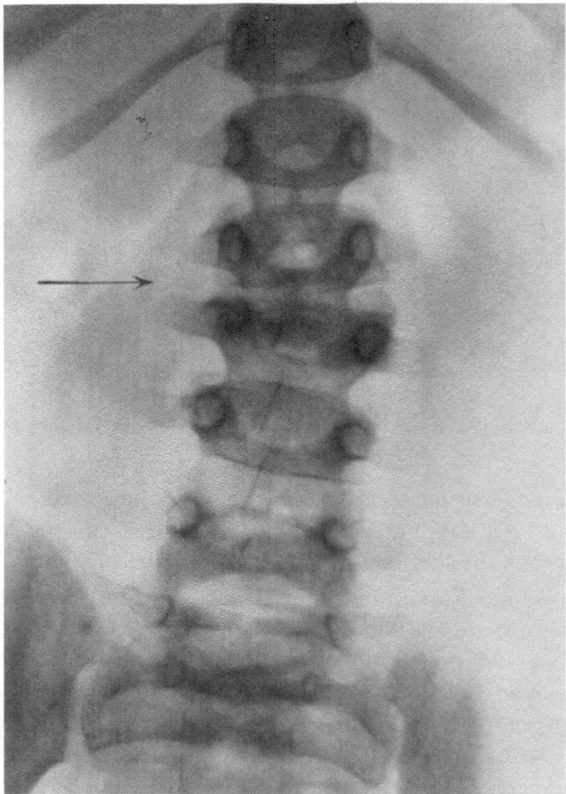

Abb. 47. Ungleichwerden des Zwischenwirbelspaltes bei Spondylitis.

steigenden Ast in einen fast horizontal verlaufenden Schenkel übergeht. Anatomisch entspricht der Punkt dem oberen Ende der Linea glutea posterior." Ist diese Linie nach lateral verschoben, was besonders bei einseitigem Psoasabsceß gut zu erkennen ist, oder ist der Schatten medial von ihr dichter als auf der anderen Seite, so muß dies den lebhaften Verdacht auf Psoasabsceß erwecken (Abb. 51).

Ist irgendein Absceß unter der äußeren Haut zum Vorschein gekommen, ist aber sein Ausgangspunkt nicht einwandfrei festzustellen, so kann man durch

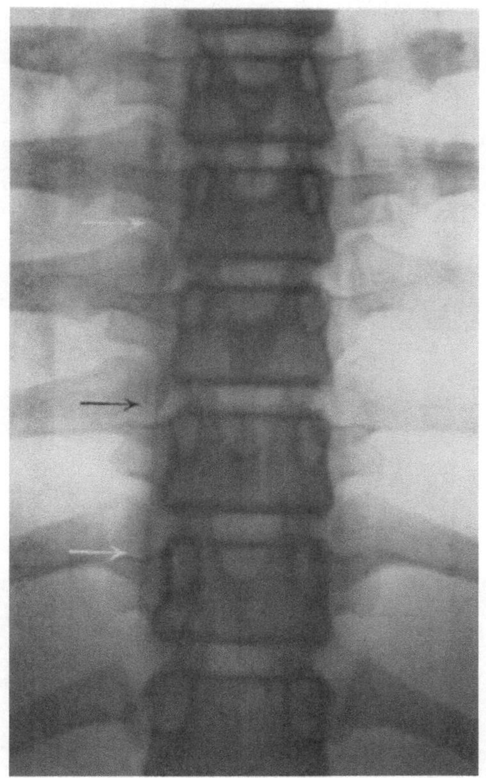

Abb. 48. Normales paralleles Schattenband neben der Wirbelsäule.

Punktion und Injektion eines schattengebenden Mittels diesen oft sehr schön darstellen. Dabei ist richtige Lagerung des Kranken wichtig, damit die Lösung an den Herd fließt.

Der zusammengesunkene Wirbelkörper erscheint auf der Ventrodorsalaufnahme verschmälert, die benachbarten Zwischenwirbelspalten sind vollkommen verschwunden, die Rippen verlaufen infolge der Verschmälerung strahlenförmig zum kranken Herd. Manchmal sieht man auch eine seitliche Verschiebung der Wirbel zueinander. Viel deutlicher kommt die Knochenstörung auf seitlichen Aufnahmen zum Ausdruck. Der Wirbel erscheint dann keilförmig und wie aus einzelnen Schollen bestehend (Abb. 50). Die seitliche Aufnahme ist der ventrodorsalen bei weitem überlegen und sollte, wenn die Technik

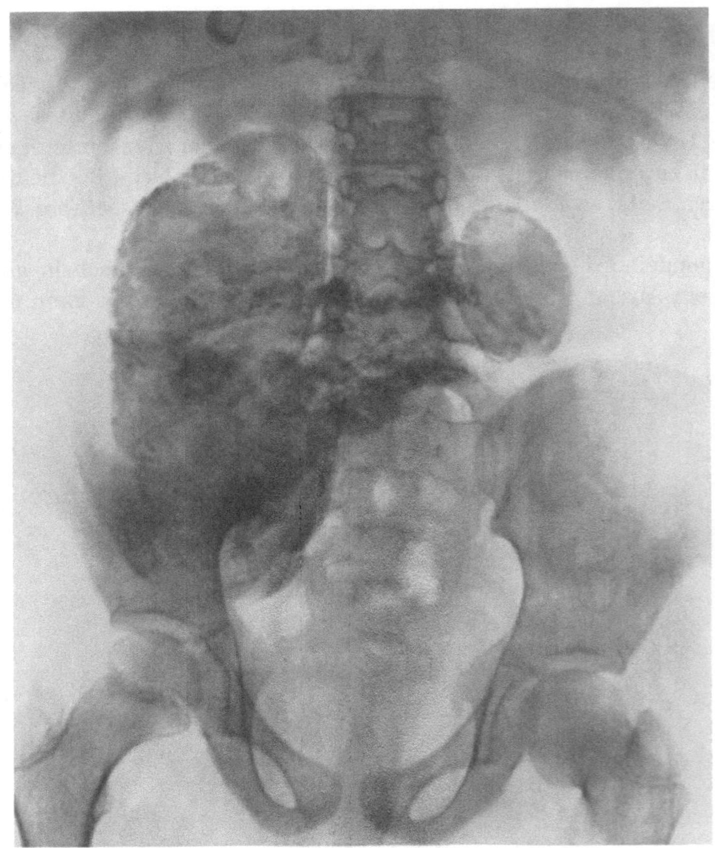

Abb. 49. Verkalkter Bauchabsceß, der keine Beschwerden machte.

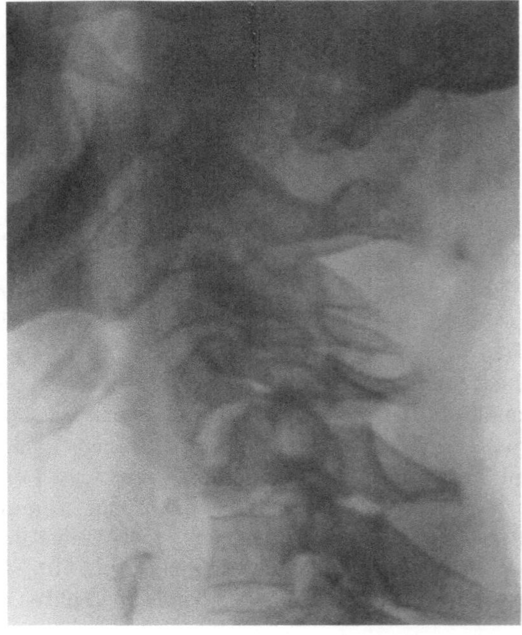

Abb. 50. Spondylitis des 5. Halswirbels.

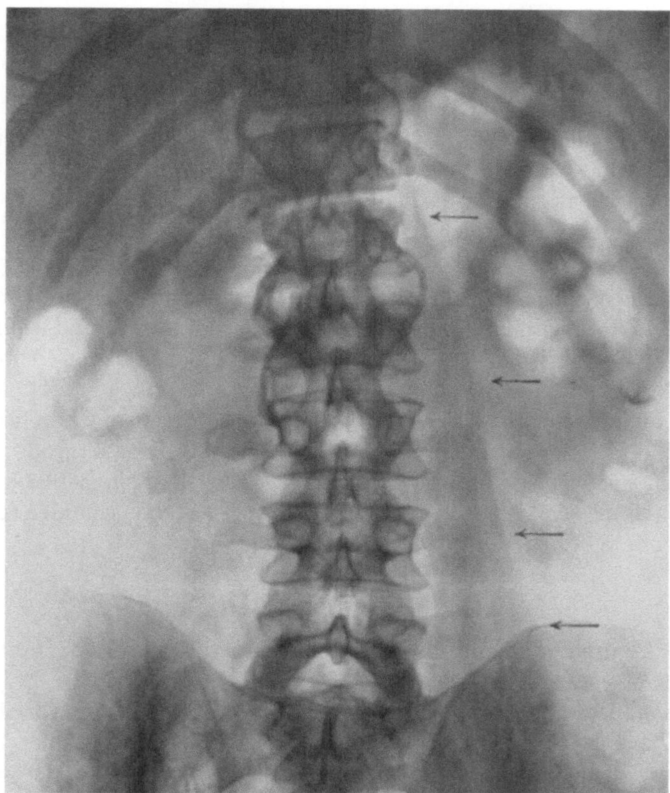

Abb. 51. Spangenbildung bei mischinfizierter Spondylitis. Außerdem ist die Veränderung der Psoaslinie auf der einen Seite infolge des Abscesses zu erkennen. Links ist sie vollkommen scharf, rechts verwaschen.

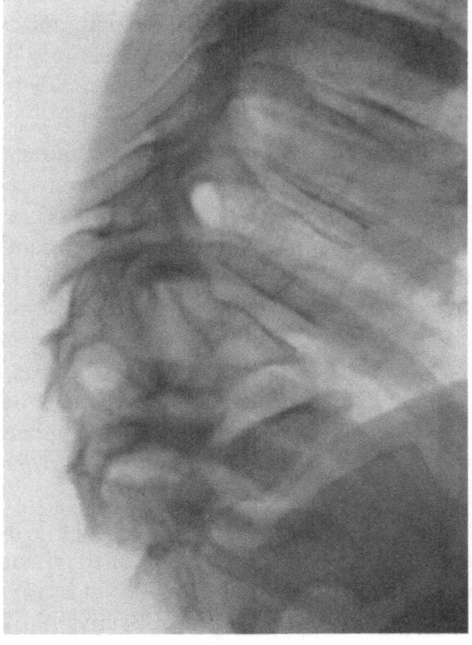

Abb. 52. Ausgeheilte Spondylitis. Aus den Resten der zerstörten Wirbel hat sich ein neuer dreieckiger Wirbel gebildet. Die Ränder sind scharf.

auch etwas schwieriger ist, stets angewandt werden. Hierauf weist neuerdings KLOIBER wieder ausdrücklich hin. Er beobachtete, daß bei sagittalen Aufnahmen von Kyphosen der mittlere Wirbel des kyphotischen Anteils bei Anwendung der Buckyblende verschmälert erschien, während bei seitlicher Aufnahme der Wirbel normale Gesalt hatte. Dies kommt durch falsche Projektion dadurch zustande, daß bei der Kyphose die oberen bzw. unteren Wirbel weiter von der Platte entfernt sind.

Bei Heilungsvorgängen sieht man, wie die Aufhellung langsam verschwindet, wie die gezackte Zwischenwirbelscheibe wieder glatt wird und sich an Stelle der scholligen Reste wieder neue scharfumgrenzte Knochen bilden (Abb. 52). Auch Spangenbildung zwischen einzelnen Wirbelkörpern kommt bei Tuberkulose zweifellos, wenn auch selten, vor (Abb. 51). Doch muß davor gewarnt werden, dem Röntgenbilde bei der Beurteilung des Heilerfolges eine zu große Bedeutung beizumessen, da, wie wir im ersten Kapitel gesehen haben, neben ausgeheilten Prozessen auch frische röntgenologisch nicht darstellbare vorhanden sein können. (Siehe Abb. 4, S. 12.)

III. Klinisches Bild.

Um die klinischen Symptome der Spondylitis zu verstehen, muß man sich ins Gedächtnis rufen, daß die Wirbelsäule einen Stab aus vielen gegeneinander beweglichen Gliedern darstellt. Der Drehpunkt der einzelnen Abschnitte geht durch die Processus articulares. Damit die Wirbel*körper*, auf denen der Hauptdruck lastet, den Bewegungen folgen können, und damit andererseits keine Reibung zwischen den einzelnen Wirbelkörpern entsteht, sind zwischen ihnen die Zwischenwirbelscheiben, die gleichsam Wasserkissen darstellen, eingeschaltet. Ist eine Zwischenwirbelscheibe zerstört, so müssen durch Druck der Wirbel gegeneinander Schmerzen und Funktionsstörungen auftreten. Dasselbe tritt ein, wenn ein Wirbel in sich zusammengesunken ist, und nun die Fragmente gegeneinander reiben. Ein Herd, der die äußere Form des Wirbelkörpers intakt läßt, kann aber derartige Erscheinungen nicht machen. Er wird nur auf Klopfen und plötzliche Stauchung schmerzhaft sein.

Symptome. So sehen wir, daß die ersten Erscheinungen einer Spondylitis fast nur *allgemeiner Natur* sind. Das Wesen der Kranken ändert sich; ein sonst munteres Kind wird mürrisch und unfolgsam, es hat keine Lust zum Spielen. Hinzu kommen leichte Temperaturerhöhung, leichte Ermüdbarkeit, Schmerzen beim Treppensteigen, beim Anhalten eines Fahrstuhls, beim Lachen, beim Husten, beim Niesen, beim Springen. Symptome von seiten der gestörten Gelenkfunktion fehlen in diesem Stadium natürlich vollkommen. Objektiv ist eine leichte *Klopfempfindlichkeit* des betroffenen Wirbels und evtl. Stauchungsschmerz vorhanden. Beim Prüfen des Stauchungsschmerzes muß man brüskes Vorgehen vermeiden, da es leicht zu einem Zusammenbrechen des Wirbels kommen kann. Es ist vielfach versucht worden, diese groben Verfahren durch schonendere, dabei empfindlichere, zu ersetzen.

In manchen Fällen gelingt es durch Überfahren der Wirbelsäule mit einem in heißes Wasser getauchten Schwamm (CAPELAND) einen Schmerz an dem erkrankten Wirbel auszulösen. ROSENTHAL und SEELIGMÜLLER empfehlen den elektrischen Strom als feines diagnostisches Hilfsmittel. Bei geringer Stromstärke wird die Kathode stabil im Epigastrium appliziert, während eine große, weiche Schwammelektrode als Anode langsam und gleichmäßig auf den Dornfortsätzen herabgleitet. An der kranken Stelle entsteht dann eine deutliche Schmerzempfindung. Die Perkussion der Wirbelsäule, wobei sich über den erkrankten Partien eine Schallverkürzung finden soll, dürfte nur selten zu brauchbaren Ergebnissen führen. Ein schonendes Verfahren, das in vielen Fällen zum Ziele führt, ist von BAEYER angegeben. Man fordert den Kranken auf, die Arme bis zur Horizontalen vorwärts zu heben. Durch die dabei eintretende Verlegung des Schwerpunktes des Körpers nach vorne entsteht eine stärkere Belastung der vorderen Partien der Wirbel. Der Untersuchte kann nun meist den Ort der Schmerzen angeben.

Beginnt der Wirbelkörper infolge größerer Aushöhlung zusammenzusinken, so kommt es durch Verkleinerung der Foramina intervertebralia und dadurch bedingtem Druck auf die Nervenstämme zu neuralgischen Schmerzen. Diese treten beim Erwachsenen in Form von Gürtelschmerzen auf, Kinder äußern unbestimmte Schmerzen im Bauch und in der Brust. Wir sahen einen Erwachsenen, der 1 Jahr an Neuralgien behandelt war, bis die Spondylitis erkannt wurde.

Ist der Prozeß auf die Zwischenwirbelscheiben übergegangen, so treten alle Erscheinungen der Funktionsstörung auf. Diese bestehen hauptsächlich in der *Entlastungsstellung* und in der *spastischen Fixation* des erkrankten Wirbelsäulenabschnittes. Die beste Entlastungsstellung ist die horizontale Lage. So sehen wir, daß Kinder mit Spondylitis von sich aus im Bett zu bleiben wünschen. Sitzen sie doch auf, so stützen sie bei Erkrankung der Halswirbelsäule den Kopf mit beiden Händen (Abb. 53). Bei tieferem Sitz der Erkrankung stützen sie sich mit beiden Händen auf, so die Wirbelsäule entlastend. Beim Gehen wird durch Rückwärtsbeugung des Körpers der Schwerpunkt in die Processus articulares verlegt (Abb. 55). In diesem Stadium ist natürlich Klopfempfindlichkeit und Stauchungsschmerz deutlich.

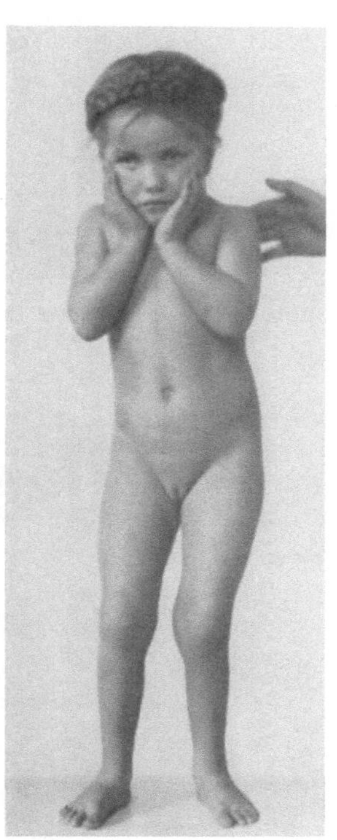

Abb. 53. Stützhaltung bei Spondylitis cervicalis.

Die muskuläre Fixation zeigt sich in Unbeweglichkeit des betreffenden Gelenkabschnittes. Bei Sitz in der Halswirbelsäule wird der Kopf steif gehalten, jede Bewegung ängstlich vermieden. Soll ein Kranker mit Spondylitis sich bücken, so beugt er nicht die Wirbelsäule, sondern läßt sich mit steif gehaltener Wirbelsäule in die Kniebeuge, sich dabei mit den Händen auf die Knie stützend (Abb. 56). Um eine Fixation geringen Grades aufzudecken, muß man eine genaue Funktionsprüfung der Wirbelsäule vornehmen. Es sind zu prüfen die Vorwärtsbeugung, die Seitenbeugung und die Drehung. Hierbei sieht man bei einigermaßen ausgedehnter Fixation, wie die Bewegungen im ganzen eingeschränkt sind (Abb. 54), und wenn man die Dornfortsätze markiert, kann man

meist schon erkennen, wie der erkrankte Teil der Wirbelsäule nicht mitmacht,
sondern geradlinig bleibt. Exakter kann man nach LANGE-PITZEN diese Anomalie

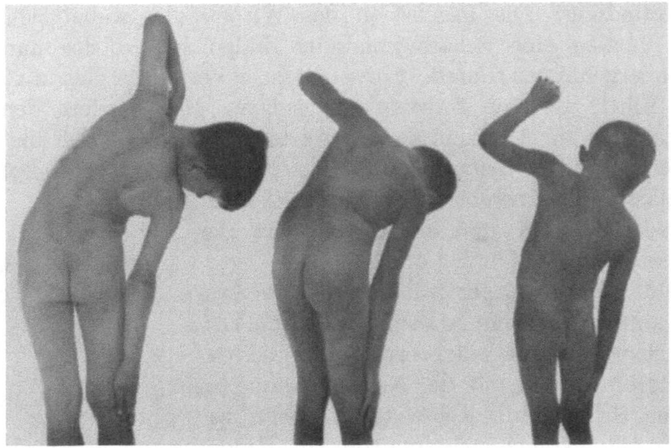

Abb. 54. Möglichkeit der Seitwärtsbewegung bei Gesunden, an Spina bifida leidenden und
Spondylitikern.

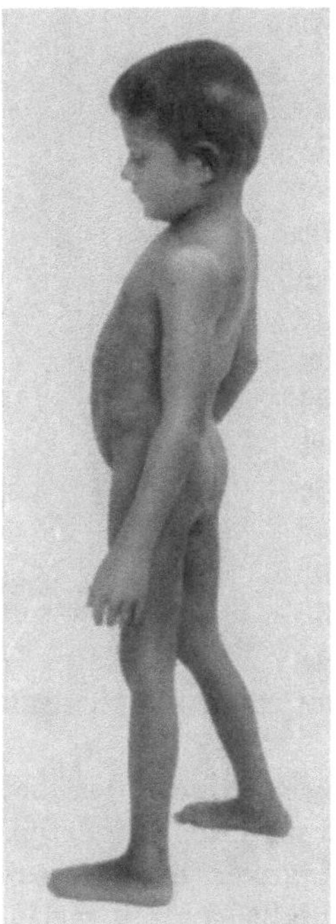

Abb. 55. Typische Zwangshaltung
eines Spondylitikers.

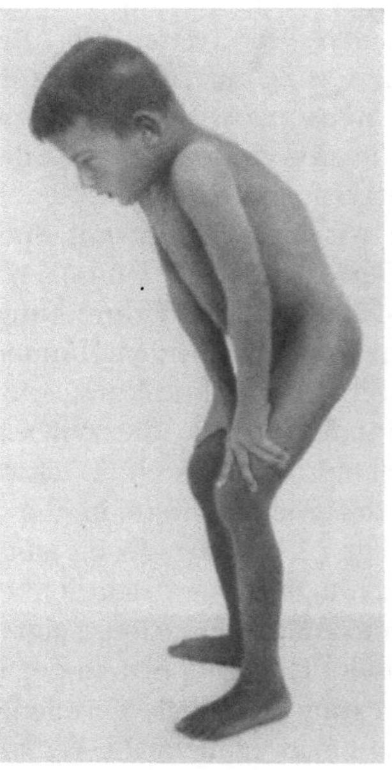

Abb. 56. Typische Stützhaltung eines
Spondylitikers beim Aufrichten.

dadurch feststellen, daß man folgendes Verfahren einschlägt: Der Kranke wird
zur Prüfung der Beugung auf einer flachen, festen Unterlage auf den Bauch
gelegt und nun zuerst die Gegend des vermuteten Krankheitsherdes durch

Unterschieben von Keilkissen maximal *kyphosiert*. Dann wird ein dünner Bleidraht fest an die Dornfortsätze angedrückt und so ein Abdruck der Wirbelsäulenkrümmung genommen. Die Krümmung wird durch Entlangzeichnen an dem Draht auf Papier übertragen. Nun wird durch Unterschieben von Rollen unter das Becken und unter die Brust die erkrankte Stelle so stark wie möglich *lordosiert*. Diese Stellung wird in der eben beschriebenen Weise wieder auf Papier übertragen. Vergleicht man jetzt die beiden Linien, so zeigt sich, daß die erkrankten Partien in beiden Stellungen gleich verlaufen, während die gesunden Anteile in dem einen Falle einen nach oben konvexen, im anderen Falle einen nach oben konkaven Bogen beschreiben.

Die graphische Darstellung bei *Seitwärts*beugung ist schwieriger. Man bedient sich dazu des LANGEschen Zeichenapparates, der im wesentlichen aus einer großen Glasscheibe besteht. Der Kranke sitzt auf der einen Seite der Glasscheibe, während der Arzt, auf der anderen sitzend, den Verlauf der mit einem Fettstift markierten Dornfortsatzreihe mit Hilfe eines einfachen Diopters auf die Glasscheibe überträgt. Diese Linie wird dann wieder auf Papier durchgezeichnet.

Hierbei erkennt man, daß die normalerweise bei Seitwärtsbeugung ziemlich gleichmäßig gekrümmte Linie der Dornfortsatzreihe bei Spondylitis durch einen geraden Abschnitt unterbrochen wird.

Die Fixation läßt sich in vielen Fällen auch durch die Palpation der Spinalmuskulatur feststellen. Sie ist im Bereich des Herdes oft umschrieben rigide und druckschmerzhaft.

Demgegenüber betont neuerdings KOFMANN, daß häufig an der Stelle der Erkrankung der Muskeltonus infolge krankhaften Zustandes an der Ursprungsstelle der betreffenden Muskelzacke brachliegt und er schildert demgemäß folgendes Frühsymptom. Läßt man einen Kranken mit Wirbelsäulentuberkulose in mit dem Rücken dem Fenster zugekehrter Stellung die militärische Stillgestandenstellung auf Kommando einnehmen, so erkennt man neben den Dornfortsätzen die beiden langen Muskelwülste des Erektor trunci. An der Stelle der Erkrankung sieht man in ihnen eine ovale Delle. Ob sich dieses Symptom zur Frühdiagnose brauchbar erweist, muß die Zukunft lehren.

Mit dem Auftreten der Erweichung bilden sich *Abscesse*, die den im anatomischen Teil beschriebenen Verlauf nehmen.

Beim Erwachsenen können sie, da die äußere Form des Wirbels lange Zeit erhalten bleibt, schon die Oberfläche erreichen, bevor andere klinische Symptome nachweisbar sind. Im einzelnen treten die von der Halswirbelsäule ausgehenden Eiterungen am Halse hinter dem Sternocleidomastoideus oder an der hinteren Rachenwand hervor. Die Abscesse der Brustwirbelsäule treten häufig hinten zwischen den Rippen aus (Abb 59), sie können aber auch in seltenen Fällen, und das geschieht meist, wenn der Kranke stark lordosiert gelagert wurde, in der oberen Schlüsselbeingrube zutage treten. Der Lumbalabsceß zeigt sich am Rücken über dem Darmbeinkamm (Abb. 60), der Iliacalabsceß in der Unterbauchgegend an der Innenseite der Darmbeinschaufel. Der Ileofemoralabsceß verursacht eine Schwellung am Oberschenkel unterhalb des Ligamentum inguinale (Abb. 57), der Psoasabsceß medial am Oberschenkel. Ein Verstrichensein der Gesäßfalte deutet auf einen Ischiofemoralabsceß hin (Abb. 58), und der Poplitealabsceß schließlich verursacht eine Schwellung in der Kniekehle.

Aber auch schon bevor der Absceß die Oberfläche erreicht hat, kann er sich durch einige klinische Symptome bemerkbar machen. So können Abscesse in der Brusthöhle zu Schluck- und Atembeschwerden führen. Zum Beispiel folgender Fall: Ein Kind will nicht essen; die ihm von der Schwester beigebrachten Speisen schluckt es nicht herunter, sondern spuckt sie wieder aus. Das „unartige" Kind will nur trinken. Die seitliche Röntgenaufnahme ergibt einen knopfförmig gegen den Oesophagus vorspringenden Absceß.

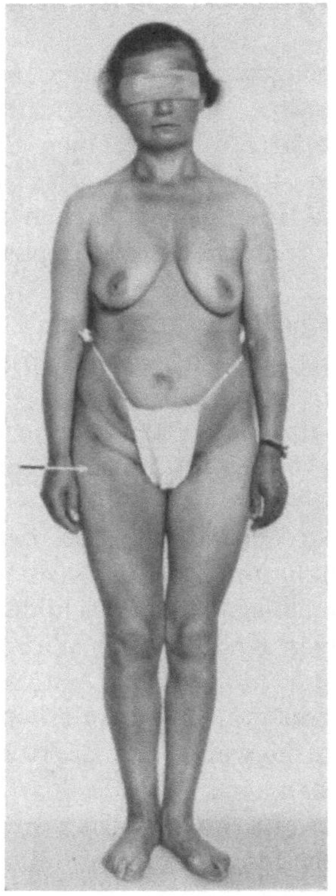

Abb. 57. Ileofemoralabsceß.

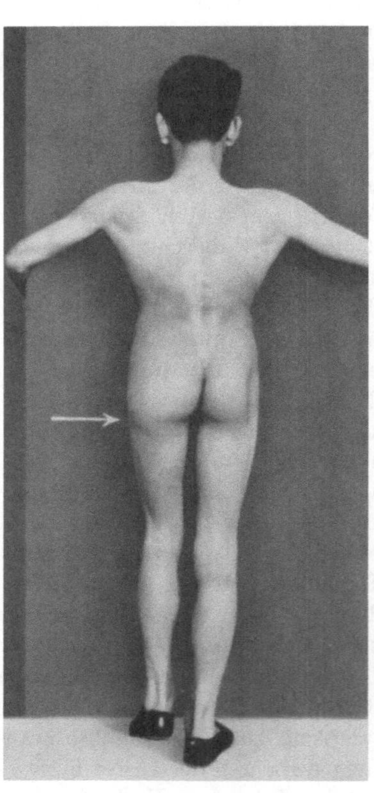

Abb. 58. Ischiofemoralabsceß.

Andere Abscesse treten plötzlich durch einen Durchbruch in den Oesophagus oder in die Lunge in Erscheinung.

Der Psoasabsceß kann sich frühzeitig durch eine Beugecontractur des Oberschenkels bemerkbar machen. Im Gegensatz zur Coxitis ist dabei nur die Streckfähigkeit des Beines herabgesetzt, während alle anderen Bewegungen frei sind, und vor allem eine weitere Beugung möglich ist. (Siehe Abb. 104 S. 221.) Um geringe Einschränkungen der Überstreckung zu prüfen, muß man den Kranken auf den Bauch legen, das Gesäß fixieren, und nun beide Beine mit gleicher Kraft in die Höhe heben. Man erkennt dann das Zurückbleiben des Oberschenkels auf der Seite des Psoasabscesses. Über die röntgenologischen Zeichen siehe S. 161.

Der an die Oberfläche gelangte Absceß verdünnt die Haut und führt in vielen Fällen, wenn nicht eingegriffen wird, zum Spontandurchbruch und damit zur

Fistel. Die Fistel birgt die Gefahr der Mischinfektion in sich und soll deshalb nach Möglichkeit durch Punktion vermieden werden. Andere Abscesse können sich aber eindicken und dann über Jahre als derber Tumor palpabel bleiben.

Der *Gibbus*, das Symptom, das POTT ursprünglich zur Aufstellung des Krankheitsbildes der Spondylitis tuberculosa veranlaßte, kann lange Zeit fehlen, doch bildet er in einigen Fällen immer noch das erste in Erscheinung tretende Zeichen. So wurde uns ein Kind gebracht, bei welchem die Mutter beim Baden einen

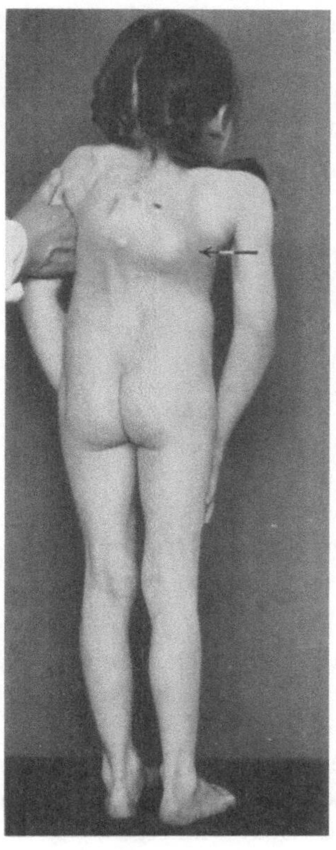

Abb. 59. Zwischen den Rippen durchbrechender spondylitischer Absceß.

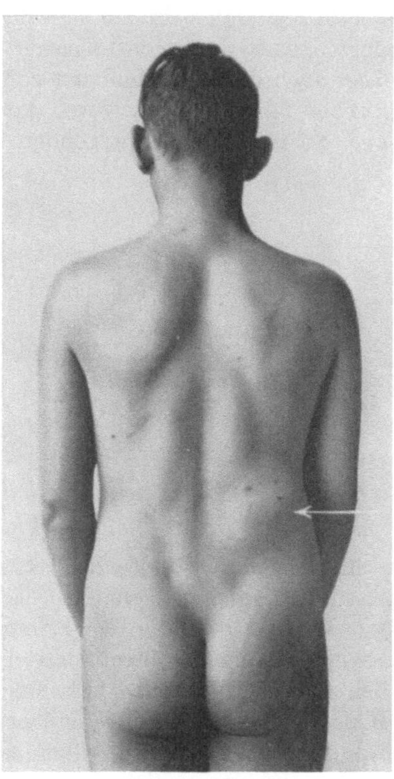

Abb. 60. Lumbalabsceß.

knopfförmigen Vorsprung in der Wirbelsäule entdeckte. Die Mutter hatte dem Kinde bis dahin nichts angemerkt, es war lustig und munter gewesen und hatte keinen kranken Eindruck gemacht.

Der Gibbus kommt dadurch zustande, daß nach Zusammensinken eines oder mehrerer Wirbelkörper eine Beugung der Wirbelsäule um die horizontale, durch die Gelenkfortsätze gehende Achse stattfindet. Ist nur eine Seite des Wirbelkörpers zusammengefallen, so kann es zu einer seitlichen Abknickung kommen. Eine seitliche Verschiebung zweier Wirbel gegeneinander ist nur denkbar, wenn die Wirbelgelenke mit zerstört sind (siehe S. 173). Sind nur ein oder wenige Wirbel zerstört, so ist der Gibbus spitzwinkelig, sind mehrere Wirbel zerstört, so ist er bogenförmig. Bei Sitz in der Lendenwirbelsäule tritt er im Anfange nicht als Kyphose, sondern durch Ausgleichung der normalen

Lordose in Erscheinung (Abb. 61). Bei hochgradigem Gibbus der Brustwirbelsäule kann der ganze Thorax nach vorn sinken, so daß die unteren Rippenenden
die Darmbeinkämme berühren. Die hierdurch bedingte Verlagerung der inneren
Organe kann mannigfache Funktionsstörungen im Gefolge haben.

Die Erscheinungen von seiten des *Nervensystems* können durch Beeinflussung
der *Nervenwurzeln* oder durch Beteiligung des *Rückenmarks* hervorgerufen
werden. Daß die ersteren manchmal schon frühzeitig auftreten, wurde oben
erwähnt. Sie zeigen sich, je nach dem Sitz, in Schmerzen in den Armen, in
Intercostalneuralgien, in Schmerzen, die an Gallensteinkolik erinnern, Magenschmerzen oder als Ischiasbeschwerden.

Aber auch die Erscheinungen von seiten des Rückenmarks, die in Form von
spastischen *Lähmungen* auftreten, können in seltenen Fällen das erste Symptom
bilden. So erlebten wir folgenden Fall: Ein 20jähriges Mädchen fällt beim

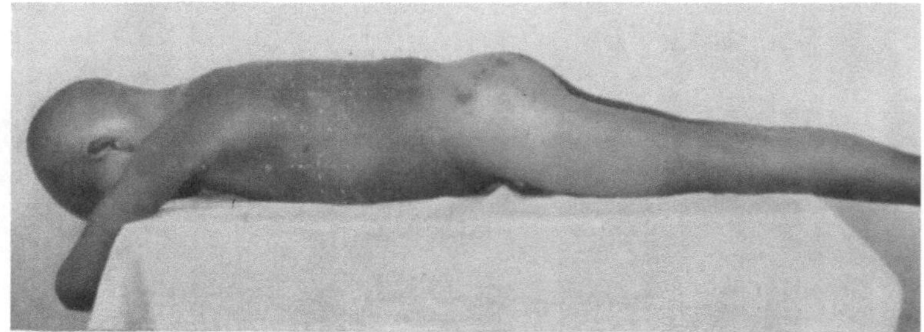

Abb. 61. Beginnender Gibbus in der Lendenwirbelsäule.

Abspringen von der haltenden Straßenbahn ohnmächtig hin. Sie wird ins
Krankenhaus geschafft, woselbst sich eine Lähmung beider Beine zeigt, die
etwa 4 Wochen anhält. Das Röntgenbild ergab eine frische Spondylitis der
Brustwirbelsäule mit Absceßschatten.

Bei den spondylitischen Lähmungen sind dem spastischen Charakter gemäß
die Kniesehnen- und Achillessehnenreflexe gesteigert, Babinski ist vorhanden.

Sorrel unterscheidet Frühlähmungen und Spätlähmungen. Die Frühlähmungen werden meist durch einen Subduralabsceß hervorgerufen. Sie
entwickeln sich schnell und erreichen in einigen Tagen oder Wochen den Höhepunkt. Ihre Prognose ist gut. Die Spätlähmungen treten erst jahrelang nach
Beginn der Spondylitis auf. Hervorgerufen werden sie meist durch eine Pachymeningitis. Sie entwickeln sich langsam innerhalb mehrerer Monate bis Jahre,
ihre Ausdehnung bleibt mäßig. Die Prognose ist in bezug auf die Rückbildung
schlecht. Wir können uns dieser Ansicht anschließen.

Die *Heilung* der Spondylitis zeigt sich in Abnahme der Schmerzhaftigkeit,
vor allem des Stauchungsschmerzes. Kinder, die bisher ruhig in ihrem Gipsbett
lagen, machen sich in unbewachten Augenblicken frei und setzen sich auf. Die
Klopfempfindlichkeit ist verschwunden, die Abscesse dicken sich ein. Die Konturen der Wirbelkörper im Röntgenbild werden wieder scharf (siehe S. 166).
In seltenen Fällen bilden sich bei Kindern aus den Knochenresten neue Wirbel.
Meist aber verbacken die Wirbeltrümmer mit den benachbarten Wirbeln zu
bizarren Knochenmassen. Eine Spangenbildung zwischen einzelnen Wirbel-

körpern kommt, wenn auch selten, so doch zweifellos bei nicht mischinfizierter Tuberkulose vor.

Die Entscheidung der endgültigen Heilung ist schwer. In anscheinend ausgeheilten kompakten Knochenmassen können aktive Herde eingeschlossen sein, die auf die Gelegenheit zum Wiederaufflackern warten. Von anscheinend ruhigen fibrösen Herden aus nehmen nicht selten bei Störungen des Immunitätsgleichgewichtes, z. B. durch eine Geburt, käsige Herde ihren Ausgang.

Einer kurzen gesonderten Besprechung bedarf die Tuberkulose der beiden obersten Halswirbel, die unter dem Namen **Malum suboccipitale** zusammengefaßt wird. Infolge des anatomischen Baues dieser Wirbel weist die Erkrankung

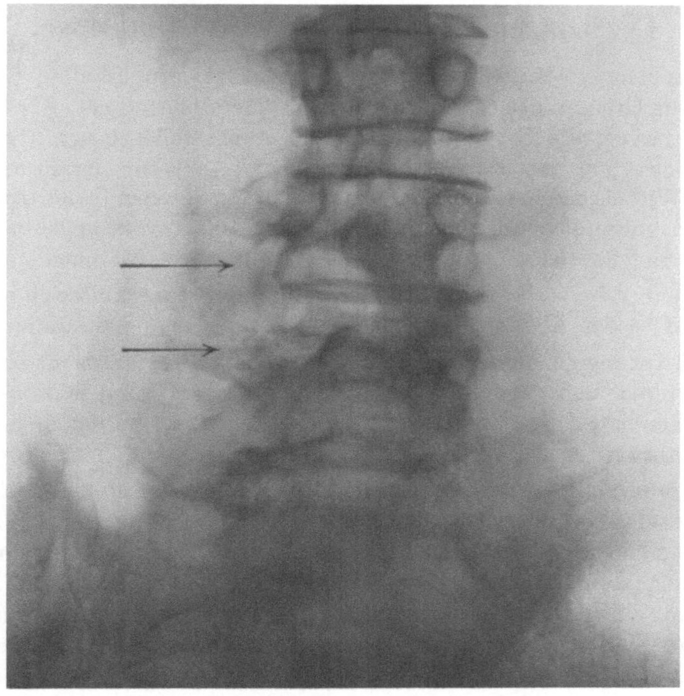

Abb. 62. Tuberkulöse Zerstörung des Wirbelbogens des 4. Lendenwirbels.

verschiedene Besonderheiten auf. Da dem Atlas ein besonderes Corpus fehlt, und dieses beim Epistropheus nur unvollkommen ausgebildet ist, andererseits die Gelenkflächen eine große Ausdehnung haben, tritt bei Erkrankung dieser beiden Knochen bald eine Zerstörung der Gelenke mit Aufeinandersinken der Bögen ein. Hierdurch wird der zwischen ihnen verlaufende Nervus occipitalis major gequetscht. Es kommt zu unerträglichen Neuralgien, die nur durch Morphium bekämpft werden können. Bei starker Zerstörung besteht die Möglichkeit der vollkomenen Kontinuitätstrennung der Halswirbelsäule. Hierdurch kann es durch Abknicken der Medulla oblongata zu plötzlichem Atemstillstand kommen. Wir konnten einen solchen beim Einhängen einer Kranken in die GLISSONsche Schwebe zum Zwecke der Anlegung eines Gipsverbandes nur mit knapper Not verhindern.

Die primäre tuberkulöse Erkrankung der **Wirbelbögen** ist selten, häufiger tritt sie durch Übergreifen von Abscessen der Nachbarschaft auf. So zeigt Abb. 62 eine Zerstörung der linken Seite des Wirbelbogens des 4. Lendenwirbels, die durch einen Absceß, der sich vom Hüftgelenk nach oben ausgedehnt hatte, zustande gekommen war. Als Grund der seltenen Beteiligung der Wirbelbögen wird die geringe Entwicklung des Gefäßnetzes und der geringe Gehalt an Spongiosa angeführt.

Bei Erkrankung der Wirbelbögen fehlt der Stauchungsschmerz, die Druckschmerzhaftigkeit ist dagegen sehr erheblich. Es bilden sich häufig über dem Dornfortsatz oder zu seinen beiden Seiten Abscesse.

IV. Diagnose und Differentialdiagnose.

Wie aus dem vorher Gesagten folgt, macht eine tuberkulöse Spondylitis, sobald sie die Grenzen des erkrankten Wirbels überschritten hat, Erscheinungen, die mit Sicherheit die Diagnose Wirbelerkrankung stellen lassen (Stauchungsschmerz, Bewegungseinschränkungen, Röntgenbild). Wenn der Prozeß auf das Innere des Wirbels beschränkt ist, kann auch dann in seltenen Fällen das Röntgenbild die Diagnose sichern, meist wird sie aber nur vermutungsweise aus der Anamnese und der Klopfempfindlichkeit gestellt werden können.

Um nun aber die vorliegende Wirbelerkrankung als tuberkulöse zu bezeichnen, dazu bedarf es der Abgrenzung gegen zahlreiche andere Erkrankungen.

Es muß vorweg genommen werden, daß man auch bei Verdacht auf Spondylitis tuberculosa nicht verfehlen soll, die Tuberkulinprüfung in Form der von PIRQUETschen bzw. Intracutanreaktion vorzunehmen. Unter den im allgemeinen Teil ausgeführten Einschränkungen schafft sie in manchen Fällen sofort Klarheit.

Ferner muß man beim Fehlen sicherer objektiver Symptome daran denken, daß Hysterische das Bild der Spondylitis genau kopieren, ferner daß Simulanten die Schmerzhaftigkeit vortäuschen können. Das erlebt man nicht nur bei Erwachsenen, sondern auch bei älteren Kindern. Wir sahen ein 13jähriges Mädchen mit einem ausgesprochenen schlaffen Rücken, bei welchem der Lehrer durch derbes Zugreifen die Haltung zu verbessern versucht hatte. Offensichtlich durch die Mutter, die den Lehrer verklagt hatte, inspiriert, markierte das Kind starken Stauchungs- und Druckschmerz. Der angebliche Buckel ließ sich durch Lordosierung vollkommen ausgleichen und die weitere Beobachtung bestätigte die Diagnose eines schlaffen Rückens.

Manche Fehldiagnosen, die durch Verkennung der *Fernsymptome* veranlaßt werden, lassen sich vermeiden, wenn man nur an Spondylitis denkt und daraufhin genau untersucht.

So dürfte die Verwechslung eines Ileofemoralabscesses mit einer Leistenhernie nur bei flüchtiger Untersuchung vorkommen. Wir sahen aber auch, daß Lumbalabscesse für paranephritische gehalten und breit gespalten wurden. Iliacalabscesse, die fest der Innenseite der Darmbeinschaufel aufsitzen, werden häufig unter der Diagnose Beckensarkom dem Chirurgen überwiesen. In seltenen Fällen kann ein Senkungsabsceß durch eine Dermoidcyste vorgetäuscht werden.

Über die Unterscheidung der Contractur infolge Psoasabscesses von der Hüftgelenktuberkulose siehe S. 221.

Von MEYER und JEAN CUNY werden 3 Fälle mitgeteilt, welche unter der Diagnose Appendicitis laparatomiert wurden, während es sich um spondylitischen Senkungsabsceß handelte. Dies schließt natürlich nicht aus, daß ein Kind mit einem spondylitischen Senkungsabsceß auch einmal eine akute Appendicitis bekommen kann. Hier muß der Zustand der Zunge, des Pulses, das Vorhandensein von Erbrechen entscheiden. Daß Abscesse am Hals als erweichte Drüsenpakete angesehen wurden, erlebten wir häufig, ebenso daß Retropharyngealabscesse aus der gleichen Erwägung heraus von namhaften Halsspezialisten vom Munde aus inzidiert worden waren. Beim Retropharyngealabsceß muß man auch an Aneurysma der Carotis denken. Unser früherer Lehrer Prof. BRÜHL führte stets einen Fall an, bei dem ein Aneurysma der Carotis unter der Fehldiagnose Retropharyngealabsceß von einem Chirurgen inzidiert wurde, und der Kranke auf dem Tische blieb. Diese Fälle sind, wie oben erwähnt, zu vermeiden, wenn man nur an sie denkt. Schwieriger gestaltet sich die Trennung der bei Spondylitis auftretenden Schmerzen von gemeinen Neuralgien, tabischen Krisen und Kolikschmerzen, z. B. Gallensteinkoliken. Da es zum Zustandekommen von Nervenschmerzen bei Spondylitis notwendig ist, daß der Prozeß bis an die Oberfläche des Knochens gekommen ist, da sonst eine Einwirkung auf die Nervenstämme nicht denkbar erscheint, muß ein gutes Röntgenbild schon Knochenveränderungen zeigen. Es ist daher unerläßlich, bei allen Neuralgien zweifelhafter Ätiologie, vor allem gehört die Ischias hierhin eine Röntgenuntersuchung der Wirbelsäule vorzunehmen. Klinische Erscheinungen von seiten der Wirbel können in diesem Stadium noch vollkommen fehlen, in anderen Fällen findet man eine leichte Rigidität der Spinalmuskulatur. Wir möchten hier folgenden instruktiven Fall kurz anführen:

Ein 24jähriger Mann mit einer dissiminierten Lungentuberkulose erkrankt mit plötzlichen Magenschmerzen, die er vor $^1/_4$ Jahr schon einmal gehabt haben will, die damals nach einigen Tagen wieder zurückgegangen sein sollen. Die Magenuntersuchung ergibt nichts Besonderes, die klinische Untersuchung der Wirbelsäule, die wegen der bestehenden Lungentuberkulose vorgenommen wurde, ergibt keinen Anhalt für Spondylitis. Nach 8 Tagen sind die Magenbeschwerden verschwunden, aber jetzt klagt der Kranke über Kreuzschmerzen, und es findet sich Rigidität der Spinalmuskulatur im Lendenabschnitt. Die vorgenommene Röntgenaufnahme zeigt einen Herd im Lendenwirbel.

Schwierig kann auch die Unterscheidung der Rigidität der Spinalmuskulatur vom *Muskelrheumatismus* sein. Bei letzterem sitzt die Druckschmerzhaftigkeit an den *Seiten* der Dornfortsätze, die Schmerzen werden durch Stauchung nicht vermehrt, sie klingen meist bald ab, können aber bei erneuter Erkältung rezidivieren. Das Vorhandensein von Muskelhärten (Myogelosen nach SCHADE und LANGE) bringt differentialdiagnostisch nicht weiter, da diese auch bei Spasmen vorkommen können.

Daß man auch bei plötzlich auftretenden Lähmungen an Spondylitis tuberculosa denken muß, zeigt der oben skizzierte Fall.

Hat man die Wirbelsäule als den Herd der Erkrankung erkannt, so müssen eine Reihe diffuser, sowie lokalisierter Erkrankungen ausgeschlossen werden.

Hochgradige *Rachitis* kann der Spondylitis ähnliche klinische Erscheinungen machen, besonders bei kleinen Kindern, bei denen eine genaue Lokalisierung der Schmerzhaftigkeit unmöglich ist. Auch bei Rachitis kann eine Kyphose, kann Stauchungsschmerz und muskuläre Fixation der Wirbelsäule vorhanden sein. Die bei der Spondylitis beschriebene Entlastungsstellung findet man ebenfalls nicht selten. Die Abgrenzung gegen Wirbelsäulentuberkulose stützt sich auf das Vorhandensein anderer ausgeprägter rachitischer Symptome, auf den Erfolg einer antirachitischen Behandlung und auf mehrfache Unterschiede, die doch in den oben beschriebenen Symptomen der beiden Krankheiten bestehen. So ist die Kyphose bei Rachitis meist flacher gebogen (Abb. 63), die muskuläre Fixation verschwindet nach kürzerer Bettruhe, und man kann dann durch Hochheben des Kindes an den Beinen bei fixiertem Oberkörper die Kyphose ausgleichen, im Gegensatz zur Wirbelsäulentuberkulose, bei der die erkrankte Partie unverändert bleibt. (Daß bei Verdacht auf floride Spondylitis mit diesem Verfahren Vorsicht geboten ist, braucht wohl nicht erwähnt zu werden; siehe auch S. 166). Ferner muß das Röntgenbild bei einer Spondylitis mit schon ausgebildetem Gibbus auf der seitlichen Aufnahme deutliche

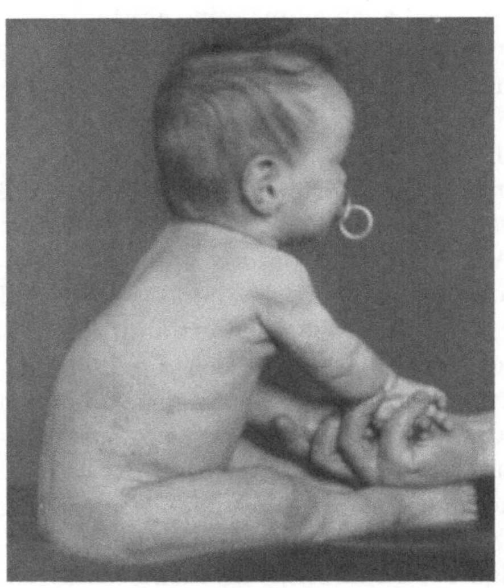

Abb. 63. Schmerzhafter Buckel bei Rachitis.

Zerstörungen an den Wirbelkörpern erkennen lassen, während diese bei Rachitis fehlen, dagegen findet man bei letzterer sehr häufig etwa in der Mitte

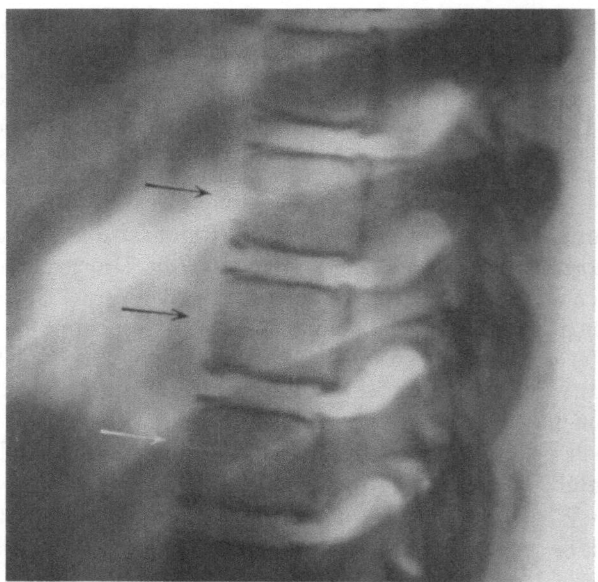

Abb. 64. Gefäßlöcher der Wirbel, die besonders ausgeprägt bei Rachitis sind.

der Wirbel sitzende kanalförmige Aussparungen, die den Foramina nutritia entsprechen (Abb. 64). Auf der ventrodorsalen Aufnahme kann durch Überschneiden der Wirbelkörper infolge der Kyphose ein Untergang von Zwischenwirbelscheiben vorgetäuscht werden (siehe S. 166), die aber sofort durch die seitliche Aufnahme als Täuschung erwiesen wird.

Die rachitische *Skoliose* kann meist durch den bei Spondylitis fehlenden Rippenbuckel unschwer erkannt werden.

Als *Spätrachitis* wird ein Krankheitsbild angesehen, das besonders bei Jünglingen im Alter von 15—18 Jahren auftritt, die einer starken Belastung der Wirbelsäule ausgesetzt sind, also bei Müllerburschen, Bäckerjungen und Landarbeitern. Es zeigt sich in einer langsam, manchmal schmerzhaften, manchmal ohne subjektive Symptome, auftretenden Kyphose (Adoleszentenkyphose). SCHEUERMANN hat auf das typische Röntgenbild dieser Erkrankung hingewiesen. Die seitliche Aufnahme läßt eine gleichmäßige Verschmälerung der vorderen Wirbelhöhe und im frischen Stadium Veränderungen an der Epiphysenscheibe erkennen, letztere sind unregelmäßig und gezackt[1].

Eine *Versteifung* der Wirbelsäule mit mehr oder weniger starker Kyphose kann durch chronische Arthritiden der Wirbelsäule hervorgerufen werden. Pathologisch-anatomisch unterscheidet man zwei Formen, die *Spondylitis deformans* und die *Spondylitis ankylopoetica*. Bei der ersteren tritt die Versteifung durch brückenartige knöcherne *Verwachsungen der Wirbelkörper* untereinander ein (Abb. 65). Häufig entsteht bei ihr eine Kyphose und Kyphoskoliose Die Spondylitis ankylopoetica beruht auf einer knöchernen Ankylose der *Gelenke* der Wirbelsäule. Diese führt zur langsam fortschreitenden Versteifung (Abb. 66). Es können starke, periodenweise auftretende, rheumatische Schmerzen bestehen. Die Ausbildung einer stärkeren Kyphose ist selten. Auf die sonstige klinische Einteilung (BECHTEREW, PIERRE-MARIE, STRÜMPELL) braucht hier nicht näher eingegangen zu werden. Sie unterscheiden sich von Spondylitis durch die Steifheit eines größeren Wirbelsäulenabschnittes, geringere Druckschmerzhaftigkeit, sowie durch den Röntgenbefund. Letzterer zeigt bei der ersten Form niedrige, an den Ecken ausgezogene, in hochgradigen Fällen vollkommen verbackene Wirbelkörper, bei der zweiten Form knöcherne Ausfüllung der Gelenkspalten der Wirbelsäulengelenke. LANCE macht darauf aufmerksam, daß auch bei Spondylitis Überbrückung der Wirbelkörper durch Verknöcherung der Ligamente infolge Veränderung der statischen Verhältnisse vorkommen können. Man darf also auf Grund derartiger Veränderungen allein eine Tuberkulose nicht ausschließen.

Von BERNSTEIN ist dann noch ein Krankheitsbild beschrieben, das in *arthritischen Veränderungen* am *Rippenquerfortsatzgelenk* besteht. Auf dem Röntgenbilde sind deutliche arthritische Zacken in diesen Gelenken nachzuweisen.

Denken muß man auch an Myositis ossificans der Schultermuskulatur. So wurde uns ein Fall unter der Diagnose Spondylitis überwiesen.

Die *Tabes* kann zu starken Deformierungen der Wirbelkörper mit mächtigen Knochenwucherungen führen. Vor einer Verwechslung mit Spondylitis schützt die Schmerzlosigkeit und das Röntgenbild.

In seltenen Fällen treten auch bei *Syringomyelie* Wirbelkörperzerstörungen auf. Die Diagnose muß sich auf Anwesenheit anderer Symptome des Grundleidens stützen.

---

[1] Siehe MEYER, Röntgendiagnostik in der Chirurgie: Abb. 595 u. 596.

Als Spondylitis angesehen werden manchmal auch Erkrankungen des retikulo-endothelialen Systems, die, wie der Morbus Gaucher, die lymphatische und myeloische Leukämie und Lymphogranulomatose häufig die Wirbelsäule beteiligen. Das Röntgenbild bringt bald Klarheit; es zeigt eine ausgedehnte Atrophie der Knochen. Die Wirbelkörper erscheinen plattgedrückt, die Zwischen-wirbelscheiben sind aber erhalten.

Auch die Verbiegungen in der Wirbelsäule bei Osteomalacie dürften keine

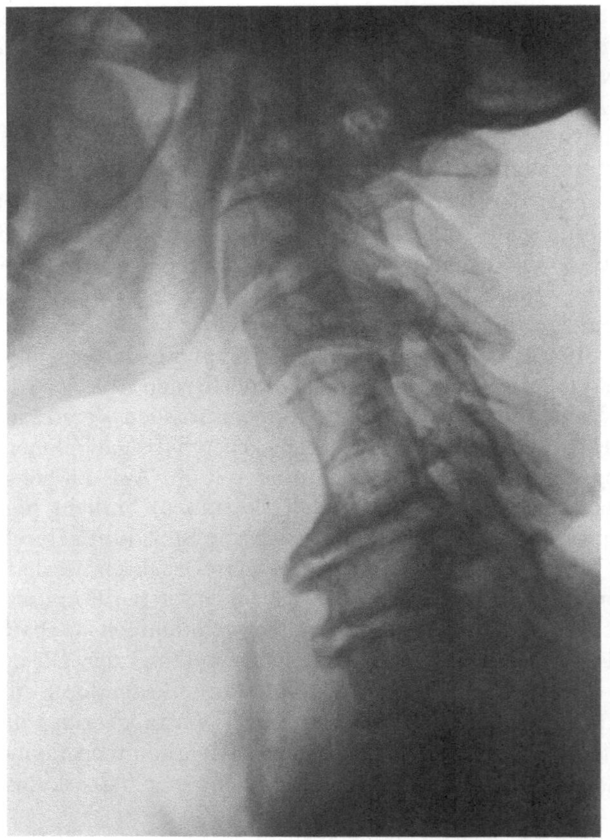

Abb. 65. Spondylarthritis deformans. (Überlassen von HESSMANN, Berlin.)

differentialdiagnostischen Schwierigkeiten machen, wenn man nur an diese Krankheit denkt.

Die Abgrenzungen der *herdförmigen* Erkrankungen der Wirbelsäule von der Spondylitis tuberculosa ist insofern schwieriger, als diesen Erkrankungen meist ein dem tuberkulösen ähnlicher Gibbus gemeinsam ist und meist auch stärkere Druckschmerzhaftigkeit besteht.

Letztere fehlt allerdings bei einigen Anomalien der Wirbelsäule, weshalb diese eigentlich nur mit zur Ruhe gekommenen Spondylitiden verwechselt werden können. In Betracht kommen kongenitale Halswirbelsynostose, angeborene Keilwirbel und Spina bifida occulta. Das Röntgenbild deckt diese Krankheiten

leicht auf (Siehe Abb. 77 S. 193). Es muß aber betont werden, daß eine Spina
bifida occulta sehr häufig als Nebenbefund besteht, und daß man sich vor allem
nicht verleiten lassen darf, einen bestehenden Stauchungsschmerz auf sie
zurückzuführen, so war bei einem Falle eine Spina bifida occulta am 5. Lendenwirbel vorhanden, während im 1. Lendenwirbel ein tuberkulöser Prozeß saß. Da
der Kranke seine Schmerzen tiefer angab, war man zuerst geneigt, die Beschwerden auf die Spina bifida zurückzuführen, bis eine erneute Aufnahme
mit Einschluß der höheren Wirbel den
tuberkulösen Herd entdeckte. SCHU-
BERTH hat besonders darauf hingewiesen, daß bei Spondylitis infolge Änderungen der statischen Verhältnisse die
Schmerzen oft tiefer lokalisiert werden.

Stärkere Schmerzen im Kreuz, die
in die Beine ausstrahlen, können durch
eine *Sakralisation des 5. Lendenwirbels*
hervorgerufen werden. In nicht allzu
seltenen Fällen besteht eine breite Verbindung der Querfortsätze des 5. Lendenwirbels mit den Kreuzbeinflügeln, so
daß also dieser Wirbel mit dem Kreuzbein verschmolzen ist. Eine derartige
Anomalie macht meist keine Beschwerden. Nun können aber zwischen diesem
Zustand und der normalen Querfortsatz-
ausbildung alle Übergänge vorkommen,
und diejenigen Formen, bei welchen
der Querfortsatz dem Kreuzbein so weit
genähert ist, daß er bei bestimmten
Stellungen mit dem Kreuzbeinknochen
in Kontakt gerät, können erhebliche
Beschwerden verursachen. Das Röntgenbild klärt diese Krankheit rasch auf.
(Siehe Abb. 76, S. 193).

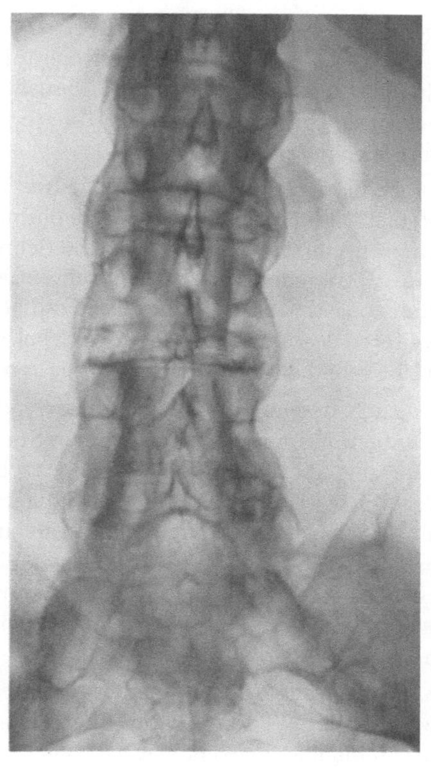

Abb. 66. Spondylitis ankylopoetica der Lendenwirbelsäule. Man erkennt deutlich die
Verknöcherung der Gelenkbänder.

Die größten differentialdiagnostischen Schwierigkeiten können aber *in-
fektiöse Herderkrankungen* machen. An erster Stelle kommt hier die *Osteomyelitis*
in Betracht. Bei akutem Verlauf ist die Differentialdiagnose aus dem klinischen
Bild zu stellen. Es gibt aber auch chronisch verlaufende Osteomyelitiden,
die in ihrem Verlaufe der Spondylitis tuberculosa sehr ähneln. Sitzt dabei der
Prozeß im Wirbelkörper, so kann die Unterscheidung im Beginn unmöglich
sein, erst, wenn ein Absceß aufgetreten ist, kann durch Untersuchung des Eiters
(Nachweis von Eitererregern, Tierversuch) Klarheit geschaffen werden. Häufiger
sitzt die Osteomyelitis im Gegensatz zur Tuberkulose in den Wirbelbögen.
Die sehr starke Druckschmerzhaftigkeit spricht dann mehr für Osteomyelitis.
Sicherheit erhält man aber auch hier nur durch den Tierversuch.

Relativ häufig tritt eine Osteomyelitis der Wirbelsäule nach *Typhus* und
Fleckfieber auf. Die Anamnese, der stürmische Verlauf, sowie das Röntgenbild

lassen die Erkrankung unschwer von der Spondylitis tuberculosa abgrenzen. Charakteristisch für das Röntgenbild ist bei beiden Erkrankungen die Verschmälerung des Zwischenwirbelraumes, relativ geringe Veränderungen der Wirbel selbst und schließlich die Bildung von knöchernen, mehr oder weniger kompakten brückenförmigen Wucherungen.

Die *Lues* der Wirbelsäule ist gekennzeichnet durch die starken nächtlichen Schmerzen, die geringe Knochenatrophie, sowie die positive Wassermannsche Reaktion. In zweifelhaften Fällen gibt der Erfolg einer antiluetischen Kur Klarheit.

Die Ostitis fibrosa der Wirbelsäule kann ähnliche Erscheinungen wie eine Spondylitis mit verkalktem Absceß machen, doch dürfte der gleichmäßige Schatten von etwa derselben Dichte wie der Wirbelknochen die Ostitis fibrosa erkennen lassen.

Primäre *Tumoren* (Sarkome) der Wirbelsäule sind selten, häufiger kommen Metastasen (Carcinom, Hypernephrom) vor. Sie unterscheiden sich dadurch klinisch von Tuberkulose, daß die Schmerzhaftigkeit auf Lagerung nicht weichen will. Röntgenologisch zeigen sich entweder multiple Aufhellungen (osteolytische Metastasen) oder herdförmige Verdichtungen (osteoblastische Metastasen). Im weiteren Verlaufe können die Wirbel wie aufgeblasen erscheinen; die Zwischenwirbelscheiben bleiben lange erhalten.

Eine frische *Wirbelsäulenfraktur* oder *Luxation* dürfte durch Anamnese und Röntgenbild unschwer von einer Spondylitis zu trennen sein. Schwieriger ist aber die Abgrenzung der KÜMMELLschen Erkrankung. Nach leichten Traumen der Wirbelsäule soll sich nach längerer Dauer ein langsames Zusammensinken eines Wirbelkörpers einstellen können. Im Röntgenbilde ist der Wirbel dann meist atrophisch. Das Krankheitsbild ist noch umstritten. Wie das von HEILIGTAG veröffentlichte Sektionsprotokoll einer Spondylitis, die unter KÜMMELscher Krankheit ging, dartut, wird diese Erkrankung zur Zeit zu häufig diagnostiziert.

Die seltene Erkrankung der Spondylolisthesis (Luxation des 4. oder 5. Lumbalwirbels nach vorne) kann durch die starke Lordose der Lendenwirbelsäule, die fehlende Beckenneigung, das Vorspringen des oberen Kreuzbeinrandes, bzw. deutliche Stufe zwischen dem 4. und 5. Lendenwirbeldorn, sowie durch eine seitliche Röntgenaufnahme, die das Herabrutschen des betreffenden Wirbels nach vorne zeigt, ausgeschlossen werden.

Ein der Wirbelsäulentuberkulose sehr ähnliches Krankheitsbild ist in der letzten Zeit von CALVÉ, BRACKETT und HARRENSTEIN beschrieben. Bei Kindern entsteht unter Steifheit der Wirbelsäule ein kleiner, aber bei Druck und Klopfen schmerzhafter Gibbus. Das Röntgenbild zeigt im Beginn eine starke Atrophie des betreffenden Wirbels mit einem kompakten Schatten im Innern. Im späteren Stadium stellt sich der Wirbel als eine flache kalkhaltige Scheibe dar, die oben und unten von einer dicken Schicht kaum oder wenig Schatten gebenden Gewebes begrenzt wird. Die Krankheit gehört wahrscheinlich in die Gruppe der Malacien. Ihre Prognose scheint günstig zu sein. Es ist anzunehmen, daß eine Anzahl der Glanzheilungen bei Spondylitis diesem Krankheitsbild angehört[1].

------

[1] Siehe Abbildungen in HARRENSTEIN, Z. orthop. Chir. **48**, 77.

V. Prognose.

Die Spondylitis ist auch seit allgemeiner Einführung der Sonnentherapie ein ernstes Leiden und die Prognose daher mit Vorsicht zu stellen. Abgesehen von der Verkrüppelung, die auch unter sachgemäßer Behandlung in vielen Fällen zurückbleibt, fordert sie eine beträchtliche Anzahl Todesopfer. JOHANSSON berechnet die Mortalität mit $28^0/_0$, VALTANCOLI mit $16,3^0/_0$, BUSINGER mit $24,1^0/_0$, von dem Material des Waldhauses Charlottenburg (KREMER) starben $16^0/_0$. Die Todesursache ist etwa gleich häufig Meningitis und Amyloidosis, in einigen Fällen komplizierende Lungentuberkulose, in seltenen Fällen Empyem durch Einbruch eines Abscesses in die Pleura. Nach VALTANCOLI ist die Mortalität bei Fällen, die mit Lähmungen kompliziert sind, bedeutend höher, sie beträgt $43,2^0/_0$.

Die käsigen, mit Absceßbildung einhergehenden Formen, — nach BUSINGER $62,9^0/_0$ aller Spondylitiden — haben eine bedeutend schlechtere Prognose als die selteneren Granulationsherde. Der Absceß kann zur Fistelbildung und damit zum Amyloid, er kann durch Einbruch in die Lunge zum plötzlichen Erstickungstod führen. Übersteht der Kranke den Durchbruch, so ist nach LANCE dieser, wenn die Pleura nicht beteiligt wurde, relativ harmlos, ähnlich dem Durchbruch in den Oesophagus. Führte der Durchbruch dagegen durch die Pleura, so ist die Prognose infaust.

Auch die Meningitis scheint häufiger bei käsigen Prozessen vorzukommen.

Da sich bei Erwachsenen häufiger Granulationsherde finden, diese oft nur an einer Seite sitzen, und die architektonische Struktur der Wirbelkörper intakt lassen, trifft für die Wirbelsäule die schlechtere Heilungstendenz der Knochentuberkulose des Erwachsenen im Gegensatz zu der des Kindes für die Gesamtheit der Fälle nicht zu, sowohl was die Dauer der Erkrankung als auch, was den erzielten Erfolg angeht. Käsige Prozesse mit Abscessen und Fisteln verlaufen dagegen beim Erwachsenen bedeutend ungünstiger als beim Kinde.

Die durchschnittliche Dauer der Spondylitis beträgt nach BUSINGER $4^1/_2$ Jahre, nach dem Material des Waldhauses Charlottenburg (KREMER) durchschnittlich 4 Jahre.

Das funktionelle bzw. kosmetische Resultat ist ebenfalls weitgehend von der anatomischen Form abhängig. Granulationsherde ergreifen meist nur einen oder zwei Wirbel, und der auftretende Gibbus bleibt daher in mäßigen Grenzen. Eine käsige Form mit Senkungsabsceß beteiligt häufig eine ganze Reihe von Wirbelkörpern, und es kommt daher zu einem ausgedehnten Buckel, der auch durch sachgemäße Behandlung nicht ganz vermieden werden kann. Daß ein Gibbus durch konsequent durchgeführte Lagerung anatomisch vollkommen beseitigt wird, d. h. also, daß der Wirbelkörper sich in natürlicher Form wieder neubildet, haben wir nie gesehen. Auch unter den von ROLLIER und KISCH veröffentlichten Glanzfällen ist kein einziger solcher vorhanden. Ein Zurückgehen des Gibbus kommt also nur durch Änderung der physiologischen Biegung der benachbarten Wirbelsäulenabschnitte zustande.

Die Prognose der Lähmungen des Frühstadiums ist bei sachgemäßer Behandlung gut, die Prognose der Spätlähmungen schlechter.

Komplizierende Lungentuberkulose verschlechtert die Prognose nicht unerheblich, doch sahen wir auch Fälle, in denen eine offene Lungentuberkulose unter der durch die Spondylitis erzwungenen Bettruhe und Sonnenbehandlung sich auffallend rasch zurückbildete.

Ausschlaggebend für die Prognose ist die Möglichkeit und vor allem der Wille des Kranken bzw. seiner Eltern, die Behandlungsvorschriften konsequent einzuhalten. Zu frühes Abbrechen der Kur, mangelhaft durchgeführte Nachbehandlung kann den ganzen Erfolg in Frage stellen. Die späteren Rezidive mit multiplen Senkungsabscessen gehören zu den undankbarsten Aufgaben, die dem Arzte gestellt werden (Abb. 67). Zur Verhütung der Rezidive ist auch

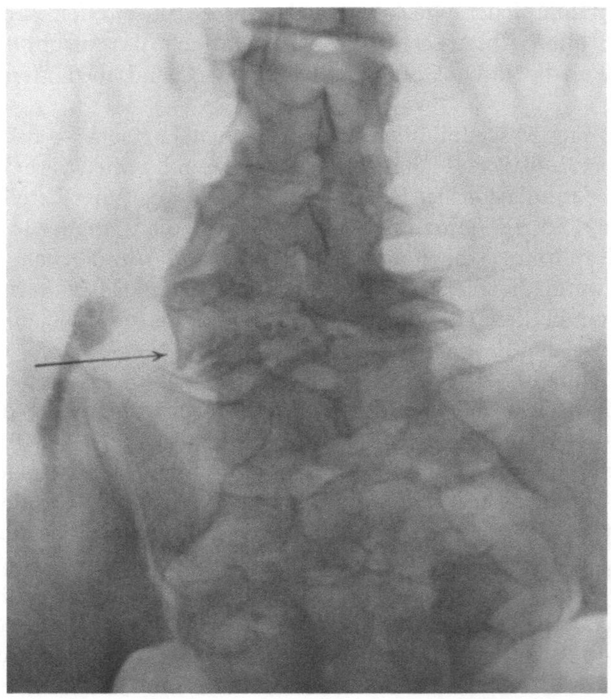

Abb. 67. Vollkommen verbackenes Wirbelkonglomerat, in dem sich aber ein seit 5 Jahren eiternder Fistelgang befindet.

die Berufswahl von größter Bedeutung. Ein Kind mit einer ausgeheilten Wirbeltuberkulose kann nicht, wie wir sahen, Schlosser oder Schmied werden.

VI. Therapie.

Da wir kein Heilmittel gegen Tuberkulose besitzen, kommt als Allgemeintherapie nur die Unterstützung der natürlichen Heilkräfte des Körpers durch die im allgemeinen Teil geschilderten Maßnahmen in Betracht. Nebenher muß für Fernhaltung aller Schädigungen durch Ruhe gesorgt und durch orthopädische Maßnahmen die Heilung in bestmöglichster Stellung erstrebt werden. Dazu ist im Beginn der Erkrankung unbedingte Bettruhe erforderlich. Die ambulante Behandlung mit redressierenden Gipskorsetts, wie sie eine Zeitlang von CALOT geübt wurde, ist verlassen worden. Die beste Entlastung erreicht

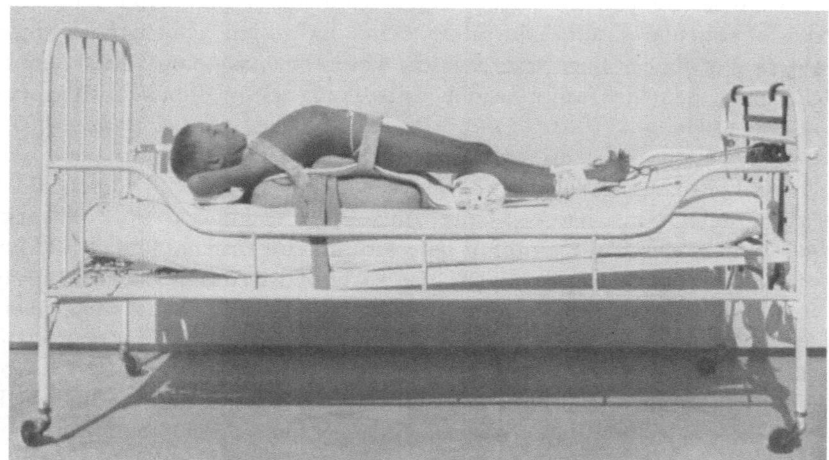

Abb. 68. Lagerung nach ROLLIER-KISCH bei Erkrankung der unteren Brustwirbel.

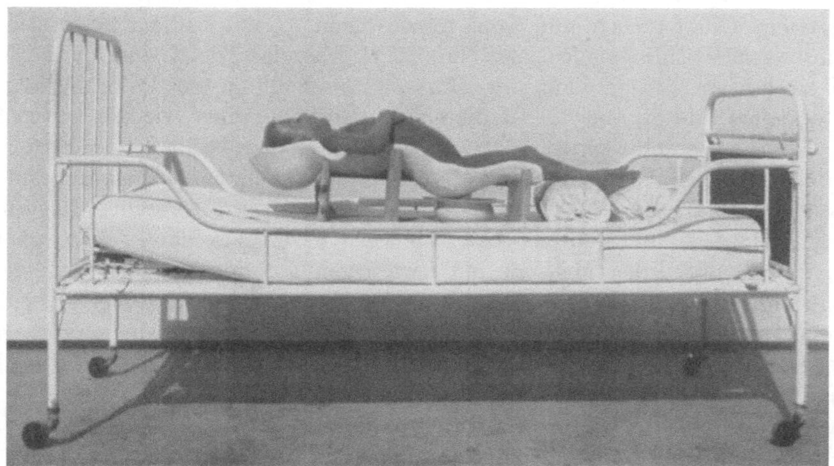

Abb. 69. Großes Gipsbett bei Erkrankung der unteren Brustwirbel.

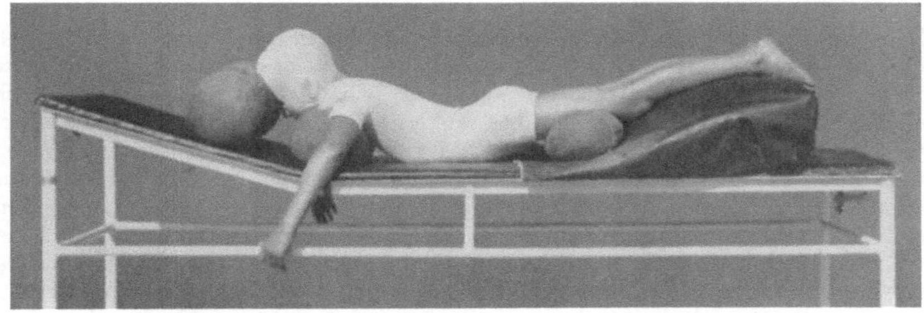

Abb. 70. Lagerung zum Anlegen eines Gipsbettes.

man, wie eine einfache Überlegung zeigt, nicht durch eine Extension, da ja die
Processus articulares, die man durch eine Extension voneinander entfernen
würde, in natürlicher Lage sind, sondern vielmehr durch eine Redression, durch
welche man den Mechanismus der Entstehung des Gibbus in umgekehrter
Richtung wiederholt (OELECKER). Die schonendste, dabei ausgiebigste Redression wird unserer Ansicht nach, durch die Lagerung auf dem Gibbus-
kissen nach ROLLIER-KISCH gewährleistet. Dazu wird der Kranke bald nach
seiner Aufnahme ins Krankenhaus zunächst auf ein hartes Roßhaarkissen
gelegt; wenn er sich daran gewöhnt hat, wird ihm für dreimal täglich 10 Minuten
ein etwa 6 cm hohes Häckselkissen, das so breit wie das Becken des Kranken
ist, und gut zwei Handbreit den Gibbus apical- und caudalwärts überragt,
unter den Rücken geschoben. Die Zeit wird täglich um 10 Minuten verlängert,
bis sich der Kranke vollkommen an das Kissen gewöhnt hat, was in etwa 3 Wochen
erreicht ist. Dann wird diesem Kissen zu seiner Verstärkung ein hartes Brett
untergeschoben, nach weiteren 3 Tagen wird direkt unter den Gibbus ein kleineres,
etwa 4 cm hohes Kissen gelegt, das genau die Größe des Gibbus hat und genau
unter ihm liegen muß (Abb. 68). Auch an dieses wird der Kranke langsam gewöhnt, auch dieses wird später mit einem Brett versehen. Bei Kindern empfiehlt
es sich, außerdem einen leichten Streckverband an den Füßen und bei hoch-
sitzendem Gibbus auch am Kopf anzubringen. Dazu bedient man sich der
GLISSONschen Schlinge oder eines Handtuchverbandes, wie KISCH ihn empfiehlt.
Bei zu langem Liegen kann die GLISSONsche Schlinge zu Deformierung des
Unterkiefers führen, aber sie ist die einzige Methode, einen wirklich guten Halt
am Kopf zu gewährleisten. Der Streckverband bezweckt keine Extension,
sondern nur eine Ruhigstellung. Damit die Kranken nicht dauernd von den
Kissen herunterrutschen, müssen sie in dem ROLLIER-KISCHschen Lagerungsapparat eingeschnallt werden (siehe Abb. 31, S. 115). Wie schon gesagt, glauben
wir, daß es mit dieser Methode am besten gelingt, eine langsam ansteigende,
ausgedehnte Redression zu erzeugen. Aber bei kleinen, unruhigen Kindern,
besonders bei ausgedehntem Gibbus, führt das Verfahren trotz der sorgfältigsten
Pflege nicht zum Ziel, da die Kinder zu oft von diesem Kissen herunterrutschen.
Wir ziehen deshalb in diesen Fällen das LORENZsche Gipsbett vor. Es hat
den Vorteil, daß die Kinder unbedingt ruhig liegen, durch Einlage von Watte
nach FINK kann man auch für langsame Redression sorgen, und vor allem
hat das Gipsbett, wenn man es bis zu den Knien macht und am Damm weit
ausschneidet, den Vorteil, daß der Kranke zur Defäkation nicht bewegt zu
werden braucht (Abb. 69). Die Herstellung des Gipsbettes ist sehr einfach
und geschieht folgendermaßen:

Man schneidet auf dem Körper des Kranken Mulllagen von der erforderlichen Größe
zurecht, die etwas größer sein müssen als das endgültige Bett, da der Mull in nassem Zustande
zusammenschrumpft. Vier solcher Lagen werden übereinander gelegt, und es wird reichlich
Gipspulver in sie hineingerieben, darüber kommt eine Lage Hanfstränge, die ebenfalls
reichlich mit Gipspulver bestreut werden. Etwa 4—5 solcher Mullhanfpakete sind zu einem
Gipsbett erforderlich. Das Ganze wird wie eine Binde aufgerollt, in kaltes Wasser getaucht,
bis keine Luftblasen mehr entweichen und an dem in der aus der Abb. 70 zu ersehenden
Stellung liegenden Kranken anmodelliert. Letzterer ist mit einem Trikotschlauch bedeckt.
Will man das Gipsbett stark polstern, so muß eine Lage Filz unter den Trikotschlauch
gelegt werden. In dem Filz dürfen natürlich keine Falten sein. Nach der Abnahme wird
das Bett mit der Gipsschere zurecht geschnitten und mit Filz ausgekleidet oder auch nur
mit Trikot überzogen.

Um den Gibbus im Gipsbett zu redressieren, werden nach FINK mit Mastisol dünne Wattelagen in Kreuzform auf den Gibbus aufgeklebt. Jeden 2. oder 3. Tag wird ein neues Kreuz in einem anderen Radius dazugetan, so daß der Gibbus ganz langsam redressiert wird. Hat das Wattekreuz die Höhe von 5 cm erreicht, so wird ein neues Gipsbett angefertigt. Statt des FINKschen Wattekreuzes empfiehlt BETTMANN Paragummiplatten von etwa 3 mm Dicke, die mit Heftpflasterstreifen umrandet bei Berührung mit dem warmen Körper fest an *der Unterseite ankleben. Jeden 3.—5. Tag, je nach* der Schwere des Gibbus, wird eine weitere Gummilage aufgelegt, die ohne weiteres mit der darunter liegenden verklebt.

Kann man annehmen, daß auf diese Weise der Prozeß zum Stillstand gebracht ist, so wird zur ambulanten Behandlung übergegangen. Hier den richtigen Zeitpunkt zu erfassen, ist eine große Kunst. Man kann aber wohl sagen, daß man nicht früher damit beginnen soll, als nicht die Wirbelsäule gegen Stauchung und Druck vollkommen unempfindlich geworden ist, und das Röntgenbild vollkommen scharfe Knochenkonturen zeigt. *Ein eventueller Absceßschatten braucht nicht gänzlich verschwunden zu sein, da er häufig noch lange nach völlig abgeheiltem Knochenprozeß röntgenologisch darstellbar ist.* Sind diese Forderungen erfüllt, dann legen wir zunächst ein Gipskorsett an; denn jedes Aufstehenlassen nach einer Spondylitis ist ein tastender Versuch, der zunächst einen kostspieligen Apparat nicht rechtfertigt, außerdem ist die Entlastung durch den gut anmodellierten Gipsverband immer besser als durch irgendeinen der komplizierten Apparate. Zeigt sich während 2—3 Monaten, daß der Kranke im Gipskorsett vollständig beschwerdefrei ist, so wird für einige Zeit ein abnehmbares Gipskorsett bzw. Cellonkorsett (Abb. 71) angefertigt. Während dieses getragen wird, wird ein Leder- bzw. ein Stahlstabkorsett hergestellt (Abb. 72).

Zur Anfertigung eines Gipskorsetts wird der Kranke mittels einer an einem Galgen hängenden GLISSONschen Schwebe gestreckt, so daß er eben noch mit den Füßen die

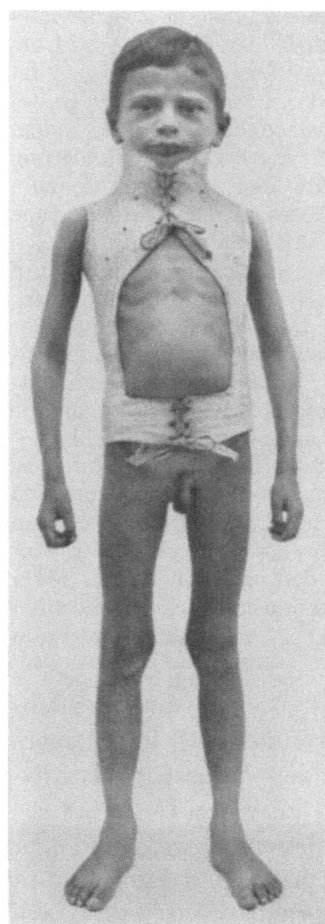

Abb. 71. Abnehmbares Cellonkorsett zur Nachbehandlung einer Spondylitis der oberen Brustwirbel.

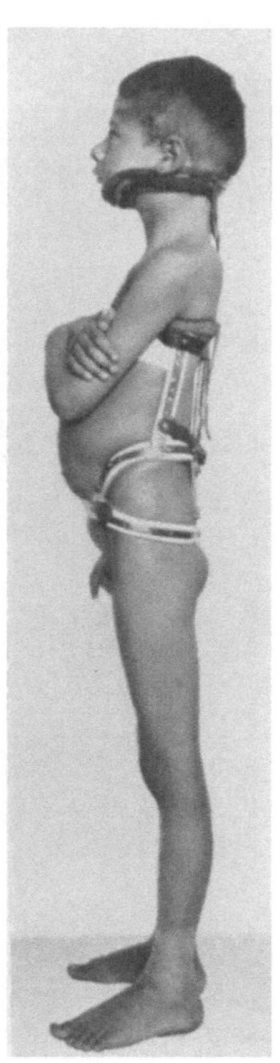

Abb. 72. Stahlstabkorsett zur Nachbehandlung einer Spondylitis der oberen Brustwirbelsäule.

Erde berührt. Die Stellen, die später ausgeschnitten werden sollen, Hals und Bauch werden gut gepolstert, sonst ist eine Polsterung nicht notwendig, es genügt, einen Trikotschlauch über Kopf und Brust zu ziehen, an welchem aus dünnerem Trikotschlauch Ärmel eingenäht sind (siehe Abb. 73). Jetzt werden mit breiten Gipsbinden Brust, Bauch, Schulter und Hals und evtl. Hinterhaupt und Unterkiefer umwickelt, wobei sorgfältig darauf geachtet werden muß, daß die Bindentouren gleichmäßig liegen, und daß besonders bei der ersten Lage keine Lücken bleiben. 4—5 Lagen genügen im allgemeinen, um dem Korsett genügend

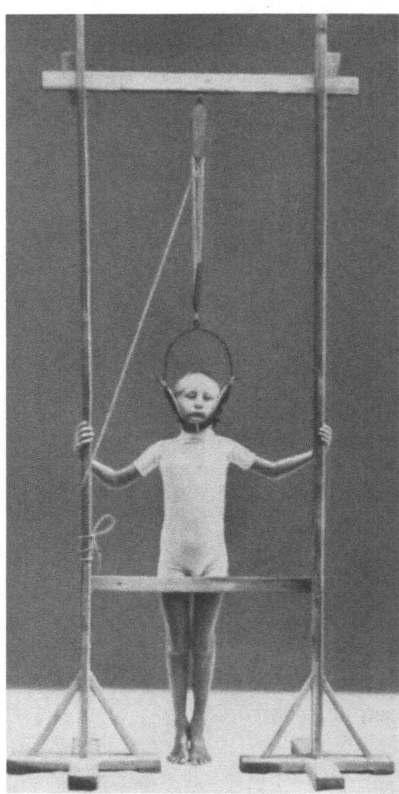

Abb. 73. Behelfsmäßige Schwebe zur Anfertigung eines Gipskorsettes oder des Abgusses für ein Gipsmodell.

Halt zu geben. Großer Wert ist darauf zu legen, daß das Korsett an den markanten Punkten gut anmodelliert ist. Zu diesem Zwecke muß schon beim Umwickeln der Binden darauf geachtet werden, daß sie überall gut anliegen. Ist der Gipsverband fertig, so muß er an den Haltepunkten gut herausmodelliert werden, indem man — wir folgen hierbei der Schilderung PITZENs — zu dritt den Kranken bis zum Hartwerden des Gipses in der richtigen Lage hält. Eine Person hält von vorne das Becken fest, indem sie ihre senkrecht zum Rumpf gestellten Hände mit der Kante der Daumenseite oberhalb der Darmbeinkämme und vor der Spina anterior superior in den Gips hineindrückt, eine zweite drückt mit der Kleinfingerseite der Hände paragibbär nach vorne, und die dritte legt ihre Finger in die unteren Schlüsselbeingruben und drückt den Rumpf, soweit es ohne Schmerzen für den Patienten möglich ist, nach hinten. Ist der Gips erstarrt, dann wird eine Öffnung über dem Abdomen eingeschnitten, die in den nächsten Tagen, wenn der Verband vollkommen trocken geworden ist, zu der aus Abb. 71 ersichtlichen Form erweitert wird.

Sitzt der Gibbus in der Lendenwirbelsäule, so kann der Hals frei bleiben, bei Erkrankung der unteren und mittleren Brustwirbel muß der Hals, bei Erkrankung der oberen Brust- und der Halswirbel auch Kinn und Hinterhaupt miteingegipst werden. Statt des Halsteiles aus Gips kann man auch Bügel aus Stahl, ähnlich den bei den Lederkorsetten gebräuchlichen, anwenden (Abb. 72). Bei isolierter Halswirbeltuberkulose genügt eine Halsmanschette.

Die Herstellung des Cellonkorsetts ist folgende:

Vorbereitung wie zum Gipskorsett, nur werden zu beiden Seiten unter den Trikotschlauch schmale Blechstreifen, wie man sie aus Konservenbüchsen schneiden kann, gelegt. Je zwei Streifen werden links und rechts von der Halsseite über die Schulter bis zur Außenseite des Oberarms, je zwei weitere von der Innenseite des Oberarms über die Achselhöhle rechts und links vom Rumpf bis zur Außenseite des Oberschenkels geleitet. Jetzt werden, wie beim Gipskorsett, die Binden umgewickelt, aber nur 2—3 Lagen. Beginnt der Gips hart zu werden, so wird das Korsett an beiden Seiten auf den Streifen, die eine Verletzung der Haut vermeiden sollen, aufgeschnitten. Nach der Abnahme werden die beiden Enden sofort wieder aufeinander gepaßt und mit einer dünnen Binde umwickelt, damit sie während des Trocknens ihre Form bewahren. Sind die beiden Schalen trocken geworden, so werden

sie mit Stärkebinden fest aneinander gebunden und ebenso wird mit Stärkebinden die Hals-
bzw. Kopföffnung fest verschlossen. Die so entstandene Gips-Stärkeform wird mit dem
Kopfende in eine Schale mit Sand gestellt. Um an Gips zu sparen, und um eine Röhre
zur Einführung eines Haltestabes zu erhalten, wird ein viereckiges Blechrohr in die Mitte
hineingestellt. Nach Einfettung der Innenseite mit Öl wird die Form mit Gipsbrei ausgegossen. Nach Erstarren des Gipses wird der Mantel abgenommen, der Kern durch Über-
streichen mit Gipsbrei geglättet und poliert, wobei auf besonders gute Herausarbeitung
der Infraclaviculargruben, des Darmbeins und Trochantergegend Wert zu legen ist. Auf
diesem Modell wird dann nach der im allgemeinen Teil angegebenen Technik das Cellonkorsett gearbeitet (Abb. 74). Die von MAGNUS angegebene Schnelltechnik zur Anfertigung

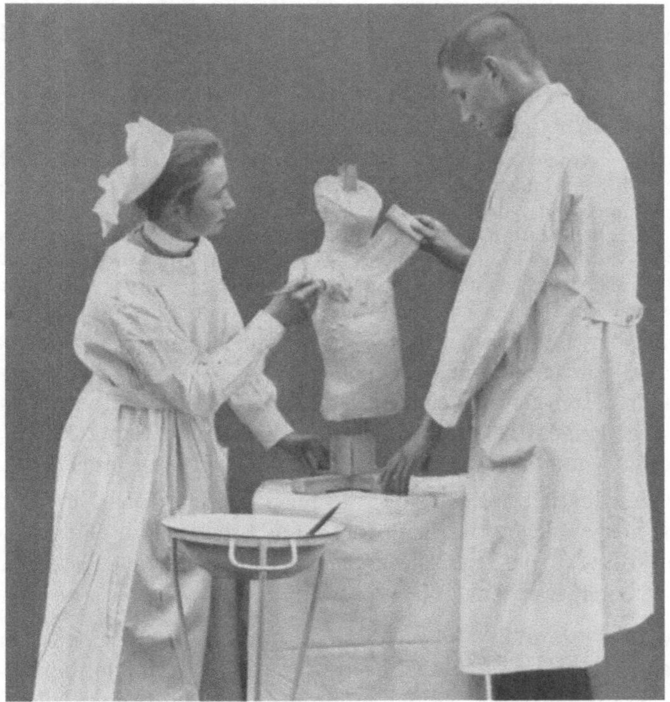

Abb. 74. Anfertigung eines Cellonkorsetts.

derartiger Verbände hat sich uns für Korsetts nicht bewährt, so sehr wir sie zur Verfertigung
von Hülsen für Extremitäten bei Erwachsenen schätzen.

Die Herstellung der Leder- oder Stahlstabkorsetts liegt natürlich in den
Händen der Bandagisten. Der Arzt muß ihren Sitz kontrollieren. Dabei ist
auf folgendes zu achten: Wie bei der Lagerung der Spondylitis ausgeführt
wurde, kann man eine Entlastung eines Wirbelkörpers durch Extension nicht,
dagegen wohl durch Redression erzielen. Demnach muß auch ein Korsett so
beschaffen sein, daß die Wirbelsäule nach hinten gestreckt wird. Dies erzielt
man dadurch, daß man durch Umlegen eines Beckenkorbes sich einen festen
Stützpunkt schafft und an diesen Streben anbringt, die durch Ausüben eines
Druckes auf die Infraclaviculargruben eine Redression der Wirbelsäule herbeiführen. Diese Redression der Wirbelsäule kann noch verstärkt werden durch
Anbringung eines Gegendruckes auf den Gibbus in Form einer Pelotte. Bei

einem Korsett muß also darauf gesehen werden, daß der Beckenkorb gut dem Darmbeinkamm anmodelliert ist, und daß er andererseits durch einen über den Trochanter gehenden Bügel gut festsitzt, ferner daß durch die Armstützen ein Druck auf die Gegend der Fossae infraclaviculares nach hinten ausgeübt wird. Eine Pelotte auf dem Gibbus schafft in vielen Fällen dem Kranken große Erleichterung und beweist dadurch, daß der kranke Teil durch sie entlastet wird. Das Korsett soll nach Spondylitis etwa 5 Jahre getragen werden, im 1. Jahre ständig, in den folgenden Jahren bei Belastung. Zeigt sich, daß in dieser Zeit keine Beschwerden aufgetreten sind, so kann es langsam fortgelassen werden.

Abscesse und Fisteln müssen nach den im allgemeinen Teil angeführten Grundsätzen behandelt werden. Gerade bei Spondylitis ist die Punktion der Abscesse von größter Wichtigkeit, da, wie im pathologischen Teil ausgeführt wurde, ein unter Druck stehender prävertebraler Absceß in die Gefäßlöcher und Zwischenwirbelscheiben der benachbarten Wirbel eindringt.

Besonders eindrucksvoll war die Wirkung der Punktion bei einem 10 jährigen Jungen; infolge eines prävertebralen Abscesses bei Spondylitis cervicalis traten plötzlich Kompressionserscheinungen mit schwerster Dyspnoe und Erstickungsanfällen auf. Die Punktion von etwa 50 ccm Eiter ließ die lebensbedrohlichen Erscheinungen sofort verschwinden, die Punktion wurde noch einmal wiederholt, weitere Anfälle traten dann nicht mehr auf. Der Absceß zeigte röntgenologisch erhebliche Verkleinerung, der Absceßsack schrumpfte bald unter deutlicher Kalkeinlagerung.

Die meisten Lähmungen des Frühstadiums gehen durch Reklinationslage in kurzer Zeit zurück. Zeigt sich nach 8—10 Wochen keine deutliche Besserung, und zeigt das Röntgenbild einen deutlichen Absceßschatten, so ist dieser nach dem im allgemeinen Teil ausgeführten Verfahren zu punktieren. Gelingt dies nicht oder nur unvollkommen, so muß operativ vorgegangen werden.

Wenn bei Spätlähmungen, die, wie oben gezeigt wurde, meist durch Pachymeningitis hervorgerufen werden, und deren Prognose im allgemeinen schlechter ist, durch konservative Therapie kein Stillstand zu erzielen ist, kann die Laminektomie versucht werden.

Operative Verfahren. Bei der Langwierigkeit des Leidens kann es nicht wundernehmen, daß man versucht hat, durch operative Maßnahmen eine Abkürzung der Krankheitsdauer herbeizuführen. Die Verfahren, die durch Exstirpation bzw. Excochleation den Krankheitsherd entfernen wollten, sind, abgesehen vom Processus spinosus, bei dem man mit ihnen schnelle Heilung erzielen kann, allgemein verlassen worden, da sie zu gefährlich sind und nur selten von Erfolg begleitet waren. Größere Anhängerschaft haben sich die *versteifenden Operationen* erworben, obwohl auch über sie die Ansichten noch geteilt sind. Sie erstreben, durch Versteifung der Wirbelsäule dem Körper ein „innerliches Korsett" zu geben. Bei der Wichtigkeit dieser Operationen lohnt sich ein kurzer historischer Überblick, der die verschiedenen Wege, die man zur Erreichung dieses Zieles ging, beleuchtet.

HADRA suchte die Fixation durch Drahtligaturen um die Processus spinosi zu erreichen. Der an sich richtige Gedanke bewährte sich in der Praxis nicht, da sich die Ligaturen durch Dehnung des Drahtes und durch Druckusuren am Knochen lockerten und dadurch ihre fixierende Wirkung verloren. CALOT, VULPIUS, PICOT u. a. strebten deshalb danach, eine knöcherne Vereinigung der Dornfortsätze herbeizuführen, indem sie durch Periost- bzw.

Periostknochenlappen aus den Dornfortsätzen die Spalten zwischen den benachbarten Processus spinosi überbrückten. Die Schilderung dieser einzelnen Verfahren, zu denen auch die von HIBBS angegebene Methode gehört, würde zu weit führen. Sie haben das Gemeinsame, daß sie zunächst keine feste Stütze der Wirbelsäule bilden, daß diese vielmehr erst langsam mit der knöchernen Vereinigung auftritt, was längere Zeit in Anspruch nimmt, unter Umständen überhaupt nicht eintritt. Eine sofortige Stütze der erkrankten Wirbel suchen die Transplantationsmethoden zu erreichen. Als erster hat LANGE einen derartigen Versuch unternommen. Er befestigte Stahlstäbe, an deren Stelle er später, da sie sich ausstießen, Celluloidstäbe benutzte (siehe Abb. 35, S. 131). Durch die LANGEsche Methode wird, wenn die Stäbe einheilen, zweifellos eine gute Stütze der Wirbelsäule erzielt, aber „Fremdkörper bleibt Fremdkörper", der als solcher auch noch nach langer Zeit ausgestoßen werden kann. Auch seine Verbindung mit der Wirbelsäule beruht hauptsächlich auf den Fäden, also auf Fremdkörpern, da die spärliche bindegewebige Kapsel, welche diese einscheidet, kaum als Halt in Betracht kommen könnte (HENLE). Das Verfahren wird trotzdem von PITZEN, einem Schüler LANGEs, warm empfohlen.

Ohne Kenntnis der LANGEschen Arbeiten kam HENLE auf ein ähnliches Operationsverfahren, er wandte aber statt der Stäbe aus totem Material Späne aus der Tibia an. Diese werden möglichst tief zu beiden Seiten der Dornfortsätze fixiert. Sie heilten in den meisten Fällen ein. Um dem eingepflanzten Transplantat eine bessere Berührungsfläche mit lebendem Knochen zu geben, spaltete ALBEE mit einem breiten Meißel die Dornfortsätze in sagittaler Richtung und legte einen Span zwischen die so entstandenen beiden Knochenblätter. Diese Operationstechnik ist in Einzelheiten mehrfach modifiziert worden. Nur sie hat eine größere Verbreitung gefunden. Aber auch bei ihr ist man noch nicht zu einem endgültigen Resultat gekommen. Günstigen Erfolgen stehen Mißerfolge gegenüber, die dadurch zustande kommen, daß das Transplantat sich nur teilweise organisiert oder später teilweise abgebaut wird, so daß es seine Stützkraft verliert. In diese bisher unerklärlichen Verhältnisse haben die Untersuchungen von DUBOIS Licht gebracht. Er konnte zeigen, daß Druck im menschlichen Körper Knochen erzeugt, Zug dagegen zur Knochenatrophie führt. Für die Einheilung eines transplantierten Spanes kommt es also nur darauf an, ob er unter Druck oder unter Zug steht. Betrachten wir daraufhin die Verhältnisse bei der Spondylitis, so sind diese verschieden je nach dem Alter des betreffenden Individuums und nach dem Sitz der Erkrankung.

„Beim Kinde ist die Beweglichkeit der Wirbelsäule im ganzen dem Erwachsenen gegenüber sehr viel größer. Ohne die Tätigkeit der Muskulatur ist eine Stützfunktion der kindlichen Wirbelsäule gar nicht denkbar. Selbst in Ruhelage befinden sich die Gelenke demnach nicht in passiven Einstellungen, sondern bleiben dynamischen Kräften unterworfen, die aber ein sehr labiles Gleichgewicht bedingen. Den Beweis dafür liefert jedes etwa in Sitzstellung eingeschlafene Kind. Trotzdem im Schlafe noch reflektorisch muskuläre Kräfte im Spiele sind, fällt die Wirbelsäule zusammen. Das Phänomen tritt beim Erwachsenen entsprechend weniger leicht ein" (DUBOIS). Hierzu kommt nun noch, daß beim Kinde rasch ein stärkerer Zerfall der Wirbelkörper mit Neigung zum Zusammensinken eintritt. Da die hinteren Partien der Wirbel meist verschont bleiben, erfolgt das Zusammensinken der Wirbel um eine frontale Achse, die durch die Processus articulares geht. Hieraus erhellt, daß infolge der Hebelwirkung die Dornfortsätze auseinandertreten müssen. Ein bei einem noch nicht zum Abschluß gekommenen Prozeß eingepflanzter Span unterliegt also Zugkräften der auseinanderweichenden Dornfortsätze. Diese bedingt aber nach Dubois Knochenatrophie und Ersatz des Knochens durch Bindegewebe. So sieht man sehr häufig, daß bei Kindern im akuten Stadium implantierte Späne, wenn die Wirbelsäule belastet wird, von oben her resorbiert werden.

Beim Erwachsenen liegen die Verhältnisse insofern anders, als die Wirbelsäule viel unbeweglicher ist. Auch kommt es selten zu einem vollkommenen Zusammenbruch des Wirbels, häufiger findet man cariöse Prozesse an den Rändern, die zunächst jedenfalls zu Formveränderung des Wirbels nicht führen, so daß unter diesen Verhältnissen der eingepflanzte Span unter Druck stehen kann. Besonders günstig liegen die Verhältnisse, wenn der Prozeß dabei an einer günstigen Stelle sitzt. Die verschiedenen Abschnitte der Wirbelsäule verhalten sich hier nicht gleich. Im Brustteil liegt die Hauptkörperlast infolge der physiologischen Kyphose auf den Wirbel*körpern*. Eine Schädigung dieser muß also zu einer frühen Gibbusbildung und damit zu einer Verstärkung des besprochenen Auseinanderweichens der Dornfortsätze. führen. Im Lendenteil dagegen ruht die Körperlast infolge der physiologischen Lordose zum großen Teil auf den *Gelenkfortsätzen*. Eine Schädigung der Wirbelkörper braucht nicht gleich die statischen Verhältnisse zu ändern und die Dornfortsätze nicht auseinander zu drängen. Ein in die Lendenwirbelsäule eingepflanzter Span unterliegt also meist Druckkräften und wird durch Knochenapposition eine kräftige Stütze abgeben. Wenn man nun noch in Betracht zieht, daß, wie Smirnoff an Hunden nachgewiesen hat, die Wirbelsäule Jugendlicher nach der Spaneinpflanzung deutlich im Wachstum zurückbleibt, so wird man aus all diesen Gründen die Operation bei Kindern ablehnen. Bei Erwachsenen ist sie dagegen, wenn der Prozeß in der Lendenwirbelsäule sitzt und keine Kontraindikationen bestehen, zu empfehlen. Die Kranken können oft in $^1/_4$—$^1/_2$ Jahr nach der Operation ihrer Beschäftigung ungestört nachgehen. Sitzt der Prozeß dagegen in der Brustwirbelsäule, so ist auch beim Erwachsenen die Operation nur zu empfehlen, wenn eine längere Nachbehandlung unter Bettruhe garantiert ist, oder wenn die Operation im Stadium der Konsolidierung als Nachbehandlung ausgeführt wird.

Als Kontraindikationen gegen die Operation haben zu gelten: sehr schlechter Allgemeinzustand, ausgedehnte Tuberkulose anderer Organe, sowie Fisteln, die ein aseptisches Operieren verhindern. Technisch nicht durchzuführen ist die Operation bei Erkrankung des unteren Lendenwirbels.

Die Langesche Operation ist nur selten nachgeprüft worden. Da durch die Untersuchungen Dubois aber nachgewiesen ist, daß die Albeesche Operation in vielen Fällen keinen Erfolg haben kann, wäre immerhin in solchen Fällen ein Versuch mit der Langeschen Operation gerechtfertigt.

Costotransversektomie. Bei der Costotransversektomie trägt man die Querfortsätze von etwa zwei der am weitesten vorspringenden Wirbel ab und reseziert etwa 3—4 cm vom Ansatz der entsprechenden Rippen. Jetzt schiebt man mit dem Finger die Pleura ab und eröffnet stumpf, sich immer hart am Wirbelkörper haltend, den Absceß. Im allgemeinen ist es wegen des Verlaufes der Aorta sicherer, an der rechten Seite einzugehen. Doch dürfte die Operation auch bei linksseitigem Eingehen, wenn man sich hart an der Wirbelsäule hält, ohne Gefahr sein. Die Operation bringt bei Lähmungen oft raschen Erfolg, bei mischinfizierten Abscessen der Brustwirbelsäule prompte Entfieberung. Als Beispiel sei auf die Fieberkurve S. 124 hingewiesen.

Uneinigkeit herrscht noch darüber, ob man nach der Entleerung des Abscesses die Wunde zunähen oder tamponieren soll. Wir verloren mehrere Erwachsene, welche wir tamponiert hatten nach ursprünglich gutem Erfolg an Amyloidose. Bei dem oben erwähnten Kinde schloß sich später die Fistel von selbst. Wir möchten deshalb beim Erwachsenen dringend raten, die Wunde eventuell nach Einstreuung von Jodoformpulver zu schließen und durch das Rippenfenster hindurch den Absceß bei Wiederansammlung des Eiters zu punktieren. Bei Mischinfektion muß natürlich breit tamponiert werden.

Bei der Laminektomie wird durch Einschneiden eines großen Fensters in die Wirbelbögen eine Druckentlastung des Rückenmarks erstrebt. Da bei der Spondylitis das druckerhöhende Moment meist ein Extraduralabsceß oder Granulationsmassen sind, braucht hierbei natürlich die Dura nicht eröffnet zu werden. Die Laminektomie bringt nur selten Erfolg. Tietze verlor unter 13 Fällen 10, Denk unter 14 Fällen 11. Nur in 3 Fällen hatte letzterer gute Resultate. Wenn man durch die Laminektomie einen Sequester, der das Rückenmark komprimiert, was, wie oben ausgeführt wurde, sehr selten ist, entfernen kann, so besteht die Möglichkeit eines Erfolges. Bei Kompression durch einen Extraduralabsceß ist, da dieser meist mit einem Prävertebralabsceß in Verbindung steht, die Punktion bzw. die Costotransversektomie vorzuziehen. Für die Laminektomie bleiben nur noch die Fälle, in denen die Dura von pachymeningitischen Auflagerungen umgeben ist. Man kann diese bei der Laminektomie entfernen und zunächst einen Erfolg erzielen. Es dürfte sich hierbei meist um Lähmungen des Spätstadiums handeln. Sorrel hält auch bei diesen Fällen die Operation für kontraindiziert, da die später einsetzende Narbenbildung auf der Dura durch Unterbindung des Lymphabflusses doch wieder zu Rezidiven führt. Denk und Oehlecker erzielten aber doch in solchen Fällen Dauererfolge. Man soll deshalb bei der schlechten Prognose der Spätlähmungen die Operation nicht unversucht lassen.

C. Die Tuberkulose der Knochen und Gelenke des Beckens.

Vorkommen. Die Tuberkulose des Beckens ist eine relativ seltene Erkrankung; Valtancoli fand sie z. B. auf 750 Coxitisfälle 49 mal. In letzter Zeit mehren sich allerdings die kasuistischen Beiträge in der Literatur; die „Zunahme" ist wohl auf die verbesserte Diagnostik zurückzuführen.

Topographische Grenzfälle stellen *die* tuberkulösen Erkrankungen dar, die sich zwischen dem 5. Lenden- und 1. Kreuzbeinwirbel lokalisieren; sie gehören in den Bereich der Spondylitis.

Die Pfannentuberkulose, wie die im Kindesalter besonders häufig zur Coxitis führenden tuberkulösen Einzelherde der Pfannengegend werden bei der Betrachtung der Hüftgelenkstuberkulose (siehe Abschnitt S. 201) besprochen.

Die Tuberkulose tritt als eigentliche Knochentuberkulose auf am Darm- und Schambein, sowie am Mittelstück des Kreuzbeins, als solche der Gelenke vornehmlich am Ileosakralgelenk und an der Symphyse.

Meist handelt es sich um eine Infektion des Gelenks von einem Knochen- herde aus. Eine primäre Erkrankung der Synovia ist selten.

Für die *Röntgenuntersuchung* ist allgemein zu sagen, daß es in der Kreuz- gegend am häufigsten zu *negativen* Fehldiagnosen (GRASHEY) kommt. — Der Vergleich zwischen rechts und links wird in der Beckenübersichtsaufnahme durch den oft asymmetrischen Bau erschwert und gibt leicht Anlaß zu Fehldeutungen.

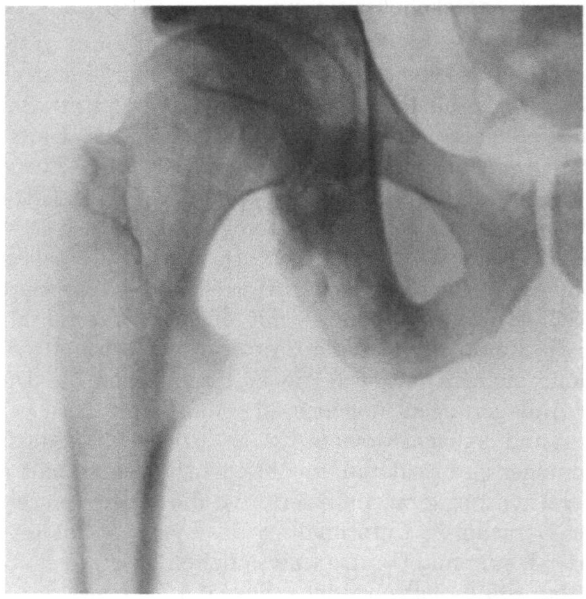

Abb. 75. Tuberkulose des Tuber ischii. (Überlassen von HESSMANN, Berlin.)

Neben der Totalaufnahme des Beckens sind schräge seitliche und ausgeblendete Aufnahmen in manchen Fällen zu empfehlen. „Für die normale Form der Articu- lationes sacroiliacae muß man das Auge eigens schulen" (GRASHEY). Für die Röntgenbilder des Beckens ist zumal bei älteren und dickeren Individuen zur Erzielung technisch einwandfreier Filme die Verwendung der Bucky-Rollblende unerläßlich!

Am Tuber ischii älterer, wie am Symphysenspalt jüngerer Menschen werden rauhe Konturen leicht für pathologisch gehalten, ebenso bei letzteren die *Apo- physenlinien* am Kamm der Darmbeinschaufel! Die in letztere hineinprojizierten *Darmgasflecke* können als pathologische Aufhellungen im Knochen imponieren. Störend und irreführend wirkt der gefüllte Darm; vor allen Beckenaufnahmen ist daher bei dem zu Untersuchenden für gründliche *Darmentleerung* zu sorgen! Fragliche Gasblasen lassen sich, wenn noch nötig, durch eine zweite Aufnahme — evtl. mit Verdrängung durch eine Luftaschwammkompresse — ausschließen. Umschriebene Aufhellungen können neben Tuberkulose ihre Ursache in Sarkomen oder Carcinommetastasen haben; hierbei meist scharfe Konturen gegen den intakten Knochen.

Schatten von Jodoformglycerin- oder Jodipininjektionsresten, wie solche

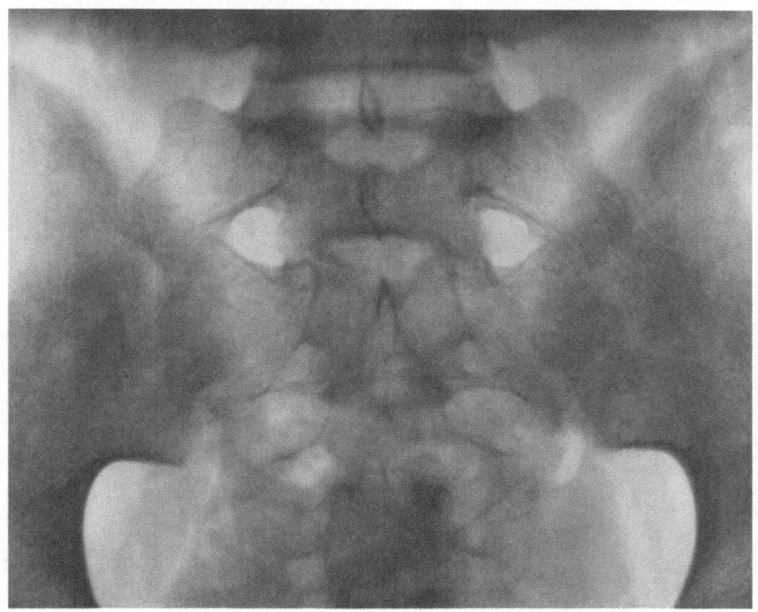

Abb. 76. 13jähriges Mädchen. Sakralisation. (Die Beschwerden waren als Coxitis tuberculosa angesprochen worden!)

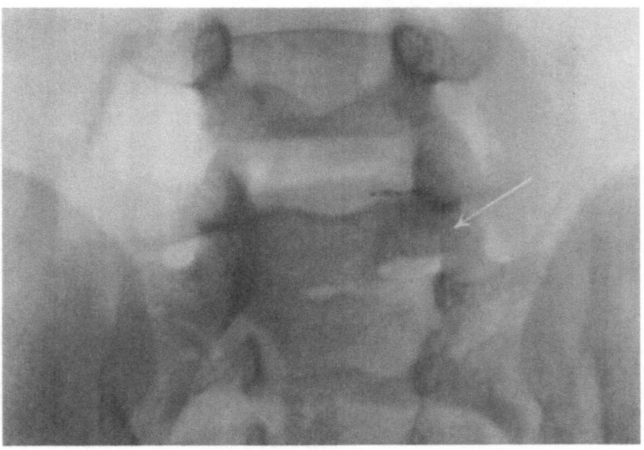

Abb. 77. 3jähriges Mädchen; Spina bifida (δ).

von verkalkten Mesenterialdrüsen können irreführen, Verwechslung mit Sequestern oder Herdschatten. Befunde, die allerdings dem etwas Geübteren als solche leicht erkenntlich sind.

Die **Tuberkulose des Kreuzbeins** (Os sacrum) ist selten; sie wurde von VALTANCOLI in 0,8% aller Fälle von Knochentuberkulose, in 14,2% der Fälle mit Beckentuberkulose gefunden und zeigte zur Hälfte Abscesse. Ein positiver Röntgenbefund kann lange fehlen und mit der Sonde schon Knochenarrosion fühlbar sein, ehe das Röntgenbild etwas Sicheres zeigt!

Meist greifen die Herde im Kreuzbein auf die Articulatio sacroiliaca über.

Im Vordergrund der Beschwerden stehen Kreuzschmerzen. Neben gynäkologischen Affektionen kommen für *Fehldiagnosen* in Frage Sakralisation des 5. Lendenwirbels, Mißbildungen, Spina bifida, Spondylolisthesis und ähnliche Zustände, die aber durch Röntgen- und klinisches Bild abzutrennen sind. Spina bifida anterior des Kreuz- und Steißbeins kann aber in der Diagnose große Schwierigkeiten machen; hier hilft nach EICHLER die Myelographie manchmal zur differentialdiagnostischen Klärung. Die Osteomyelitis ist hier sehr selten, ebenso Gummen; Tumoren wie Dermoide und Teratome, ebenso die Meningocele sacrococcygalis sind leicht abzugrenzen.

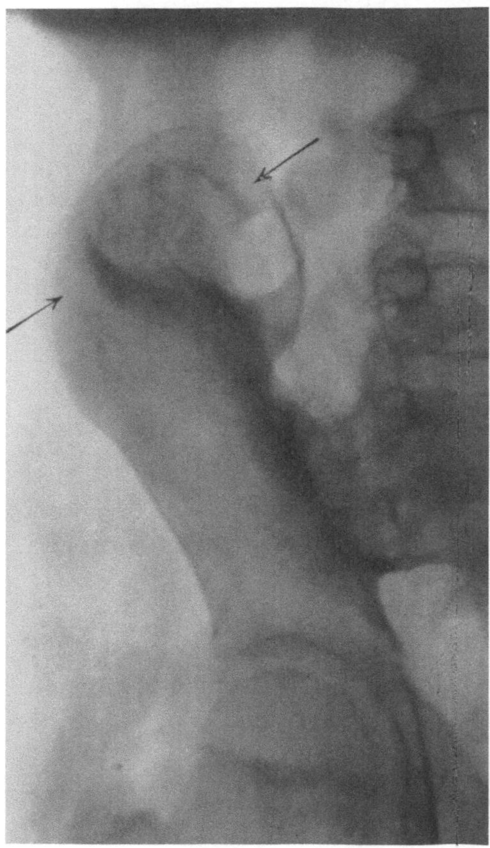

Abb. 78. 12jähriger Junge. Tuberkulose der Articulatio (×) ileosacralis sin. und des Os ileum dextr. (♂) „Knochenkaverne".

Die **Tuberkulose des Steißbeins** (Os coccygis) ist wohl häufiger als die geringe Zahl der bisher veröffentlichten Fälle (etwa 30) vermuten läßt (DAVID).

Dumpfe Beschwerden beim Sitzen oder beim Aufstehen aus dem Sitzen müssen wenigstens daran denken lassen. Das Röntgenbild versagt öfter. Fast stets sequestriert das Steißbein im Verlauf der Erkrankung; Bildung kalter Abscesse ist häufiger. Die Abscesse brechen entweder durch an der Steißbeinpitze oder in den Darm oder erreichen von der Fossa ischiorectalis die Hautoberfläche. Differentialdiagnostisch kommen in Betracht die Coccygodynie und die Analfistel.

Die **Tuberkulose des Darmbeins** (Os ilium) ist selten. Es kommen sowohl Granulations- wie Käseherde vor; nach Ausstoßung des nekrotischen Gewebes zeigen sich dann im Röntgenbild neben Aufhellungen und Verdichtungen Bilder, die wir als „Knochenkaverne" bezeichnen möchten; STRATIEVSKIJ beobachtete Ostitis cystica (JÜNGLING). Abscesse treten in etwa der Hälfte der Fälle auf.

Differentialdiagnostisch kommen gelegentlich gummöse Prozesse in der Nähe der Crista vor; Osteomyelitis ist nicht so selten (Vorgeschichte!). Zu denken ist ferner an Sarkom (hier relativ häufig!), an Carcinommetastasen, Echinokokkus (selten)[1] und benigne Tumoren.

Die **Tuberkulose des Schambeins** (Os pubis) ist sehr selten. BROCA sah unter 3750 Fällen von Knochen-Gelenktuberkulose keinen einzigen Fall, VALTANCOLI unter 2790 Fällen 5 = 10% der Beckentuberkulosen, PEEREMANNS unter 1685 Fällen 2, KAVKA unter 1800 Fällen 3. PEEREMANNS konnte aus der Literatur seit 1769 im ganzen noch 85 Fälle zusammenstellen; wir selbst sahen zwei Fälle.

Die Verteilung auf beide Geschlechter ist gleichmäßig, wobei sich zwei Häufigkeitsgipfel zwischen dem 5.—15. Lebensjahr — in diesen Abschnitt fällt die Mehrzahl der Erkrankungen — und dem 20.—30. Lebensjahr zeigen.

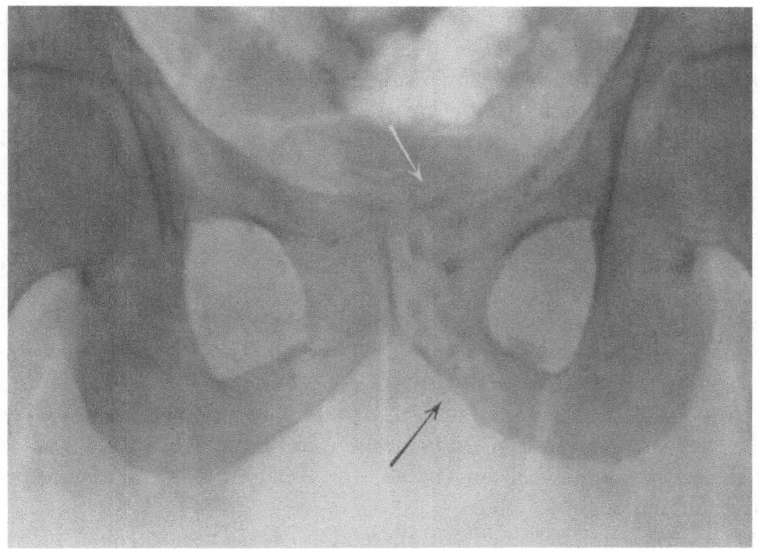

Abb. 79. Granulationsherde im Os pubis.

Der Sitz der Tuberkulose ist fast ausschließlich in den Schambeinästen (MADLENER), beim Erwachsenen häufiger in der Nähe der Symphyse, beim Kinde mehr distal auf das Hüftgelenk zu. Doppelseitigkeit kommt vor. Die Erkrankung des Schambeinkörpers ist äußerst selten. Erkrankungen der Gegend um die Symphyse treten mehr im Postpubertätsalter, solche des Körpers eher vor der· Pubertät auf (CHARLIER und ROEDERER). Die Ossifikation der Symphyse scheint keine Bedeutung für die Lokalisation zu besitzen.

Pathologisch-anatomisch finden sich mehr oder minder ausgedehnte Knochenherde mit Einschmelzungen und eventuell Sequesterbildung; der Prozeß kann auf die Knorpelsubstanz der Symphyse übergehen, diese zerstören und die Beckenhälften trennen; es bilden sich unter Umständen ausgedehnte Fistelgänge im umgebenden Gewebe; Abscesse suchen ihren Weg nach dem SCARPASchen Dreieck, der Inguinalgegend (ober- und unterhalb des Ligamentum Pouparti), dem Scrotum bzw. den Labien, manchmal unter Durchbrechung der Becken-

---

[1] FRÄNKEL und PYTEL: Fall von primärem Echinokokkus der Beckenknochen. Röntgenpraxis **1** (1929).

13*

bodenmuskulatur auch nach der Rectumgegend; WIRZ beschrieb einen Fall mit Scheidenabsceß[1].

Der *Röntgenuntersuchung* kommt für die Feststellung eines Befundes große Bedeutung zu, indem sie meist deutliche Zerstörungen im Knochen oder am Rande aufweist; in manchen Fällen ist der erkrankte Schambeinast deutlich dicker, als der gesunde; ein weiterer Beweis ist die Atrophie des kranken Knochens. Bei fistelnden Fällen kann eine Kontrastfüllung mit Jodipin das röntgenologische Auffinden des Herdes erleichtern.

Im *klinischen Bild* ist die Entwicklung meist schleichend. Die Erkrankten klagen über Schmerzen beim Stehen und Gehen, andere beim Sitzen, beim Reiten und Fahren; auch werden ausstrahlende Schmerzen ins Hüftgelenk lokalisiert oder zeitweise Blasenbeschwerden angegeben. Druck auf die Beckengegend erzeugt Schmerzgefühl, dagegen fehlt meist die Empfindlichkeit bei Druck von der Seite (vgl. Ileosakraltuberkulose!).

Manchmal findet sich Adductions- und leichte Flexionsstellung des Oberschenkels bei freier Beweglichkeit im Hüftgelenk bis auf etwas beschränkte und schmerzhafte Abduction. Abscesse, auch Fisteln (siehe oben) sind häufig. Infolge geringer Beschwerden treibt öfter erst die infolge Absceßbildung auftretende Schwellung manchen Kranken zum Arzt.

Bei genauer Untersuchung läßt sich auch ohne dies in der Gegend eines der beiden Schambeinäste oder der Symphyse Druckschmerz lokalisieren, dabei ist meist schon Knochenauftreibung und Rauheit wie Schwellung des umgebenden Gewebes, gegebenenfalls auch Trennung der Symphyse, zu palpieren.

KAREWSKI beobachtete Tuberkulose des Os pubis im Anschluß an Hodentuberkulose; Abscesse können in die Bauchhöhle durchbrechen und zu einer Peritonealtuberkulose führen; Übergreifen auf das Hüftgelenk ist möglich; RICHE sah zweisackigen kalten Absceß, der zunächst klinisch als doppelseitiger Leistenbruch imponierte.

LÖFFLER beschrieb bei einer granulierenden, wenig verkäsenden, nicht eitrigen Form einer Symphysentuberkulose (62 jährige Frau) Wanderung eines Sequesters durch die Fascia transversa hindurch in die Blase, einen ähnlichen Fall bei einer 29 jährigen Frau teilte NOVI mit.

Differentialdiagnostisch kommt in erster Linie die subakute Osteomyelitis in Betracht; ferner Osteosarkom. OEHLECKER sah bei einer 32 jährigen Frau operativ festgestellte Ostitis fibrosa, die als Tuberkulose angesprochen war.

REICH schilderte einen Fall von ausgedehnter tuberkulöser Caries der Symphyse, dessen eingedickte Käsemassen röntgenologisch in der grobmaschigen Struktur und wolkiger Beschaffenheit der Schatten als osteoplastisches Sarkom gedeutet worden waren.

Die *Therapie* ist vorwiegend eine konservative. Allgemeinbehandlung, Röntgentherapie, Behandlung der Abscesse.

Operatives Vorgehen ist durch die schwierige Zugänglichkeit der Gegend erschwert; es besteht in breiter Freilegung des Herdes, ausgiebiger Auskratzung oder Resektion. Es ist dann angezeigt, wenn im Röntgenbild sichere Sequester nachzuweisen sind, bei Ergriffensein der Symphysenknorpel und bei besonders hartnäckigen Fisteln.

---

[1] P. WIRZ: Schambeintuberkulose und Scheidenabsceß. Zbl. Gynäk. **21**, 1313 (1929).

Die *Prognose* ist im allgemeinen quoad vitam günstig, wenn nicht schwere Lungen- oder andere Komplikationen vorliegen; quoad functionem ebenfalls, wenn die Erkrankung nicht in der Nähe des Hüftgelenks (Ausnahme) sitzt. Unter der Geburt kann es zu Symphysenruptur kommen (WIRZ).

Eine sehr seltene Lokalisation stellt auch die *Tuberkulose des Sitzbeins* dar.

Die Diagnose ergibt sich aus neuralgischen Beschwerden, Schmerzen beim Sitzen, Reiten und auf Druck und aus dem Röntgenbild.

Die Tuberkulose des Ileosakralgelenks. Die Erkrankung ist nicht häufig. VALTANCOLI fand sie in 1,1% aller beobachteten Knochentuberkulosen; von den eigentlichen Beckentuberkulosen stellt sie noch die häufigste Form in 63,2% (VALTANCOLI), von den Gelenktuberkulosen die seltenste dar.

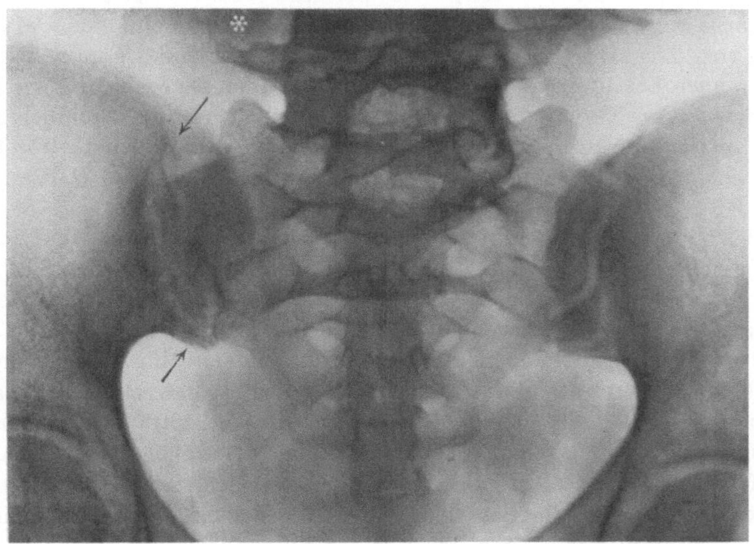

Abb. 80. 15jähriges Mädchen, Tuberkulose des Ileosakralgelenkes (♂) und eines seitlichen Lendenwirbelfortsatzes (×); gleichzeitig offene Tuberkulose der rechten Lunge (in Pneumothoraxbehandlung).

Sie tritt hauptsächlich beim weiblichen Geschlecht auf und zwar in der Nachpubertätszeit bis zum 25. Lebensjahr; andererseits sollen nach STEINTHAL vornehmlich Männer zwischen dem 20.—35. Jahr erkranken. Die Lokalisation ist fast nur einseitig.

Pathologisch-anatomisch kommt die „Coxitis sacroiliaca" vor als Caries sicca oder als fungöse Gelenkentzündung mit Zerstörung der Gelenkflächen und Abscedierung. Die Erkrankung des Gelenks erfolgt fast immer sekundär von einem primären Tuberkuloseherd im Os sacrum oder Os ileum. Dabei kommt es meist nicht zu einer Infektion des ganzen Gelenks sondern zu einer umschriebenen Erkrankung. *Vor* dem Durchbruch ins Gelenk entwickelt sich schon ober- und unterhalb des kranken Teiles eine bindegewebige oder knöcherne Ankylose. Abscesse entwickeln sich in etwa ein Drittel der Fälle, davon zwei Drittel extra-, ein Drittel intrapelvisch. Die sich ausbreitenden Abscesse durchbrechen das Periost und erscheinen vor dem Darmbein oder über der Articulatio sacroiliaca oder seitlich in der Glutäalgegend- oder auch als Senkungsabscesse in der Regio inguinalis superior oder inferior.

Das *Röntgenbild* (vgl. oben) zeigt in der Übersicht im Vergleich mit der gesunden Seite im Frühstadium Gewebsverdichtung längs der Gelenkfuge oder kleine Herde, später den sonst breit erkennbaren Gelenkspalt verwaschen und verstrichen oder auch Erosionen an der Fuge; schon weiter vorgeschrittene Fälle weisen in der Nachbarschaft deutliche Herdschatten, Ankylose, manchmal auch kleinere Sequester auf, ferner Knochenatrophie am Os sacrum. In ganz schweren Fällen sind auch schon die anderen Gelenke ergriffen.

Im *klinischen Bild* herrschen bei der unter Umständen im Laufe einer Reihe von Jahren schleichend sich entwickelnden Erkrankung oft ischiasähnliche Symptome vor; diese in fast $80^0/_0$ der Fälle. Im Beginn werden die Beschwerden vielfach als Kreuzschmerzen angegeben. Bei negativem Röntgenbild kann dann die Diagnose schwierig sein! Schmerzen beim Urinieren und der Defäkation kommen vor. Liegt der primäre Knochenherd in der Nähe des Foramen sacrum, so werden auch Beschwerden in entlegeneren Gegenden angegeben infolge Reizes der ausstrahlenden Nervenstämme. Es treten Schmerzen in der Steißbeingegend auf, die anfallsweise in den Oberschenkel, am seltensten in den Unterschenkel ausstrahlen. Rumpfbewegungen und Gehen ist schmerzhaft, die Haltung steif, manche Kranke hinken.

Bei der Untersuchung sehen wir den Kranken mit dem Gesäß schief im Bett liegen; er hebt die kranke Beckenhälfte und sucht sie vor Druck zu schützen (OEHLECKER). Ein wertvolles Pathognostikum ist die Schmerzhaftigkeit bei seitlichem Druck der Beckenschaufeln gegeneinander zu! Während der Oberschenkel frei von Druckschmerz ist, ist die Gegend des Iliosakralgelenks sehr empfindlich. Heben des gestreckten Beins gelingt meist nur bis etwa 25^0, „Lassègue" und „Trendelenburg" öfter positiv, Druckempfindlichkeit der Ligamenta sacroiliaca. Längs der Gelenklinie findet sich teigige Schwellung, die kranke Gesäßhälfte zeigt Muskelatrophie. Später zeigen sich Abscesse; der sich senkende Eiter kommt als Iliakalabsceß zum Vorschein; die Fisteln münden in der Fossa ischiorectalis, in den Darm, in der inneren Glutäalfalte. Die Lendenwirbelsäule zeigt Skoliose nach der gesunden Seite.

Von Interesse erscheint uns die Krankengeschichte eines 19 jährigen Mannes mit Tuberkulose des Ileosakralgelenks: vor 3 Jahren mit Schmerzen im Kreuz erkrankt; eine Infiltration am rechten Oberschenkel soll als „Thrombose" angesprochen worden sein. Später „Drüseneiterung" in der rechten Leistenbeuge mit Fistelbildung. Der Kranke ist dauernd herumgelaufen und hat nur relativ geringe Beschwerden gehabt! Erst nach 3 Jahren, nach dem zu der mäßig sezernierenden Inguinalfistel noch eine solche in der Rima ani getreten war, wurde eine Röntgenphotographie veranlaßt, die den Befund schnell als Tuberkulose der Articulatio sacroiliaca klärte.

Differentialdiagnostisch ist vor allem die schon erwähnte Ischias auszuschließen; im Gegensatz zur Coxitis ist bei der Iliosakraltuberkulose das Hüftgelenk meist aktiv und passiv frei beweglich. Die Unterscheidung von Spondylitis bringt unter anderem das Röntgenbild. Sarkome können zu Verwechslungen führen, arthritische Veränderungen gegenüber der Caries sicca Schwierigkeiten machen. Auch gonorrhoische Affektionen des Gelenks sind beobachtet; Differenzierung durch Punktion und Untersuchung des Eiters. Am ehesten führt noch subakute Osteomyelitis zur Verwechslung, besonders bei schon chronischen fistelnden Fällen, zumal wenn die Anamnese versagt.

Hier entscheidet das Röntgenbild meist durch Kalkarmut und Knochenatrophie für Tuberkulose, durch Knochenneubildung bedingte starke Knochenschatten und Verdichtungen, sowie größere Sequester für Osteomyelitis. Die noch in Frage kommende Coccygodynie ist eine vornehmlich bei Frauen auftretende Neuralgie des Plexus pudendus. Die Lues macht große Sequester und tritt zum Unterschied von der Tuberkulose beiderseitig auf[1].

Die *Therapie* ist eine vornehmlich konservative. Allgemeinbehandlung, Entlastung des Beckens durch horizontale Lage, die Monate, unter Umständen auch Jahre durchgeführt werden muß. Besondere fixierende Verbände sind meist zu entbehren, nur bei jüngeren Individuen kommt Immobilisation im Gipsverband vielleicht einmal in Frage. Abscesse sind zu punktieren, eventuell entsprechende Injektionen (vgl. S. 120). Auf Verhütung von Contracturen ist zu achten, im Heilungsstadium kann vorsichtiges Gehen auf Krücken versucht werden.

Operative Therapie kommt nur bei Erwachsenen in Frage in Form von Auskratzungen, Abmeißeln der cariösen Herde, partiellen Resektionen; große Resektionen sollen vermieden werden; die Ergebnisse sind nicht ermutigend. Da der Zugang besonders auch zu den intrapelvinen Abscessen mit den üblichen Methoden klein ist, empfiehlt NUTTAL die Methode nach PICQUÉ: Zugang zum Gelenk durch Entfernung des von hinten her vorliegenden Teiles des knöchernen Beckens, das Kreuzbein wird je nach Bedarf reseziert. Zu größeren Eingriffen wird man sich wohl nur in besonders schweren Fällen entschließen.

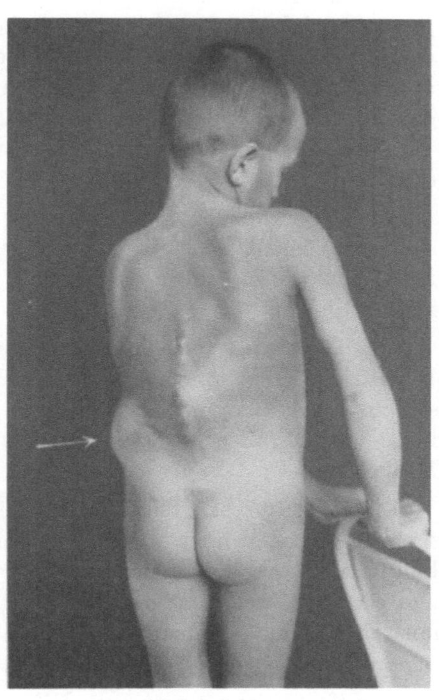

Abb. 81. Nicht von der Spondylitis, sondern von einer Darmbeintuberkulose ausgehender kalter Absceß (atypischer Sitz).

Die *Prognose* ist bei konservativer Behandlung nicht schlecht, wenn auch zweifelhaft; bei jüngeren Individuen günstiger als bei Erwachsenen; im ganzen weniger gut, als bei der Erkrankung des Os pubis. Fistelbildung und Mischinfektion verschlechtern die Aussichten erheblich, besonders auch die bei langdauernden Eiterungen drohende Amyloidosis; der Lungenbefund ist in entsprechende Rechnung zu stellen, ebenso die Gefahr der Meningitis.

Abschließend sind noch einige zusammenfassende Bemerkungen zu machen über **die kalten Abscesse am Becken.**

Sie zeigen sich entweder an der Außenfläche des Beckens oder in der Beckenhöhle.

---

[1] Interessante Beispiele zur Differentialdiagnose bringt: ZINNER: Seltene Coxitisähnliche Krankheitsbilder. Beilageheft Z. orthop. Chir. **52**, 315 (1930).

Die Beckenhöhlenabscesse gehen vornehmlich der Richtung des geringsten Widerstandes nach in dem längs der Muskeln, Fascien und Gefäße befindlichen lockeren Bindegewebe.

Sie treten dann dicht ober- und unterhalb des Ligamentum inguinale hervor; ferner am Gesäß, am After, am Damm und am Oberschenkel; Einbrüche in Darm, Blase, Vagina oder Bauchhöhle kommen vor.

Da alle die Eiteraustrittsstellen gleichzeitig die Öffnungen für den Durchbruch höher sitzender spondylitischer Eiterungen abgeben, ist die Diagnose der Herkunft der Eiterung manchen Fehlschüssen ausgesetzt. Wir sahen ein junges Mädchen mit seitlichem Beckenabsceß und Infiltration der Umgebung des Ileosakralgelenks, sowie einem neben der Blase zutage tretenden Absceß; der Befund ließ an Coxitis sacroiliaca denken, bis eines Tages das Röntgenbild einen etwa erbsengroßen sicheren Herd in dem linken Seitenfortsatz des untersten Lumbalwirbels ergab; der weitere Verlauf (Erkrankung des Wirbels) erhärtete die Diagnose.

Die *Psoasabscesse* sind fast immer Senkungsabscesse von einer Spondylitis; sie treten dem Muskel folgend als Ileofemoralabscesse innen vom M. sartorius unter oder durch die Haut hervor. Charakteristisch ist die Beugecontractur im Hüftgelenk.

Bei Tuberkulose der Articulatio sacroiliaca liegen die *Iliakalabscesse* an der Innenfläche des Darmbeins oder der Pfanne. Sie kommen auch bei Spondylitis sekundär als Senkungsabscesse vor in der Fossa iliaca. (Zwischen Fascia iliaca und M. iliacus, oder zwischen Muskel und Knochen, oder auch im Muskel selbst.)

Die Abscesse perforieren zum Teil nach außen neben der Spina anterior superior des Darmbeins, oder sie folgen dem Muskel bis zum Ligamentum Pouparti, öfters auch noch weiter zwischen dem äußeren Rand des Iliacus und dem inneren Rand des Rectus femoris und treten dann am äußeren oder inneren Rand des M. sartorius durch (Iliakalfistel).

Psoas- und Iliakalabscesse nehmen nicht so selten denselben Weg, so daß die von TILLMANNS angegebene Differenzierung nicht immer zutrifft (bei durch Mitte des Ligamentum inguinale parallel Längsachse des Körpers gezogen gedachter Linie liegen die Iliakalfisteln meist nach außen von dieser Linie, die Psoasfisteln nach innen).

Möglich ist ferner Perforation des Eiters in die Bursa subiliaca und so weiter ins Hüftgelenk, oder nach hinten zum Foramen ischiadicum majus, auch längs der großen Gefäße zum Oberschenkel (Ischiofemoralabscesse) und nach der Gegend von After und Damm und damit ins Rectum.

Ein operativer Eingriff kann nötig werden bei schlechtem Eiterabfluß (Trepanation des Beckens).

D. Die Tuberkulose des Hüftgelenks.

Vorkommen. Die Coxitis tuberculosa ist neben der Spondylitis und der Gonitis die am häufigsten vorkommende Lokalisation und steht in den verschiedenen Statistiken an zweiter oder dritter Stelle.

Vorzugsweise befallen ist das frühe und mittlere Kindesalter, etwa vom 3.—10. Lebensjahr; auch im 2. Lebensjahre kommen Erkrankungen vor, selten sind sie bei Säuglingen; WIESE beobachtete einen solchen Fall bei einem 6 Monate (!) alten Mädchen (vgl. Differentialdiagnose). BUZKY gibt an 92% vor dem 10. Lebensjahr, SOISALO 75,6% vor dem 15. Lebensjahr, KAREWSKI 72,5% vor der Pubertät, 69% vor dem 10. Lebensjahr. *Nach* dem 25. Lebensjahr ist die Coxitis tuberculosa eine seltene Erkrankung (F. KÖNIG).

Eine Zusammenstellung der Verteilung auf einzelne Altersgruppen nach dem Beginne der Krankheitssymptome zeigt folgendes:

Alter	Nach BRUNS-WAGNER %	Nach SINDING-LARSEN %	Nach JOHANSSON %	Nach NUSSBAUM %	Nach WIESE %
1—5 Jahre	31,6	35,0	40,0	27,2	15,4
6—10 Jahre	25,0	57,0	26,0	31,8	40,4
11—15 Jahre . . .	35,5	11,0	33,0	22,9	32,7
16—20 Jahre . . .	—	—	—	—	11,5

Über die Verteilung auf die Geschlechter gehen die Angaben auseinander; in der einen Gruppe von Statistiken sind die Knaben doppelt bzw. ganz erheblich stärker befallen, wie die Mädchen (JOHANSSON, BRUNS-WAGNER, NUSSBAUM, SOISALO), in der andern ist das Verhältnis ungefähr gleich bzw. keine erheblichen Differenzen (VACCHELLI, VALTANCOLI, SINDING-LARSEN). Unser eigenes Material (WIESE) entspricht in seiner fast gleichen Verteilung auf Knaben und Mädchen der letzten Gruppe.

Bezüglich der Beteiligung des rechten und linken Hüftgelenks ergeben die meisten Statistiken keine größeren Differenzen, während unser eigenes Material (WIESE) die auffällige Verteilung zeigt rechts : links = 2 : 1.

Doppelseitigkeit der Coxitis tuberculosa ist selten! In den verschiedenen Statistiken schwankt der Anteil an der Gesamtzahl zwischen 0,5—3,0%; unsere eigene Statistik ergab 1,6%.

Schon hier sei bemerkt, daß *Hüftgelenkleiden bei Kindern bedeutend weniger oft, als man früher glaubte, tuberkulöser Natur sind;* nach den sorgfältigen Statistiken JOHANSSONs nur etwa die Hälfte! Der Rest besteht aus septischen Coxitiden, Coxa plana („PERTHES"), und einer dritten Form, die JOHANSSON „Coxitis incertae causae" nennt (vgl. Abschnitt Differentialdiagnose).

Viele *Coxitisstatistiken sind daher kaum von Wert, da sie diese Verhältnisse zu wenig berücksichtigen.* Dies gilt sowohl für solche vor wie nach der weiter entwickelten Röntgentechnik, besonders aber für die ersteren. Auch andere Autoren kamen zu ähnlichen Ergebnissen; so fanden HIBBS und SMITH bei 208 als Hüftgelenkstuberkulose angesprochenen Fällen 46 mal Veränderungen unspezifischer Natur, SUNDT stellte an dem Material eines Seehospizes fest, daß nur 57% der als Coxitis tuberculosa überwiesenen Fälle eine solche waren, unter unserem eigenen Material (WIESE) ergaben sich 37,3% der Hüftgelenks-„tuberkulosen" bei Kindern als solche nichttuberkulöser Ursache.

Nicht selten tritt bei Kindern die Coxitis tuberculosa im Anschluß an Masern auf.

I. Das pathologisch-anatomische Bild.

Das Verhältnis der Häufigkeit primär-synovialer zu den primär-ossalen Formen soll nach FUJIKI beim Kinde zugunsten der synovialen ausfallen, während beim Erwachsenen die primär-ossalen Formen überwiegen. Als Erklärung dazu führt er die anatomischen Unterschiede der Blutversorgung an.

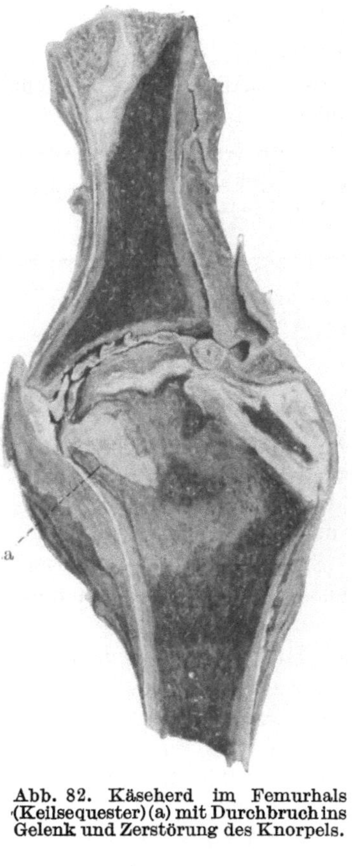

Nach unseren klinisch-röntgenologischen Beobachtungen stehen aber *primär-ossale Formen* durchaus *im Vordergrund*, wobei wieder die käsigen Herde vorherrschen!

Diese Herde saßen oft im Schenkelhals mit Basis der Epiphysenlinie zugewandt (*Keilsequester*), seltener im Kopf oder in der Pfanne, wo auch Granulationsherde vorkommen.

Bei der Sichtung von 416 Coxitisfällen fand VACCHELLI 52mal diffuse Läsionen mit Knochenatrophie, die als synoviale Formen angesprochen wurden; 122mal lagen isolierte Herde vor, davon 60mal im Kopf, 24mal im Schenkelhals, 30mal in der Pfanne, 8mal im Trochanter maior; 220mal bestanden diffuse Herde in Kopf und Pfanne, 22mal totale Zerstörung der beiden letzteren.

Die Herde im Schenkelhals können lange Zeit — bis zu Jahren — umschrieben bleiben, ohne das Gelenk zu beteiligen. — Doch tritt meist über kurz oder lang, besonders bei unsachgemäßer Behandlung, durch die engen Beziehungen zur Gelenkkapsel ein Durchbruch ins Gelenk ein.

Abb. 82. Käseherd im Femurhals (Keilsequester) (a) mit Durchbruch ins Gelenk und Zerstörung des Knorpels.

Dazu ist es wichtig, den *Verlauf der Synovialis* zu kennen: Die Synovialis läßt den Schenkelhals rückwärts zum größten Teile frei, während sie vorn weit auf ihn hinübergeht. Die Knorpelfläche der Pfanne, im übrigen geschlossen, ist innen unten ein Stück unterbrochen; diese Lücke bis zum Ansatz des Ligamentum teres ist mit Fettgewebe erfüllt und wird durch das Ligamentum transversum acetabuli überbrückt (BRAUS).

Nach unseren röntgenologischen wie pathologisch-anatomischen Beobachtungen sitzen die Herde im Schenkelhals meistens vorne, so daß bei ihrer An-

näherung an die Knochenoberfläche die Gelenkbeteiligung die unausbleibliche
Folge sein muß.

Die granulierende Form verhält sich ähnlich.

Entsprechend dem häufigeren Vorkommen der käsigen Knochenherde
überwiegt auch das Vorkommen der käsigen Synovitis, während Granulationsprozesse und der Hydrops eine untergeordnetere Rolle spielen.

Bei der *käsigen Gelenkentzündung* findet sich dicker, mit Käsebröckeln vermischter Eiter, der die Gelenkkapsel völlig ausfüllt. Der Knorpel ist meist
sehr bald zerstört, seine Fetzen liegen im Gelenk (*Pyarthros*). Infolge der
starken Spannung sucht der Eiter einen Ausweg zu finden. Dafür sind die
Verhältnisse an der Hüfte
nicht besonders günstig.

Durch seine straffen Bänder und die dicke Muskulatur
besitzt das Hüftgelenk zwar
einen erheblichen Schutz, doch
hebt BRAUS an der bedeckenden Kapsel einige sogenannte
„schwache Stellen“ hervor.
Von diesen haben zwei besondere praktische Bedeutung für
die Lokalisation von Schwellungen und Abscessen: Die
eine am unteren Teil in der
Nähe des Trochanter minor
und der Gegend des M. obturator externus, die andere
oben vorne unter der Sehne
des M. ileopsoas. Von hier
nehmen Eiterungen ihren Ausgang, dem Muskel entlang

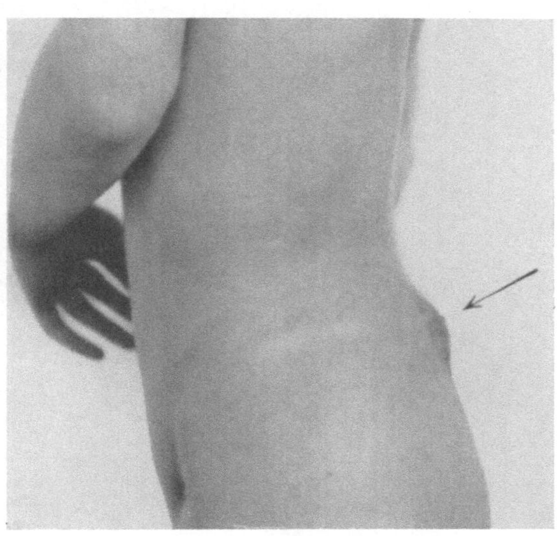

Abb. 83. Atypischer Sitz eines kalten Abscesses
bei Coxitis tuberculosa sinistra.

weiterwandernd; bei der zu Zweit genannten Stelle besteht ferner noch die
Möglichkeit offener Verbindung mit der Bursa subiliaca.

Die entstehenden *Abscesse* finden sich in ungefähr der Hälfte aller Hüftgelenkstuberkulosen; sie treten an die Oberfläche unter der Fascia lata, in der
Gegend des Trochanter oder am unteren Rand der Glutäalmuskulatur. Durch
den Pfannenboden durchbrechende Abscesse gehen meist in die Fossa iliaca.

In der Reihenfolge der Häufigkeit erscheinen die Abscesse an der Vorderseite, der Außenseite, im Adductorengebiet, in der Glutaealgegend, noch seltener
an den andern Stellen.

Die Abszeßbildung erfolgt meist zwischen dem 1. und 2. Jahr nach Krankheitsbeginn; in etwa der Hälfte der Fälle wird Fistelbildung beobachtet.

Die Beteiligung der Inguinaldrüsen ist bei Coxitis etwas gewöhnliches, doch
kommt es seltener zur Entwicklung größerer Drüsentumoren.

Weiter fortschreitend führt die Infektion des Gelenkes zur *Zerstörung* der
benachbarten Knochen von *Kopf* und *Pfanne*; der Krankheitsprozeß kann
so weit in die Beckenwand vordringen (s. u.).

Bei Zerstörung der Pfanne folgt der Oberschenkelkopf bzw. sein Rest in den zerstörten Pfannenraum. Es entwickelt sich das Bild der sog. *„Pfannenwanderung"* (vgl. die Röntgenbilder).

In vielen Fällen kommt es zur *Destruktionsluxation,* meist als Luxatio iliaca, manchmal auch als zentrale Luxation. Zerstörung von Pfanne und Kopf täuschen aber zuweilen im Röntgenbild schon eine Luxation vor, wo de facto noch keine vorhanden ist. Eine echte pathologische Luxation bei Tuberkulose ist selten!

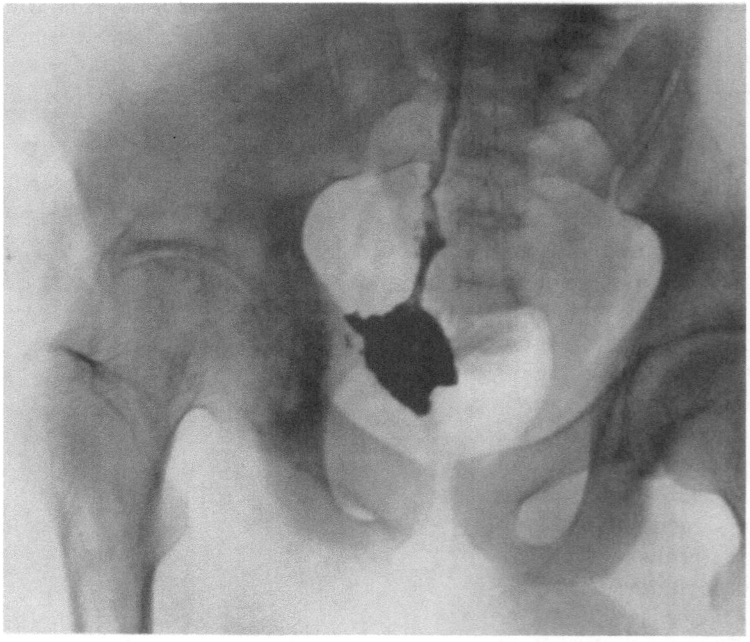

Abb. 84. 17jähriger Jüngling, seit 5 Jahren Schmerzen im linken Hüftgelenk, die in unregelmäßigen Abständen wiederkehrten. Vor 2 Jahren wurden die Schmerzen stärker. Gleichzeitig wurde der Leib hart und schmerzempfindlich. Nach kurzer Zeit bildeten sich am Nabel und in der linken Leistenbeuge Fisteln, aus denen sich Eiter entleerte. Die Leibschmerzen hörten damit sofort auf. Der Junge gibt an, daß beim Urinlassen sich aus den beiden Nabelfisteln mehr „Flüssigkeit" entleere. Bei der Untersuchung findet sich eine ausgesprochene Coxitis links mit völliger Fixierung des linken Beines im linken Hüftgelenk. In der linken Leistenbeuge, im äußeren Drittel, eine eingezogene reizlose Fistelnarbe. Dicht ober- und unterhalb des Nabels je eine lippenförmige Fistel, aus denen sich bei Druck auf die Blasengegend etwas serös-eitrige Flüssigkeit entleert. — Rectal fühlt man hinter der Blase und mehr nach links gelegen einen apfelgroßen, prallen Tumor, der leicht schmerzempfindlich ist. Von den Nabelfisteln aus führen die Fistelgänge beim Sondieren geraden Weges auf Blasengegend. — Röntgenbild nach Einspritzung von Jodipin (20 ccm) in die Nabelfistel ergibt vorstehendes Bild. Der Fistelkanal führt in das kleine Becken in einen Absceß, der dicht dem erkrankten Hüftgelenk anliegt und die Blase einstülpt. Die Cystoskopie bestätigt uns diesen Befund. Gleichzeitig war zu sehen, daß man mit der Sonde von der Nabelfistel aus die Blase nach innen eindrücken konnte. Eine Blasenfistel bestand nicht. Es handelte sich um eine Coxitis mit Absceßbildung um die Blase herum, wobei der Eiter sich einen Weg durch das lockere paravesicale Bindegewebe hindurch gesucht hatte und wahrscheinlich dem Verlaufe der Lig. umbilicalia folgend, am Nabel zum Durchbruch nach außen gekommen war.

Größere Ergüsse können in Ausnahmefällen vielleicht einmal im Frühstadium zu Spontanluxationen führen oder ein relativ leichtes Trauma eine solche auslösen (eigene Beobachtung).

Sind Kopf und Pfanne weitestgehender Zerstörung anheim gefallen, so ist bei den schweren destruktiven Veränderungen dann manchmal schwer zu sagen, wo sie ihren Anfang genommen haben. Auffällig bleibt dabei, warum wir scheinbar so selten klinisch Perforationen der Pfanne sehen, die in ihrem zentralen Teil oft papierdünn ist.

In der früheren operationsfreudigen Ära war mehr Gelegenheit, die zerstörenden Prozesse an der Pfanne genauer zu beobachten. MENARD fand z. B. bei 268 Resektionen 105mal eine Perforatio acetabuli; der Durchmesser betrug meist nicht mehr wie 1 cm.

Neuerdings hat TREGUBOW darauf hingewiesen, daß die *Protrusio* bzw. *Perforatio acetabuli* häufiger sei als angenommen wird, eine Ansicht, der wir nach unseren Beobachtungen beistimmen. Plötzliche Durchbrüche werden oft vermieden, indem der Absceß das hier lockere Periost vorschiebt, letzteres verdickt und wider Erwarten verknöchert.

Knochenatrophie zeigt sich nicht nur in der Umgebung der tuberkulösen Herde, sondern erstreckt sich oft weit auf Oberschenkelknochen und Becken.

Die Knochen, manchmal sogar die des Unterschenkels, bleiben im Wachstum zurück. So kommt auch das schrägovale „Koxalgische Becken" zustande, das bei stärkerer Ausbildung später ein erhebliches Geburtshindernis darstellt. Beim isolierten Sitz im Schenkelhals bildet sich — da in diesen Fällen stärkere Beschwerden manchmal fehlen — durch Weiterbenutzung der Beine eine typische Abbiegung des Halses als entzündliche *Coxa vara*; wir beobachteten andererseits traumatische Coxa vara nach Heilung einer Fraktur, deren Ursache ein kleiner Tuberkuloseherd im Collum femoris war. Auch kann der Schenkelhals so völlig einbrechen, daß der Kopf frei in der Pfanne liegt.

Eine eigenartige cystische Form von Knochentuberkulose des Schenkelhalses (ähnlich dem Bilde der Ostitis tuberculosa multiplex cystica, aber *mit* Periostbeteiligung) mit Zerstörungen an Pfanne und Kopf (59 jähriger Mann) beschrieb JESSEN an Hand des histologischen Befundes.

Die *Heilung* kann in jedem Stadium erfolgen; aber fast nur bei Hydrops und leichterer granulierender Form sehen wir völlige Wiederherstellung der Funktion.

Im Augenblick des Stillstandes und mit Beginn der reparativen Vorgänge setzt bei den schweren Fällen die „Heilung" ein; im allgemeinen nicht vor $2—2^1/_2$ Jahren ab Krankheitsbeginn. Der Ausgang ist eine graduell verschiedene fibröse oder knöcherne Ankylose in der während der Krankheit eingenommenen Stellung. In manchen Fällen Pseudarthrosen. Bei Krankheitsbeginn in den ersten zwei Lebensjahren ist knöcherne Ankylose relativ selten anzutreffen; nur eine solche schützt bei vorangegangenen schweren Veränderungen vor Rezidiven!

II. Röntgenologisches Bild.

Die Röntgenuntersuchung setzt gerade bei der Diagnostik der Hüftgelenkserkrankungen eine besonders gute Technik voraus; *in allen Fällen* sollte eine *Übersichtsaufnahme beider Hüftgelenke in symmetrischer Lage* zum Vergleich der gesunden mit der kranken Seite, oder auch, wie wir des öfteren erlebten, der einen kranken mit der anderen kranken Seite gemacht werden. Zur Erzielung einwandfreier Bilder ist dazu die *Verwendung der Buckyrollblende* unerläßlich. Zur eingehenderen Analysierung wird zweckmäßig die Übersicht noch durch eine ausgeblendete Aufnahme des kranken Gelenks ergänzt; stereoskopische

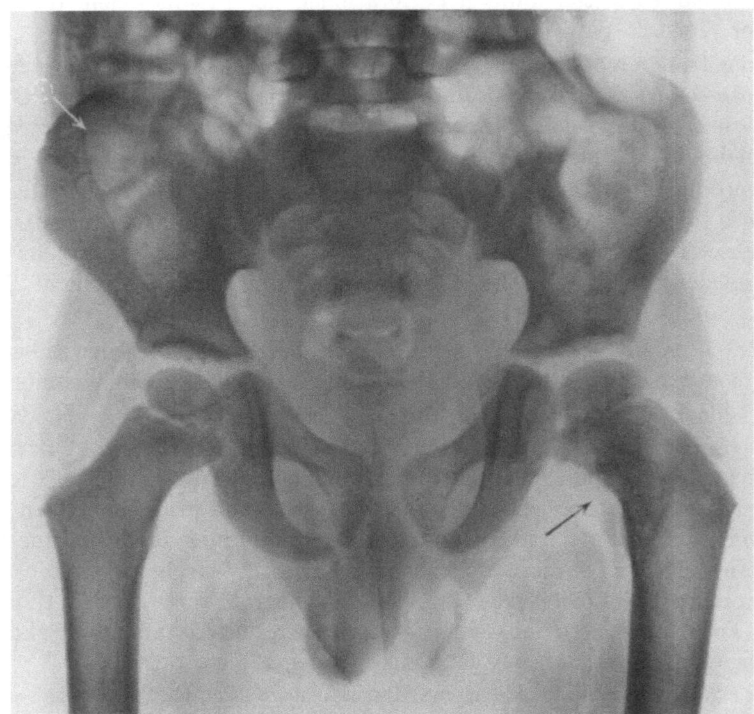

Abb. 85. 5jähriger Junge. Tuberkulöse, käsige Ostitis im linken Schenkelhals (♂).
♂ „Darmgasflecken".

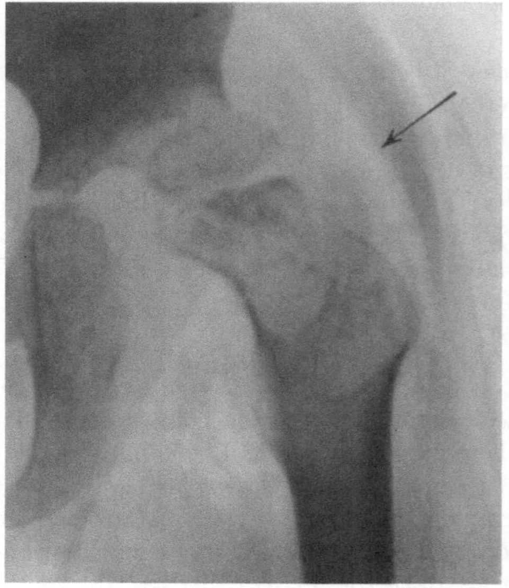

Abb. 86. Käsige Ostitis (Keilsequester) im Schenkelhals.

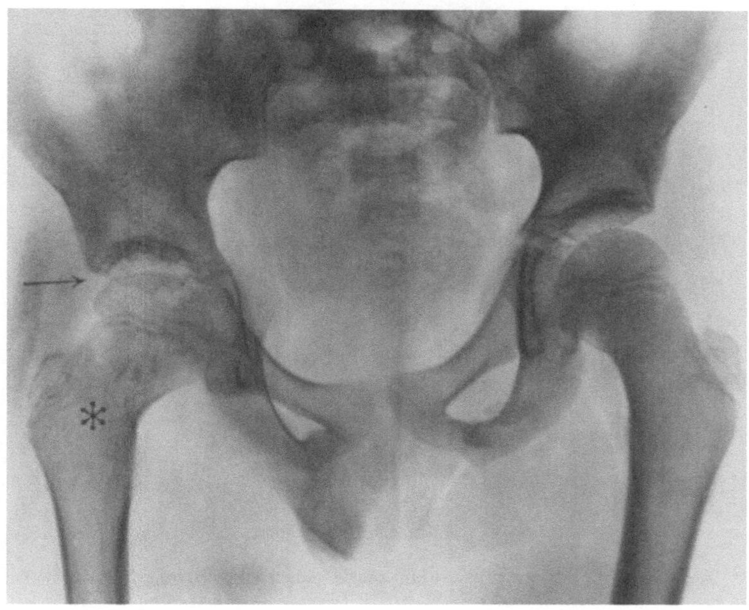

Abb. 87. 6jähriger Junge. Beginnende Coxitis tuberculosa dextra; Herd mit Sequester im Schenkelhals (×), Übergreifen auf Kapsel, Atrophie.

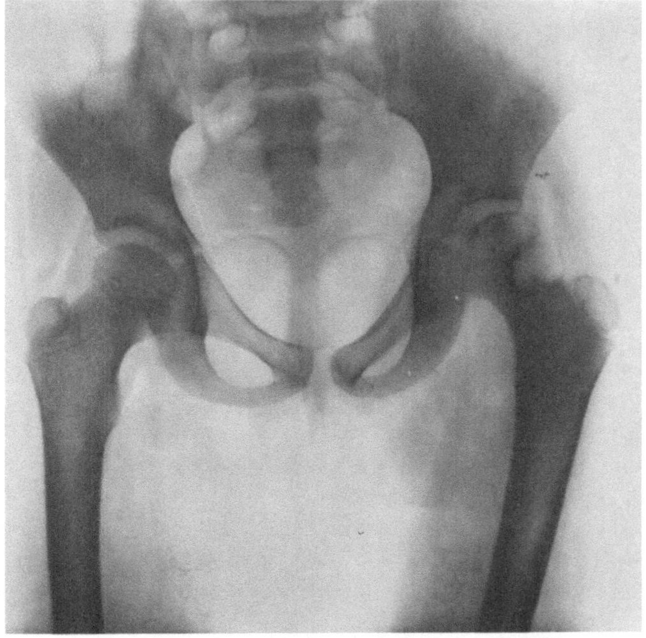

Abb. 88. Großer (Granulations?-) Herd im Schenkelhals.

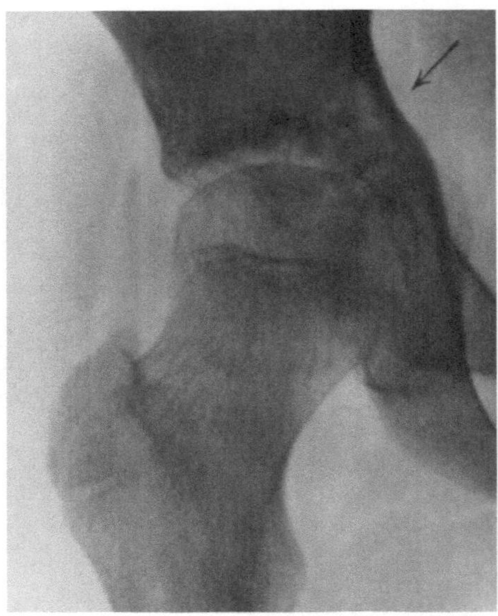

Abb. 89. Beginnende Coxitis tubercul. 9jähriges Mädchen; Erkrankung im Pfannendach,
kleine Käseherde.

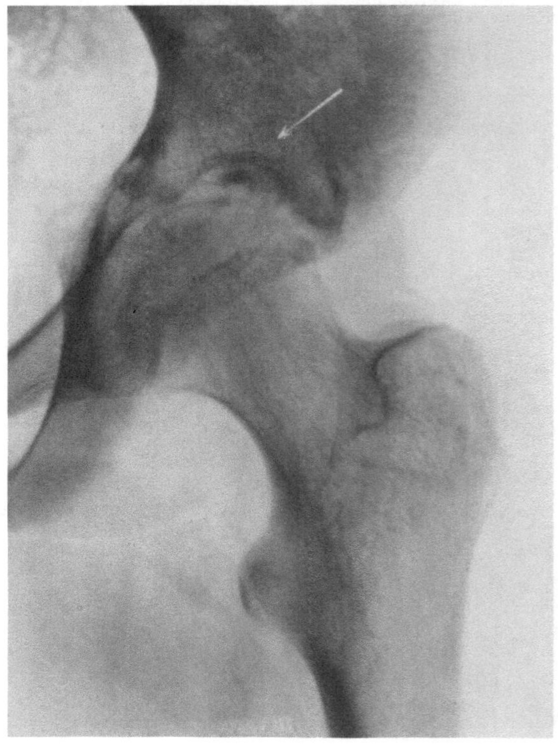

Abb. 90. Beginnende Coxitis tubercul. sin. 14jähriges Mädchen. Herd mit kleinem Sequester (δ)
im Pfannenrand.

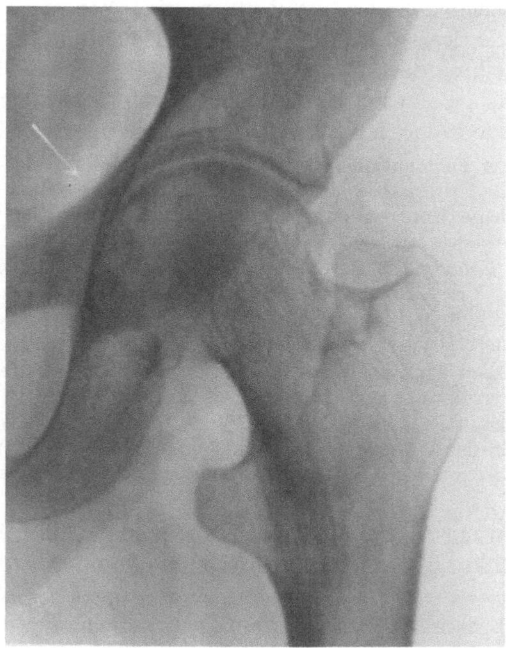

Abb. 91. 15jähriges Mädchen. Beginnende Coxitis tuberculosa dextra; wahrscheinlich primär synoviale Form; kleine Granulationsherde im Femurkopf (♂).

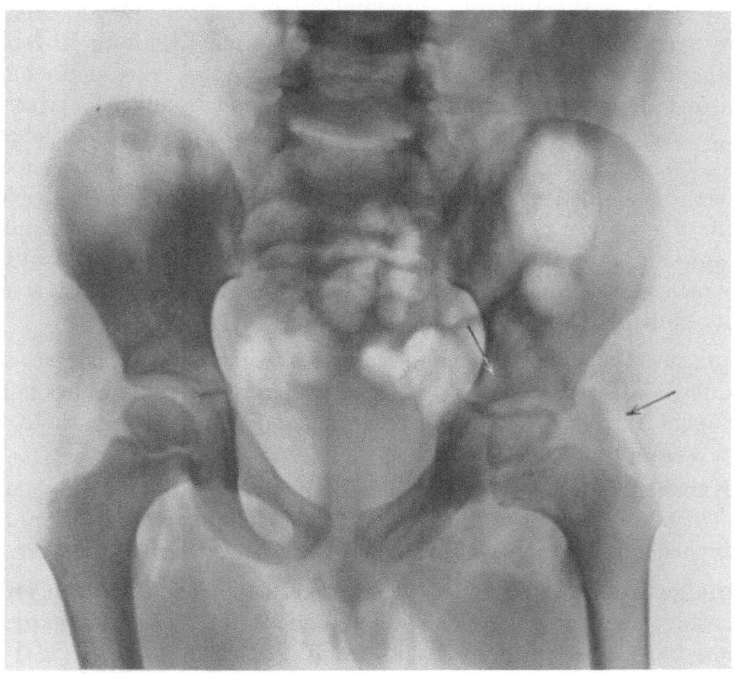

Abb. 92. 5jähriger Junge. Beginnende Coxitis tuberculosa sinistra; Granulationsherd im Femurkopf (♂), Atrophie. Deutliche Weichteilschwellung.

Bilder können in manchen Fällen von Nutzen sein. Vor der Aufnahme ist der
Darm gründlich zu entleeren. KISCH hat eine Methode angegeben[1] zur röntgenologischen Darstellung des Hüftgelenks in frontaler Ebene ohne Verlagerung
des kranken Gelenks. Bei wiederholten Aufnahmen in kurzen Abständen ist
Vorsicht geboten; wir sahen bei käsigen Prozessen Herdreaktionen!

Zur Vermeidung von Fehldeutungen ist auf physiologische Veränderungen zu achten!
Eine Aufhellung der Kopf-Halspartie oben lateral und unten medial ist nicht pathologisch
(A. KÖHLER). Eine kleine Konkavität an der Kopfkontur mitten im Gelenk ist normal
und entspricht der Fovea capitis.

Bei 5—12 jährigen Kindern ist die obere Kontur der Pfanne normaliter unregelmäßig
und zackig aufgefranst. Der vordere Pfannenrand ist weder bei Kindern noch bei Erwachsenen zu erkennen, die hintere Pfannenwand dagegen beim Erwachsenen immer sichtbar
und deckt den Kopf normalerweise zu dreiviertel (A. KÖHLER).

In sehr seltenen Fällen kann auch einmal ein tuberkulöser Sequester ein Os acetabuli
(17.—18. Lebensjahr) vortäuschen (A. KÖHLER).

Weitere Einzelheiten über sonstige physiologische Charakteristika des Pfannenkopfes
bzw. des Hüftgelenks in den einzelnen Altersstufen bespricht A. KÖHLER, sie können dort
nachgelesen werden (Grenzen des Normalen und Anfänge des Pathologischen im Röntgenbild, Hamburg 1928).

Das *gute* Röntgenbild ist für die Diagnose bezüglich Sitz, Ausdehnung und
Charakter der Erkrankung, wie für die Differentialdiagnose (s. d.) sehr wertvoll,
*doch beweist bei beginnenden Fällen ein negatives Röntgenbild nichts gegen Coxitis
tuberculosa*; hier muß dann die übrige klinische Untersuchung die Entscheidung
bringen!

Frühzeitig auftretende diffuse Knochenatrophie in ausgesprochener Art
an Kopf, Hals und benachbarter Pfannenpartie spricht bei sonstigem Verdacht
auf Coxitis für Coxitis tuberculosa, vornehmlich ihrer synovialen Form.

M. LANGE weist darauf hin, daß bei guter Technik ein Erguß im Hüftgelenk
durch Verdrängungserscheinungen wie Abrücken des Kopfes vom Pfannengrund
und Vorbuchtung des oberen und unteren Gelenkkapselabschnittes darstellbar
sein kann. Die Gelenkkapsel selbst ist — im oberen Teil meist deutlicher als
im unteren — kein schmales, glattes Schattenband mehr, sondern vorgebuchtet
und verbreitert, die sie bedeckenden Sehnen und Muskeln erscheinen gleichfalls
verlagert. Für die schwierige Anfangsdiagnose der Coxitis ist dieser Röntgenbefund eine gewisse Unterstützung; insofern, als er einen Kapselerguß anzeigt,
der allerdings nicht durch eine *spezifische* Coxitis bedingt zu sein braucht, sondern
bei *jedem* entzündlichen Vorgang auftreten kann.

Aufrauhung der Gelenkenden, Kapselschatten zeigen sich meist erst, wenn
auch sonst kaum ein Zweifel mehr an einer Erkrankung besteht; dabei können
schon geringfügige Abweichungen von der Norm ziemlich schweren pathologisch-
anatomischen Veränderungen entsprechen.

Primäre Knochenherde im Schenkelhals imponieren im Röntgenbilde manchmal als „*Keilsequester*" oder runde Sequester. Die Femurdiaphyse ist auf der
kranken Seite bedeutend dünner (Corticalis!) und von zarterer Struktur.

Gröbere röntgenologische Veränderungen, wie erheblichere Zerstörungen und
Stellungsänderungen sind als solche leicht zu erkennen; für ihre Deutung kommen
mehr differentialdiagnostische Schwierigkeiten in Betracht (siehe S. 224).

---

[1] KISCH: Fortschr. Röntgenstr. **27**.

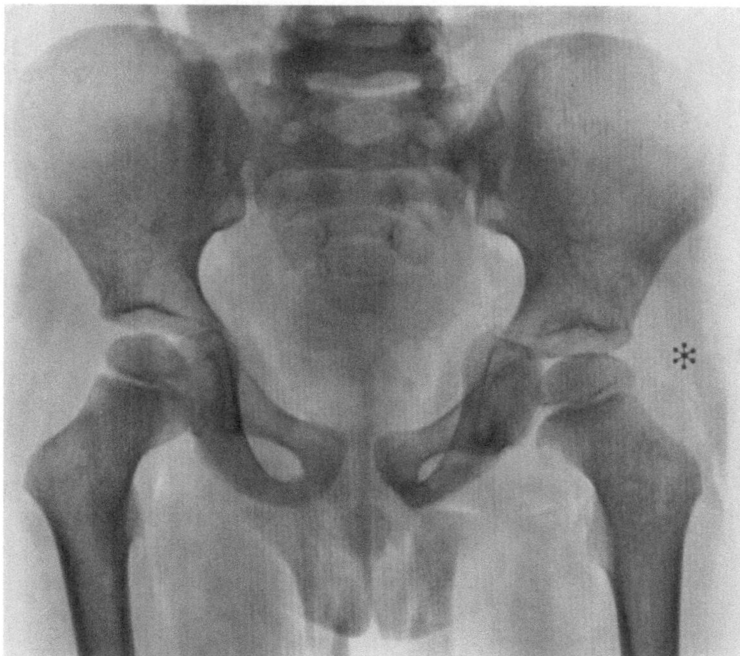

Abb. 93 a.

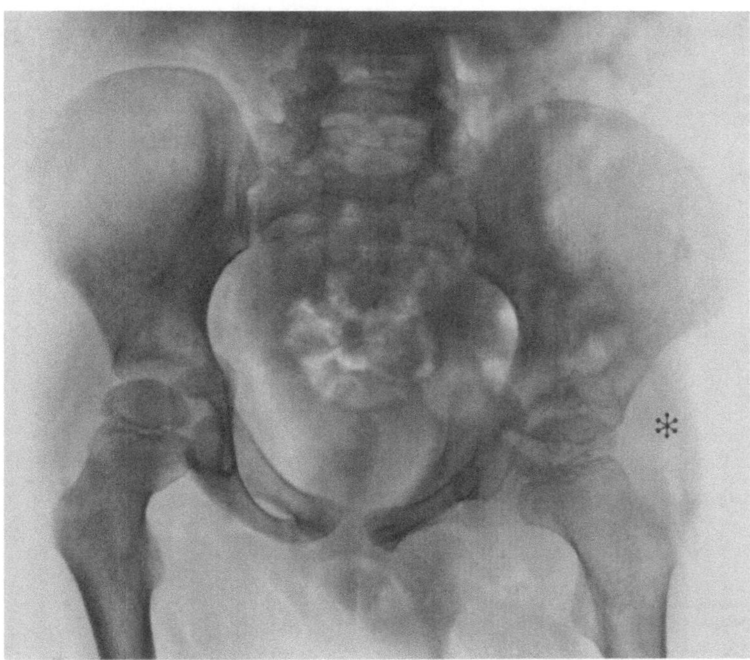

Abb. 93 b.

Abb. 93a und b. 4jähriger Junge. Entwicklung einer Coxitis tuberculosa dextra. Primär synoviale Form mit sekundärer Granulationsbildung. Zwischen Abb. 93 a und Abb. 93 b liegen etwa 9 Monate; verwaschene Zeichnung, Atrophie. Lunge: noch aktiver Primärkomplex mit Primärherd im rechten Oberlappen.

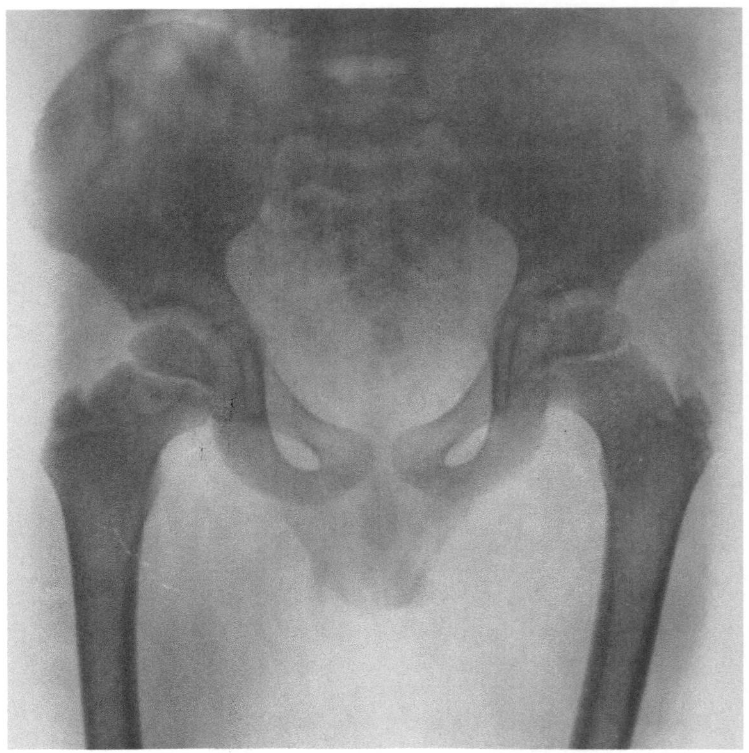

Abb. 94 a. 7 jähriger Junge. Epiphysennaher, isolierter Käseherd im rechten Schenkelhals; Gelenk noch frei beweglich. Links beginnende Coxitis mit klinisch schon ausgesprochenem, röntgenologisch fast noch negativem Befund! (Film anderwärts aufgenommen.)

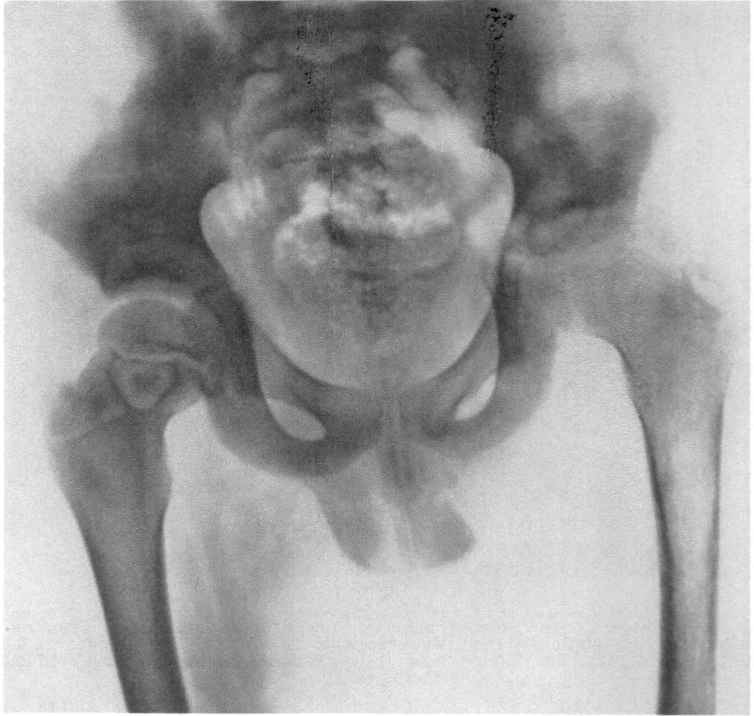

Abb. 94 b. Befund 3 Monate später wie Abb. 94 a. Rechts im Käseherd Bildung eines zentralen Spongiosasequesters (Keilsequester). Links Atrophie in Kopf und Hals, mediane Auffaserung der Epiphysenlinie.

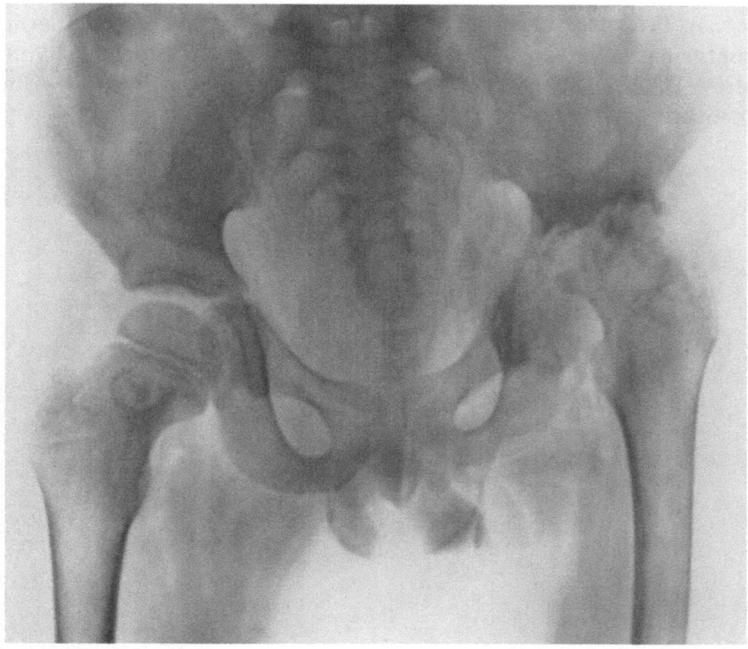

Abb. 94 c. Rechts Verkleinerung des Herdes. Links weitere Zerstörung von Kopf und Pfanne. Subluxation. Hier beginnende Ankylose, während rechts Beweglichkeit erhalten bleibt. Aufnahme 24 Monate später wie Abb. 94 a. Gleichzeitig bestand eine hämatogene kleinherdige, offene Tuberkulose beider Lungenoberlappen, die unter gleichzeitiger doppelseitiger Pneumothoraxbehandlung gute Heilungsfortschritte zeigte.

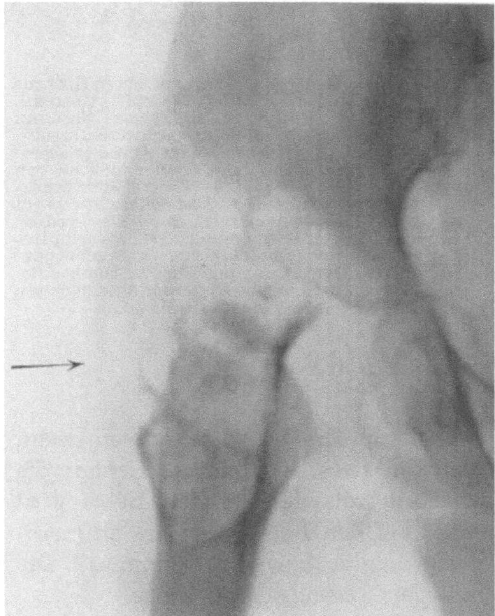

Abb. 95 a. Coxitis tuberculosa sinistra. Sekundär eingeschmolzen, dabei neue hämatogen-lymphogene Aussaat besonders in die Halsdrüsen, Absceßbildung. Cystenartiges Bild im Femurhals.

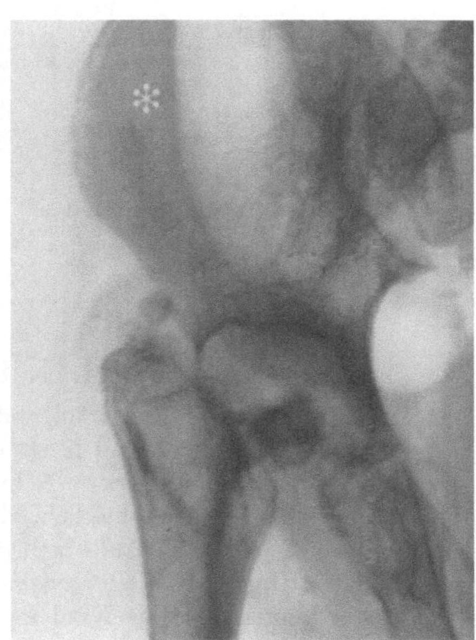

Abb. 95 b. Derselbe Fall, 14 Monate später; beginnende Heilung; * luftgefüllter Darm.

Die als Protrusio acetabuli (siehe oben) bezeichnete Veränderung macht sich röntgenographisch als eine Ausbuchtung der Hüftgelenkspfanne in die normalerweise in regelmäßiger Rundung verlaufende Kontur des knöchernen Beckeneingangs geltend [1].

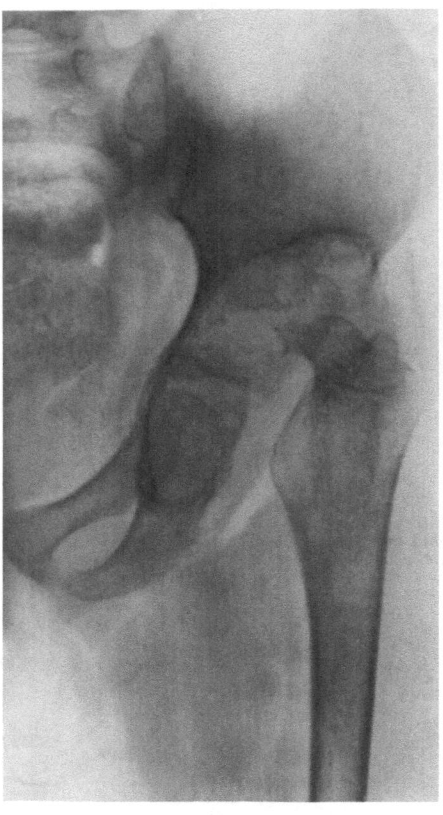

Abb. 96. 5 jähriges Mädchen. Coxitis tuberculosa dextra; Pfannentuberkulose, Subluxation; epiphysäre Femurtuberkulose.

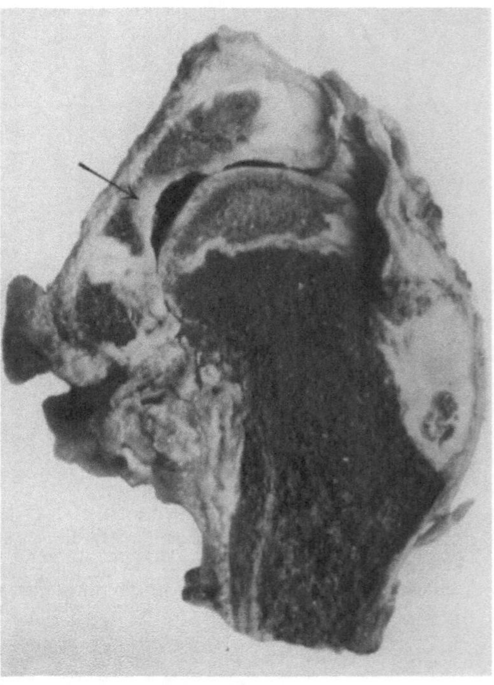

Abb. 97. 7 jähriger Junge. Wegen leichten Hinkens war vom Arzte der Verdacht auf Coxitis tubercul. sin. ausgesprochen worden. Der Junge fiel dann die Treppe hinab, woraus eine schwere Luxatio iliaca entstand. 3 Wochen später wurde er eingeliefert. Das Röntgenbild ergab außer der schweren Luxation keinen Befund. 14 Tage später Exitus an Meningitis tuberculosa. Das Sektionspräparat des linken Hüftgelenkes zeigt einen Käseherd im Pfannendach ♂, im Röntgenbild des Sägeschnittes fand sich ein Spongiosadefekt an entsprechender Stelle. Dieser Herd war auch bei posthumer Betrachtung auf dem technisch einwandfreien ersten Röntgenbild nicht zu erkennen.

III. Klinisches Bild.

Das klinische Bild zeigt folgendes:

Ein sonst gesundes Kind fängt unmerklich zunehmend an zu hinken, wenn auch nicht immer beim ersten Schritt, so doch stets bei längerem Gehen; die Schrittfolge ändert sich zeitlich, die Belastungszeit des kranken Beins wird kürzer, der Schall beim Aufsetzen des Fußes auf den Boden verschieden („sog. freiwilliges Hinken" — übrigens eine recht unglückliche Bezeichnung!). Die Mutter sagt uns, daß das Kind immer auf dem *gesunden* Bein stehe.

Besteht nur leichtes Hinken, so kann die *Frühdiagnose* mangels eindeutiger Zeichen schwierig sein; Muskelspasmen („Schmerzsperre" nach LORENZ), all-

---

[1] Ausführlicheres siehe SAUPE, ZWICKER: Fortschr. Röntgenstr. **37** bzw. **36**.

seitige Einschränkung der Beweglichkeit treten allmählich hinzu, brauchen aber nicht immer da zu sein.

LORENZ vergleicht die beginnende Erkrankung mit dem Spiel der Katze mit der Maus; mehr oder weniger stark wird das Kind von der *„koxalgischen Attacke"* befallen; beim Aufstehen versagt eines Morgens plötzlich bei den ersten Schritten das Bein; das Gehen wird allmählich leichter; doch bleiben Schmerzen in der Leistengegend, nicht selten werden sie im Knie (Innenseite) lokalisiert. Die Beschwerden können wieder verschwinden, um nach kürzerem oder längerem Intervall wieder aufzutreten; der zweite „Anfall" ist meist heftiger und länger anhaltend. Das „Spiel" kann sich mehrfach wiederholen, die Symptome (siehe unten) häufen sich und prägen sich stärker aus, bis an der Diagnose Coxitis kein Zweifel mehr sein kann.

Gerade der *praktische Arzt*, den die Eltern zunächst aufsuchen, lädt eine *große Verantwortung* auf sich, wenn er die Beobachtungen der Eltern über raschere Ermüdbarkeit des Kindes, gelegentliches Hinken und ähnliches als unerheblich bezeichnet. Dadurch kann in einer Zeit, in der die Behandlung der Coxitis besonders gute Aussicht auf Heilung bietet, zielbewußte Therapie verabsäumt und nicht wieder gut zu machender Schaden angerichtet werden!

Besonders die im Knie lokalisierten Schmerzen (in etwa $^1/_3$ der Fälle) *führen zu Irrtümern*; solche Schmerzen ohne objektiv nachweisbare Veränderungen im *Kniegelenk* sind aber immer ein Hinweis auf eine Erkrankung des Hüftgelenks. Sie kommen durch Ausstrahlung in den N. obturatorius und femoralis zustande, wie sie auch an der Innenseite des Knies nach Injektionen ins Hüftgelenk beobachtet werden.

Wir sahen wiederholt Kinder, bei denen eine beginnende Gonitis diagnostiziert war, bis die genaue Untersuchung und das Röntgenbild die Coxitis aufdeckte, ebenso unter anderem einen 13 jährigen Jungen, der wegen seiner nicht erkannten Coxitisbeschwerden $^1/_2$ Jahr lang mit Plattfußeinlagen behandelt worden war. Ebenso muß man sich hüten, die geäußerten und scheinbar flüchtigen Beschwerden etwa als Wachstumsschmerzen, oder als solche rheumatischer oder rein neuralgischer Natur abzutun.

Nur in wenigen Fällen (etwa $3^0/_0$) ist der Beginn stürmisch, sonst fast immer schleichend und schmerzhaft, selten fehlen Schmerzen ganz (in etwa $4^0/_0$). Schwinden sie vorübergehend, so stellen sie sich bei Belastung und rascher Bewegung bald wieder ein.

Schon bei Besprechung des Röntgenbefundes wiesen wir darauf hin, daß auch auf einem technisch einwandfreien Bilde ein negativer Befund nicht mit Sicherheit gegen einen entzündlichen Prozeß im Hüftgelenk spräche.

Dementsprechend liegt *in den Frühfällen* der *diagnostische Hauptwert im klinischen Befund*.

Der *Gang der Untersuchung* solcher Fälle — vorwiegend Kinder — wäre: sorgfältige Erhebung der Anamnese; Betrachtung des *völlig entkleideten Kindes*, zunächst im Stehen und Gehen, dann im Liegen; Prüfung der aktiven und vor allem der passiven Beweglichkeit (siehe unten), ferner, soweit noch nötig, Heranziehung der im Abschnitt „Allgemeine Diagnose" besprochenen Methoden.

Das Kind kann auf dem kranken Bein allein nicht stehen, noch weniger hüpfen; es zeigt sich Lumballordose, leichte Flexion und öfters auch Abduction auf der kranken Seite, Abflachung des Gesäßes, Tieferstehen oder Verstrichensein der Glutäalfalte, Weichteilschwund am Oberschenkel — schon geringe Differenzen sind durch vergleichende Messung der Femurmuskulatur festzustellen —. Wir sehen scheinbare Verlängerung von vorne, die Spina steht tiefer.

Manchmal, aber bei weitem nicht immer, besteht leichtes Fieber, öfter wird über Müdigkeit und mangelnde Eßlust geklagt, jüngere Kinder verlangen getragen zu werden. Die Mütter berichten über nächtliches Aufschreien im Schlaf infolge unwillkürlicher, schmerzauslösender Bewegungen.

Gesundes und frisches Aussehen wie guter Ernährungszustand sprechen *nicht gegen* die tuberkulöse Ätiologie einer Hüftgelenkserkrankung!

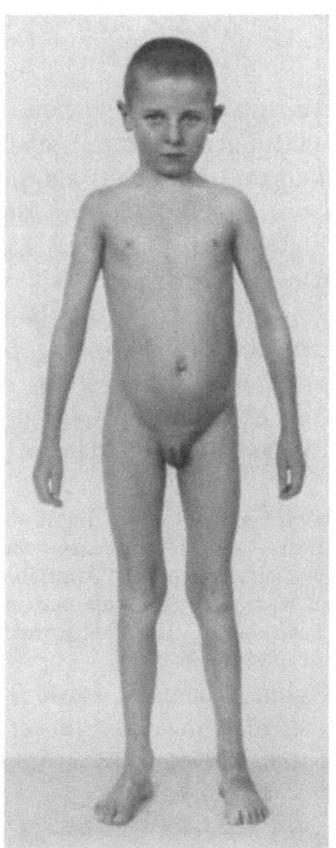

Abb. 98. 8jähriger Junge. Beginnende Coxitis tuberculosa links, synoviale Form. Leichte Atrophie der Muskulatur des linken Beines, leichte Schonstellung, Senkung linker Beckenhälfte. Typische Anamnese, Stauchschmerz, Hinken. (Dabei normaler Senkungswert und normales Blutbild!)

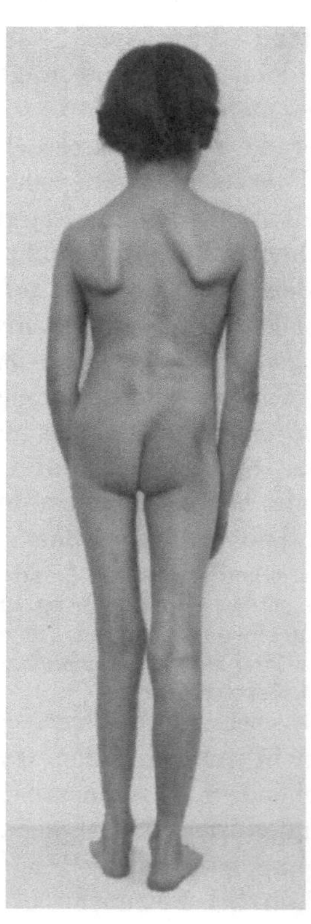

Abb. 99. Coxitis tuberculosa sinistra; Schonstellung des linken Beines und Atrophie der Muskulatur.

Lassen wir das Kind umhergehen, so fällt uns das konstanteste Anfangssymptom, das „freiwillige Hinken" auf.

Je nach der Tageszeit sind bei den Frühfällen die *Symptome verschieden stark* ausgeprägt.

Die subjektiven Erscheinungen sind am deutlichsten morgens nach Bettruhe, bis sich das Bein wieder „eingelaufen" hat; sie schwanken zwischen leichter Steifigkeit und deutlichem Hinken, die sich beide im Laufe des Tages wieder verlieren können. Die objektiven Symptome treten am Abend stärker hervor, wenn das scheinbar gesunde Kind tagsüber auf den Beinen war.

Im Laufe der Erkrankung werden die Muskelspasmen allmählich immer ausgesprochener, die Kinder gehen mit dem kranken Bein auf den Zehen, die Tendenz, das Gelenk vor Mißhelligkeiten zu bewahren, tritt deutlich hervor.

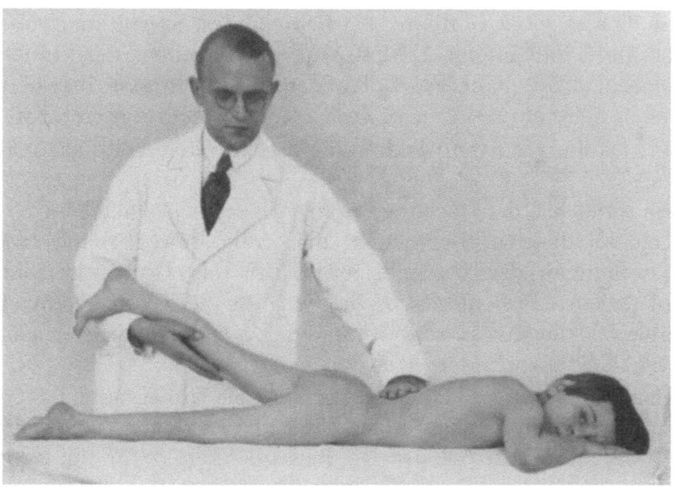

Abb. 100a. Gute Hyperextensionsmöglichkeit beim gesunden linken Hüftgelenk.

Ist das objektive Ergebnis der ersten Untersuchung ein negatives, so dürfen wir uns bei verdächtiger Anamnese *nicht damit begnügen;* wir müssen vielmehr

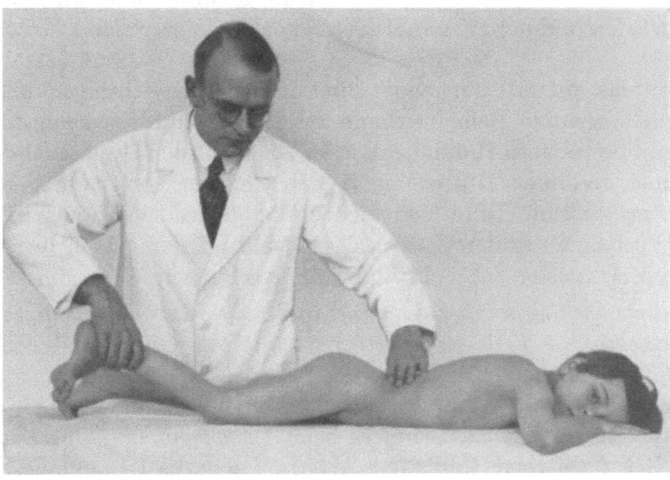

Abb. 100b. Ausgesprochene Beschränkung der Hyperextension beim kranken rechten Hüftgelenk.
Abb. 100a und b. Prüfung der Hyperextension bei einem 6jährigen Knaben mit frischer Coxitis tuberculosa dextra.

der Mutter einschärfen, *beim Wiederauftreten verdächtiger Erscheinungen das Kind sofort wieder vorzustellen!*
Die *Untersuchung im Liegen soll auf einem Tisch,* nicht im Bett erfolgen! *Der Arzt darf sich dem Kinde nur mit größter Vorsicht nähern,* um es nicht

ängstlich und scheu zu machen; er soll seine Aufmerksamkeit ablenken, erst
zarte Bewegungen mit dem gesunden Bein ausführen und dann erst mit großer
Behutsamkeit an die Untersuchung des kranken Beines gehen.

Lokale Schwellungen sind im Frühstadium nur selten festzustellen; CALOT
verweist auf eine gewisse fühlbare Verdickung des Subcutangewebes. CHATZ-
KELSON behauptet, daß infolge Entkalkung des Knochens der kranken Beckenhälfte schon sehr früh beim Beklopfen der beiden Spinae iliacae anter. sup.
auf der kranken Seite ein hohler, auf der gesunden ein dumpferer Ton entstünde.

Manchmal ist die Hauttemperatur auf der kranken Seite erhöht gegenüber
der gesunden.

Läßt man zunächst den Kranken *aktive Bewegungen* machen, so sieht man
trotz im Knie lokalisierter Schmerzen hier freie Beweglichkeit, während bei
manchen Bewegungen der verdächtigen Hüfte das Becken mitbewegt wird.
Fordert man größere Patienten auf, das *gesunde* Bein lang zu machen, so ist
dies bei schmerzhaften Contracturen unmöglich, weil es gleichzeitige Adduction
im erkrankten Gelenk erfordert (SPITZY).

Oft werden aber die aktiven Bewegungen aus Unverstand oder wegen der
Schmerzen und anderem nicht gut ausgeführt; es ist daher kein Fehler, auf ihre
Prüfung zu verzichten und die passive Beweglichkeit dafür um so genauer zu
prüfen!

Bei der *Prüfung der passiven Beweglichkeit* ist es nötig, die Bewegungsmög-
lichkeiten im Hüftgelenk genau zu kennen; *auch im frühesten Stadium* der Coxitis
tuberculosa ist die *Beweglichkeit immer eingeschränkt* (muskuläre Fixation!).

Während die Kontrolle der Beugung und Streckung, der Ab- und Adduction,
der Außen- und Innenrotation im Hüftgelenk geläufig sind, wird die *Prüfung
der Hyperextension* und deren Herabsetzung noch oft unterlassen (siehe Abb. 100 a
und b).

Wenn wir das zu untersuchende Kind in Bauchlage bringen und mit der
einen Hand das gesunde Bein im Sinne der Hyperextension nach oben heben,
gleichzeitig mit der andern Hand das Becken flach auf den Tisch niederdrückend,
so ist bei einer gesunden Hüfte eine Hyperextension von etwa 25—30° möglich. Bei der erkrankten Hüfte bleibt jedoch bei demselben Handgriff der Oberschenkel in Verlängerung der Körperachse flach auf dem Tisch liegen und die
geringste Hyperextension ist vollständig ausgeschlossen.

*Die Prüfung der Hyperextensionseinschränkung ist ein eindeutiges — öfters
das einzige objektive — Frühzeichen einer Coxitis tuberculosa* und wichtiger als
die übrigen Bewegungsbeschränkungen.

Der Stauchungsschmerz (Stoß gegen die Fußsohle) fehlt manchmal im Anfangsstadium; fast konstant ist der Schmerz beim Druck auf den Oberschenkelkopf
(liegt unter der pulsierend fühlbaren Arteria femoralis); häufig ist Schmerzhaftigkeit im Gelenk beim Beklopfen des Trochanter major auszulösen.

Ziemlich konstant sind Contracturen, meist Flexions-Adductionscontractur
in Außenrotation, nur selten finden sich Abduction oder Fehlen der Flexion.

Größere Contracturen fallen sofort auf, schon im Stehen oder wenn wir
den Kranken auf dem Tisch liegend untersuchen; dabei müssen die Spinae
iliac. anter. sup. in gleicher Höhe liegen, ihre Verbindungslinie soll senkrecht
zur Körperachse stehen.

Bei einer *Flexionscontractur* wölbt sich in Rückenlage das Kreuz lordotisch, das Becken „kippt" nach vorne (s. Abb. 101 und 102), ein ähnliches Bild ergibt

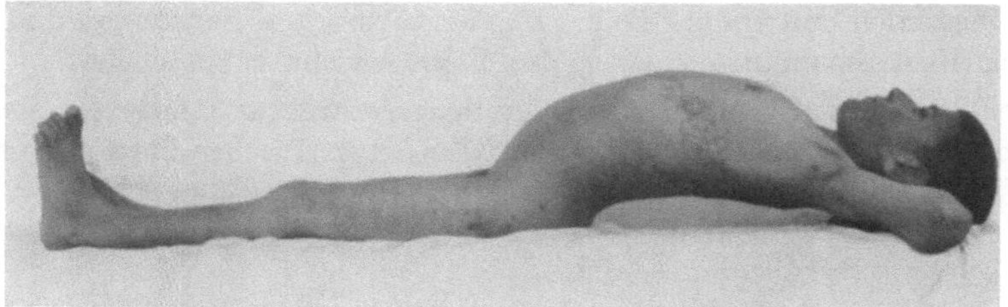

Abb. 101a. Lordose infolge Flexionscontractur bei Coxitis tuberculosa des linken Hüftgelenkes.

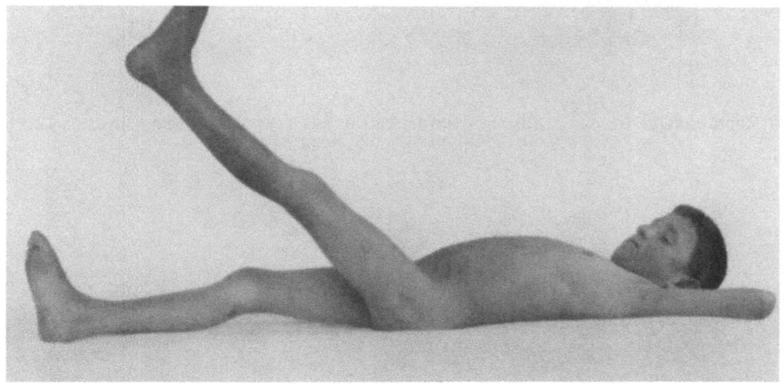

Abb. 101b. Ausgleich der Lordose durch Erheben des kranken Beines.
(Gradmesser für Stärke der Contractur.)

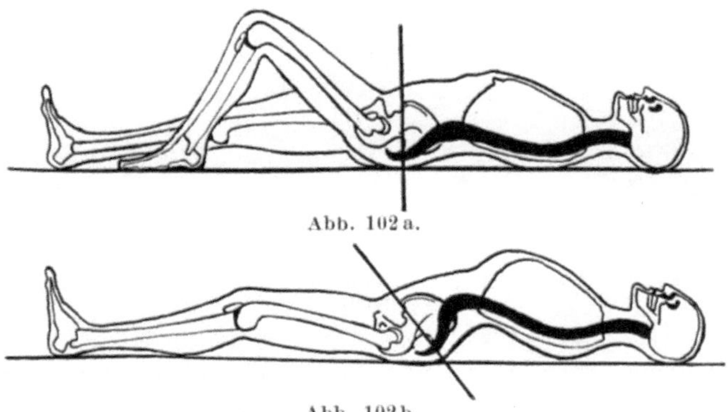

Abb. 102a und b. Ausgleichende Lordose bei Hüftgelenksentzündung (Coxitis). a) Liegen mit vorgehobenem Oberschenkel des kranken Beines. b) Liegen mit ausgestreckten Beinen. Die vertikale Hilfslinie in Abb. a entspricht der Horizontalebene des Beckens bei aufrechtem Stehen; sie gibt an, wie sehr das Becken in Abb. b nach vorn gekippt ist.
(TREVES-KEITH, Chirurgische Anatomie, 1914.)

sich auch im Stehen. Heben wir das Bein bis zum Ausgleich der Lordose (siehe Abb. 101b), so erhalten wir aus der gewonnenen Beinstellung den Flexionswinkel.

Bei der Prüfung der Streckfähigkeit kann man auch durch maximale Beugung des gesunden Beins in der Hüfte — festes Andrücken des Oberschenkels gegen den Leib des Kranken — die Lendenlordose zunächst ausgleichen (sog. THOMAS-scher Handgriff). Bei einer Beugecontractur stellt sich der kranke Oberschenkel dann in entsprechende Beugestellung ein (vgl. Abb. 103b). Es empfiehlt sich unter Umständen das kranke Bein zu unterstützen, um Schmerzen und reflektorischen Muskelspannungen durch das Eigengewicht vorzubeugen.

Eine Täuschung ist möglich bei der Beugecontractur infolge eines spondylitischen Psoasabscesses (siehe Abb. 104a). Bei der coxitischen Flexionscontractur

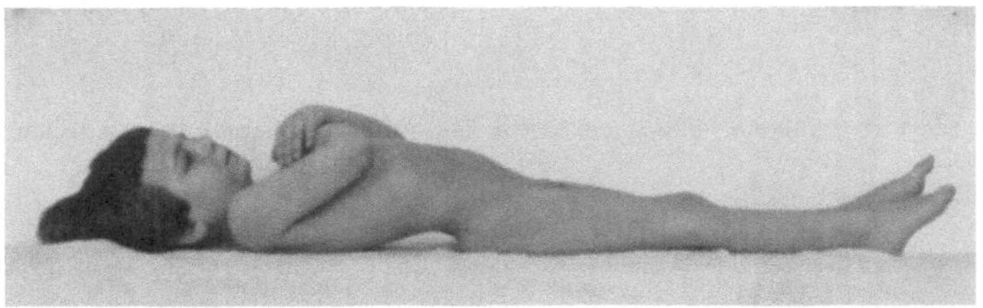

Abb. 103 a. Rechtsseitige frische Hüftgelenkstuberkulose bei 6 jährigem Jungen; durch Lendenlordose ist die Flexionsstellung ausgeglichen.

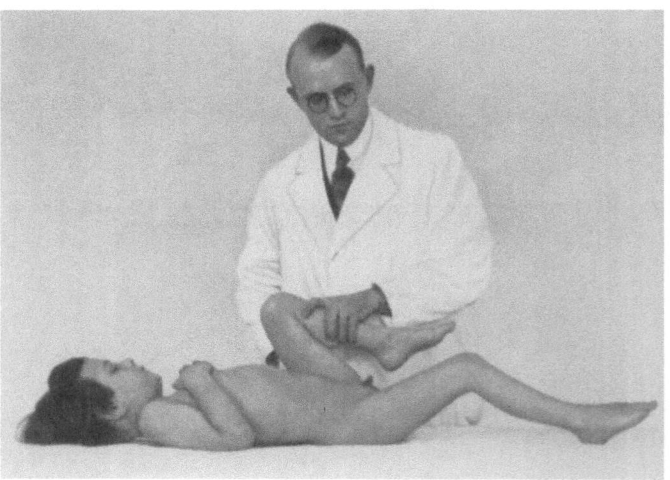

Abb. 103 b. Derselbe Fall wie Abb. 103 a. Nachweis der Flexionscontractur durch den THOMASschen Handgriff.

ist weder Beugung noch Streckung ohne Schmerzen möglich, beim spondylitischen Psoasabsceß können wir dann das kranke Bein wohl weiter beugen, aber nicht strecken.

Alle prüfenden Bewegungen müssen vorsichtig, langsam und gleichmäßig ausgeführt werden; rauhes Zugreifen (siehe oben) würde besonders bei Kindern die ganze Untersuchung verderben, die uns ja zeigen soll, ob ein reflektorischer Muskelspasmus zwecks Bewegungshemmung ausgelöst wird, der als Schutz gegen den Bewegungsschmerz dienen soll. Um feinere Grade der Bewegungseinschränkung festzustellen, ist Vergleich mit Beweglichkeit der gesunden Seite vorteilhaft.

Nach dem coxalgischen Anfall findet man bei Kindern das Bild des durch Reflexspasmen vollständig gesperrten Hüftgelenks.

Die reflektorische Sperrung des Gelenks gegen kleinste passive Bewegungen spürt man durch Mitbewegung der Spinae, wenn man diese durch die aufgelegte Hand während vorsichtiger abduzierender und beugender Bewegung im kranken Gelenk kontrolliert.

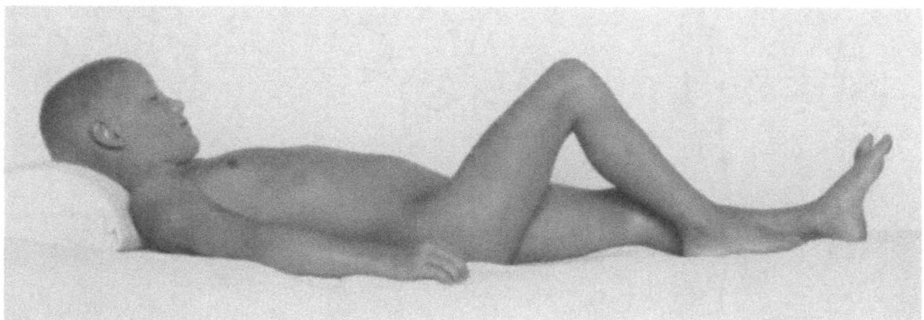

Abb. 104a.

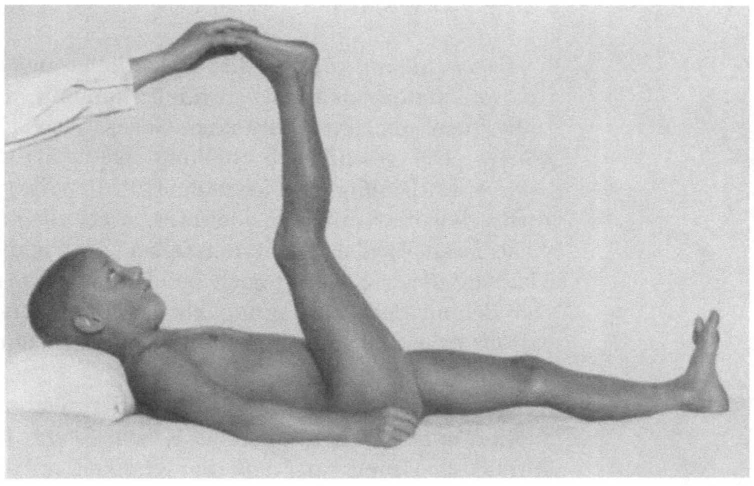

Abb. 104b.

Abb. 104a und b. Psoasabsceß bei Spondylitis mit Beugecontractur! Beugung nicht eingeschränkt (Abb. 104).

Ausgesprochene Krankheitsfälle sind als solche leicht zu erkennen, die verschiedenen Contracturen sind ausgesprochen, ebenso das Bild der scheinbaren und echten Verkürzung.

Im Ablauf der Erkrankung geben die einzelnen Stadien verschiedene charakteristische *Stellungsbilder:*

Im *Anfangsstadium* sehen wir öfter die Flexions-Abductionsstellung des Beines mit Senkung des Beckens auf die kranke Seite. Dabei entsprechen Flexion-Abduction der sog. Mittelstellung des Hüftgelenks; sie kommt zustande reflektorisch zur Entspannung der Kapselbänder, damit das Gelenk möglichst viel

Exsudat aufnehmen kann. Die Beckensenkung erfolgt unwillkürlich, weil der Kranke mit dem infolge der Abduction abstehenden Bein den Boden berühren will: *Stadium der scheinbaren Verlängerung.*

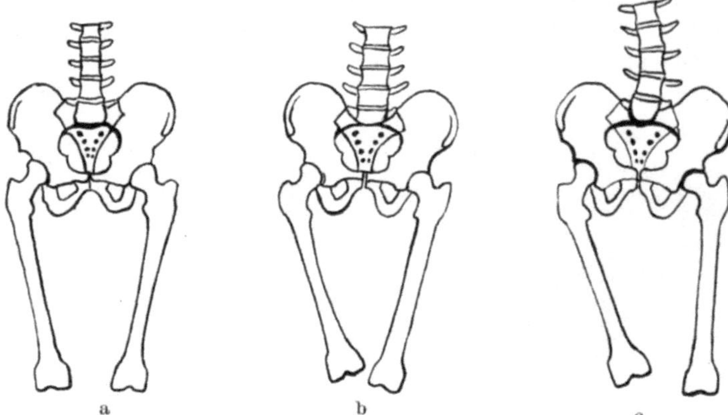

Abb. 105. Ausgleichende Skoliose bei Hüftgelenksentzündung. a Normale Stellung, b Adductionsstellung des kranken Beines (rechts), c Ausgleich der Adduction durch Schiefstellung des Beckens. Das gesunde Bein (links) steht zum Becken in Abduction, aber im Raume gerade so wie in a und b. (TREVES-KEITH.)

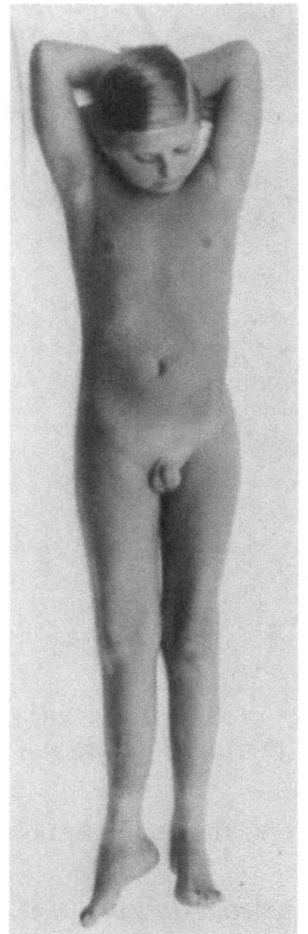

Abb. 106. Frische Coxitis tuberculosa dextra in Abduction und Außenrotation.

KISCH nimmt an, daß die Abductions- und Außenrotationsstellung dadurch zustande kommt, daß die Individuen mit ihrem kranken Gelenk noch herumgehen. Die geschilderte Stellung bietet dabei eine bessere Entlastung der kranken Hüfte. Wir glauben auch, daß dies mit dazu beiträgt. Die *alleinige* Ursache kann es aber nicht darstellen, da wir die Entwicklung *dieser* Stellung auch bei Kranken sahen, die von Beginn der Erkrankung ab das Bett aufgesucht hatten; es muß also dem *Erguß* eine maßgebende Rolle zukommen.

Schreitet die Krankheit fort, so bildet sich eine Adduction mit Innenrotation aus. KISCH, SPRINGER u. a. führen als Grund an, daß die Kranken mittlerweile bettlägerig werden; das kranke Bein sinke gegen das andere gesunde, das als Stütze diene zum Schutz vor schmerzhaften Bewegungen, das kranke Bein werde „geschient". Da aber nach OEHLECKER derartige Stellungsentwicklung *auch bei herumgehenden* Kranken beobachtet wird, erscheint uns die Begründung nicht völlig stichhaltig.

Wir glauben vielmehr, daß ein wesentlicher Faktor die nunmehr stärker einsetzende Kapselschrumpfung mit Überwiegen der Adductorenwirkung ist.

Flexion + Adduction + Beckensenkung nach der gesunden Seite ergeben das *Stadium der scheinbaren Verkürzung.*

Dies Stadium wird durch Schrumpfung der Weichteile weiter fixiert; es bleibt auch nach Wiederherstellung der Gehfähigkeit. In den beiden geschilderten Stadien kippt das Becken nach vorne, die Lendenwirbelsäule lordosiert.

Eine *wirkliche Verkürzung* des Beines tritt erst ein, wenn schwerere Zerstörungen der Gelenkteile eingesetzt haben, entweder solcher am Oberschenkelkopf oder an der Pfanne („Pfannenwanderung") zum Teil mit Luxatio iliaca, centralis oder ähnlicher; die wirkliche Verkürzung wird durch vergleichende Messung von Spina iliac. ant. sup. zum Malleolus externus oder zum Kniegelenksspalt wahrgenommen; sie beträgt immer nur einen Teil der durch die falsche Stellung vorgetäuschten Verkürzung.

Zur Beurteilung des Trochanterstandes — auch differentialdiagnostisch wichtig — dient die ROSER-NÉLATONsche Linie, die Spina-Nabellinie (SHOEMAKER) und das BRYANTsche Dreieck.

Die ROSER-NÉLATON*sche Linie* ist die Verbindung zwischen Spina iliaca ant. sup. und Tuber ischiadicum. Die Trochanterspitze liegt bei normalem Trochanterstand in dieser Linie, bei Trochanterhochstand oberhalb.

Die *Spina-Nabellinie* ist die Linie, die in Verlängerung der Trochanter-Spina-Verbindung die Medianlinie des Körpers in Nabelhöhe oder darüber trifft. Bei Trochanterhochstand liegt der Schnittpunkt unterhalb des Nabels.

Das BRYANT*sche Dreieck* erhalten wir durch Verlängerung der Femurachse über den Trochanter hinaus, durch die Senkrechte auf diese Linie von der Spina iliaca ant. sup. aus und die Verbindungslinie zwischen Trochanter und Spina iliaca ant. sup. Unter normalen Verhältnissen entsteht so ein annähernd gleichschenkliges Dreieck, bei dem bei Trochanterhochstand die durch die Femurachse gebildete Kathete verkürzt wird.

Die vorstehende Darstellung der drei Stellungsstadien ist mehr eine schematische Schilderung; diese Form der Entwicklung trifft keineswegs immer zu. In nicht wenigen Fällen sind die Komponenten vermengt; sie müssen es auch sein, da das Symptombild wesentlich abhängig ist von der Lokalisation des Herdes und seinem Charakter bzw. dem seiner Auswirkungen. Überwiegt von vornherein die Kapselschrumpfung, so werden wir z. B. das zweite Stadium sich schon bald entwickeln sehen, ohne daß das erste Stadium deutlich zum Ausdruck gekommen ist.

FRIEDLÄNDER hat neuerdings hierüber eingehende Untersuchungen angestellt und verweist auf die „Regellosigkeit" im Gegensatz zu der bisherigen fast gesetzmäßigen Annahme von der primären Abductionsstellung mit Stellungswechsel zur Adduction. Ausführliche ähnliche Betrachtungen sind kürzlich von WERNDORFF veröffentlicht [1].

Die Adductionsfixation ist die Ursache der größten Störungen und häßlichen Entstellungen; sie zu verhindern und zu beseitigen wurde als eine der hauptsächlichsten Aufgaben der Therapie betrachtet.

Auch eigentliche *Wachstumsstörungen* kommen bei Jugendlichen neben der oft hochgradigen Atrophie des ganzen Femur vor. *Spontanfrakturen,* sogar im Gipsverband, meist in der Nähe des Kniegelenks suprakondylär, haben wir mehrfach beobachtet; seltener kommt es zu Epiphysenlösungen oder Schenkelhalsverbiegung.

Wenn auch der Röntgenbefund negativ ist, so soll man bei schweren Coxitiden auf die Anwesenheit von den sonst seltenen Infiltrationen und Abscessen in

---

[1] WERNDORFF: Z. orthop. Chir. **33.**

der Fossa iliaca achten und eine Exploration per rectum vornehmen! Schwere und stürmische Erscheinungen machen nur größere Perforationen. Abgesehen von der Prognose hat die Frage insofern für die Therapie praktische Bedeutung, als alle, auch nur wenig eingreifende, Stellungsverbesserungsversuche hier ganz besonders zu vermeiden sind! Behandlung und Heilversuch soll in der vorhandenen pathologischen Stellung erfolgen und später erst Korrektur durch Osteotomie vorgenommen werden (siehe unten).

Sehr wertvoll ist die *diagnostische Punktion des Hüftgelenks* (Technik siehe S. 35), mit anschließendem Tierversuch (siehe S. 39). In unklaren Fällen sollte viel mehr Gebrauch davon gemacht werden! Manchmal wird man allerdings kein Punktat erhalten, andererseits ist die Punktion technisch nicht ganz leicht. Anfangs ist das Exsudat serös oder serösfibrinös, später erhalten wir käsigen, krümeligen Eiter.

Bei Eiterung besteht, wenigstens im Beginn, meist Fieber, es zeigen sich Vorwölbungen, Infiltrationen, schließlich auch außen der Abszeß; letztere treten am häufigsten zwischen dem 1. und 2. Jahr nach Beginn der Erkrankung auf.

Über Abscesse und Fisteln und ihre Topographie ist bei der Besprechung der pathologischen Anatomie (siehe S. 203) das Nötige gesagt. Hier sei nur noch erwähnt, daß wir bei kaltem Absceß der Fossa iliaca klinisch hartnäckige Tenesmen beobachteten.

Über die Bewertung der *Tuberkulinreaktion* vgl. S. 41—42, über die der *Senkungsgeschwindigkeit der roten Blutkörperchen* S. 43—45. Auch hier sei darauf verwiesen, daß erhöhte Werte wohl verdächtig sind auf irgendeinen Entzündungs- bzw. Einschmelzungsprozeß, daß aber besonders im Stadium des Hydrops und bei den synovialen Formen normale Senkungsreaktionswerte nichts Seltenes sind.

IV. Differentialdiagnose.

Auf die große Häufigkeit *un*spezifischer Hüftgelenksveränderungen wurde bereits an anderer Stelle hingewiesen (vgl. allgemeine Differentialdiagnose). Die Frage, welche Krankheiten können Ähnlichkeit mit der beginnenden Coxitis haben, ist daher ausführlicher zu erörtern.

Zwei Krankheitsgruppen kommen in Betracht: einmal solche im Hüftgelenk selbst oder in seiner nächsten Umgebung, dann vom Gelenk entfernter gelegene Erkrankungen.

Zu den ersteren sind zu nennen: die sog. PERTHESsche Krankheit, das Malum coxae senile, die Osteomyelitis des Femur oder der Beckenknochen, die Lues, die Gonorrhöe, sonstige infektiöse Arthritiden und rheumatische Erkrankungen, Arthropathien, Tumoren, Blutergelenk, Coxa vara, Traumen, Luxationen, Adenitiden, Narben und Schwielen in der Muskulatur, Erkrankungen der Schleimbeutel.

Zur zweiten Gruppe gehören: einmal der Pes planus, dann die Ischias, vor allem aber die Erkrankungen, die über den M. ileopsoas eine Beugecontractur im Hüftgelenk hervorrufen, die Spondylitis mit Senkungabsceß, paranephritische Abscesse, die Appendicitis. Als Sondergruppe wäre noch die Hysterie zu nennen.

Für die röntgenologische Differentialdiagnose ist (siehe oben) Grundbedingung die Übersichtsaufnahme zum Vergleich *beider* Gelenke; unter unserem eigenen Material haben wir eine Reihe von Fällen mit Beteiligung *beider* Hüftgelenke an krankhaften Veränderungen. So z. B. doppelseitige PERTHESsche Krankheit, Coxitis tuberculosa auf der einen, kongenitale Luxation auf der anderen Seite, Coxitis tuberculosa links und „Perthes" im rechten Hüftgelenk u. a. m.

Benachbarte Erkrankungen z. B. am Os pubis, in der Synchondrosis sacro-iliaca usw. lassen das Hüftgelenk frei.

Zum Unterschied von der tuberkulösen Arthritis ist das Hinken bei den unspezifischen Affektionen („Perthes", Coxa vara u. a.) fast durchweg das der kongenitalen Hüftluxation, während bei Tuberkulose das Hinken mehr als ein Einknicken nach vorn sich äußert.

Die am häufigsten differentialdiagnostisch zu erwägende Erkrankung ist die *Osteochondritis deformans coxae juvenilis* (CALVÉ-LEGG-PERTHES). Sie läuft besonders anfänglich häufiger unter der Diagnose tuberkulöse Coxitis, wie auch das Röntgenbild falsch gedeutet wird; das entwickelte Krankheitsbild ist meist so ausgesprochen, daß Verwechslungen kaum mehr vorkommen dürften.

Die noch viel umstrittene Ätiologie zu diskutieren, gehört nicht in den Rahmen dieses Buches (vgl. dazu CORDES, Bruns' Beitr. **149**, 2, 248 (1930).

Der Beginn der Erkrankung liegt auch bei der Osteochondritis in der Jugend, meist zwischen dem 5.—15. Lebensjahr, kurz vor der Pubertät tritt oft eine Verschlimmerung ein, nach Besserung im 25. Jahr etwa stationärer Zustand bis zum 45.—50. Jahr, manchmal Spontanheilung, in anderen Fällen Ausgang in Osteoarthrosis deformans.

Die Beteiligung des rechten und linken Hüftgelenks ist fast gleichmäßig, wir sahen auch einen doppelseitigen Fall. Ganz überwiegend erkranken Knaben, besonders schwergewichtige Kinder, manchmal tritt die Erkrankung in mehreren Generationen bzw. bei mehreren Familienmitgliedern auf. SUNDT zählte unter seinem Coxitismaterial bei 70% tuberkulöser Coxitiden 17% „Perthes"; auch unter unserem Material spielt die Osteochondritis differentialdiagnostisch eine bedeutsame Rolle.

Klinisch besteht gegenüber Tuberkulose meist auffallend geringe Schmerzhaftigkeit, beim Hinken wird im Gegensatz zur Coxitis tuberculosa die Fußsohle fest aufgesetzt. Beugen und Strecken ist ohne Beschwerden möglich, dagegen sind vor allem die *Abduction und* weniger stark die *Außenrotation* stark eingeschränkt; weiter wären zu nennen geringe Verkürzung (bis 1 cm), Atrophie der Muskulatur, Vorspringen des Trochanter und Trochanterhochstand, welch letzterer bei Tuberkulose ohne Contracturstellung nicht vorkommt, positiver Trendelenburg. Die Hyperextension ist fast nie beschränkt. Das *charakteristische Frühsymptom ist die Behinderung der Abduction.* Die Tuberkulinreaktionen sind oft negativ, die Senkungsreaktion zeigt beim „Perthes" fast immer normale Werte.

Infolge der Erhaltung der Beugefähigkeit ist der Funktionsausfall so typisch und als pathognomisch zu bezeichnen, daß aus ihm schon meist die Diagnose zu stellen ist. Bei spastischer Fixation ist allerdings Verwechslung mit Coxitis tuberculosa möglich. KREMER[1] beschrieb einen solchen Fall, der wegen nach

---

[1] KREMER: Beitr. klin. Tbk. **61**.

allen Seiten stark eingeschränkter Bewegungsfähigkeit klinisch als Tuberkulose
angesprochen wurde, während das Röntgenbild typische Osteochondritis ergab.
Nach 14 tägiger Lagerung in Extension wurde die Flexion normal bei Beschränkung der Abduction und Rotation. Es kommen also auch beim „Perthes"
Reizzustände (infolge Überanstrengung?) vor, die *zunächst* klinisch eine
spezifische Coxitis vortäuschen können!

Das Röntgenbild kann bei beginnenden Fällen selbst bei deutlicher Behinderung der Abduction noch völlig negativ sein; später, besonders beim floriden
Stadium im 2. Jahre der Erkrankung ist charakteristisch der im Gegensatz

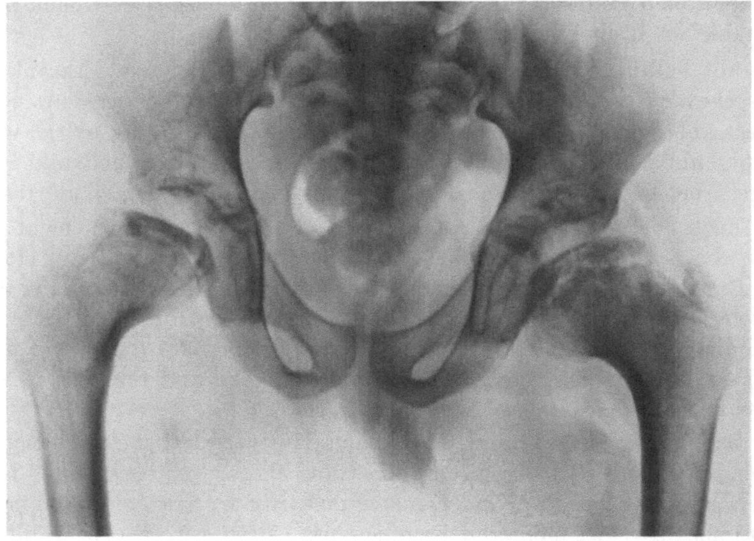

Abb. 107. 12jähriger Junge. Doppelseitige Osteochondritis deformans coxae juvenilis (PERTHES)
in verschiedenen Entwicklungsstadien. Links ausgesprochene „Coxa plana". Tuberkulinreaktionen
mehrfach bis 1 : 10 D. T. intracutan negativ, Lues-Seroreaktionen negativ.

zu den oft nur geringfügigen klinischen Erscheinungen relativ schwere Röntgenbefund. Bei den Frühfällen spricht Verdichtung des Kopfkerns und seine
Abflachung wie die regelmäßige Verbreiterung des Gelenkspalts eher für Osteochondritis. Beim „Perthes" ist der kranke Femurkopf anfangs kleiner, bei
Coxitis dicker; bei fraglichen Befunden ist die Röntgenkontrolle immer wieder
vorzunehmen. Leichter wird die Differenzierung, wenn die für Osteochondritis
charakteristischen inselförmigen Aufhellungen in Hals (nach DREHMANN hier
zuerst) und Kopf erscheinen und Abflachung des Kopfes eintritt. *Erheblichere*
Veränderungen an der Pfanne sprechen eher für Coxitis wie für „Perthes".
Später zeigt sich eine ausgesprochene Zerklüftung bzw. Zersprengung der Kopf-
kappe; der Hals verbreitert und verbiegt sich allmählich, die Epiphysenlinie
wird zackig und verschwindet, der verbreiterte Gelenkkopf sitzt pilzförmig
dem gedrungenen Halse auf (Coxa plana). Die Kopfkalotte kann in fortgeschrittenen Fällen auch bis auf einen flachen Saum verschmälert sein oder auch
Walzenform annehmen. An der später ausgesprochenen Osteoporose sind der
übrige Femur und die benachbarten Beckenknochen oft stark beteiligt. (Aus-

führliche Darstellung des Röntgenbefundes siehe bei SANDOZ[1].) Vorsicht in
der Beurteilung des Röntgenbildes ist geboten, weil schwere Defekte vorgetäuscht werden können durch Knochenpartien, die zwar eine gesteigerte
Strahlendurchlässigkeit aufweisen, ihrer Struktur nach aber intakt sind!

Die *ausgeprägte* Osteochondritis def. juv. ist leicht zu diagnostizieren. Frische
Tuberkuloseherde im Femurkopf mit freiem Gelenk und noch fehlender Knochenatrophie, ferner tuberkulöse Erkrankungen der Beckenknochen und des Femurs
können aber bei freiem Gelenk einmal bei einem klinisch „perthes"ähnlichen
Bilde erhebliche Schwierigkeit machen. In ganz unklaren Fällen wird man um

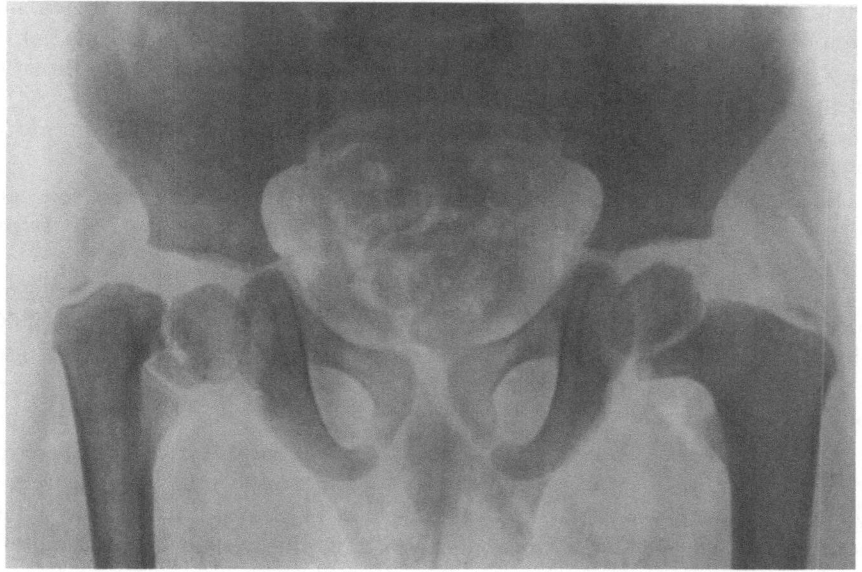

Abb. 108. Traumatische Coxa vara. (Überlassen von HESSMANN, Berlin).

die Gelenkpunktion und den Tierversuch, ja vielleicht auch um die Probeexcision nicht herumkommen. Bei Berücksichtigung *aller* die Diagnose auf-
bauenden Faktoren wird dies aber nicht oft der Fall sein.

Klinisch der Osteochondritis ähnliche Bilder entstehen durch „*Abrutschen
des Schenkelkopfes vom Halse*", — „*Epiphysiolosis capitis*" — eine Störung,
die sich bei älteren Kindern ohne merkliches Trauma einstellen kann; zu erwähnen
sind hier auch die rein traumatischen Epiphysenlösungen, wie von JOHANSSON
beschriebene Epiphysennekrosen bei geheilten Collumfrakturen. Ebenso wird
die „*Coxa vara adolescentium*" in ihren schmerzhaften Stadien, wie die schon
früher auftretende rachitische Coxa vara mit Tuberkulose verwechselt. Das
klinische Bild zeigt geringe Schmerzen beim Gehen, Hinken, leichte Ermüdbarkeit, Behinderung der Abduction, Flexion und Innenrotation, nie der Hyperextension, — das kranke Bein steht in Außenrotation und Adduction, Trendelenburg oft positiv, Hochstand des Trochanter major. Im Röntgenbild weist
die Oberschenkelkopfdiaphyse eine sichelförmige Umbildung auf; unter Umständen ist Vergleich mit einem anderen normalen Röntgenbild nötig! Die

---

[1] SANDOZ: Bruns Beitr. **143**.

15*

Coxa valga als das seltene Gegenteil der Coxa vara kommt differentialdiagnostisch kaum in Betracht und ist auch durch das Röntgenbild bald zu erkennen[1].

Die ein- und doppelseitige *kongenitale Luxation* ist in ihrem klinischen und Röntgenbilde so eindeutig, daß Verwechslungen kaum vorkommen dürften! Das Kind fängt schon beim Gehen*lernen* an zu hinken! Schmerzen und Contracturen fehlen. Deutlich zeigen sich Verkürzung des Beins, Trochanterhochstand, Verschiebbarkeit des Oberschenkels am Becken, Fühlbarkeit eines Höckers neben dem Trochanter, bei doppelseitiger Luxation starke Lendenlordose und auffälliges Watscheln, ähnlich wie bei Coxa vara der Rachitiker (über Maßmethoden vgl. S. 223). Zu erwähnen ist die auffällige Tatsache, daß nach dem Urteil vieler Autoren auf der Seite einer kongenitalen Luxation (auch nach deren Einrenkung) nie eine Tuberkulose beobachtet wurde, bzw. daß sich bei einer Coxitis tuberculosa nie Symptome angeborener Verbildung im Sinne der angeborenen Hüftverrenkung fanden. Auch unser Material bestätigt das; wir sahen ferner einen Fall, der auf der einen Seite kongenitale Luxation, auf der anderen tuberkulöse Coxitis aufwies.

Da die tuberkulöse Gelenkveränderung eine strikte Kontraindikation gegen Repositionsversuche darstellt, ist einwandfreie Differenzierung gegen die *Luxatio coxae* congenita sehr wichtig.

Leichte *atypische Fälle von Chondrodystrophie* werden oft verkannt; durch das Vorkommen des ausgesprochenen Krankheitsbildes bei Eltern oder Geschwistern in ihrer wahren Natur aber bestätigt. Solche von FREUND mitgeteilten Beobachtungen spielten sich fast ausschließlich an der oberen Femurepidiaphysengrenze ab.

Die *Osteoarthrosis deformans coxae* macht differentialdiagnostisch keine erheblichen Schwierigkeiten; sie tritt meist erst im mittleren und höheren Alter — hier als *Malum coxae senile* — auf; es kommt nicht zu Eiterungen, sondern nur zu einer langsam fortschreitenden Deformierung des Gelenks, insonderheit des Schenkelkopfes und -halses. Im Beginn ist charakteristisch die verminderte Abspreizfähigkeit des Beines; später nimmt die Bewegungseinschränkung ganz allmählich zu. Bei Bewegungen ist meist Knirschen und Knarren im Gelenk zu fühlen oder zu hören. Das Röntgenbild zeigt dann Verengung des Gelenkspalts, Inkongruenzen der Gelenkflächen, lippenförmige Ausziehungen der Gelenkpfannenränder (Osteophyten) (BLENCKE). Die Atrophie ist meist gering. Die Erkrankung tritt nicht selten doppelseitig auf. Manchmal bilden sich kleine Knochenplättchen in der Gelenkkapsel, die mit Sequestern verwechselt werden können. In Ausnahmefällen kann eine Coxitis tuberculosa aber auch erst in höherem Alter entstehen.

Sind bei kurzem Bestehen der Erkrankung anfängliche Ossifikationen der Weichteile der Gelenkkapsel vorhanden, so besteht starker Verdacht auf *Arthropathia tabica*.

Bei der *tabischen Arthropathie*, die am Hüftgelenk des öfteren verkannt wird, nehmen die Knochenveränderungen erhebliche Grade an; Schenkelkopf und -hals können ganz verschwinden, das obere Ende des Schaftes steht dann weit oberhalb der Pfanne; im Gelenk selbst oft freie Knochenstücke, nie Ankylose,

---

[1] Ausführliches „über die Coxa vara" siehe H. WALTER, Beilageheft zu Z. orthop. Chir. **52** (1930).

vielmehr auffällige Beweglichkeit: „Hampelmanngelenk"!. Der Krankheitsprozeß. schreitet schnell fort, ausgesprochene Ossifikation in Kapseln, Bändern
und auch Muskel, pathognomisch besonders hervorstechend die auffällige
Schmerzlosigkeit! (Neurologisch sonstige Stigmata der Tabes sowie positive
Seroluesreaktionen!).

Verwirrend wirkt die Bezeichnung „*Pubertätscoxitis*", die LAPEYRE und
MOURGUE-MOLINES benutzen zur Kennzeichnung einer Coxa valga bzw. coxitischer Beschwerden in der Pubertät, die sie auf endokrine Störungen zurück-
führen.

Von ORGLER wurden coxitisähnliche Beschwerden bei der sog. „*Roller-
krankheit*" der Kinder beschrieben.

Die akut einsetzenden Erkrankungen der Hüfte trennen sich von der
schleichenderen Tuberkuloseentwicklung durch die Anamnese, Vorkrankheiten
und das stürmischere Krankheitsbild.

Dies gilt in erster Linie für die *akuten eitrigen Säuglingscoxitiden un*spezifischer
Natur (DREHMANN, BLENCKE u. a.), die vom 2. Lebensjahr ab seltener werden [1].
Probepunktion und bakteriologische Untersuchung ergeben weiteren Auf-
schluß, meist handelt es sich um Strepto-, Staphylo- oder auch nach Lungen-
entzündungen um Pneumokokken, seltener um Bact. coli. Differentialdiagnostische Schwierigkeiten entstehen erst bei in ein chronisches Stadium
übergegangenen Fällen mit Fistelbildung und Contracturen. *Akute tuberkulöse*
Säuglingscoxitiden mit positivem Tierversuch beschrieb ROVSING.

Vorgeschichte, Röntgenbild (keine stärkere Atrophie, große Sequester, Ausgang von Diaphyse, Sklerosierung des Knochens, starke Periostreaktion) lassen
die *ausgesprochenen* schweren *chronischen* Formen leichter abtrennen [2]. An der
Hüfte greift die Erkrankung besonders gerne auf das Gelenk über. Doch können
ganz erhebliche Schwierigkeiten auch hier entstehen beim Sitz der chronischen
Osteomyelitis in der Nähe der Epiphyse (v. BRUNS und HONSELL).

Schwierig ist die Diagnose auch bei den subakuten Fällen mit zunächst
kleinen Herden (vgl. Abb. 109).

Vom Röntgenbild ist erst in der 2. oder 3. Woche ein positiver Befund zu
erwarten; doch ist dann eine schrittweise Verfolgung der Schenkelhals-Osteo-
myelitis möglich.

Besonders hinzuweisen ist auf die *nichteitrigen Coxitiden in der Nachbarschaft
eines osteomyelitischen Herdes.* Diese sind von größter Wichtigkeit für den Tuberkulosearzt, da ihre Unterscheidung von der Coxitis tuberculosa manchmal
unmöglich ist. Es ist nicht in allen Fällen ein Knochenherd nachzuweisen,
aber die Ähnlichkeit des Verlaufes in diesen Fällen mit solchen, bei denen ein
Knochenherd nachweisbar ist, berechtigt zu der Annahme, daß auch sie durch
einen solchen hervorgerufen werden. Man unterscheidet zwei Typen, die erste
entsteht plötzlich mit intensiver Schmerzhaftigkeit, hohem Fieber und auf-
gehobener Beweglichkeit. Nach 3—6 Tagen klingen die Erscheinungen ab und
es tritt volle Genesung ein. Bei der zweiten entsteht die Krankheit schleichend,

---

[1] Vgl. auch GOLD, E.: Über die akute septische Coxitis des früheren Kindesalters
(Säuglingsosteomyelitis des Hüftgelenkes). Z. orthop. Chir. **52**, 353—374, (1929); hier
auch weitere Literatur!

[2] Vgl. auch MARKÓ, D.: Zur Röntgendiagnostik der Coxitis osteomyelitica. Röntgenpraxis **1** (1929).

die Kinder hinken, klagen über Schmerzen bald in der Hüfte, bald im Knie. Das Allgemeinbefinden ist wenig beeinträchtigt, die Bewegungen sind eingeschränkt, das Bein steht in leichter Flexion und Abduction, eine leichte Schwellung in der Gelenkgegend ist oft nachweisbar. Nach einigen Tagen Ruhe schwinden die Symptome. Zweifellos gehören viele der „leichten Hüftgelenktuberkulosen" in diese Rubrik.

KEY beschrieb das Vorkommen chronischer unspezifischer Hüfterkrankungen im jugendlichen Alter, für die keinerlei Ätiologie sicher festzustellen war; er vermutet bei diesen atypischen Arthritiden einen traumatischen Ursprung.

Nach BROCA gibt es Coxitiden, die Schmerzen und Hinken aufweisen, ohne daß man einen Grund dafür aufdecken kann. Heftiger oder schleichend einsetzender Schmerz tritt bald in der Leiste, bald im Knie, bald beim Gehen,

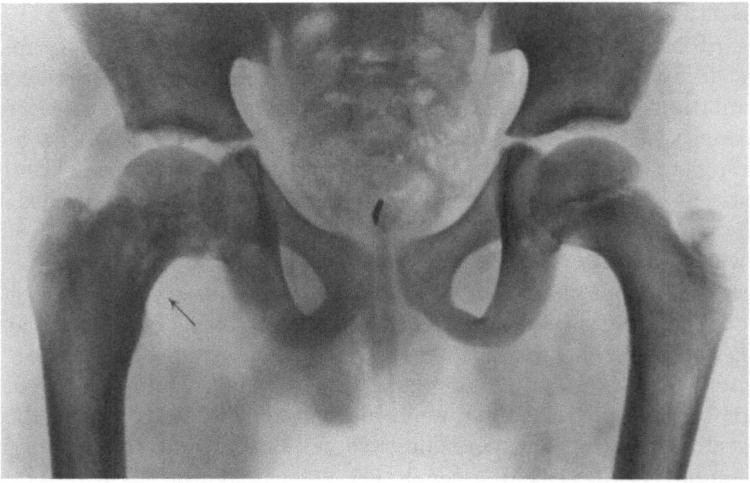

Abb. 109. Beginnende Osteomyelitis des rechten Oberschenkelhalses (♂). Im, durch Punktion gewonnenen, Eiter kulturell Staphylococcus aureus (entstanden im Anschluß an ein Furunkel).

bald morgens beim Aufstehen ohne erkennbare Ursache auf; die örtliche Untersuchung ergibt Zeichen einer leichten Coxitis, die 2—3 Wochen dauert und nach der Heilung bisweilen eine leichte Atrophie des Quadriceps zurückläßt. („Coxitis simplex" bei Kindern [WALDENSTRÖM], „Coxitis fugax" [FROELICH], „ephemere Coxitis" [FRIEDLÄNDER].) Die Differentialdiagnose gegen Tuberkulose ist unmöglich und nur aus dem Verlauf zu stellen. Die Ursache ist unbekannt, vielleicht sog. „Wachstumsschmerzen" infolge Reizung im Epiphysenknorpel. (Manchmal gleichzeitig Schmerzen an anderen Epiphysenfugen, z. B. Knie, Ferse.)

Leichte coxitisähnliche Erscheinungen treten auch auf bei Variola, Masern, Scharlach. Manchmal findet sich bei akuten Infektionen plötzlich eine Luxation des Hüftgelenks, mit und ohne vorangehende akute Arthritis. Röntgenologisch sehen wir nur das Bild der Luxation ohne Deformität; als Ursache kommt wahrscheinlich ein starker Hydrarthros in Frage.

Bei den letztgenannten Krankheitsbildern handelt es sich um Arthritiden, die wir bis zu weiterer Klärung mit JOHANSSON in die noch große Gruppe der „Coxitis incertae causae" einreihen müssen.

Auch *chronische Coxitiden* ohne Eiterung *luetischer Natur* kommen vor; Genaueres darüber ist nicht zu sagen, die positive Seroreaktion spricht aber bei manchen Fällen solcher chronischen Coxitis wohl für luetische Ätiologie.

Eine echte *Lues des Hüftgelenks* ist sehr selten; sie tritt oft doppelseitig auf. SCHLESINGER beschreibt einen Fall doppelseitiger Ankylose luetischer Natur bei einer 45 jährigen Frau, JENCKEL eine Lues am Schenkelhals und -kopf bei einem 32 jährigen Mann. Charakteristisch sind die besonders nachts sehr heftigen Schmerzen.

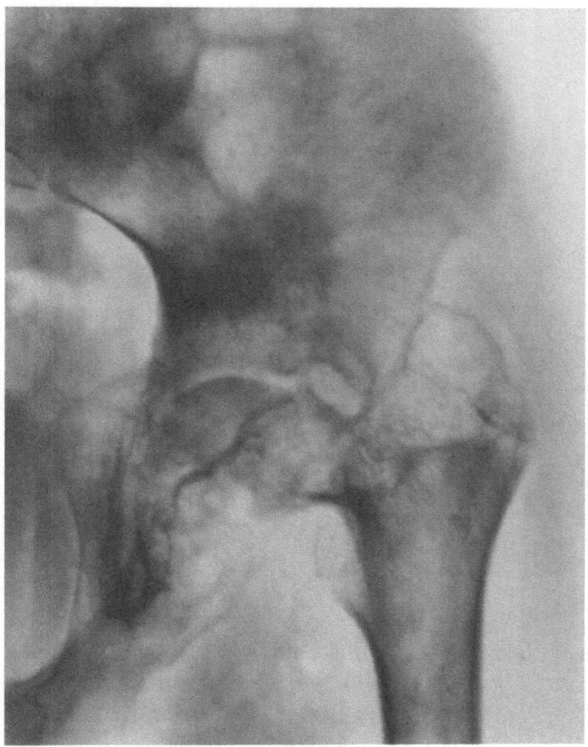

Abb. 110. 11jähriger Junge. Epiphysenosteomyelitis mit Lösung der Kopfkalotte.

Osteochondritische, syphilitische Epiphysenlösungen am proximalen Femurende können röntgenologische Schwierigkeiten machen, sind aber aus dem Gesamtbild (Seroreaktion!) meist unschwer zu differenzieren. (Näheres siehe bei A. KÖHLER, E. FRÄNKEL.) Bei Blut negativer Wassermannreaktion ist wenn möglich die Untersuchung nach provokatorischer Salvarsaninjektion oder die Untersuchung mit dem Gelenkpunktat zu wiederholen, evtl. Versuch mit antiluetischer Therapie ex juvantibus (cave Lungenbefund!).

Bei *Gonorrhöe* — selten — ist durch Anamnese und unter Umständen den Genitalbefund Klärung möglich. Auch Gelenkpunktion kommt in Frage. Letztere auch zur Differenzierung der seltenen *Aktinomykose*.

Rheumatische Coxitiden heilen bei prompter Reaktion auf Salicylpräparate und Wärme nach akutem Beginn meist in kurzer Zeit aus; oft sind noch andere

Gelenke beteiligt. Im Gegensatz zur Coxitis tuberculosa fällt ihr Auftreten mehr in das Jünglings- und Mannesalter.

Von Tumoren kommen vor *Sarkome, Carcinommetastasen*; das Gelenk bleibt meist frei. (Vgl. Abschnitt Allgemeine Differentialdiagnose, ferner „Oberschenkel".)

Von sonstigen seltenen Erkrankungen sind beschrieben einmal ein Fall von *Chondromathose* des Hüftgelenks (FOLKE), ferner „*Morbus Gaucher*,,, Röntgenbild ähnlich wie „Perthes"; *Ostitis fibrosa* kann vom Femur wie vom Becken übergreifen; GOLD teilte einen Fall von *Echinokokkus* des oberen Drittels des Oberschenkels, des Darm- und Schambeins mit. Am Kopf und Hals des Oberschenkels kommen *kartaliginäre Exostosen* vor.

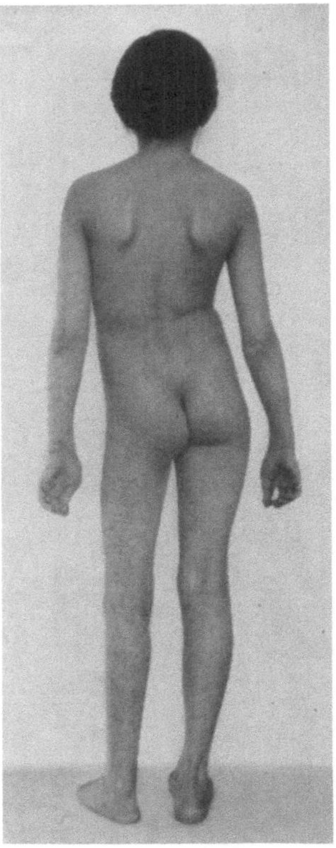

Bei *Blutern* ist auch das Hüftgelenk beteiligt; ausführlicheres siehe bei Allgemeiner Differentialdiagnose.

Besonderes Interesse verdient die Differentialdiagnose der *Lendenwirbelcaries* mit *Senkungsabsceß* gegen eine beginnende Coxitis tuberculosa. Irrtümer könnten hier vermieden werden, wenn die Patienten in gut entspannter Lage untersucht würden; dann zeigt sich bei Lendenwirbelcaries eine relativ ausgiebige Bewegungsmöglichkeit im Hüftgelenk, die bei Coxitis tuberculosa fehlt. Letztere macht dann auch zunächst Schmerzen im Knie. (Vgl. Beurteilung der Flexionscontractur S. 221.) Contracturen dürfen im allgemeinen nur dann auf Coxitis bezogen werden, wenn sich bei vorsichtiger Gelenkbewegung die gesamten pelvifemoralen Muskeln anspannen.

Bei *Entzündung der Leistendrüsen* ist die Rotation frei, ebenso bei *entzündlichen Prozessen im Unterbauch.* Dabei sind oft *beide* Beine an den Leib gezogen. Reflektorische Contracturen z. B. bei *Fissura ani*, Hysterie in jedem Lebensalter lösen sich in leichter Narkose (cave Lunge!) gänzlich. Schwer abgrenzbar ist manchmal *Ischias*. Hier weisen genaue Untersuchungen der Druckpunkte, das LASSÈGUEsche Phänomen manchmal den richtigen Weg bei negativem Röntgenbild.

Abb. 111. 14jähriges Mädchen; Zustand nach spinaler Kinderlähmung in früher Kindheit. Fehldiagnose „Coxitis tuberculosa"! Links Atrophie, Wachstumshemmung im ganzen, ohne lokale Erkrankung. Infolge Verkürzung Schiefstellung des Beckens und statische Skoliose. Das Röntgenbild zeigt bei glatten Konturen eine knöcherne Asymmetrie des Beckens, die linke Hälfte blieb im Wachstum zurück.

Letzteres zusammen mit genauer Anamnese schützt auch vor Verwechslung mit den *Folgen spinaler Kinderlähmung,* wozu in uns als „Coxitis tuberculosa" überwiesenen Fällen besonders das leichte Hinken infolge der Lähmung, und die Muskelatrophie verleitete.

Die *Schenkelhalsfraktur* ist durch das *plötzliche* Auftreten im Anschluß an ein Trauma und die typischen Fraktursymptome bald zu erkennen. Nicht so einfach ist das mitunter bei *Kontusionen* oder *Distorsionen*; wenn sich auch hier die Beschwerden (vgl. Schulter) manchmal länger hinziehen können (negatives Röntgenbild!), so verschwinden bei der traumatischen Affektion meist nach Bettruhe pp. die Symptome dauernd, bei Coxitis nur vorübergehend.

Die sog. *Protrusio acetabuli* wird neben Tuberkulose auch bei Osteomyelitis, Osteoarthrosis deformans, Ostitis deformans Paget und im Anschluß an Trauma beobachtet.

Sekundäre Flexionen im Hüftgelenk als Folge von Kniegelenkserkrankungen sind nach Untersuchung des Knies als solche bald feststellbar.

Muskelschwielen, als harte Stränge fühlbar, laufen parallel den Muskelfasern; ihr Sitz sind Ursprung, Ansatz und Ränder der Muskeln, insonderheit der Glutäen, des M. tensor fasc. lat. und des sartorius. Auf Druck sind die Schwielen schmerzhaft.

Eine Coxitis vortäuschen können auch *hygromartige Erkrankungen wie Tuberkulose der Schleimbeutel*, z. B. unter der Psoassehne und dem Ansatz der pelviotrochanteren Muskeln am Trochanter maior, die zum Teil in Kommunikation mit dem Gelenk stehen. Nach Ruhigstellung und Wärme schwinden die durch Schmerzfixation der Muskeln bedingten Symptome bald. Das Röntgenbild zeigt manchmal Schatten, die *außerhalb* des Gelenks liegen. Äußerlich manchmal Schwellungen, kein Fieber, Gelenkbewegung frei. Unter Umständen sind Punktion und Einfüllung eines Kontrastmittels zur Lokalisierung ratsam; in manchen Fällen zeigen sich auch kleine Kalkschatten in der Nähe der erkrankten Bursa.

Treten *statische* Beschwerden im Hüftgelenk *als Folge eines Plattfußes* auf, so schwinden sie bei der Nachtruhe, um am Tage wieder stärker zu werden. Das Hüftgelenk ist frei beweglich, die Untersuchung des Fußes, das negativ bleibende Röntgenbild, Beseitigung der Schmerzen nach Einlagen klären die Situation.

V. Prognose.

Die Prognose ist immer ernst zu stellen; sie ist abhängig vom Alter und von der Form der Erkrankung, ferner von der Art und Dauer und dem Zeitpunkt des Einsetzens der Behandlung wie von der sozialen Lage. Dabei muß die Prognose quoad vitam et sanationem von der Prognose quoad functionem getrennt werden. Über letztere wird ausführlicher bei der Therapie gesprochen.

Bei Kindern ist die Prognose deutlich günstiger, besonders *un*günstig wird sie nach dem 40. Lebensjahr. Mädchen geben im allgemeinen eine günstigere Prognose als Knaben.

Die Zahlenangaben bezüglich der allgemeinen Mortalität gehen bis zu 30%; letzteres dürfte heute nach besserer und rechtzeitigerer Erfassung der Fälle (vgl. Abschnitt Soziale Fürsorge) wohl zu hoch gegriffen sein; bei Kindern wird etwa $8{-}10\%$ das richtige treffen.

Je früher die Diagnose gestellt wird, je früher sachgemäße Behandlung einsetzt, desto günstiger wird im allgemeinen die Prognose. Doch kommen auch viele der Fälle, die nicht behandelt wurden oder sich der Behandlung entzogen, noch nach Jahren zur Ausheilung, diese allerdings fast durchweg unter schwerster Deformation.

Eine günstigere Prognose, auch hinsichtlich der Funktion, kann bei einem nur auf den Knochen oder die Synovia beschränkten Prozeß gestellt werden.

Der *anfängliche Röntgenbefund* besagt aber für die Prognose auf lange Sicht *nichts,* ebensowenig der spätere, außer bei sicherer knöcherner Ankylose. Manchmal sieht man im 2. Jahr nur noch Knochenatrophie als einziges Zeichen im Röntgenbilde. Hieraus auf Heilung zu schließen, ist trügerisch, da sich immer noch ausgedehnte Zerstörungen einstellen können.

Bei Kindern ist manchmal auch bei ernsterer Erkrankung noch auf Wiederherstellung der Funktion zu hoffen. Bei Krankheitbeginn in den ersten 2 Lebensjahren kommt es meist nur zur fibrösen, fast nie zur knöchernen Ankylosierung. Diese aber bietet die beste Sicherheit für *endgültige* Heilung und tritt selten vor dem 18. Lebensjahre völlig ein.

Die Wiederkehr von Schmerzen, nächtlichem Aufschreien, Abscessen, Fistelsekretion und Fieber weist auf das Rezidiv hin.

Wann Erhaltung der Funktion bzw. Erzielung der Versteifung wünschenswert ist, wann nicht, darüber werden wir uns noch bei der Therapie auseinanderzusetzen haben. *Immer* aber muß das Ziel bleiben, *schwere Deformitäten* nach Möglichkeit zu *verhüten*!

Fälle mit Fisteln und Mischinfektion sind prognostisch erheblich schlechter zu beurteilen; die Mortalität ist hier mindestens doppelt so hoch wie bei den geschlossenen Fällen (33%: 17% nach JOHANSSON).

CHIEWITZ hat folgende kennzeichnende Statistik zusammengestellt:

	Erwachsene		*Kinder*	
	Ohne Fistel	Mit Fistel	Ohne Fistel	Mit Fistel
Symptomfrei etwa	60%	20%	80%	50%
Dauernd Symptome etwa .	25%	30%	10%	30%
Gestorben etwa	15%	50%	10%	20%

Meist erfolgt der Tod an Amyloidosis und allgemeiner Entkräftung, an Miliartuberkulose oder Meningitis, an Sepsis, seltener an Lungentuberkulose. Mehr als die Hälfte der Todesfälle tritt im Verlauf der ersten drei Krankheitsjahre ein.

Die *Dauer der Erkrankung* ist schwer zu bestimmen; sehr selten tritt eine „Heilung" vor 2 Jahren, oft erst nach 4—6 Jahren, in sehr schweren Fällen sogar erst nach noch längerer Zeit — bis zu 12 Jahren — ein. Im Mittel wird man bis zur relativen Heilung in günstigen Fällen mit wenigstens 3 Jahren rechnen müssen.

Da bei der Aufstellung der Coxitisstatistiken die große Zahl (siehe oben) *unspezifischer* Coxitiden meist nicht genügend beachtet wurde, könnte man mit SUNDT sagen: „alle Statistiken über Behandlungsresultate bei diesem Leiden bis zum heutigen Tage (1920) sind wertlos, denn „heute kann man ohne wesentliche Übertreibung sagen: wenn ein Coxitiker mit einem in funktioneller und anatomischer Hinsicht vorzüglichen Resultat geheilt ist, so hat es sich nicht um Tuberkulose gehandelt" (zitiert nach JOHANSSON). *Diese* Ansicht schießt vielleicht über das Ziel hinaus, reduziert aber auf die richtige Mitte, insofern als der Ausgang in völlige Ankylose bei der *tuberkulösen* Coxitis in der weitaus überwiegenden Mehrzahl der Fälle das Normale ist, daß ein Teil mit *teilweiser* Ankylose heilt und nur relativ ganz wenige Fälle mit voller Herstellung der Funktion.

In diesem Sinne sprechen unsere eigenen Erfahrungen. Es fallen daher die Mitteilungen über so überraschend günstige Ergebnisse, wie sie unter anderem von ROLLIER, BIER und KISCH kommen, besonders auf.

Johansson geht mit diesen Statistiken ins Gericht; seine Kritik erscheint uns so wesentlich, daß wir sie aus seiner bekannten Monographie hier zitieren wollen: „In seiner 1913 vorgelegten zehnjährigen Statistik spricht beispielsweise Rollier über beweglich geheilte Gelenke in 81,6% der Fälle. Und Kisch behauptet, daß von 58 ausgeheilten Hüften 22 völlig normale und 14 so gut wie normale Beweglichkeit hätten. Leider haben wir andern Orthopäden nichts dergleichen zu sehen bekommen. Sinding-Larsen sagt darüber: „Und was den behaupteten hohen Prozentsatz von funktionellen Heilungen der Coxitis bei Rollier betrifft, hat Henning Waldenström mich befugt mitzuteilen, daß von 35 Coxitiden, die er im vergangenen Jahr bei Rollier untersuchen konnte, 34 ankylotisch waren. Rolliers Behauptung aus dem Jahre 1913 über funktionelle Heilung läßt sich nicht aufrechterhalten". In seiner letzten Statistik aus den Jahren 1913—1921 ist Rollier indes etwas vorsichtiger. Hier spricht er nicht, wie in der ersten von „recovered mobility", sondern von „return of function". Was ist return of function? Und die Prozentziffer ist von 81,6% auf 52% heruntergegangen?" Man braucht dieser Kritik nichts mehr hinzuzufügen.

Für den Sozialhygieniker hat die Coxitis tuberculosa größte Bedeutung, da sie in den Krüppelstatistiken vom 6.—14. Lebensjahr an beherrschender — in Bayern z. B. an erster — Stelle steht.

Für die spätere Prognose ist bezüglich eines Rezidivs auch die Berufswahl — bzw. — Umstellung und sachgemäß Berufsberatung von entscheidender Bedeutung (vgl. S. 145).

VI. Therapie.

Die prinzipiell wichtigste Frage bei der Behandlung der Coxitis ist die: *soll überhaupt die Erzielung eines beweglichen Gelenks angestrebt werden oder nicht?*

Das Hüftgelenk ist dasjenige Gelenk des Körpers, das außer der starken Belastung, wie das Kniegelenk, auch gleichzeitig mit die umfangreichste Beweglichkeit besitzt, also am meisten auszuhalten hat! Damit wird bei einer beweglich ausgeheilten Coxitis tuberculosa die Gefahr des Rezidivs am größten. Gleichzeitig erhellt daraus von vornherein, daß man ein *bewegliches* Gelenk nur dann erstreben soll, wenn man wirklich die Erreichung eines anatomisch einigermaßen *normalen* Gelenks erhoffen kann. Dies setzt aber voraus, daß der Knorpel noch in größerer Ausdehnung intakt ist. Bei der starken Inanspruchnahme muß sonst ein anatomisch unvollkommenes Gelenk zu sekundären Veränderungen im Gelenk (Rezidiv, Arthritis usw.) führen.

Erinnern wir uns an das bei der pathologischen Anatomie Gesagte, so ergibt sich daraus, daß man bei einem *gelenknahen Knochenherd*, der noch nicht zu eigentlichen Gelenkerscheinungen geführt hat, versuchen muß, durch Vermeiden jeglicher Schädlichkeiten, wie durch Allgemeinbehandlung einen Stillstand des Herdes und ein Durchbrechen ins Gelenk zu vermeiden.

Dies wird orthopädisch erreicht durch Entlastung und möglichst vollkommene Ruhigstellung.

Da die Ausheilung eines derartigen Herdes nach röntgenologischen Erfahrungen 2—3 Jahre in Anspruch nehmen kann, wechseln hierbei Perioden fixierender mit Extensionsverbänden zweckmäßig ab, um eine Versteifung zu vermeiden. Wir möchten hier aber gleich vorweg nehmen, daß sich uns *über-*

haupt die Wechselbehandlung der Coxitis je nach Lokalbefund mit periodenweiser Extension und Gipsverband recht gut bewährt hat!

Bei der Gelenkerkrankung ist an der Hüfte leider die primäre synoviale granulierende Form recht selten, doch besteht manchnal, solange nicht das Röntgenbild eine Zerstörung des Knorpels (Zähnelung der Gelenkkontur, Verstrichensein des Gelenkspaltes u. a. m.) erkennen läßt, noch die Möglichkeit, ein bewegliches Gelenk zu erzielen.

Zeigt dagegen das Röntgenbild vollkommene Zerstörung des Knorpels oder der klinische bzw. Röntgenbefund eine käsige Synovitis (allgemeines Krankheitsbild! Senkungsreaktion, Punktion usw.), so soll man die Hoffnung aufgeben, noch ein wirklich brauchbares Gelenk zu erzielen und lieber von vorneherein auf *Versteifung* hinarbeiten, wie dies bereits 1906 von LORENZ für die Überzahl aller tuberkulösen Coxitiden gefordert wurde.

Die Ankylose muß in *möglichst günstiger Stellung* erstrebt werden.

Welches ist diese Stellung? Durch Jahrzehnte herrschte in Deutschland die Ansicht, daß ein in Mittelstellung leicht abduziertes, nicht außen- nicht innen rotiertes Bein die beste Stellung abgäbe.

Nach SMITH hat aber der Gang bei dieser Art der Ankylosierung stets etwas watschelndes (Seemannsgang), während er bei leichter Flexion von 15—20° und leichter Adduction oder Mittelstellung bedeutend graziler ist.

Diese Auffassung ist nicht von der Hand zu weisen, da nach unseren Beobachtungen in Fällen, bei denen es nicht mehr gelang, die Adduction und Flexion *vollkommen* zu korrigieren, der Gang zum mindesten so befriedigte wie bei der Abduction.

Trotzdem ist bei der Verbandtechnik zunächst eher eine *leichte* Abduction vorzuziehen, da infolge der Kapselschrumpfung sich nachträglich doch die erzielte Stellung im Sinne der Adduction ausgleicht.

Die im Schultergelenk häufige Caries sicca ist ebenfalls am Hüftgelenk beobachtet; auch hier ist Ankylose zu erstreben, da Schlottergelenke ein schlechtes funktionelles Resultat geben.

Bezüglich der funktionellen Resultate stimmen die meisten Ansichten sogar dahin überein, daß auch in den wenigen Fällen mit mehr oder minder erhaltener Beweglichkeit die *End*ergebnisse keineswegs soviel befriedigender sind als bei vollständiger Ankylose.

„Kaum ein anderes Gelenk als das Hüftgelenk gibt einen so guten Prüfstein ab für die erreichten funktionellen Resultate der Behandlung der Gelenktuberkulose. Nicht die Wiederherstellung der anatomischen Gelenkfunktion ist es, die wir von der „Gelenkruine", wie LORENZ ein solches Gelenk bezeichnet, erwarten dürfen, sondern die Erlangung eines Zustandes, bei welchem ohne die Gefahr eines Rezidivs das krankseitige Bein schmerzlos und sicher zum Stehen und Gehen benutzt werden kann [1]."

Bei lege artis durchgeführter Behandlung ist die reelle Verkürzung meist nicht sehr groß, das Hinken relativ gering.

Die *Allgemeinbehandlung* wird nach den im allgemeinen Teil erörterten Prinzipien durchgeführt. Gerade bei der Coxitis tuberculosa kommt ihr eine erhebliche Rolle zu. SAUERBRUCH lobt bei den schweren Formen die Diät-

---

[1] GLAESSNER: Arch. klin. Chir. **145**. Vgl. auch: SIMON und BIER: Funktionelle Ergebnisse an ausgeheilten Gelenktuberkulosen der unteren Extremität. Berl. orthopäd. Ges. 27. 1. 30, Klin. Wschr. **1930**, Nr 17, 808.

behandlung (vgl. S. 85). Bei allen einschmelzenden Granulations- und käsigen Prozessen ist jede Reiztherapie zu vermeiden. Die künstliche Lichttherapie kann nur als Adjuvans allgemeiner Art betrachtet werden. Die Röntgentherapie (vgl. S. 102) leistet in manchen Fällen günstiges. Strahlentherapie — insbesondere auch Sonnenbehandlung — ohne sachgemäße orthopädische Betreuung steht außerhalb jeder Diskussion und ist ein schwerer Kunstfehler!

Daß der primäre Lungenbefund gebührende Berücksichtigung finden muß, sei auch hier nochmals unterstrichen!

Der *örtlichen* Behandlung dient die Ruhe; wollen wir nur entlasten, so genügt Bettruhe. Da aber gleichzeitig eine möglichst weitgehende Ausschaltung jeder Bewegung erfolgen soll, fügen wir den *Extensionsverband* hinzu. Dies auch schon deswegen, um das Bein für alle Fälle in möglichst günstiger Stellung zu halten, falls es nicht gelingt, die beabsichtigte Beweglichkeit zu erhalten.

Technik des Extensionsverbandes.

Wir verwenden dabei die Methode, wie sie von ROLLIER, KISCH u. a. ausgearbeitet wurde!

Der Kranke wird auf *harter* Matratze auf ein großes 6—8 cm dickes Häckselkissen, das von der Gesäßfalte bis zum Halse reicht, gelagert, um eine Hyperextension durch Herunterhängen beider Beine zu erreichen, ferner eine Abduction. Die Fixation des Körpers erfolgt durch Gurtbänder auf einem aus Gurten in Form eines Kreuzes gebildeten sog. modifizierten ROLLIERschen Lagerungsapparat. Um das Becken zu fixieren, erfolgt auch Extension am gesunden Bein.

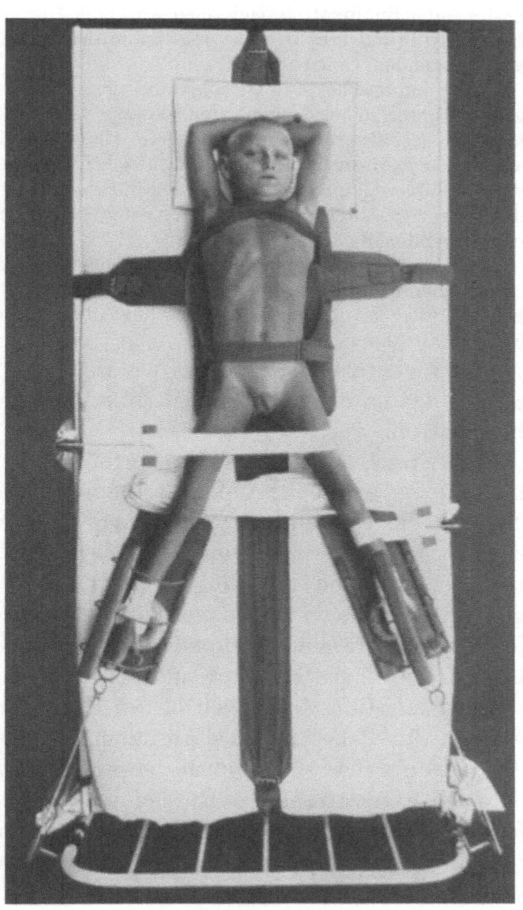

Abb. 112. Lagerung nach ROLLIER-KISCH bei linkseitiger Coxitis.

Bei dieser Art der Lagerung ist meist — richtige Technik vorausgesetzt — kein besonderer Gegenzug mehr nötig; wird er gebraucht, so finden gute mit Wildleder oder ähnlichem bezogene Schenkelriemen Verwendung. Das Anlegen der Gegenextension erfolgt dann bei Abductionscontractur an der kranken, bei Adductionscontractur an der gesunden Seite.

Bei unruhigen Kranken wird statt der Gurte ein auf dem Lagerungsgurt gut befestigtes straffes Mieder benutzt.

In manchen Fällen empfiehlt es sich, außer der gebräuchlichen Extension in der *Längs*richtung eine *seitliche* Extension im oberen Drittel des Oberschenkels anzubringen, um den schmerzhaften, durch Muskelspasmen bedingten Druck zwischen Kopf und Pfanne zum Teil zu paralysieren.

FALK benutzt eine sog. Wechselextension und hat Versuche gemacht, den schroffen Übergang zwischen Belastung und Ruhigstellung zu vermeiden. Wichtig ist dabei zunächst, durch die genaue Anamnese festzustellen, ob und in welcher Weise bis zur stationären Behandlung die erkrankte Körperpartie beansprucht wurde. Hatte z. B. ein Coxitisfall vorher zu Bett gelegen, so wurde bald mit gründlicher Extension begonnen; war das erkrankte Gelenk erheblich beansprucht, so wurde mit der Extension erst nach einiger Bettruhe langsam und vorsichtig, mit Einschaltung von Pausen und steigenden und fallenden Gewichtsmengen vorgegangen. Nach FALK scheint die Methode in vielen Fällen, wo eine Dauerextension von vornherein unvorteilhaft wirkt, nützlich zu sein.

Die Extension erfolgt mit einem Gewichtszug von etwa 4—6 Pfund Belastung; bei bestehender Subluxation nach oben wird zum Herunterziehen des Femurkopfes das Gewicht bis auf 10 Pfund erhöht. Das Schwinden des Schmerzes ist der Indicator für das Maß des anzuhängenden Gewichts.

Allzu energischer Zug ist contraindiziert, einmal um eine zu starke Zerrung der Hüftgelenkskapsel zu vermeiden, zum anderen kann durch Überdehnung der Kniegelenkbänder hier ein *Schlottergelenk* entstehen, wie wir es bei einem zur Aufnahme kommenden Falle sahen. Genu recurvatum kann durch richtige Stellung der Kniee vermieden werden. Genu valgum bildet sich aus, wenn bei der Extension nicht genügend auf Zug in der Längsachse des Femur geachtet wird. Skoliosen entstehen, wenn die Hüfte in Abductionsstellung mit ungenügender Beugung fixiert wird.

Bei der Anbringung der Zugmanschetten ist darauf zu achten, daß sie unter entsprechender Polsterung gut sitzen, damit Druckstellen vermieden werden. Wir benutzen bei stärkerem Zug lieber Heftpflaster, das allerdings den Nachteil hat, sich bei Heliotherapie leichter abzulösen.

Über gleichzeitige gelinde, der Muskelatrophie entgegenarbeitende Massage sei auf das im allgemeinen Teil (Abschnitt orthopädische Behandlung) Gesagte hingewiesen.

Der Streckverband hat den Vorteil, bei fistulösen Fällen eine bessere Wundpflege, eine ausgiebigere Heliotherapie und durch schonende Extension ohne Narkose die Bekämpfung coxitischer Contracturen zu ermöglichen; demgegenüber stehen eine Reihe von Nachteilen. Die Behandlung ist nur in Anstalten möglich, wo eine unbedingt notwendige ständige Überwachung durch gut geschultes Personal und dauernde Stellungskontrolle möglich ist, der Verband fesselt den Kranken während der Dauer der Behandlung ständig ans Bett, bei sehr unruhigen Kranken und besonders bei jüngeren Kindern ist die Ruhigstellung im Hüftgelenk auch in der Extension oft eine recht zweifelhafte. Wir wenden ihn daher nur als Ausnahme oder zu vorübergehendem Wechsel aus den eingangs dieses Abschnitts besprochenen Indikationen heraus an; insbesondere bei extraartikulären Herden im Femur, bei stark sezernierenden Fistelfällen und als vorübergehende Zwischenbehandlung zwischen Gipsverbänden.

Zur Entlastung und sicheren Ruhigstellung hat sich daher der *Gipsverband* seine schon immer dominierende, im letzten Jahrzehnt viel umstrittene und zeitweise auch herabgeminderte Vorrangstellung wieder zurückerobert. Auch wir machen weitgehenden Gebrauch davon.

Seinen Zweck erfüllt der Gipsverband aber nur dann, wenn er ganz exakt anmodelliert ist und dadurch jede Bewegung und Belastung des kranken Gelenks unmöglich gemacht wird. Dazu ist entsprechende Schulung notwendig; an Beschreibungen und Abbildungen allein kann ein technisch einwandfreier Hüftgipsverband kaum erlernt werden. Daß bei uns sogar einmal ein Junge zur Aufnahme kam, bei dem 6 Tage vorher der Anus völlig mit eingegipst war, sei der Kuriosität halber nebenbei erwähnt.

Bald eintretende Schmerzlosigkeit, das Aufhören des nächtlichen Aufschreiens der Kinder, Hebung der Eßlust und Besserung des Allgemeinzustandes sind das Kriterium des richtig angelegten Gipsverbandes. Dieser hat weiter den großen

Vorteil, den Kranken bewegen und transportieren zu können, ohne daß das ruhiggestellte Gelenk Erschütterungen ausgesetzt ist.

Infolge der starken Knochenatrophie kann es auch *im* Gipsverband, ohne besondere Gewalteinwirkung, zu *Spontanfrakturen* kommen; diese sitzen meist suprakondylär (vgl. S. 137).

Während in leichten Fällen extraartikulärer Herde der Extensionsverband genügt oder als Zwischenbehandlungsform (siehe oben) gewählt werden kann, ist der *Gipsverband angezeigt* bei allen schwereren Fällen mit Fieber und Eiterbildung, bei allen Fällen mit Gelenkbeteiligung, ferner bei unruhigen kleinen Kindern, bei denen die Extension nicht genügt und die meist schnell einschmelzende Krankheitsformen aufweisen. In diesen Fällen ist Fixation im Gips bis zur völligen Reizlosigkeit conditio sine qua non.

Der Gipsverband ist die einzige konservative Methode, eine feste Ankylosierung in günstiger Stellung zu erreichen; es ist aber nicht richtig, daß prinzipiell jedes Gelenk im Gipsverband versteife. Bei Kindern kann es direkt Schwierigkeiten machen, eine *knöcherne* Ankylose zu erzielen.

„Trotzdem der unabnehmbare Gipsverband keine Bäder zuläßt und die Hautpflege sehr erschwert, trotzdem unter ihm die ganze Extremität verborgen und das kranke Gelenk der Kontrolle entzogen ist, trotzdem sich unter ihm Massen von Schmutz und Hautschuppen ansetzten, trotzdem die Muskeln hochgradig atrophieren und die benachbarten Gelenke mindestens eine Zeitlang steif werden, ist er für die floride Tuberkulose doch das souveränste Behandlungsmittel." Diesen Worten LUDLOFFs können wir uns, insbesondere betreffs der Coxitis, nur anschließen.

Sind die häuslichen Verhältnisse *günstige,* so kann mittels Gipsverbandes die Behandlung zu Hause erfolgen.

Da die Anstaltsbehandlung große Kosten erfordert, ist *die Frage der ambulanten Behandlung im Gipsverband* vielfach diskutiert worden. Die Ansichten gehen auseinander.

LANGE meint, daß die alte orthopädische Methode der ambulanten Behandlung im Gipsverband unter Berücksichtigung der Frischluftbehandlung dasselbe leiste wie andere Methoden und gibt eine vergleichende Statistik bezüglich der Coxitisfälle der Jahre 1907—1918 bei 3—10 jähriger Beobachtung (vgl. Allgemeine Therapie, S. 81, Tabelle).

Will man von vornherein ein versteiftes Gelenk erzielen, so wird man in vielen Fällen ambulant im Entlastungsverband behandeln können. *Gegenanzeigen* sind aber noch vorhandene stärkere Schmerzen, Eiterung, Absceßbildung, Fisteln, schlechter Allgemeinzustand.

Solche Fälle erfordern stationäre Behandlung im gefensterten Gipsverband mit sachgemäßer ständiger Behandlung des Abscesses und etwaiger Fisteln, öfters auch Wechsel in den Streckverband zur besseren Behandlungsmöglichkeit (siehe oben).

Die Therapie der Abscesse und Fisteln erfolgt nach den S. 120 bis S. 123 erörterten Prinzipien.

In Ausnahmefällen, besonders bei Mischinfektion, kann der Zwang eintreten, zur Schaffung besserer Abflußverhältnisse eine Fistel durch den Glutäus anzulegen. *Mischinfizierte Fälle* bedürfen in jeglicher Hinsicht vermehrter Pflege und können unter Umständen auch einmal, wenn die üblichen Drainagemittel versagen, auf Krücken gestellt werden, um dem Eiter der Schwere nach den Ausgang durch die Fistel zu ermöglichen (ROLLIER).

Gegen ambulante Behandlung spricht sich PUGH aus, weil das gesunde Bein dann schneller zu wachsen pflege und ein unangenehmer Längenunterschied zwischen beiden Beinen einträte (?).

In einer Reihe von Fällen wird man die Behandlung im Gipsverband bei Ruhelage $^1/_2$—2 Jahre durchführen müssen, in anderen kann schon erheblich früher zum *Gehgipsverband* (siehe unten) übergegangen werden.

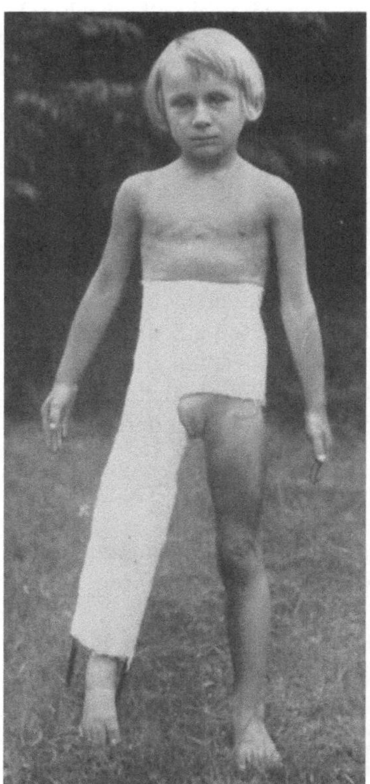 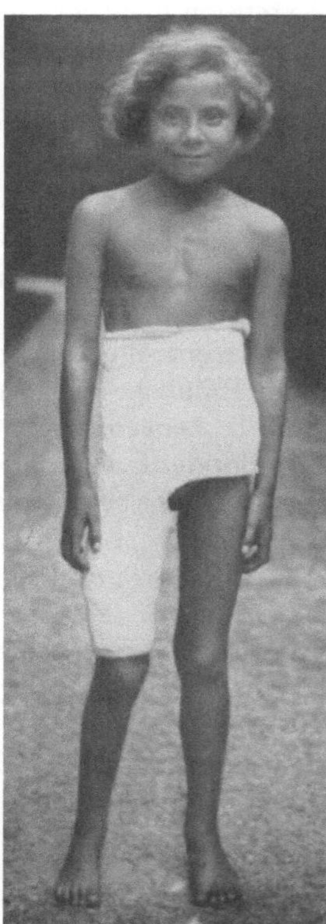 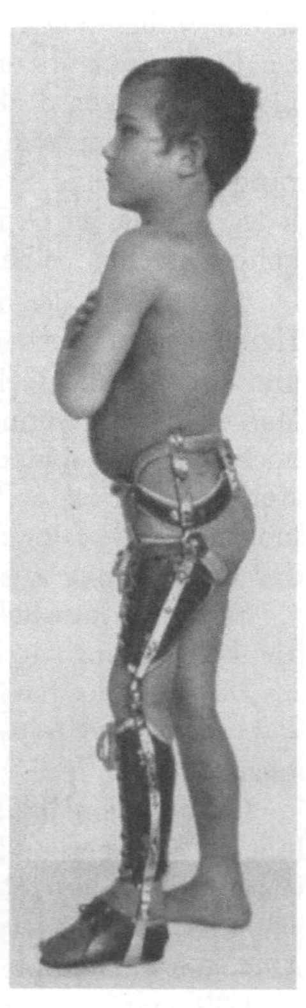

Abb. 113. „Gipsverband mit Gehbügel." Abb. 114. Gipshose nach LORENZ. Abb.115. Hessingapparat zur Entlastung der Hüfte.

Bei ernsteren Prozessen sollte man aber erst im Gehgipsverband aufstehen und umhergehen lassen, wenn der Krankheitsprozeß im wesentlichen zur Ruhe gekommen ist und keine Schmerzen mehr bestehen.

Im Gehgipsverband mit Gehbügel läßt man den Kranken je nachdem noch 1—2 Jahre herumgehen, und kann dann — aber erst dann — zur weiteren Nachbehandlung nach allmählichem Fortlassen des Gehbügels, dann des Fußteils des Gipsverbandes, eine kurze Gipshose nach LORENZ (s. Abb. 114) anlegen. Es bleibt dann die Fixation des kranken Gelenks, kommt aber zur Belastung und nach unserer Erfahrung auch zu einer wünschenswerten Anregung der Knochenregeneration.

Erst wenn die Heilung weitgehend fortgeschritten ist, soll man zu den leichteren und angenehmeren abnehmbaren Verbänden wie dem Cellonverband oder Lederapparaten, z. B. dem Hessingapparat, übergehen (vgl. Allgemeiner Teil, Abschnitt orthopädische Behandlung). Doch bedarf der bisher gebräuchliche Hessingapparat Verbesserungen, um seinen Zweck zu erfüllen, wie sie jüngst von E. MAYER [1] mitgeteilt worden sind. Man soll dabei aber nie vergessen, daß der *Gipsverband* bei allen seinen Nachteilen (siehe oben) *den großen Vorteil hat, daß er nicht abgenommen werden kann, sondern getragen werden muß!* Bei der Unvernunft mancher Eltern und Patienten erlebt man oft Rezidive, wenn zu frühzeitig abnehmbare Verbände oder Apparate verordnet wurden, die dann nicht sachgemäß und nicht *ständig* getragen wurden! Die Apparate werden zunächst auch nachtsüber noch getragen und erst allmählich wird zum reinen Tagesgebrauch übergegangen, der dann allmählich eingeschränkt wird, bis wir den Kranken zunächst mit Stöcken, dann ganz frei herumgehen lassen. Durch einen entsprechenden Schuh sind etwaige Verkürzungen auszugleichen.

Die Anlegung des „*großen Coxitisgipsverbandes*" erfolgt in Mittelstellung, d. h. in *leichter* Abduction und Flexion *ohne* Außen- bzw. vor allem Innenrotation. Patella, Spina ant. sup. und große Zehe sollen in *einer* Linie liegen, der Verband Knie und Fuß einschließen unter Freilassung der zu kontrollierenden Zehen (Polstern des Verbandes! Druck!) und bis zur unteren Thoraxappertur reichen.

Vorhandene Contracturstellungen versucht man *vorsichtig* auf schonendste Art und ohne jedes brüske Vorgehen auszugleichen. Manchmal ist Narkose — wenigstens beim ersten Verband — nicht zu umgehen (Vorsicht! Lungenbefund!); es ist dann erstaunlich, wie oft sich scheinbar schwere Contracturen, die im Röntgenbild sogar schon den Eindruck der Ankylosierung erwecken, unter Beseitigung der muskulären Fixation noch lösen und nur eine relativ geringe reelle Fixation im Gelenk übrigbleibt. In anderen Fällen wird wieder mehrfacher Wechsel des Verbandes nötig, ehe wir eine vollständige Korrektur erreichen.

Beim „Herabholen des Kopfes" infolge Subluxation ist besonders bei Protrusio acetabuli Vorsicht am Platze.

Gelingt es nicht, ohne Gewaltanwendung die gewünschte Stellung zu erzielen, so legen wir den Gipsverband ohne gewaltsame Korrektur in der bestmöglichen Stellung an; die weitere Korrektur ist dann Sache späterer Nachbehandlung (siehe unten).

Das *Eingipsen* selbst vollzieht sich verschieden: zunächst erhält Bein und untere Rumpfpartie einen Trikotschlauchüberzug, über den zur Polsterung eine Lage Zellstoffbinden gewickelt wird. Bei jüngeren Kindern sind wir dann anschließend mit dem einfachen Hüftgipsverband nach Stellungskorrektur (siehe oben) fast immer ausgekommen.

In anderen Fällen empfiehlt es sich, zunächst das kranke Bein in der pathologischen Stellung zu lassen und erst Rumpf und gesundes Bein bis zum Knie unter Ausgleich der Lendenlordose einzugipsen. Ist der Gips hart geworden, so wird nach Korrektur des kranken Beines der Gipsverband auf der kranken Seite, hier mit Einschluß des Fußes, fertiggestellt. Die gesunde Seite bleibt etwa 2—3 Wochen im Gips; nach dieser Zeit kann hier der Verband entfernt werden; die Muskelspannung hat dann meist soweit nachgelassen, daß ein Zurückgehen in die alte Stellung nicht mehr zu befürchten ist.

Je nach Lage des Falles bleibt der erste Verband 5—8 Wochen liegen; ist *allmähliche* Stellungskorrektur nötig, so wird nach 3—5 Wochen gewechselt.

---

[1] MAYER, E.: Z. orthop. Chir. **51**.

Beim Verbandwechsel informiert man sich durch eine Röntgenaufnahme über den Stand der Erkrankung und etwaige Veränderungen.

Bei der Anlage ist darauf zu achten, daß der Verband gut anliegt, aber nicht drückt. Mit Vorliebe brechen die Verbände an der Grenze zwischen Becken- und Beinverband etwa in der Gegend des Leistenbandes; selbst jüngere Kinder bringen hier oft Unglaubliches zustande. Es ist daher nützlich, diese Stellen durch Longetten oder Schusterspan zu verstärken.

Dollinger hat ein besonderes Verfahren zur vorsichtigen Beseitigung von Contracturstellungen angegeben; wir sind aber immer mit den vorgenannten Methoden ausgekommen, ebenso ohne die von Wieting erdachte Methode der Anlegung des Coxitisverbandes in der Schwebe.

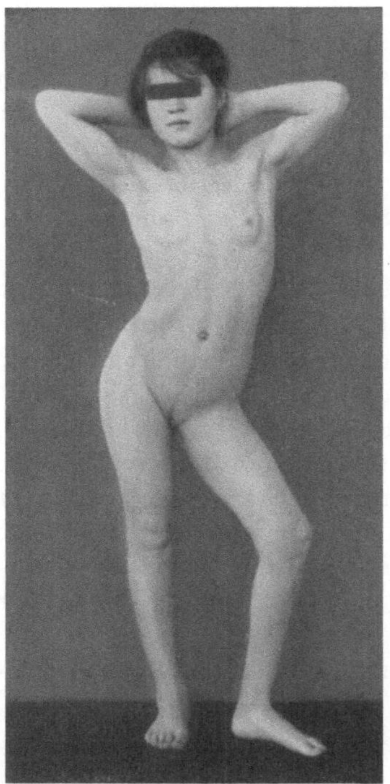

Abb. 116a.

Der Gehgipsverband unterscheidet sich in der Technik nur durch das Eingipsen des Gehbügels und Einlegen eines Sitzringes, erfordert aber besonders gutes Anmodellieren an das Tuber ischii und die Tibiakondylen (Übertragung der Körperlast von dem Gehbügel auf Tibiakopf und Tuber, damit neben der Fixation wirklich eine Entlastung erreicht wird.) Er ist — schon wegen der Körperpflege — etwa alle 3—4 Monate zu erneuern.

Die Eltern sind zu ermahnen, daß die Kinder im Verband nicht mit der Ferse auftreten dürfen. Die Kranken sind in der Ambulanz *regelmäßig* zu überwachen (vgl. Abschnitt: Soziale Fürsorge S. 142); Vorstellung ist unbedingt sofort erforderlich, wenn der Verband irgendwo drücken sollte (Decubitus!) oder sich sonst etwas Auffälliges zeigt. (Bildung neuer Abscesse, Fisteln!)

Die operative Behandlung in Form der Resektion ergab bei der Coxitis im Verhältnis zur konservativen Therapie recht ungünstige Resultate. Besteht der Entschluß, eine Versteifung zu erzielen, so liegt gleichzeitig die Frage nahe, ob dies durch eine Operation nicht schneller zu erzielen ist. Dafür ist jedoch im Gegensatz zum Knie die Resektion abzulehnen, wenn auch noch hin und wieder einmal über ein günstiges Ergebnis berichtet wird. Bei den schwierigeren anatomischen Verhältnissen an der Hüfte gelingt es meist sowieso nicht, *alles* Krankhafte zu entfernen; eine schwierigere längere Nachbehandlung wird dann doch erforderlich. Die Resektion des Hüftgelenks ist ein lebensgefährlicher Eingriff; das funktionelle Resultat der Ankylosierung durch die Krankheit selbst ist meist besser als das des offenen Gelenkspalts, wie ihn die Operation oft hinterläßt. Bei Kindern und bei Erwachsenen über 40 Jahren ist jedenfalls die Resektion ganz abzulehnen. Größere operative Eingriffe, unter Umständen die Amputation kommen *nur* bei *vitaler* Indikation, z. B. schwerem Absceß-

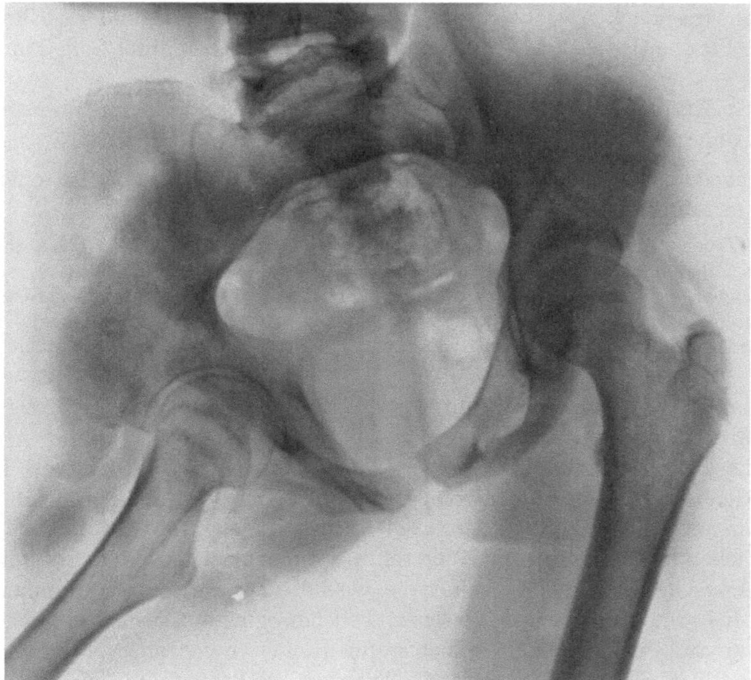

Abb. 116b.

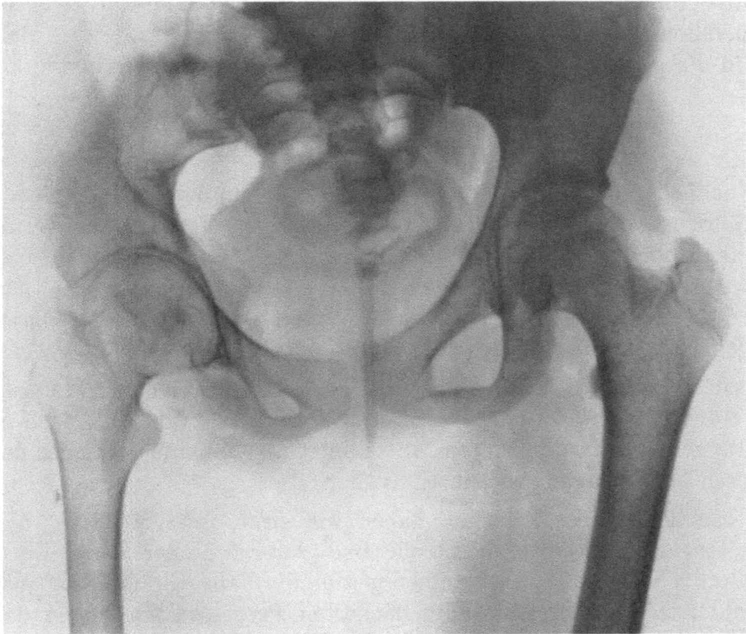

Abb. 116c.

Abb. 116a, b und c. 12jähriges Mädchen. Tuberkulose der linken Hüftgelenkskapsel, synoviale Form, Atrophie, verstrichener Gelenkspalt. Abb. a und b zeigen ausgesprochene muskuläre Contractur (Flexion, Außenrotation, „Kippen des Beckens" nach vorn, Senken nach der kranken Seite, ausgleichende Skoliose). Abb. c gibt den Ausgleich der Contractur nach schonender, vorsichtiger, aber leichter Korrektur in Narkose im Gipsverband wieder. Ausgang in Ankylose.

einbruch ins Becken, schlechtem, sonst nicht zu erreichendem Eiterabfluß, großen Pfannensequestern, septischem Fieber bei Mischinfektion, Amyloid in Frage.

Nach ELMSLIE liefen geheilte Kinder nach Resektion nur zwei englische Meilen ohne Beschwerden, solche mit guter Ankylose dagegen 15!

Demgegenüber verdient der Vorschlag von HASS [1], die Hüfte operativ zu versteifen, eine gewisse Beachtung:

Der Trochanter wird extrakapsulär mit einem großen Teil seiner Basis zur Pfanne hin verschoben und in eine im Pfannendach hergestellte Nische eingelassen, so daß er eine knöcherne Brücke zwischen Pfannendach und Femurschaft bildet. Eine analoge bzw. ähnliche Operation gaben unabhängig HIBBS und WILSON an. HASS spricht vom „lebenden inneren Verband", den die Kranken nicht ablegen können, der nicht lästig ist und die Kranken nicht dauernd an ihr Leiden erinnert.

Bisher haben aber die indirekten Fixierungsmethoden mit freier extraartikulärer Knochentransplantation keine allgemeine Aufnahme gefunden, FARRELL berichtet über Mißerfolge. Auch mit dem Verfahren von LAVALLE (vgl. Allgemeiner Teil, operative Behandlung S. 128) müssen noch weitere Erfahrungen abgewartet werden. DE QUERVAIN sagt: „Was die das Gelenk überbrückende osteoplastische Versteifung einer noch floriden Coxitis leistet, und welches ihre Indikationen sind, das wird die Zukunft zu zeigen haben. Beim Kinde, bei seiner gar nicht selten zum Teil beweglichen Ausheilung der Coxitis, wird man auf einen solchen Versuch in der Regel verzichten, wenigstens solange der Grad der Gelenkzerstörung die Ankylose nicht in völlig sichere Aussicht stellt."

Operativ kommt meist, zumal beim Kinde, bisher nur in seltenen günstigen Ausnahmefällen die Entfernung paraartikulärer Herde — z. B. im Schenkelhals — in Frage. (Über Operation der isolierten Trochantertuberkulose vgl. S. 248.)

VII. Nachbehandlung.

Die Nachbehandlung erfordert, nachdem die Behandlung im Gehgipsverband durchgeführt ist, die Beantwortung der schwierigen Frage, wann können wir den Kranken ohne ernste Gefahr aus dem sicheren Gipsverband hinauslassen, ihm das Aufstehen und Herumgehen mit leichterem Apparat oder gar ohne erlauben? — mit letzterem müssen wir rechnen — sobald der Verband bzw. die Bandage, abnehmbar ist! (siehe oben).

Klinisch leiten uns die Schmerzlosigkeit, glatte Konturen oder feste Ankylosierung im Röntgenbild. Normale Werte der Senkungsreaktion sind nach unseren Beobachtungen — entgegen neueren Mitteilungen — in manchen Fällen geeignet, zu schweren Täuschungen zu führen (vgl. S. 224).

Ein absolut sicheres Kriterium haben wir *nicht*; *jedes Aufstehen bleibt ein tastender Versuch*, der unter Kontrolle und vorerst immer unter Entlastung erfolgen muß. Nicht so selten kommen gerade die Fälle, die man für ausgeheilt hielt, doch nach $\frac{1}{2}$ Jahre mit aufgeflackerten Prozessen wieder, so daß man wieder von vorne anfangen muß. Beim Aufstehenlassen im *Gehgips* sahen wir das weitaus seltener.

---

[1] HASS: Z. orthop. Chir. **51**, 495—505.

Bleibt der Prozeß ruhig, so müssen auch die Apparate noch längere Zeit (2—3 Jahre) getragen werden (vgl. oben), aber auch dabei oft noch Scheinheilung; nach Jahren scheinbar vollkommener Ruhe kann sich noch ein Rezidiv ausbilden. Oft ist dafür *falsche Berufswahl* verantwortlich zu machen (vgl. S. 145).

Besteht die Möglichkeit der „*Arbeitskur*", so kann gerade die noch mancherlei Gefahren bietende Nachbehandlungsperiode vorteilhaft unter ständiger Kontrolle in den der eigentlichen Klinik angegliederten Sonnenhäusern, Siedlungen und ähnlichem erfolgen. ROLLIER hat das in Leysin vorbildlich planmäßig ausgebaut. Neben der guten psychischen Wirkung besteht für manchen erwachsenen Kranken die Möglichkeit, sich nicht unbeträchtliche finanzielle Selbsthilfe zu erarbeiten. Auch den Ambulatorien kommt für die Nachbehandlung eine Rolle zu (vgl. S. 143).

War eine *schonende* völlige Korrektur bei Anlegung des Gipsverbandes ursprünglich nicht mehr möglich, und mußte man die Tuberkulose in der pathologischen Stellung zunächst ausheilen lassen, so treten in der Nachbehandlung besondere Maßnahmen zur Korrektur in ihre Rechte. Erwähnt sei hier noch, daß eine *leichte* Flexion — besonders für sitzende Berufe — sogar erwünscht ist.

Redressierende Maßnahmen (z. B. der „Quengelverband" und ähnliches) leisten bei der Hüfte nur sehr wenig.

Operative Verfahren zur Besserung der Stellung sollen bei der Hüfte *nie im* Gelenk stattfinden, da wegen der oben erwähnten schlechten Übersichtlichkeit des Gelenks bei während der Operation zutage tretenden noch frischeren Herden eine völlige Ausräumung nicht möglich ist. Der Versuch, einem versteiften Hüftgelenk auf blutigem Wege seine Beweglichkeit wiederzugeben, ist abzulehnen; erneutes Aufflackern der ruhenden Tuberkulose und dauernde Schädigung des Patienten sind die Folge. Die Arthroplastik kommt überhaupt *nur* in den seltenen Fällen *doppel*seitiger Ankylose zur Beweglichmachung *einer* Seite in Frage.

Bei Contracturen mit fibröser Ankylose kann ein Korrekturversuch mit langsamer orthopädischer Extension unter gleichzeitiger Injektion von Jodoformglycerin oder ähnlichem gemacht werden.

Die Methode der Wahl zur späteren Stellungskorrektur bleibt die *subtrochantäre Osteotomie*, die sehr gute Resultate gibt! Entweder erfolgt die Osteotomie nach HOFFA-LANDERER: von unten außen nach oben innen, oder nach DREHMANN: von oben außen nach unten innen. Die Operation soll frühestens erst 2 Jahre nach erfolgter „Heilung" und im allgemeinen nicht vor dem 15. Lebensjahr erfolgen. Nachher ist noch längere Zeit Gipsverband nötig, um einen Rückfall in stärkere Flexionscontractur möglichst zu verhüten.

Bei *beweglichem* Gelenk ist man wegen der später auftretenden sekundär-*arthritischen* Veränderungen manchmal noch gezwungen, das Gelenk künstlich durch einen Apparat zu versteifen.

E. Die Tuberkulose des Oberschenkels.

Vorkommen. Die isolierte Tuberkulose des Femur ist ein relativ seltenes
Vorkommnis, wenn auch häufiger, als nach den Angaben in der Literatur zu
vermuten. Streng genommen würden auch die isolierten Herde im Epiphysengebiet, also im Schenkelhals und im Kopf wie die der Kondylen hierher gehören;

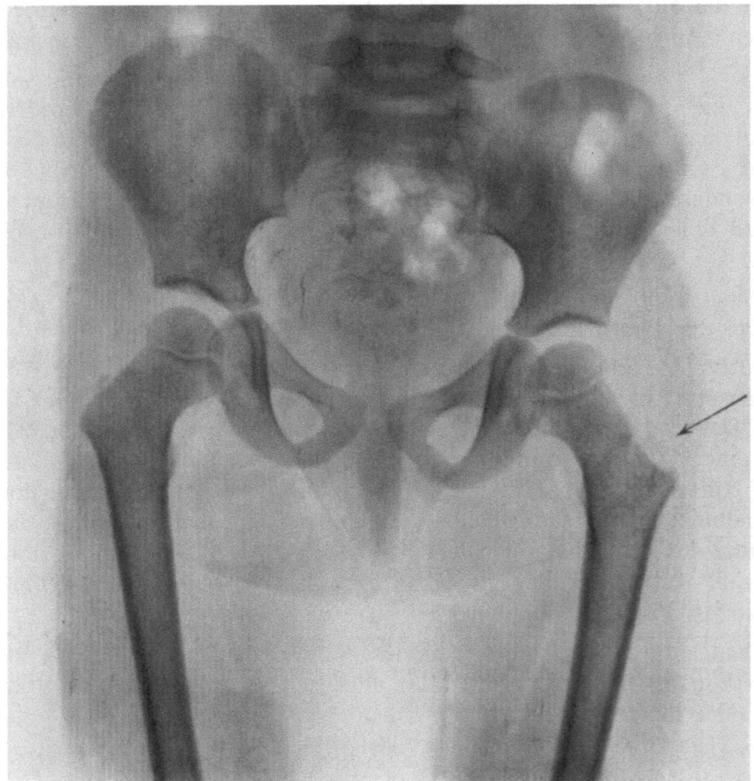

Abb. 117. 3 jähriges Mädchen. Tuberkulose des Trochanter maior (♂) links.

da es jedoch bei diesen Herden häufig zur Mitbeteiligung des Gelenkes kommt,
werden sie gewöhnlich zur Coxitis bzw. Gonitis gerechnet. In diesem Abschnitt
sind daher zu erwähnen: die immerhin nicht häufigen isolierten Tuberkulosen
des Trochanter maior, die sehr seltene des Trochanter minor und die ebenfalls
sehr seltehe Schafttuberkulose. Befallen werden in der Hauptsache Jugendliche.
Ausführlicher hat CAAN die *pathologisch-anatomischen Verhältnisse* an der
Diaphyse geschildert; es finden sich corticale und medulläre Granulationsherde,
käsig-eitrige Einschmelzungen, Abscesse, kleine Sequesterbildung, nur manchmal bei ausgedehnteren Prozessen größere Sequester. Auffällig ist die Neigung

zur periostalen Knochenneubildung, die aber manchmal auch fehlt, bei Mischinfektion ausgesprochene Eburneation. Nicht *nur* bei den diffusen Mark-
tuberkulosen kommt eine Beteiligung des Gelenks zustande. Wir sahen bei
einem umschriebenen fibrösen Herde, der ziemlich weit vom Gelenk entfernt
lag, sekundäre Erkrankung des letzteren.

Die isolierte primäre Trochantererkrankung weist vorwiegend granulierende
Form auf; wir beobachteten zwei solche Fälle.

Sekundäre Erkrankung des Trochanter maior ist ebenfalls möglich; wie
wir gelegentlich eines operativen Eingriffs feststellen konnten, war der große
Rollhügel sekundär von einem Senkungs-
absceß aus erkrankt. Ferner beobachtete
WIESE einen isolierten Herd im oberen
Drittel der Femurdiaphyse, Metastase
von einer Spondylitis lumbalis her.

Selbst bei der Operation kann die
Diagnose makroskopisch noch erhebliche
Schwierigkeiten machen; PEABODY beschreibt einen Fall, der, als Tuberkulose
angesprochen, sich als Riesenzellsarkom
erwies, KEITH einen solchen, der, sar-
komverdächtig, sich histologisch als
Tuberkulose entpuppte.

Das Röntgenbild zeigt Destruktionsherde an; die Neigung zur Knochenneubildung kann irreführen. Sehr schwierig
ist in mischinfizierten Fällen die röntgenologische Trennung der Schafttuberkulose von der subakut verlaufenden
Osteomyelitis (Eburneation, Periostitis),
in „reinen" Fällen weist die Atrophie
des Knochens, die Dünne der Corticalis
eher den Weg; *große* Sequester sprechen
mehr für Osteoymelitis.

Das klinische Bild ist verschieden. Bei
Trochantererkrankung hinken manche
Kranke und klagen über Schmerzen im
Gesäß (Absceß!); andere laufen ziemlich

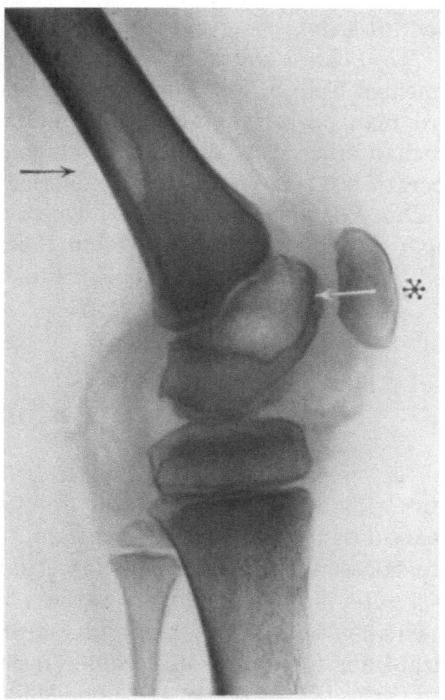

Abb. 118. 8jähriger Junge; Tuberkuloseherd im distalen Femurende (♂); von dort aus Erkrankung der Gelenkkapsel und des Gelenkknorpels. Im Gelenkpunktat + T. B. Außerdem deutlich sichtbarer LUDLOFFscher Epiphysenfleck *.

lange herum ohne besondere Krankheitsäußerungen, wieder andere halten
den Oberschenkel mehr oder weniger in Flexion, Abduction und Außenrotation,
so daß, wenn die Röntgenaufnahme kein klares Bild ergibt, die Annahme einer
Coxitis nahe liegt. Druckschmerz wird manchmal in der Gegend des Rollhügels
oder beim Sitzen und Beugen des Hüftgelenks über 90°, deutlicher Schmerz
auch an der Innenseite des Oberschenkels verspürt.

Die chronische tuberkulöse Osteomyelitis beim Erwachsenen kann völlig
unter dem Bilde der gewöhnlichen chronischen Osteomyelitis verlaufen! Entscheidung ist oft erst möglich durch den Tuberkelbacillennachweis im Eiter
bzw. histologische Untersuchungen des Operationsmaterials.

Abscesse und Fisteln sind besonders bei Trochantertuberkulose häufig, erstere fast immer vorhanden; sie können sehr große Ausdehnung annehmen und an verschiedenen Stellen der Umgebung auftreten. Ihre Lokalisation läßt leicht an Coxitis denken, bis das Röntgenbild den Ursprungsherd einwandfrei aufdeckt.

Die Differentialdiagnose hat zu berücksichtigen die subakute Osteomyelitis, posttyphöse Erkrankungen, die Osteodystrophia fibrosa circumscripta; ferner bei Trochanterprozessen vor allem das Sarkom, weiter noch das Chondrom und Carcinommetastasen[1] (vgl. Allgemeine Differentialdiagnose S. 63). BAUM-GARTNER und MOPPERT beschrieben eine sehr langsam verlaufende Tuberkulose des Trochanter maior, als deren Folge sie eine gleichzeitig entwickelte Osteochondritis def. cox. juvenil. ansahen.

Die Behandlung kann in manchen Fällen eine konservative sein (vgl. allgemeinen Teil), dies besonders bei Kindern mit multiplen Herden. In anderen wird man operativ vorgehen, wenn radikale Entfernung des Diaphysen- oder Trochanterherdes möglich ist; besonders bei letzterem ist die Indikation zur Operation öfters gegeben. „Anoperieren" muß vermieden werden.

Die Prognose ist im allgemeinen bei umschriebenen Erkrankungen nicht ungünstig, besonders wenn keine Gelenkbeteiligung erfolgt. Bei Jugendlichen sind Wachstumsstörungen beobachtet[2].

F. Die Tuberkulose des Kniegelenks.

Vorkommen. Auch die Kniegelenkstuberkulose betrifft meist das jugendliche Alter. Nach der Statistik von JOHANSSON beginnen 50% aller Kniegelenkstuberkulosen vor dem 5. Lebensjahr. Vereinzelte Fälle kommen aber in allen Altersklassen vor. Unter dem Material des Waldhauses Charlottenburg begannen 57% unter 10 Jahren, doch waren immerhin 21% über 20 Jahre alt.

Knaben sind etwas häufiger betroffen als Mädchen, nach ELS betrug die Anzahl der Kniegelenkstuberkulosen bei Knaben 161, bei Mädchen 108, SACCO fand 58% bei Knaben, 41% bei Mädchen. In der Statistik von JOHANSSON waren Knaben und Mädchen gleich häufig beteiligt.

Beide Kniegelenke werden etwa gleich häufig betroffen (JOHANSSON 30 rechts-, 33 linksseitige).

Der Häufigkeit nach steht die Kniegelenkstuberkulose nach JOHANSSON an 4. Stelle. Die Statistiken von Krankenanstalten führen sie meist an 3. Stelle. Das liegt, wie oben erwähnt, daran, daß nur ein geringer Prozentsatz der Spinae ventosae, die bei JOHANSSON an erster Stelle geführt wird, der stationären Behandlung überwiesen wird.

Anatomische Vorbemerkungen. Zum besseren Verständnis der nachfolgenden Ausführungen ist ein kurzes Eingehen auf die Anatomie des Kniegelenks

---

[1] Das Bild einer ungewöhnlichen Art osteoplastischer Carcinommetastase im Femur beschrieb jüngst CAMPBELL [Röntgenpraxis 1, (1929)]; derselbe ebenda das Röntgenbild einer verkalkten Nekrose in der Spongiosa des Femur.

[2] Abnorme Verlängerungen des Femur bei Coxitis wurden von v. DORP-BEUCKER-ANDREAE beschrieben (Z. Tbk. 55 (1930) und auch von uns beobachtet.

notwendig, die wir dem Lehrbuche von BRAUS entnehmen. Die Kniegelenkskapsel umfaßt die Rollen des Femur, läßt aber die Epikondylen wegen der dort sitzenden Muskelursprünge frei, indem die Ansatzlinie im Bogen um die Epikondylen herumläuft. Sie kreuzt dabei bei Jugendlichen die Epiphysenfuge. An der Tibia folgt sie dem Knorpelrand der Gelenkflächen, Margo infraglenoidalis und bleibt allenthalben proximal von der Epiphysenfuge, solange diese besteht. Das Kniegelenk enthält einige blindsackartige Aussackungen, die dazu beitragen, den Gelenkraum zu einem der kompliziertesten zu gestalten. Eine Aussackung, die regelmäßig auf der Hinterseite in der Kniekehle versteckt liegt, ist die sogenannte Bursa Musculi poplitei. Sie hängt breit mit dem Gelenk zusammen. Dasselbe ist auf der Vorderseite in den meisten Fällen bei der Bursa suprapatellaris der Fall. Die ursprüngliche Grenze des Kniegelenks liegt 2—$2^{1}/_{2}$ cm hoch über dem oberen Rand der Kniescheibe und besteht meist noch als mehr oder minder hohe, nach innen vorspringende Grenzfalte, so daß die Pforte zwischen Bursa und Gelenkraum eng sein kann. Es kann aber auch jeder Rest der ursprünglichen Grenze verschwunden sein. Auch die Bursa musculi semimembranosi sowie die Bursa musculi gastrocnemii medialis sind in etwa $50^0/_0$ mit dem Kniegelenk in Verbindung.

I. Pathologische Anatomie.

Ossale und synoviale Entstehung kommt nach Ansicht der meisten Autoren gleich häufig vor. Nach SMITH ist sogar die primär synoviale Form noch etwas häufiger. Er untersuchte die Resektionspräparate von 23 operierten Frühfällen von Gelenktuberkulose, die durchschnittlich 20 Wochen bestanden hatte, und fand unter diesen 15 Fälle von Kniegelenkstuberkulose, in denen ausschließlich die Synovia erkrankt war.

Bei der Kniegelenktuberkulose kommen die drei Zustandsbilder der Gelenktuberkulose: der Hydrops, der Fungus und der Pyarthros in schöner Ausbildung vor. Sie sind, wie im allgemeinen Teil geschildert wurde, der Ausdruck der granulierenden bzw. käsigen Gelenkentzündung. Theoretisch können alle drei Formen sowohl primär synovial als primär ossal entstehen; doch dürfte der primär synoviale Pyarthros selten sein.

Bei der primär *synovialen Form* sitzen, wie im allgemeinen Teil ausgeführt wurde, die Erstansiedlungen der Granulationen in den Umschlagsfalten der Gelenkkapsel in den sogenannten Schlammfängen und dringen von hier aus in den Knochen ein. Diese Stellen sitzen beim Knie an der Tibia wie am Femur an der Umbiegstelle der Gelenklinie in die Schaftlinie. Die so entstandenen Knochenherde sind meist Granulationsherde. Beim eitrigen Erguß dagegen kommt es häufig zur Nekrose großer Teile der Gelenkenden.

Bei der *ossalen Form* kann der primäre Knochenherd im Femur, der Tibia und seltener der Patella sitzen. Es kommen sowohl Käseherde wie Granulationsherde vor. (Siehe die Abbildungen Seite 14 und Seite 16.) Sie scheinen gleich häufig zu sein. Es ist nicht gesagt, daß jeder gelenknahe Herd unbedingt eine Gelenkbeteiligung nach sich ziehen muß. Wir beobachteten tuberkulöse Herde in der Epiphyse der Tibia, des Femur und in der Patella, die ohne eine Gelenkbeteiligung nach außen durchgebrochen waren. Es handelte sich immer um Granulationsherde. Diese Fälle dürften immerhin selten sein; meist ist das Gelenk beteiligt, und zwar, wie oben erwähnt wurde, entweder als Hydrops, als Fungus oder als Pyarthros. Dabei braucht der Herd nicht absolut gelenknahe zu sitzen. Auch bei weiter entfernt sitzenden Herden kann es zu einer Gelenkbeteiligung kommen. Die Ausbreitung kommt dann auf dem Lymphwege oder hämatogen zustande. Ist es infolge eines Knochenherdes zu einem Gelenkfungus gekommen, so unterscheidet sich dieser häufig von der primär synovialen Form. Die Granulationsauflagerungen finden sich nicht in ihrem Lieblingssitz in den Schlammfängen, sondern mehr über dem erkrankten Bezirk, manchmal auch auf der gegenüberliegenden Seite und dehnen sich von hier über die ganze Gelenkfläche aus. Sie wachsen von hier überall in den Knochen hinein. Das Pyarthros kommt meist bei Käseherden zustande, und zwar entweder dadurch, daß der käsige Herd von vornherein mit seiner Basis in das Gelenk hineinragt (siehe Abb. 6, S. 16), oder dadurch, daß bei der Demarkation die trennende Knochenwand zerstört wird. Jedoch muß auch die Möglichkeit einer primär käsigen Synovitis zugegeben werden. Beim Pyarthros erreichen die Granulationen hohe Grade. Richtige Zotten bedecken den Gelenkknorpel wie ein Schafpelz. (Siehe Abb. 8 S. 20.) Von allen Seiten wuchert das Granulationsgewebe in den Knochen hinein. Die ganze Umgebung des Gelenks ist ödematös geschwollen, dadurch die Haut gespannt und anämisch; es bilden sich paraartikuläre Abscesse und Fisteln. Diese gehen

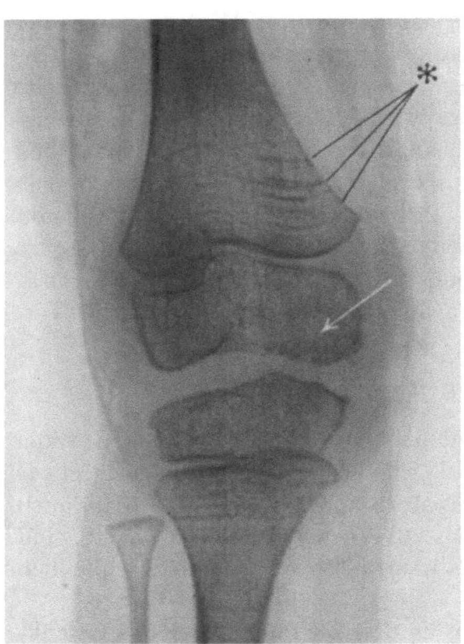

Abb. 119. Gonitis tuberculosa mit kleinem Knochenherd an der Gelenkfläche des Condylus medialis femoris, wahrscheinlich primär ossale Form. Starke Weichteilschwellung. Am Femurschaft sind die Jahreslinien erkennbar.

mit Vorliebe von den oben geschilderten Aussackungen der Gelenkkapsel aus.

Sowohl beim Fungus als auch beim Pyarthros kommt es nach Zerstörung des Knorpels zur bindegewebigen Obliteration des Gelenks, in seltenen Fällen zur knöchernen Ankylose.

II. Röntgenologisches Bild.

Wie wirken sich diese pathologisch-anatomischen Veränderungen im röntgenologischen Bilde aus? Auf weichen Aufnahmen ist natürlich die Weichteilschwellung gut zu erkennen (Abb. 119), doch bringt uns dies beim Kniegelenk nicht weiter, da sie wegen der freien Lage auch klinisch gut erkennbar ist. Auch die Atrophie des Knochens kann man beim Kniegelenk wegen der offenen Lage und der guten Vergleichsmöglichkeit bei gleichzeitiger Aufnahme beider Kniee auf dem Film gut darstellen. (Siehe Abb. 10 S. 25.) Doch ist das im allgemeinen Teil über sie Gesagte zu beherzigen. Einen verwertbaren Röntgen-

befund erhalten wir bei der *synovialen Form* erst, wenn der Knorpel in weiter
Ausdehnung zerstört ist, und es dadurch zu einer Verschmälerung des Gelenkspaltes im Röntgenbilde kommt oder weiter, wenn die Granulationsmassen
in den Knochen einzudringen beginnen. Die dadurch bedingte Zähnung der
Gelenkkontur ist besonders auf seitlichen Aufnahmen gut zu erkennen (Abb. 120).
Stärkere rundliche Ausbuchtungen des Gelenkspaltes in den Knochen hinein
durch kompakten Einbruch von Granulationsgewebe, besonders an den Umschlagsfalten der Gelenkkapsel, finden sich besonders an den Ecken des Femur
und der Tibia (Abb. 122 sowie Abb. 133 S. 262). Auf gleiche Weise kommt die

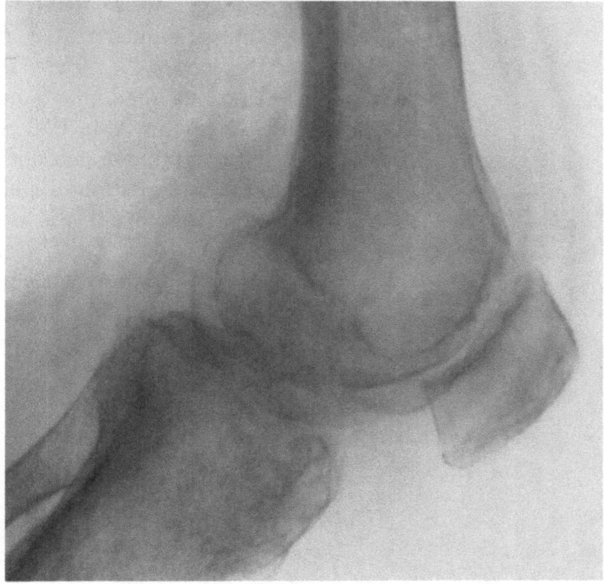

Abb. 120. Synoviale Kniegelenkstuberkulose, granulierende Form. Man erkennt deutlich die
Zähnelung der Femurkondylen. Nebenbefund: Sesambein in den Beugesehnen (FABELLA).

Erweiterung der Fossa intercondyloidea zustande. Weitgehendere Zerstörung
der Gelenkenden der Tibia und des Femur sowie Stellungsanomalien sind
natürlich im Röntgenbilde gut zu erkennen.

Bei der *ossalen Form* läßt das Röntgenbild sehr lange im Stich. Wie im
allgemeinen Teil ausgeführt wurde, ist ein *Käseherd* auch auf dünnen Sägeschnitten des Knochens lange Zeit nicht zu erkennen. Erst später, wenn die
Atrophie des umgebenden Knochens eingesetzt hat, sieht man an seiner Stelle
einen Schattenkomplex (Abb. 121). Auf diese Verhältnisse hat in letzter Zeit
auch FRITZ KÖNIG hingewiesen. Er macht besonders darauf aufmerksam,
daß dabei der Käseherd, wenn er bis zum Gelenk reicht, gegen den gesunden
Anteil des Knochens verschoben erscheint. (Siehe Abb. 12 S. 27.) Im weiteren
Verlaufe bildet sich um den Schattenkomplex eine Aufhellungszone als Zeichen
beginnender Demarkation. *Granulationsherde* sind beim Kniegelenk infolge der
dicken Compacta erst zu erkennen, wenn sie eine gewisse Größe erreicht haben,
dann heben sie sich deutlich als Aussparung ab (Abb. 124).

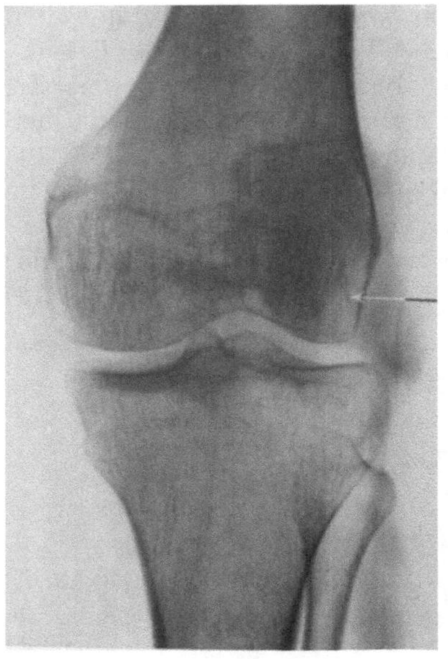

Abb. 121. Käseherd im Condylus lateralis
femoris.

An dieser Stelle muß kurz auf einige
normale Verhältnisse am Kniegelenk eingegangen werden, die bei weniger Erfahrenen häufig zu Fehldiagnosen Veranlassung geben. Diese können hier nur an-
deutungsweise abgehandelt werden. Näheres ist in dem schon öfter erwähnten Buche
KÖHLERs: „Grenzen des Normalen und Anfänge des Pathologischen im Röntgenbild"
nachzulesen. Der Schatten der Patella
liegt normalerweise nicht über dem Knie-
gelenkspalt, sondern über der Metaphyse
des Oberschenkels. Bei Jugendlichen ist
der Condylus medialis femoris meist an-
gerauht. (Siehe Abb. 124 S. 255.) Beim
Erwachsenen findet sich normalerweise am
Condylus lateralis femoris eine flache Aussparung (Furche für die Sehne des Musculus popliteus). Der normalerweise im
wachsenden Alter auf seitlichen Aufnahmen
nicht besonders deutlich hervortretende

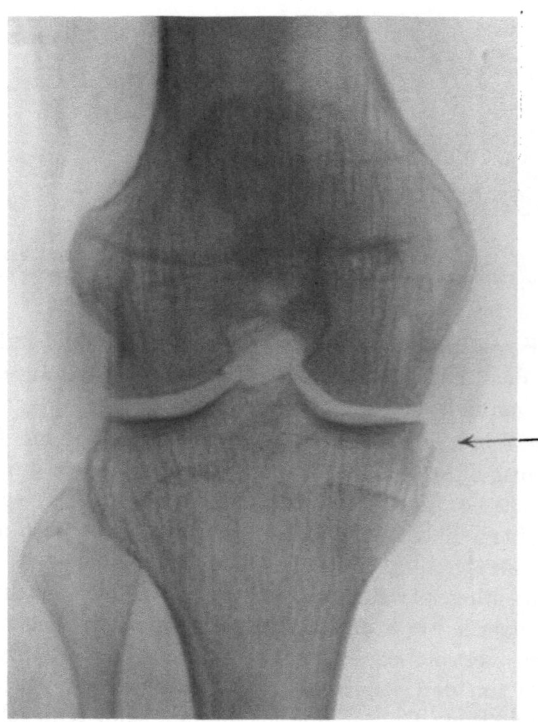

Abb. 122. Primär synoviale-granulierende Kniegelenkstuberkulose. Man erkennt die Erweiterung
der Fossa intercondyloidea und die Grubenbildung am Condylus medialis Tibiae. Tierversuch mit
dem Punktat Tuberkul. +.

Epiphysenfleck (LUDLOFF) zeichnet sich bei vorhandener Knochenatrophie scharf ab und darf dann nicht als Herd angesprochen werden. (Siehe Abb. 118 S. 247.) Ebenso treten die bei Rachitikern häufigen Jahresringe deutlich hervor. Eine größere Bedeutung kommt ihnen nicht zu (Abb. 119). Auch das Vorkommen eines Sesambeines in den Sehnen der Beugemuskeln ist noch nicht allgemein bekannt. Dieses wird oft für eine pathologische Erscheinung gehalten (Abb. 120).

III. Klinisches Bild.

Die meist gebräuchliche Dreiteilung in Hydrops, Fungus und Pyarthros empfiehlt sich nicht. Diese Formen stellen Zustandsbilder dar. Eine klinische Einteilung muß aber den ganzen Krankheitsverlauf umfassen. Wir unterscheiden deshalb 2 Formen: eine langsam verlaufende, die dem Hydrops + Fungus entspricht (granulierende Form) und eine mehr akut verlaufende, die dem Pyarthros entspricht (käsige Form). Die granulierende Form ist, wie oben ausgeführt, oft primär synovial, kann aber auch einen ossalen Herd, besonders einen Granulationsherd im Knochen begleiten, ja, sie kommt auch bei Käseherden, die gegen das Gelenk abgekapselt sind, vor. Die käsige Form kommt meist bei käsigen Knochenherden vor, die mit ihrer Basis in das Gelenk hineinreichen, doch kann sie, wenn auch seltener, bei verkäsenden Granulationsherden auftreten. Ihre primäre synoviale Entstehung ist selten. In ihrer vollen Ausbildung sind beide Formen so grundverschieden von einander, daß sie gleichsam als verschiedene Krankheiten imponieren. Zur Illustrierung zunächst zwei Beispiele:

Granulierende Gelenktuberkulose.

Ein Mädchen erkrankt in ihrem 8. Lebensjahr mit Erguß im rechten Kniegelenk und wird 1 Jahr in einer Sonnenheilstätte behandelt. Der Erguß verschwindet, und die Kranke wird mit einem Entlastungsapparat entlassen. Dieser wird nach 2 Jahren fortgenommen. Die Kranke besucht die Schule und ergreift später den Beruf als Verkäuferin. Sie fühlt sich ganz wohl, nur tritt jedes Jahr ein Erguß im Kniegelenk auf, der nach vierwöchentlicher Bettruhe und Punktion mit nachfolgendem Druckverband wieder verschwindet. Außer diesem vierwöchentlichen Krankenlager wird sie in ihrem Beruf nicht weiter gehindert. Auch jetzt nach 10 Jahren hat sich wieder der Erguß gebildet, der nach Bettruhe, Punktion und Druckverband verschwindet. Außer einer leichten Kapselverdickung und einer geringen Einschränkung der Beugefähigkeit zeigt das Knie keinen krankhaften Befund. Die Röntgenaufnahme zeigt deutliche Granulationsherde an den Kapselansätzen (Abb. 122). Der Tierversuch mit dem Gelenkpunktat ist positiv.

Käsige Gelenktuberkulose.

Ein Knabe von 9 Jahren erkrankte mit Schmerzen im rechten Knie, die besonders nach Anstrengungen auftraten. Es bildet sich ein leichter Erguß im Kniegelenk, der nach Bettruhe wieder verschwindet. Eine etwa 3 Monate nach Beginn gemachte Röntgenaufnahme zeigt einen undeutlichen Käseherd in der Femurepiphyse. 3 Monate später entsteht bei Sonnenbehandlung plötzlich Fieber bis 39^0 mit starker Schmerzhaftigkeit des Kniegelenks. Es bildet sich ein starker Erguß im Gelenk. Die Punktion ergibt dünneitriges Exsudat. Unter starken Schmerzen bildet sich eine Beugecontractur des Gelenks aus, die auch durch starken Zug im Streckverband nicht beseitigt werden kann. Trotz aller Vorsicht bei den Punktionen bildet sich eine Fistel. Die Röntgenaufnahme zeigt jetzt einen großen deutlichen Herd in der Femurepiphyse. Der Kranke wird mit Gipsverbänden behandelt. Nach 3 Jahren ist das Knie unter Versteifung geheilt.

Es kommen natürlich alle Übergänge zwischen diesen beiden Formen vor.

Wir kommen jetzt zur Besprechung der einzelnen *Symptome*. Vorausgeschickt werden müssen die Symptome eines gelenknahen Knochenherdes, der das Gelenk noch nicht beteiligt hat, mit dessen Übergreifen aber jeden Augenblick zu rechnen ist. Derartige Herde können lange Zeit bestehen. Durch geeignete Schonung ist mit größter Wahrscheinlichkeit anzunehmen, daß man ein Übergreifen auf das Gelenk vermeiden kann, woraus die Wichtigkeit der frühzeitigen Erkennung erhellt. Derartige Röntgenbilder zeigen die Abbildungen (Abb. 123 und 124). Auch der in dem anatomischen Präparat dargestellte Herd (siehe Abb. 5 S. 14) ist ohne Gelenkbeteiligung nach außen durchgebrochen. Die klinischen Symptome solcher Herde können nur sehr gering sein. Bei Kindern stellt sich Unlust beim Spielen ein. Sie klagen über Schmerzen im Bein, leichte Ermüdbarkeit, Hinken nach längeren Anstrengungen, Schmerzen beim Springen.

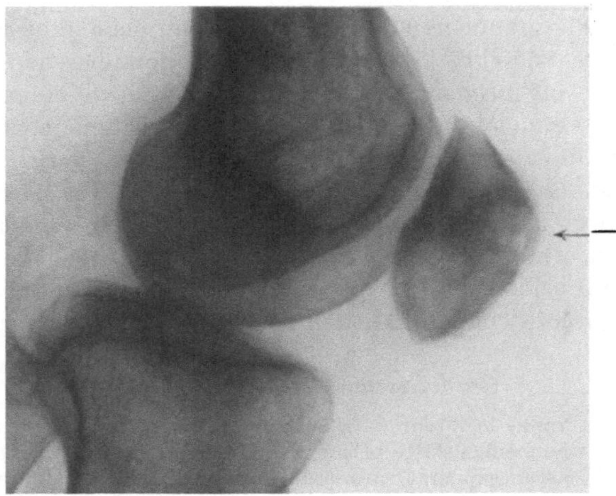

Abb. 123. Granulationsherd in der Patella ohne Gelenkbeteiligung.

Objektiv findet man häufig geringen Stauchungsschmerz, Klopfschmerzhaftigkeit des betreffenden Knochens, manchmal lokale Druckschmerzhaftigkeit. Das Gelenk ist in diesem Stadium noch frei. Trotzdem muß man aber diese Erscheinungen doch schon zum Beginn der Gelenktuberkulose rechnen, da sich an sie in den meisten Fällen Gelenktuberkulose anschließt. Tritt dies ein, so sind die einzelnen Symptome denen der primären Gelenktuberkulose gleich, und zwar tritt zunächst ein *Hydrops* auf. Dieser ist am Kniegelenk infolge der exponierten Lage des Gelenkes gut zu erkennen. Man sieht deutlich die Schwellung, die Gelenkvorsprünge der Knochen sind dabei nicht verwischt, sondern treten deutlich in Erscheinung. In der geschwollenen Gelenkkapsel läßt sich Fluktuation nachweisen. Die einzelnen Recessus des Gelenkes heben sich meist sehr deutlich ab, man kann deutlich das Tanzen der Patella auslösen. Bei stärkeren Fibrinniederschlägen im Gelenk hat man das Gefühl von Schneeballknirschen. Das Punktat hat die im allgemeinen Teil geschilderten Eigenschaften. Die Beweglichkeit im Gelenk ist beim Hydrops nicht eingeschränkt, manchmal ist sie infolge Auseinanderdrängung der Gelenkenden durch den Erguß erhöht. Stellungsanomalien bestehen meist nicht. In diesem Stadium kann die Erkrankung zur Ausheilung kommen. Dies ist aber sicherlich sehr selten. Meist entwickelt sich aus dem Hydrops durch teilweise Organisation des Exsudates ein Fungus.

Der *Fungus* kann aber auch schleichend entstehen, ohne daß es zur stärkeren Exsudation gekommen ist. Er zeigt sich in einer diffusen Schwellung der ganzen Gelenkgegend. Dabei sind die Konturen des Gelenks verstrichen. Die Kapselverdickung, die diese Veränderung im klinischen Bilde hervorruft, ist besonders an den Umschlagsfalten der Gelenkrecessus als Wulst zu fühlen. Häufig sitzt die Schwellung im Beginn der Erkrankung auch zu beiden Seiten der Quadricepssehne. Im Gegensatz zum Hydrops stellen sich beim Fungus sehr bald Bewegungseinschränkungen und Stellungsanomalien ein, und zwar findet sich zunächst eine Einschränkung der Beugung. Im weiteren Verlaufe tritt das Knie in eine Subluxationsstellung nach hinten Abb. 125 und 126. Mit der BONNETschen Entlastungsstellung hat diese Subluxationsstellung beim Fungus sicher nichts zu tun. Sie tritt meist ein, wenn sich Ergüsse zurückbilden. So sahen wir bei einem Falle, in dem ein großer Erguß nach einer Punktion nicht wieder auftrat, sich in einigen Tagen eine Subluxationsstellung ausbilden. Man muß also der Kapselschrumpfung, sowie dem Überwiegen der Beugemuskulatur bei vorher durch den Erguß gedehntem Bandapparat die Hauptrolle an der Entstehung zuerkennen. Die Subluxationsstellung ist in ferneren Stadien häufig mit einer Valgusstellung

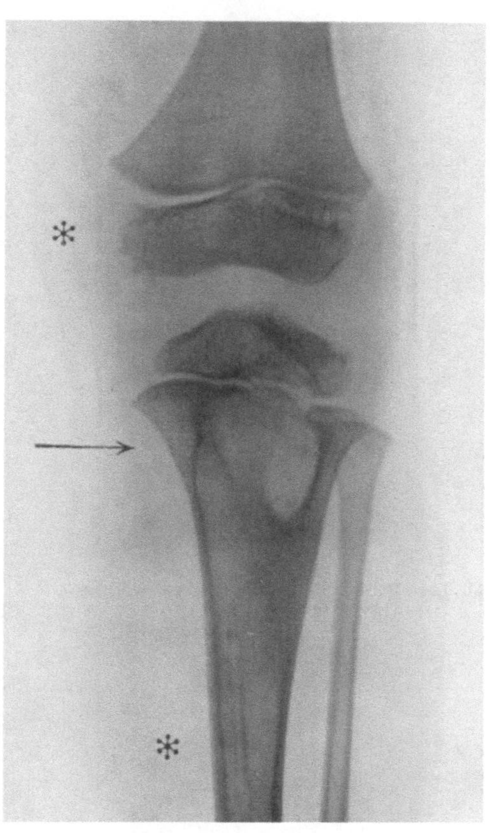

Abb. 124. Großer Herd in der Tibia ohne Gelenkbeteiligung. Die Anrauhung am Condylus medialis femoris ist eine normale Erscheinung. Die röhrenmige Aufhellung in der Tibia entspricht dem Canalis nutritius.

vereint. In diesem Stadium sind die Schmerzen nicht unerheblich. Ängstlich sucht das Kind die Stellung zu bewahren und setzt jeglichen Versuchen der Bewegung Widerstand entgegen. Bei Lagewechsel wird das gesunde Bein unter das kranke geschoben, das so gleichsam als Schiene für dieses dient. Diese Schmerzen pflegen im Streckverband rasch nachzulassen. Durch die lange Schonung tritt eine Atrophie der Muskulatur, besonders des Quadriceps ein, wodurch die Gelenkschwellung deutlicher hervortritt und das Gelenk Spindelform annimmt. Wenn außerdem die Haut durch Spannung anämisch ist, kann auch beim Fungus ein Bild auftreten, für welches der Ausdruck Tumor albus zutreffen mag. Wir beobachteten das beim Fungus immerhin selten, häufiger verdient das Pyarthros diese Bezeichnung. Sind durch einwuchernde Granulationsmassen die Knochenenden in großer Ausdehnung zerstört, so kann je nach dem Sitz der stärksten Zerstörung eine Valgus- oder Varusstellung zustande kommen. Bei starker Zerstörung des Knorpelüberzugs kann eine bindegewebige oder knöcherne Versteifung des Gelenks eintreten. Andererseits kann aber auch bei starker Zerstörung der Gelenkenden die Beweglichkeit nach Ausheilung eine leidliche sein.

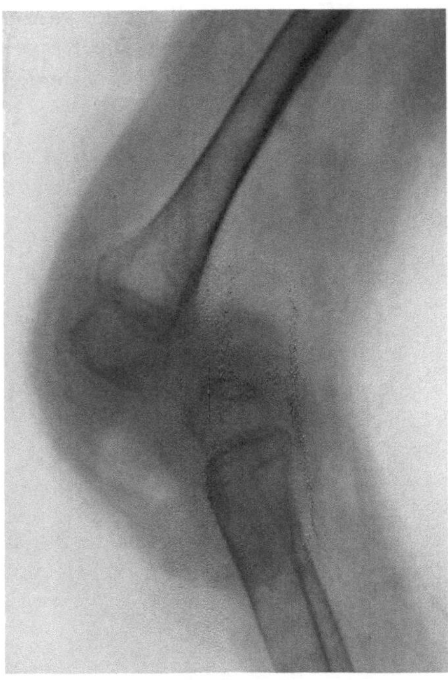

Abb. 125. Röntgenbild einer starken Subluxation der Tibia nach hinten.

Das serologische Verhalten unterscheidet sich, wie im allgemeinen Teil ausgeführt wurde, ganz wesentlich von dem Pyarthros. Die Senkungsgeschwindigkeit der roten Blutkörperchen ist normal, das weiße Blutbild zeigt die günstige Form, die Lipase ist normal oder sogar erhöht. Die Urochromogenreaktion ist negativ.

Nicht immer hält nun der Fungus den oben beschriebenen relativ günstigen Verlauf ein. In seltenen Fällen können die Granulationen verkäsen und erweichen. Je nachdem der Eiter dann

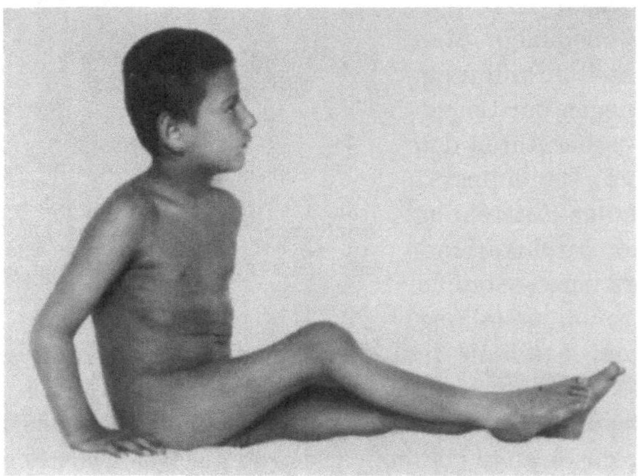

Abb. 126. Subluxation der Tibia nach hinten.

nach außen oder ins Gelenk durchbricht, führt dieser Vorgang zu einem paraartikulären Absceß mit einer eventuellen Fistel oder zu einem Pyarthros. Man beobachtet dies nach einer starken Besonnung, nach Tuberkulininjektionen, auch die CALOTsche Injektionsmethode versucht ja, künstlich eine derartige Erweichung herbeizuführen, oder auch ohne erkennbare Ursache.

Meist entsteht jedoch die *käsige Gelenkentzündung* von einem Käseherd im Knochen aus, sei es, daß dieser von Anfang an mit seiner Basis in das Gelenk hineinragt, oder daß er später in das Gelenk einbricht. Bei der käsigen Gelenkentzündung, dem Pyarthros, ist das Knie maximal geschwollen, es fühlt sich warm an. Meist besteht starke Schmerzhaftigkeit. Das Knie wird in Beugestellung gehalten, die hier der BONNETschen Entlastungsstellung entspricht, jede Bewegung wird ängstlich vermieden, in der Beugestellung ist das Knie muskulär

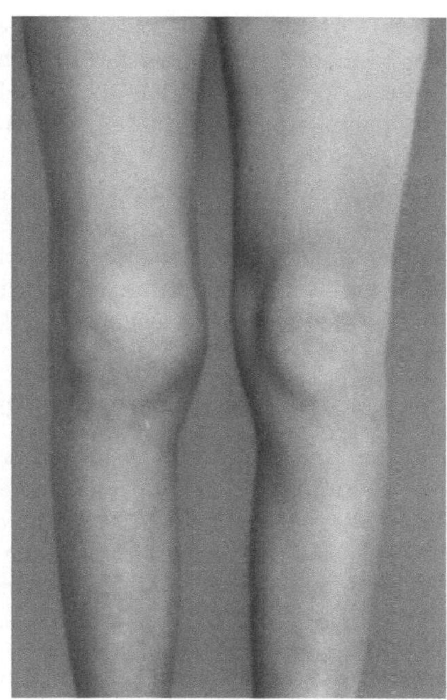

Abb. 128. Fungus genu. Verstrichensein der Gelenkkonturen.

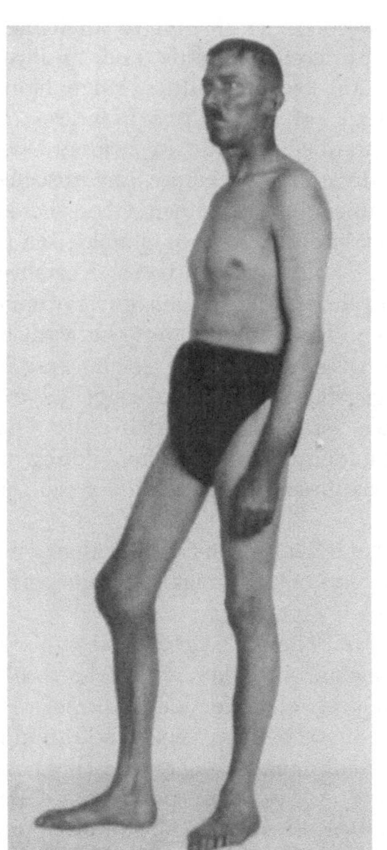

Abb. 127. Hydrops genu. Die Abhebung der Patella tritt deutlich in Erscheinung.

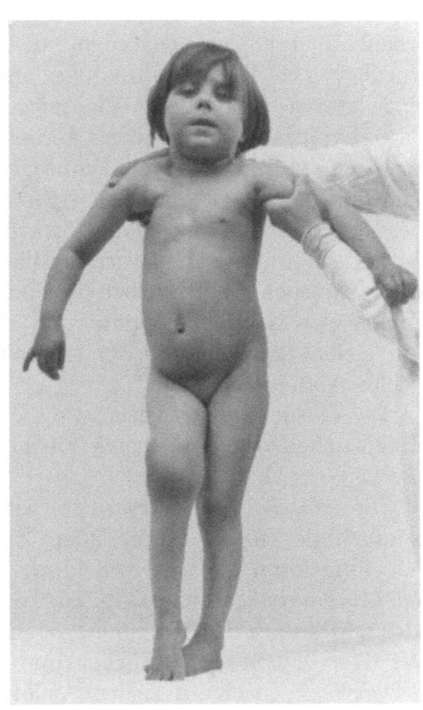

Abb. 129. Pyarthros des rechten Kniegelenkes. Typische Schonstellung.

KREMER und WIESE, Tuberkulose der Knochen und Gelenke. 17

fixiert. Es ist Fluktuation nachzuweisen. Die Punktion ergibt ein trüb-seröses oder dünneitriges Exsudat, in dem sich häufig Käsebröckel befinden. Im weiteren Verlaufe werden die Weichteile meist in den entzündlichen Prozeß mit hineingezogen, es bilden sich Abscesse und Fisteln. Eine derartige hochgradige Schwellung zeigt Abb. 129.

Dadurch, daß die Haut durch die starke Spannung anämisch ist, haben wir jetzt das Bild des Tumor albus. Serologisch besteht meist eine stark erhöhte Blutsenkung, ein ungünstiges Blutbild, eine Verminderung der Blutlipasen. Die Urochromogenreaktion ist häufig positiv.

Der Ausgang der käsigen Gelenkentzündung ist meist Versteifung.

IV. Diagnose und Differentialdiagnose.

Eine ausgesprochene **käsige Kniegelenkerkrankung** kann nur selten diagnostische Schwierigkeiten machen. Differentialdiagnostisch kommen höchstens in Betracht ein erweichtes *Sarkom* oder eine *Osteomyelitis*. Gegenüber dem ersteren wird die Diagnose durch die Verschiedenartigkeit des Röntgenbefundes und eventuell durch die Probeexcision gesichert (siehe S. 40). Eine akut entstandene *Osteomyelitis* kann durch den verschiedenartigen Verlauf, plötzlicher Beginn, hohes Fieber, ausgeschlossen werden. Doch gibt es auch mehr chronisch verlaufende Osteomyelitiden, die in ihrem Verlaufe und in ihrem Röntgenbilde sehr der Tuberkulose ähneln. In solchen Fällen bringt häufig ein anderweitiger, sicher osteomyelitischer Herd auf die richtige Diagnose. So beobachteten wir einen Fall in dem sich rundliche Herde in beiden Oberschenkelmetaphysen befanden. die außerhalb als Tuberkulose angesprochen wurden. Die Röntgenaufnahme entdeckte aber in dem einen Oberschenkel einen weiteren Herd mit dichter Knochenneubildung, der röntgenologisch als Osteomyelitis angesprochen werden mußte. Sollte auch dieses Verfahren versagen, so müßte durch Probeexcision oder durch Tierversuch mit gewonnenem Punktat die Diagnose sichergestellt werden. Ein **Fungus** könnte verwechselt werden mit einer *chronischen Arthritis*. Die Ansicht, daß eine solche erst im späten Alter auftritt, ist irrig. Wie die beigegebene Abbildung zeigt (S. 57), kann sie auch im Kindesalter auftreten. Sie ist röntgenologisch durch das Fehlen der Knochenatrophie und das Vorhandensein von Zackenbildung an den Gelenkflächen unschwer von einer tuberkulösen Entzündung zu trennen. (Siehe Abb. 19 S. 60.)

Die chronische Arthritis, wie sie häufig nach Kniegelenksverletzungen mit Hineinziehen der Frakturlinie in das Gelenk vorkommt, zeigt röntgenologisch häufig freie Gelenkkörper.

Die *tabische Gelenkerkrankung* ist durch ihre Schmerzlosigkeit, das typische Röntgenbild, sowie durch andere tabische Zeichen zu erkennen (siehe S. 61). Schwierig kann die Unterscheidung einer subakut verlaufenden *gonorrhoischen Gelenkerkrankung* sein. Der Nachweis einer gonorrhoischen Genitalerkrankung oder der Ausfall des Tierversuches mit dem Gelenkpunktat sichert die Diagnose. Der Tierversuch ist natürlich nur zu verwerten, wenn er positiv ist. Das *Blutergelenk* macht in seinen späteren Stadien Erscheinungen ähnlich der deformierenden Arthritis. Auch das Röntgenbild zeigt dieselben Erscheinungen wie diese Erkrankung. In früheren Stadien bringt die Gelenkpunktion sowie die

Anamnese oder das Vorhandensein von anderen succulenten Stellen, z. B. an der Haut, Klarheit. In seltenen Fällen kann auch einmal ein *partieller Riesenwuchs* oder *Exostosenbildung* zur Verwechslung mit einem Fungus Veranlassung geben. Eine genaue klinische Untersuchung dürfte diesen Fehler vermeiden lassen.

Man muß auch an die *Sklerose des* HOFFA*schen Fettkörpers* denken. Bei starker Entwicklung und Sklerosierung dieses unter der Quadricepssehne gelegenen Fettkörpers kann es zu einem Verstrichensein der Konturen dieser Sehne kommen und dadurch ein beginnender Fungus vorgetäuscht werden. Der weitere Verlauf dürfte die Gonitis tuberculosa immer gegen dieses noch umstrittene Krankheitsbild abgrenzen lassen. In einigen Fällen ist es gelungen durch Kohlensäureeinblasungen ins Gelenk den Fettkörper röntgenologisch darzustellen.

Die größten Schwierigkeiten bestehen natürlich in der Erkennung, ob ein **Hydrops** der Beginn eines tuberkulösen Leidens ist oder nicht. Die in der letzten Zeit vielfach geübte Gepflogenheit, jeden nicht sicher traumatischen Hydrops als tuberkulös anzusehen, muß entschieden bekämpft werden. Eine Reihe von Erkrankungen, die zu Fehldiagnosen führen, können ausgeschaltet werden, wenn man nur an sie denkt. So dürfte eine *Bursitis praepatellaris* immer durch den Sitz der Schwellung unschwer abzugrenzen sein. Bei Doppelseitigkeit des Prozesses muß man an *Lues* denken. Fehlen andere luetische Erkrankungen (Keratitis, HUTCHINSONsche Zähne), so muß die WASSERMANNsche Reaktion eventuell mit dem Gelenkpunktat vorgenommen werden (siehe allgemeine Differentialdiagnose). Bei negativem Ausfall und sonst begründetem Verdacht darf man die Diagnose nicht gleich fallen lassen, sondern muß eine provokatorische Injektion von 0,3 Neosalvarsan machen, bei Kindern entsprechend weniger, der nach 3 Tagen die erneute Blutuntersuchung zu folgen hat. Ist auch diese negativ, dann ist eine Lues unwahrscheinlich. Auch das Röntgenbild ist mit seiner marmorierten Struktur, der fehlenden oder nur geringen Atrophie charakteristisch.

Der subakute Gelenkrheumatismus ist durch die Beteiligung anderer Gelenke und sein gutes Ansprechen auf Salicylpräparate meist unschwer abzutrennen. Über den PONCETschen Rheumatismus siehe allgemeinen Teil.

Die Gruppe der *traumatischen Gelenkveränderungen*, Chondropathien, freie Gelenkkörper, Meniscus- und Bänderzerreißungen sind durch Anamnese und Verlauf, sowie eventuell durch Operation auszuschließen. In manchen Fällen gelingt es auch durch Kohlensäureeinblasungen ins Gelenk, die Semilunarknorpel in ihrer Lage und in ihrer Beziehung zu den Gelenkbändern deutlich auf dem Röntgenbilde darzustellen (BERNSTEIN). (Siehe auch allgemeiner Teil S. 30.)

Die größten Schwierigkeiten bietet eine Gruppe von Erkrankungen, die von JOHANSSON *Synovitis incertae causae,* von BURCKHARD *„einfache chronische Synovitis“* genannt wird. Es handelt sich hierbei um Kniegelenksergüsse, die ohne nachweisbares Trauma entstehen, häufig intermittierend auftreten und die auf Bettruhe, eventuell auf Gipsverband in einigen Monaten, spätestens in einem Jahr, zurückgehen, und wie Nachuntersuchungen nach Jahren ergeben haben, keinen dauernden Schaden hinterlassen. BURCKHARDT hat verschiedene dieser Fälle operiert. Es zeigte sich, daß der pathologische Befund kein einheitlicher war. Manchmal waren Verwachsungsstränge, ein anderes Mal eine entzündlich gerötete Synovia vorhanden. Bakteriologisch ließen sich in manchen Fällen gewöhnliche Eiterbakterien, Diplokokken, Staphylokokken züchten. BURCKHARDT faßt diese Fälle als eine relative Insuffizienz der Synovia auf, die bei chronisch wirkenden Reizen zu Ergüssen führt. In dem Göttinger Material fanden sich ebensoviel derartige Fälle wie echte Kniegelenkstuberkulosen. Auch FRIEDRICH weist in einer neueren Arbeit auf die Häufigkeit dieser unspezifischen Synovitiden hin. (Siehe allgemeiner Teil.)

Wie unterscheiden sich nun diese Ergüsse von beginnender Kniegelenkstuberkulose? Das Röntgenbild läßt hier im Stich, da eine beginnende Atrophie nicht für Tuberkulose beweisend ist, und Knochenherde manchmal erst nach einem Jahr sichtbar werden. Der Tierversuch mit dem Punktat ist nur beweisend, wenn er positiv ist; denn die Bacillen haben ihren hauptsächlichen Sitz in der Synovia, brauchen also nicht im Exsudat zu sein. Die Tuberkulindiagnostik ist dann zu verwerten, wenn die Cutan- bzw. Intracutanreaktion negativ ist, und man dann unter Berücksichtigung des im allgemeinen Teil Gesagten eine Tuberkulose ausschließen kann. Wenn man auch nur selten damit zum Ziele kommt, so soll man besonders bei der Landbevölkerung diese Hilfe nicht von der Hand weisen. Die subcutane Tuberkulindiagnostik lehnen wir aus den im allgemeinen Teil angeführten Gründen ab. Es wird also immer eine Anzahl von Fällen übrigbleiben, die auf diese Weise nicht geklärt werden können.

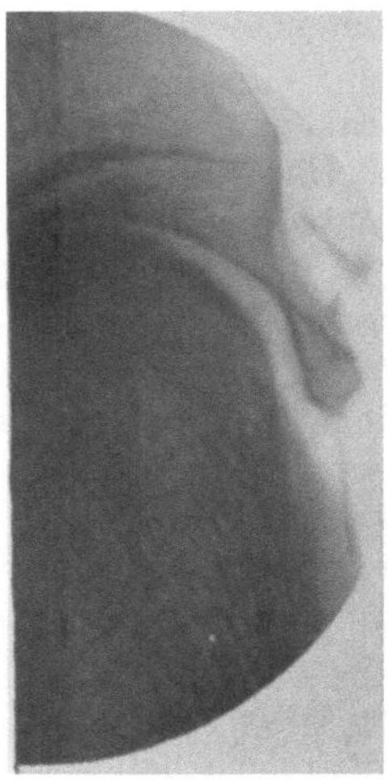

Abb. 130. SCHLATTERsche Krankheit bei einem 14jährigen. Druckempfindlichkeit unterhalb des rechten Knies vor der Tibia, seit 1½ Jahren Schmerzen im rechten Knie. (Nach H. MEYER.)

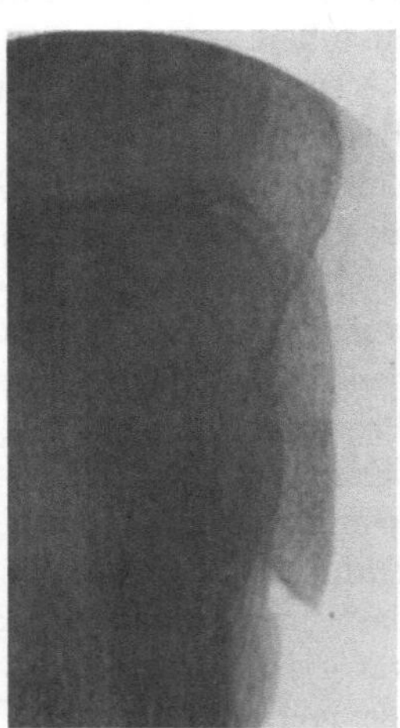

Abb. 131. Schnabelförmige Tibiaepiphyse bei einem 17jährigen (normal). (Nach H. MEYER.)

Soll man nun diese Fälle wie eine Tuberkulose behandeln, soll man sie zur Anstaltsbehandlung und zur Bettruhe verdammen, bis nach 1—2 Jahren durch den immer noch fehlenden Röntgenbefund oder das Fehlen einer Kapselverdickung Tuberkulose unwahrscheinlich wird? BURCKHARDT, aber auch in der ausländischen Literatur LE ROY VON LACUM fordern deshalb, daß man in solchen Fällen die Eröffnung des Gelenks zur Entnahme von Untersuchungsmaterial vornimmt. Auch wir sind der Ansicht, daß man bei einem Kniegelenkerguß, der sicher nicht traumatisch ist, der auf Bettruhe nicht zurückgeht, oder wenn er auf Bettruhe verschwunden war, sich wieder neu bildet, wenn nicht durch die oben erwähnten Zeichen eine Lues oder Tuberkulose angenommen werden kann, die Probearthrotomie vornehmen soll. Die Verhältnisse liegen beim Kniegelenk so günstig, daß diese vollkommen ungefährlich ist, sicherlich ungefährlicher als eine subcutane diagnostische Tuberkulinprobe. Dadurch wird dem einzelnen genützt, indem man ihm keine kostbare Zeit raubt, der Allgemeinheit, indem man die Plätze für wirklich Tuberkulöse freihält und der

Wissenschaft, indem man vor allzu großem Optimismus durch die rasche Heilung solcher Fälle, die keine Tuberkulose sind, bewahrt bleibt.

Zum Schluß muß noch eine Krankheit erwähnt werden, die auch häufiger zu Fehldiagnosen Veranlassung gibt, nämlich die SCHLATTER*sche Erkrankung*.

Diese entsteht durch Wachstumsstörungen in der schnabelförmigen Tibiaepiphyse, welche normalerweise die aus Abb. 131 ersichtliche Form hat. Aus nicht näher bekannten Gründen kann es nun zu Störungen der Ossifikation kommen.

Die Erkrankung tritt vorwiegend bei Knaben im Alter von 12—14 Jahren auf. Es bestehen meist Schmerzen und leichte Schwellung am Ansatz des Kniescheibenbandes. Die Erkrankung heilt meist in wenigen Monaten aus.

Typisch für sie ist das Röntgenbild. „Die im normalen Zustand gleichmäßige Struktur des schnabelförmigen Fortsatzes ist von ähnlicher Dichte wie die der angrenzenden Tibiateile. Nur hellt er sich hier und da in runden, ziemlich scharf abgegrenzten Bezirken auf, die somit ganze Epiphysenteile oder aber nur die Ränder durchsetzen. Der Prozeß kann schließlich die an sich schon kleine Epiphyse vollkommen einnehmen. Dabei sind die einzelnen bis erbsengroßen Aufhellungen meist von strichförmigen Verdichtungen umgeben, während die eigentlichen Herde homogen strukturlos bleiben" (MEYER) (Abb. 130). SCHLATTER hatte geglaubt, daß der Prozeß meist durch ein Trauma entstände, und daß es sich um eine Fraktur der Tibiaepiphyse handelte. PALUGUAY nimmt an, daß dies vorkommen kann, sucht aber die nicht traumatischen Prozesse hiervon zu trennen. Bei der Beurteilung einer Fraktur der Tibiaepiphyse muß man auf jeden Fall sehr vorsichtig sein, da sich

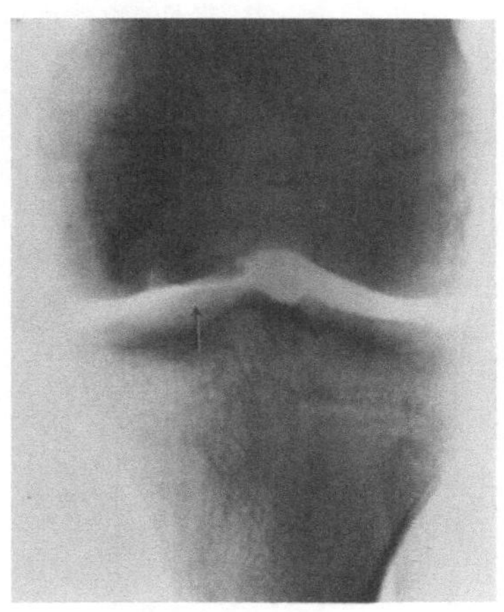

Abb. 132. Ostitis dissecans. (Nach KÖNIG in KIRSCHNER - NORDMANN: Die Chirurgie.)

zwei, ja noch mehr Knochenkerne in der Tibiaepiphyse finden können.

Die Diagnose eines **isolierten Knochenherdes** muß naturgemäß lange unmöglich sein. So lange keine isolierte Schwellung über dem Knochen besteht oder das Röntgenbild einen deutlichen Herd erkennen läßt, ist die Diagnose nur vermutungsweise aus den Schmerzen, dem Hinken und eventuell der Klopfempfindlichkeit des Knochens zu stellen. Es ist dabei vor allem daran zu denken, daß ins Knie ausstrahlende Schmerzen nicht durch eine Kniegelenk-, sondern durch eine Hüftgelenkerkrankung hervorgerufen werden können (siehe S. 215).

Sind röntgenologisch deutliche Herde zu erkennen, so müssen diese gegen *Osteomyelitis* (siehe S. 54), gegen *Ostitis fibrosa* und eventuell gegen *Ostitis dissecans* abgegrenzt werden. Bei beiden fehlt die Atrophie der erkrankten Knochen, bei der Ostitis fibrosa ist außerdem meist eine wabenförmige Struktur in der Aufhellung zu erkennen. Bei der Ostitis dissecans hat das abgegrenzte Knochenstück dieselbe Dichtigkeit wie der umgebende Knochen, die Demarkationszone ist scharf wie eine Frakturlinie (Abb. 132).

V. Prognose.

Abgesehen davon, daß der Verlauf jeglicher Gelenktuberkulose um so günstiger ist, je jünger das davon befallene Individuum, ist die Prognose von der Form der Erkrankung abhängig. Die gutartige granulierende Form steht hier der käsigen gegenüber. Alles kommt also darauf an, die Art der Erkrankung möglichst exakt zu eruieren. Hierzu dient, wie im vorigen und allgemeinen Teil ausgeführt wurde, die klinische Beobachtung, vor allem aber das Röntgenbild und die serologischen Untersuchungsmethoden. Handelt es sich um eine granulierende Form, so ist der Krankheitsverlauf, wenn auch langwierig, so doch

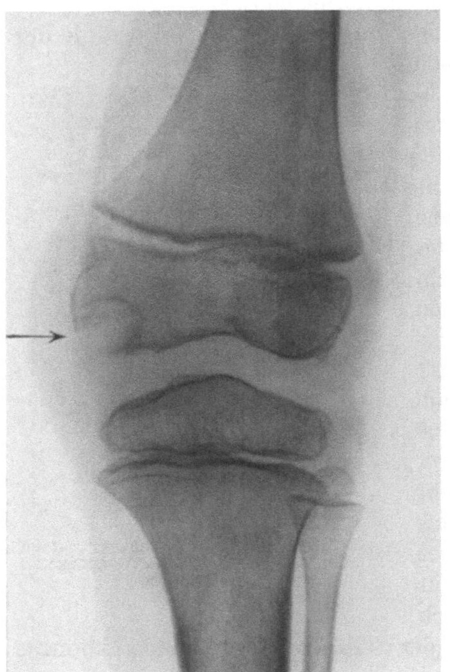

Abb. 133. Granulationsherd im Condylus medialis femoris.

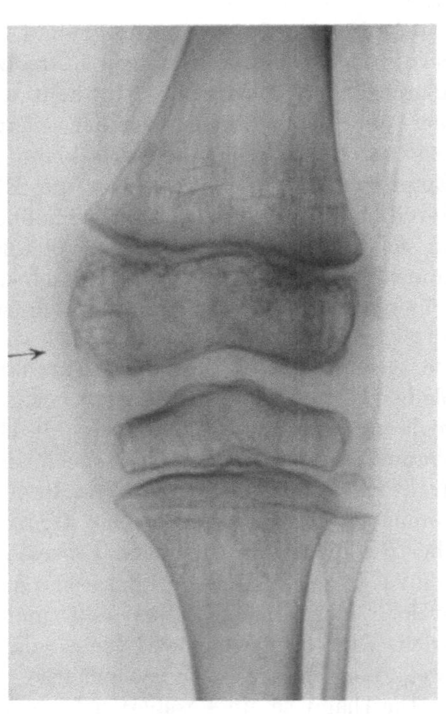

Abb. 134. Nach 9 Monaten ist der Herd mit Knochen ausgefüllt.

gutartig, der Erfolg meist ein bewegliches Gelenk. Handelt es sich um einen käsigen Prozeß, so ist die Erkrankung bösartig, abgesehen von der Funktionseinschränkung, die ihm meist folgt, besteht die Gefahr der Amyloidose.

Leider bestehen bisher noch keine Statistiken, die das Material nach diesen Gesichtspunkten auswerten. In den vorhandenen größeren Zusammenstellungen ist meist nur von Kniegelenkstuberkulose die Rede. So berechnet ROLLIER die Mortalität mit $1,7^0/_0$, KISCH mit $4,6^0/_0$, JOHANSSON erhält sogar eine Mortalität von $23^0/_0$.

Auch bezüglich der erzielten Funktion macht KISCH keine weitere Differenzierung; er erhält $46,1^0/_0$ normal bewegliche, $46,1^0/_0$ beschränkt bewegliche, und $7,7^0/_0$ ankylosierte Kniegelenke. Bei der entsprechenden Statistik teilt

Rollier seine Fälle in Kapseltuberkulose und ossale Tuberkulose. Bei der ersten Form erhält er 58⁰/₀ normal bewegliche, 27,6⁰/₀ beschränkt bewegliche, 14,4⁰/₀ ankylosierte, bei der ossalen Form nur 25,8⁰/₀ bewegliche, 28,9⁰/₀ beschränkt bewegliche und 45,3⁰/₀ ankylosierte Kniegelenke.

Johansson hat sogar 50⁰/₀ Ankylosen bei seinen konservativ behandelten tuberkulösen Gonitiden.

Wie im allgemeinen Teil ausgeführt wurde, sind bezüglich der Dauer der Erkrankung die deutschen Statistiken meist nicht zu verwerten, da sie nur die *Behandlungs*dauer berücksichtigen. Um ein anschauliches Bild zu erhalten, haben wir die in den Jahren 1924—1927 aus dem *Waldhause Charlottenburg* als *geheilt* entlassenen Kniegelenkstuberkulosen nach ihrer Zeitdauer zusammengestellt. Der Anfang ist von der Zeit an gerechnet, in der sich die Kranken zum erstenmal in Behandlung begaben. Die Zeitdauer ist also, da die unbestimmten Symptome des Anfangs nicht mitgerechnet sind, eher noch als länger anzusehen. (Siehe Abb. 25 S. 69.) Die verschiedenen Stäbe in der Tabelle bezeichnen die verschiedenen Krankenhäuser, Heilstätten oder die häusliche Behandlung. Demnach beträgt der Durchschnitt bei Kindern bis zu 16 Jahren unter konservativer Behandlung $4^1/_2$ Jahre, die kürzeste Zeit bei einem 2jährigen Kinde betrug $1^1/_2$ Jahre. Wie erklären sich nun die überraschenden Heilungen, wie sie von manchen Sonnentherapeuten veröffentlicht worden sind? Vor uns liegen die Röntgenbilder von großen Herden im Femur, von denen der eine nach zehnmonatlicher Behandlung vollkommen ausgeheilt ist. Die Erklärung ist einfach. Wenn man aus einer Röntgenserie eines geheilten Falles das

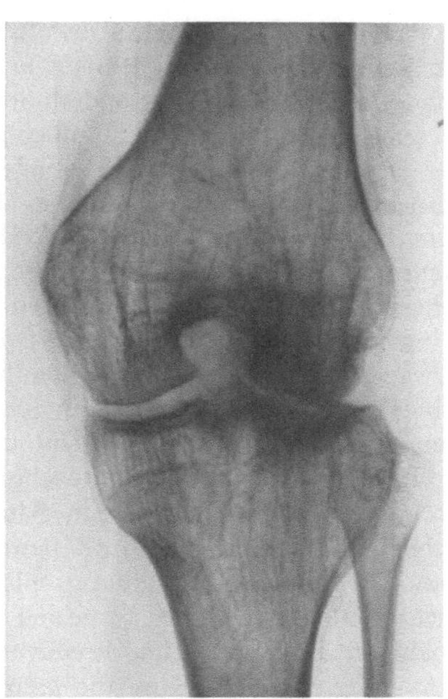

Abb. 135. Ausgeheilte Tuberkulose des Kniegelenkes, die infolge der starken Knochenwucherung an den vom Knorpel entblößten Stellen zu unerträglichen Schmerzen führte.

Bild kurz nach Stillstand der aktiven Erscheinungen, also kurz vor Einsetzen der reparativen Phase, heraussucht, dann kann man natürlich zeigen, daß der Herd in kurzer Zeit geheilt ist. Von der beginnenden Regeneration bis zur vollständigen Heilung verstreicht manchmal, besonders im wachsenden Alter, nur eine kurze Zeit; aber vom Beginn der Erkrankung bis zum Aufhören der aktiven Krankheitserscheinungen verstreicht eine lange Zeit, und diese kann auch durch die Sonnenbehandlung nicht ganz ausgeschaltet werden (Dubois, de Quervain). Als Beispiel sei die Abb. 133 u. 134 angeführt. Der ausgedehnte Knochenherd im Condylus lateralis femoris war in 9 Monaten ausgefüllt, die Krankheit bestand aber schon vorher lange Monate.

Im Gegensatz dazu ersieht man, wieviel kürzer die Krankheitsdauer bei den mit Resektion behandelten Erwachsenen ist, wobei allerdings zu betonen ist, daß man von vornherein natürlich auf ein bewegliches Gelenk verzichtet hat.

Die Gruppe der in kurzer Zeit geheilten Kniegelenkergüsse entspricht unserer Ansicht nach einfachen chronischen Synovitiden nach BURCKHARDT.

Die Prognose der Kniegelenkstuberkulose wird noch verschlechtert durch die Tatsache, daß die vermutete Heilung oft nur eine Scheinheilung war. Oft treten nach Jahren Rezidive auf. Auch sind die erhaltenen beweglichen Gelenke nicht so leistungsfähig wie gesunde. Abgesehen davon, daß die Beweglichkeit meist doch eingeschränkt ist, etablieren sich in den Gelenken häufig sekundäre arthritische Prozesse (Abb. 135).

VI. Therapie.

Wie bei allen Gelenktuberkulosen ist auch beim Kniegelenk die Therapie eine grundverschiedene, je nachdem es sich um Kinder oder um Erwachsene handelt. Dem Kinde, besonders dem ganz jungen Kinde, macht es nichts aus, ob es jahrelang im Bett, in Krankenhäusern oder in Heilstätten zubringt, während der Erwachsene außer der Einbuße an Zeit und Geld auch seelisch leidet und manchmal nicht mehr den Weg in eine geregelte Tätigkeit wiederfindet. Außerdem ist jede Operation in der Nähe der Epiphysenlinie beim Kinde, wie im allgemeinen Teil ausgeführt wurde, bedenklich, während diese Gefahren beim Erwachsenen fortfallen. So lauten die obersten Richtlinien: beim Kinde konservative Behandlung und nur Operation, wenn Lebensgefahr besteht, beim Erwachsenen konservative Behandlung, wenn ohne zu langes Herausreißen aus seiner Tätigkeit die Genesung in absehbarer Zeit zu erwarten ist, aber Operation, wenn diese imstande ist, in bedeutend kürzerer Zeit dasselbe Resultat zu erzielen.

In diesen beiden Gruppen richtet sich nun wieder die Behandlung nach der Form der Erkrankung. Beim Kinde ist bei *synovialer, granulierender Form* unbedingt die Ausheilung mit beweglichem Gelenk anzustreben. Hierzu steht uns die Allgemeinbehandlung mit Lichttherapie, Jod und Stauung unter leichter Bewegung und eventuell eine leichte Reiztherapie zur Verfügung. Lokal ist Entlastung im Streckverband erforderlich. Es ist nicht unbedingt notwendig, daß das Kind die ganze Zeit in der Anstalt verbringt. Wenn zu Hause genügende Aufsicht garantiert ist, kann die Anstaltsbehandlung durch häusliche Intervalle unterbrochen werden. Bei einer erneuten Sonnenkur wirkt dann die Bestrahlung als stärkerer Reiz. Man kann bei leichten Fällen auch Perioden einschalten, bei denen das Kind im Entlastungsapparat herumgeht. Große Sorgfalt muß auf die Erkennung und richtige Behandlung der Stellungsanomalien gelegt werden. Die Lagerung wird zur Vermeidung der Subluxation am besten so vorgenommen, daß eine niedrige Bettrolle unter die Kniekehlen geschoben und nun ein Zug von 4—6 Pfund an den Manschetten ausgeübt wird. Sollte sich trotzdem eine Subluxation ausbilden, so wird nach KISCH ein entsprechender Holzklotz unter den Unterschenkel geschoben und durch eine Lasche das distale Ende des Oberschenkels nach abwärts gedrückt (Abb. 139). Bei starker Subluxation kommt man auch hiermit oft nicht zum Ziel. In diesen Fällen leistet die etappenweise Redression mittels fixierender Verbände besseres. Uns haben sich dabei sogenannte Melonenverbände (siehe Abb. 137) sowie Gipsverbände mit eingeschalteten Federzügen gut bewährt (siehe Abb. 138). Statt der Federn kann auch der von MOMMSEN angegebene Quengel verwandt werden. Es wird statt der Feder ein Bund fester Schnüre

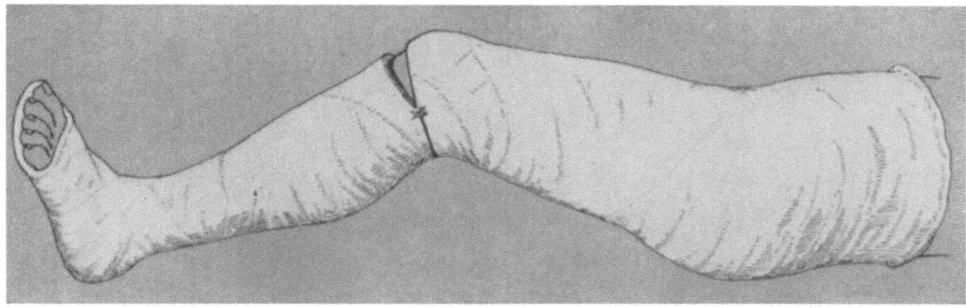

Abb. 136.

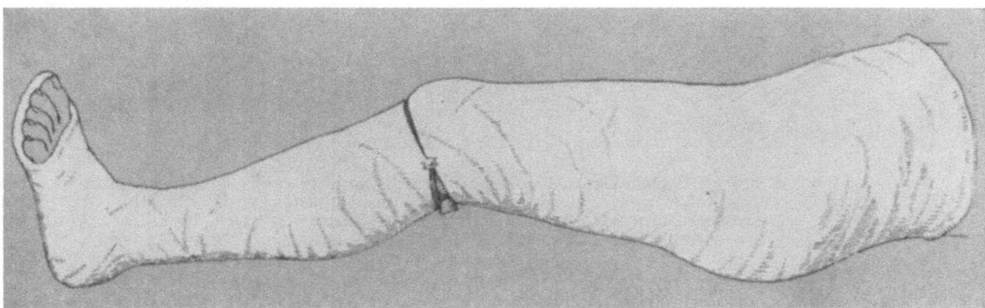

Abb. 137.

Abb. 136 und 137. Etappenweise Redression einer Kniebeugecontractur im Gipsverband. Abb. 136 auf der Vorderseite, in Höhe des Gelenkspaltes, ist ein keilförmiges Stück herausgesägt und auf der Beugeseite, ebenfalls im Gelenkspalt, der Gipsverband bis auf die Polsterung eingesägt. Abb. 137. Nach Redression der Beugecontractur wird in den klaffenden Spalt in der Kniekehle ein entsprechend großes Korkstück zur Aufrechterhaltung der Redression eingeklemmt. (Nach HÄRTEL und LOEFFLER.)

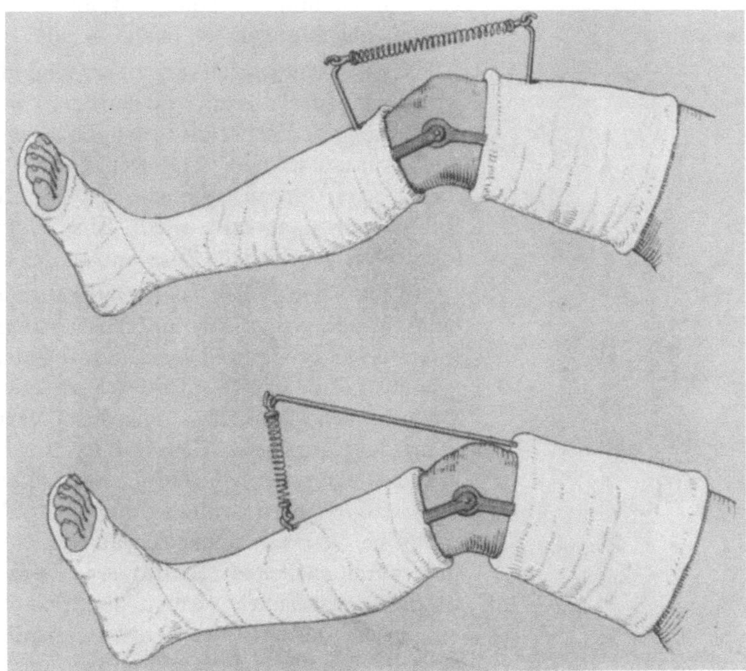

Abb. 138. Verschiedene Möglichkeiten einer dauernden Redression im Gipsrerband zur Beseitigung einer Kniebeugecontractur. (Nach HÄRTEL und LOEFFLER.)

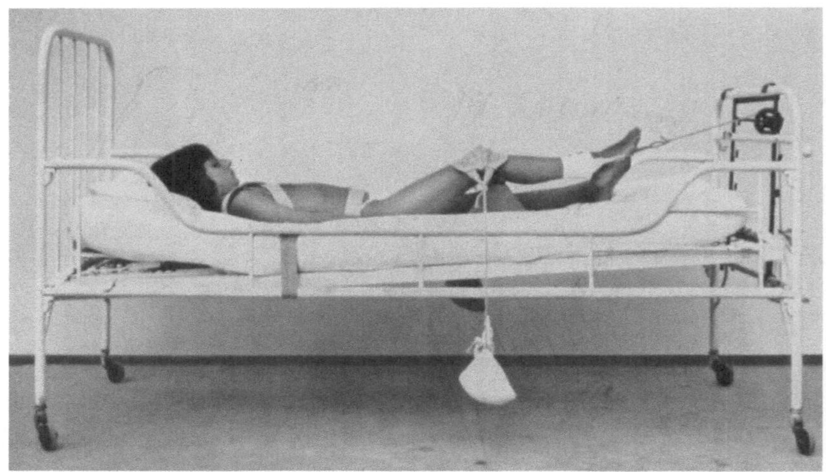

Abb. 139. Streckverband bei geringgradiger Subluxationsstellung des rechten Kniegelenkes. Unter
das proximale Ende der Tibia ist ein gepolsterter Holzklotz geschoben, das distale Ende des Femur
wird durch eine mit Gewichten beschwerte Lasche nach unten gezogen. Den Holzklotz kann man
auch durch eine an einem Bügel befestigte Zugvorrichtung nach oben ersetzen.

(wie bei einer Schreinersäge) eingespannt, und diese durch Quengeln mittels eines eingeschobenen Holzstabes angespannt. Durch weiteres Drehen des Stabes in bestimmten Abständen kann eine langsame Redression bewerkstelligt werden. **Derartige forcierte Manöver dürfen aber mit allergrößter Vorsicht erst vorgenommen werden, wenn der akute Prozeß abgeklungen ist** (siehe S. 117)!

Besteht eine Subluxation, so sind die Bewegungen zu sistieren, da bei der geringsten Forcierung die Vorderkante der Tibia sich gegen den Femur stemmt und der Unterschenkel direkt nach hinten gehebelt und dadurch die Subluxation verstärkt wird. Eine Valgusstellung erfordert seitliche Züge analog der Coxitis.

In manchen Fällen ist es überhaupt besser, beim Einsetzen der Schrumpfungserscheinungen sofort einen großen Gipsverband, der das Fußgelenk und die Hüfte mitfaßt, anzulegen. Die Technik siehe bei Hüfte. Hierdurch vermeidet man das Auftreten der Subluxation. Man braucht nicht zu befürchten, daß sofort eine Versteifung eintritt. Man kann einen Fungus, wenn bei jedesmaligem Verbandwechsel etwa in zweimonatlichen Abständen Bewegungsübungen ausgeführt werden, bis zu einem Jahr eingipsen, ohne befürchten zu müssen, daß eine Versteifung eintritt. Wie oben geschildert

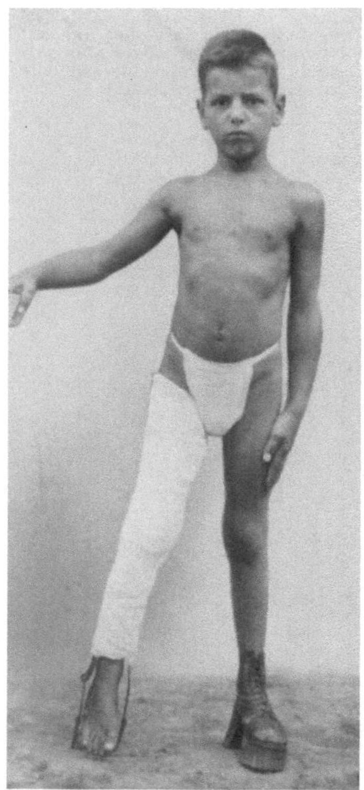

Abb. 140. Entlastungsgipsverband bei
Kniegelenkstuberkulose.

wurde, kann man das Kind, wenn nicht stärkere Entzündungserscheinungen bestehen, zeitweise mit Apparat herumgehen lassen. Dies wird in der Regel nicht vor einem Jahr statthaft sein, da man sich früher über die Art des Leidens nicht im klaren sein wird. Man legt dann am besten einen Gipsverband mit entlastendem Gehbügel an (Abb. 140). Es kommt alles darauf an, daß der Apparat am Tuber ischii gut anmodelliert ist, und daß er wirklich das Knie entlastet. Abnehmbare Apparate sind beim Kinde erst im Ausheilungsstadium anzuwenden.

Bei einem Fungus, der von einem Granulationsherd im Knochen ausgeht, ist die Behandlung eine analoge, doch wird man, wenn ein größerer Herd gelenknahe sitzt, auf die ambulante Behandlung lieber verzichten.

Die *käsige Entzündung* erfordert auch beim Kinde andere Maßnahmen. Wegen der Schmerzhaftigkeit des meist in Beugestellung fixierten Knies empfiehlt sich die sofortige Anlage eines Gipsverbandes. *Aus den im allgemeinen Teil angeführten Gründen ist dabei zunächst auf eine Stellungskorrektur zu verzichten.* Der Gipsverband nimmt dem Kranken die Schmerzen und hebt infolgedessen das Allgemeinbefinden. Bei Erneuerung des Verbandes kann jedesmal eine leichte Stellungskorrektur versucht werden. Doch sind alle gewaltsamen Maßnahmen zu unterlassen.

Mit der Gipsbehandlung muß eine allgemein-hygienisch-diätetische Behandlung verbunden werden. Jede stärkere Reizbehandlung ist aber nach Möglichkeit zu vermeiden, nur in Fällen, in denen es auf eine stärkere Einschmelzung nicht ankommt, kann sie vorsichtig angewendet werden. Dasselbe gilt für die Lichtbehandlung. Wir sahen ein Kind, das außerhalb mit Sonne und Röntgenstrahlen behandelt worden war. Die Condylen waren vollkommen eingeschmolzen, das Bein unter Verkürzung versteift. Die Röntgenaufnahme vor der Behandlung zeigte deutliche Käseherde in beiden Condylen. In diesem Falle war sicherlich durch die starke Lichttherapie eine Einschmelzung der Käseherde verursacht worden.

Zeigt sich nach ein- bis zweijähriger Gipsbehandlung, daß der Prozeß zum Stillstand gekommen und der Knorpel wider Erwarten verschont geblieben ist, so kann man jetzt versuchen, durch Anlegen eines Streckverbandes vorsichtige Bewegungen und vorsichtige Besonnung eine Ausheilung mit beweglichem Gelenk zu erzielen. Diese Fälle sind aber leider sehr selten.

Die gleiche, eben geschilderte Behandlung, gilt für Käseherde, die in der Nähe eines Gelenkes sitzen, dasselbe aber überhaupt oder nur durch circumfokale Entzündung beteiligt haben.

Ist nach einer etwa zweijährigen Behandlung der Prozeß nicht zum Stillstand gekommen, zeigt vielmehr die Röntgenaufnahme, daß der Knorpel in weiter Ausdehnung zerstört ist, so kann man kein brauchbares bewegliches Gelenk mehr erzielen. Wenn es auch gelingen sollte, eine mehr oder weniger geringe Beweglichkeit zu erreichen, so neigen diese Gelenke doch später zu chronischer Arthritis, die dem Träger oft mehr Beschwerden macht als die frühere Tuberkulose. Es ist deshalb besser, eine solide Versteifung anzustreben. Diese Fälle, die oft mit Abscessen und Fisteln einhergehen, eignen sich, da man die Gefahr der Einschmelzung nicht mehr so sehr zu fürchten braucht, für jede Reiz- speziell Lichtbehandlung. Ja, sie sind die dankbarsten Objekte der

Sonnenbehandlung. Daher auch die glänzenden Erfolge der Sonnentherapie in den ersten Jahren. Es wurden in der ersten Zeit natürlich die schweren fistelnden, schon längere Zeit vorbehandelten Gelenkstuberkulosen, die in pathologisch-anatomischer Hinsicht ihren Höhepunkt schon überschritten hatten, den Sonnenheilstätten überwiesen. Sie wurden in kurzer Zeit unter Sonnenbehandlung geheilt, teilweise in weniger als 6 Monaten. Dadurch bildet sich vielfach unter den Laien, welche die Dauer der Sonnenbehandlung mit der Dauer der Erkrankung verwechselten, die Ansicht, daß man eine Kniegelenkstuberkulose in $^1/_2$ Jahr heilen könne. Als nun aber auch frische Fälle der Sonnenbehandlung unterworfen wurden, zeigte sich, daß man die Erwartungen auf ihre Heilkraft viel zu hoch geschraubt hatte.

Zur Erzielung einer festen Versteifung eignet sich am besten ein Gipsverband, der eventuell gefenstert sein muß. SOLIERI fenstert den Gipsverband nicht. Er schreibt der Maceration der Haut durch das in den Verband laufende Sekret eine besonders günstige Wirkung auf den Verlauf der Tuberkulose zu. Wir haben uns nicht entschließen können, diese Methode zu versuchen. Wir glauben, daß eine sachgemäße Behandlung der Abscesse und Fisteln (siehe S. 120) die Heilung befördert.

Beim Erwachsenen geht die Behandlung von ganz anderen Gesichtspunkten aus. Die Gefahr der Epiphysenverletzung fällt fort, andererseits haben die wenigsten Erwachsenen Zeit und Geld, sich einer jahrelangen Heilstättenkur zu unterziehen. Außerdem ist diese zeitraubende Behandlung bei gutartigen Formen nicht notwendig. Wir sahen einen Metallarbeiter, der mit ausgedehnter fungöser Erkrankung des Kniegelenks mit röntgenologisch deutlich nachweisbaren Granulationsherden an den Umschlagfalten der Kapsel mit einem Entlastungsapparat seinem Berufe nachging. Das Leiden besserte sich unter dieser Behandlung ständig trotz der Berufsausübung. Andererseits sieht man, wie Kniegelenkstuberkulosen bei Erwachsenen mit käsigen Prozessen, besonders wenn ein Käseherd im Knochen nachweisbar ist, auch unter lange fortgesetzter Bettruhe und Streckverband sowie der üblichen Behandlung keine Besserung zeigen oder nach jahrelanger Behandlung mit Versteifung heilen (siehe S. 129). Diesen Erfolg erreicht man mit der Resektion in bedeutend kürzerer Zeit. Dank seiner oberflächlichen Lage ist das Kniegelenk der Resektion so gut zugänglich, daß der Eingriff wirklich radikal ausgeführt werden kann und in den meisten Fällen rasche Heilung erzielt wird. So soll man unserer Ansicht nach bei jeder käsigen Kniegelenksentzündung des Erwachsenen, oder wenn man bei einer Gonitis einen deutlichen Käseherd im Knochen feststellt, keine Zeit mit konservativen Maßnahmen verlieren, sondern zur frühzeitigen Resektion schreiten. Auch beim Fungus mit höchstwahrscheinlich primärem Knochenherd, auch wenn es ein Granulationsherd ist, empfehlen wir diese Operation, während man bei primär synovialen Fällen mit der konservativen und orthopädischen Behandlung bei vernünftigen Kranken, welche die Unannehmlichkeiten jahrelanger Apparatebehandlung auf sich nehmen, auskommt. Aber auch hier halten wir beim Arbeiter eine Resektion für gerechtfertigt.

Es ist ein Glück, daß das Verantwortungsgefühl für Familie und Staat auch bei den meisten Arbeitern so groß ist, daß sie die Unannehmlichkeiten einer Operation oder das Tragen eines Apparates auf sich nehmen, sonst würden unter dem heutigen Einfluß der reinen Sonnentherapeuten die Erwachsenen mit Kniegelenkstuberkulose jahrelang die Sonnenheilstätten bevölkern.

Es ist noch kurz auf einige andere empfohlene Operationen einzugehen. Oberflächliche extrakapsulär gelegene Herde, bei denen noch keine Gelenkbeteiligung besteht, können beim Erwachsenen ausgemeißelt werden und entweder mit Knochenplombe verschlossen oder durch Einschlagen eines Hautlappens zur Heilung gebracht werden. Man wird damit in einigen Fällen die Gelenkbeteiligung verhüten können.

Die Arthrektomie, die in Entfernung der kranken Synovia unter Schonung der Gelenkenden besteht, gibt nur selten gute Resultate. Nur selten erhält man ein bewegliches Gelenk; es besteht die Gefahr der später auftretenden Contracturstellung und der sekundären chronischen Arthritis, so daß diese Operation von den meisten Chirurgen verlassen worden ist.

Die im allgemeinen Teil ausführlicher besprochenen extraartikulären versteifenden Operationen lehnen wir beim Kniegelenk ab. Ein Kniegelenk kann man infolge seiner exponierten Lage und der deutlichen Knochenvorsprünge auch mit Verbänden versteifen, einer Operation bedarf es dazu nicht. Will man das Gelenk durch eine Operation versteifen, dann kann man auch gleich alles Krankhafte mit wegnehmen, also eine Resektion ausführen.

Eine Sonderstellung nimmt die ROBERTSON-LAVALLEsche Operation ein, die, wie im allgemeinen Teil ausgeführt wurde, in extrakapsulärer Einpflanzung eines Knochenbolzens in die Epiphysen besteht. Durch diese Einpflanzung soll es zur Gefäßsprossung und damit zu einer lebhaften Knochenregeneration kommen, die den tuberkulösen Herd erstickt. VIGNARD hat in einer neuen Arbeit gezeigt, daß zwar Knochenherde durch diese Operation günstig beeinflußt werden können, daß aber der Gelenkfungus in keiner Weise auf die Bolzung reagiert. Die Operation käme daher nur bei Knochenherden in Betracht, die noch nicht zu einer Gelenkbeteiligung geführt haben und wegen ihres tiefen Sitzes einer Excochleation schwer zugänglich sind.

VII. Nachbehandlung.

Mit der eingetretenen Heilung des tuberkulösen Herdes kann die Behandlung noch nicht eingestellt werden. Ein versteift geheiltes Knie hat infolge Überwiegens der Beugemuskulatur die Neigung, in eine Beugestellung zu treten. Man muß deshalb besonders beim Kind durch Tragenlassen von Hülsen dieser Stellungsanomalie vorbeugen, wenn man nicht vorzieht, durch Entfernung von Stücken aus den Beugesehnen ihr Eintreten unmöglich zu machen. Ein versteiftes Gelenk soll frühzeitig belastet werden, da die dauernde Stauchung zur Knochenneubildung beiträgt. Im Gegensatz dazu muß ein beweglich ausgeheiltes Gelenk längere Zeit, etwa 1—2 Jahre, durch entlastende Verbände geschont werden. Man verwendet dazu in der ersten Zeit einen Gipsverband mit Gehbügel (Abb. 140), der dann durch einen abnehmbaren Cellonverband und schließlich, wenn die finanziellen Verhältnisse es erlauben, durch einen Lederapparat ersetzt wird. Der Lederapparat ist natürlich am besten mit einem Gelenk ausgestattet, das Beugung im Sitzen erlaubt.

In Beugecontractur ausgeheilte Fälle kann man, wenn die Contractur nicht zu stark ist, und die Erkrankung nicht zu weit zurückliegt, mit den oben beschriebenen Verbänden verbessern. Liegt die Erkrankung zu weit zurück, so besteht die Möglichkeit, durch eine suprakondyläre Osteotomie eine bedeutende Besserung zu erzielen. In neuerer Zeit wird wieder statt dessen die Resektion empfohlen, die bessere Resultate in bezug auf die Stellung ergibt. Man muß aber daran denken, daß durch sie eventuell nicht ganz zur Ruhe gekommene Herde wieder aufflackern können. INGEBRIGTSON hat sogar versucht, bei versteiftem Kniegelenk nach Tuberkulose eine Arthroplastik vorzunehmen. Er erzielte damit bei einer doppelseitigen Versteifung in dem einen Kniegelenk eine leidliche Beweglichkeit. Im allgemeinen dürfte zu dieser Operation bei Tuberkulose nicht zu raten sein.

Ein geheiltes tuberkulöses Gelenk stellt stets einen Locus minoris resistentiae dar, der bei starker Beanspruchung die Gefahr des Rezidivs in sich trägt. Dies ist bei der Berufswahl zu berücksichtigen. Es sind vor allem Berufe mit einer sitzenden Lebensweise zu empfehlen. (Siehe allgemeiner Teil, S. 145.)

G. Die Tuberkulose von Schien- und Wadenbein im Schaftteil.

Vorkommen. Die isolierte Tuberkulose der Unterschenkelknochen ist eine seltene Erkrankung. Häufiger findet man sie bei Kindern, die noch anderweitige Herde, z. B. an den Rippen und an den Unterarmknochen haben. KÜMMEL jun. hat aber gezeigt, daß sie auch bei hochbetagten Individuen vereinzelt vorkommen kann.

Pathologische Anatomie. Die pathologisch-anatomischen Vorgänge entsprechen den beim Oberschenkel geschilderten. Es kommen sowohl Granulationsherde als auch käsige Prozesse mit Untergang der ganzen oder eines großen Teiles der Tibia- bzw. Fibuladiaphyse vor.

Röntgenologisch sind Granulationsherde wegen der dicken Compacta erst spät zu erkennen, ebenso läßt natürlich das Röntgenbild bei Käseherden lange Zeit im Stich (siehe S. 26). Das erste Zeichen ist oft, wie bei Spina ventosa, ein schmaler, durch die Periostitis hervorgerufener Begleitschatten.

Klinisches Bild. Die Kranken klagen über Schmerzen und Schwere im Bein. Objektiv besteht Druckschmerzhaftigkeit und in fortgeschritteneren Stadien Schwellung über dem betroffenen Knochen. Die Schwellung ist anfangs teigig, später stellt sich häufig Fluktuation ein. Kommt es zum Durchbruch, so tritt eine typische tuberkulöse Fistel auf.

Diagnose und Differentialdiagnose. Differentialdiagnostisch kommen hauptsächlich Osteomyelitis, Lues und Sarkom in Betracht.

Die akut verlaufende *Osteomyelitis* dürfte meist keine differentialdiagnostischen Schwierigkeiten machen, doch gibt es chronisch verlaufende Formen, die von Tuberkulose kaum zu unterscheiden sind. In manchen Fällen hilft hier das Röntgenbild, das bei Osteomyelitis eine Sklerosierung des Knochens zeigt. Häufig fehlt diese aber, dann kann die Diagnose nur durch den Tierversuch mit dem Eiter[1] oder durch mikroskopische Untersuchung bzw. Tierversuch nach Probeexcision gestellt werden.

Falls die *Lues* nicht an der Form der Geschwüre (lochartige Ausstanzung, guirlandenförmige Anordnung) kenntlich ist, bringt meist das Röntgenbild Klarheit. Die Tibia ist nach vorn konvex vorgetrieben, im ganzen verdickt, teilweise sklerotisiert und zeigt in den Auflagerungen zahlreiche Aufhellungen, so daß sie wie angenagt aussieht. Sollten diese Zeichen nicht sicher sein, so bringt die WASSERMANNsche Reaktion evtl. nach provokatorischer Neosalvarsaninjektion Klarheit. Die Wichtigkeit der provokatorischen Injektion erlebten wir bei einem sehr instruktiven Fall.

Ein 22 jähriges Mädchen war im Verlaufe von 3 Jahren 12 mal wegen Fistel am Unterschenkel operiert worden. Der Knochen war breit

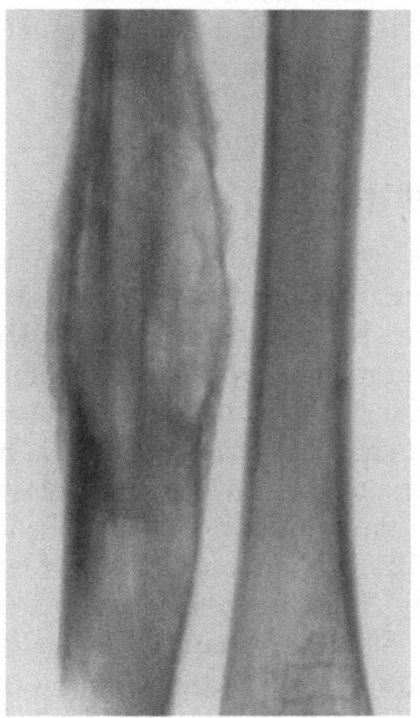

Abb. 141. Käsige Ostitis der Fibula. Ein großer Teil des Schaftes ist nekrotisch geworden. Starke Periostitis. Durch Tierversuch bestätigt.

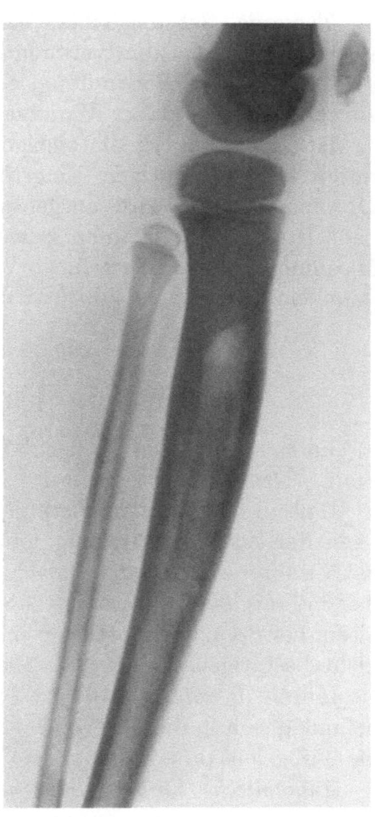

Abb. 142. Großer Herd in der Tibia. Probeexcision ergab tuberkulöses Granulationsgewebe.

ausgemeißelt, mehrfach excochleiert, es war ein Fettlappen in die Höhle eingeschlagen worden usw. Da die Wunde erneut fistelte, wurde von uns erneut excochleiert und ein Hautlappen in die flache Knochenmulde hineingeschlagen. Die Wunde heilte glatt. Der Tierversuch mit dem exstirpierten Material war negativ, so daß wir uns für die Diagnose chronische Osteomyelitis entschieden. Nach $^{1}/_{2}$ Jahr brach die Wunde erneut auf. Eine jetzt vorgenommene provokatorische Neosalvarsaninjektion ergab eine positive Wassermannsche Reaktion. Unter energischer antiluetischer Behandlung kam die Fistel in kurzer Zeit zu dauerndem Schluß.

---

[1] Hierbei wird allem Anschein nach die von MÜLLER angegebene rotierende Kanüle zur Punktion der Knochengewebe (Tagung der deutschen Gesellschaft für Chirurgie 1930) gute Dienste leisten.

Sarkom kann durch das Röntgenbild (siehe S. 62) und evtl. Probeexcision ausgeschlossen werden.

Schließlich muß man auch daran denken, daß einmal ein *Decubitalgeschwür* eine Tuberkulose vortäuschen kann. So wurde uns ein derartiger Fall, bei dem es sich um ein Decubitalgeschwür infolge hochgradiger Verbiegung der Tibia durch Rachitis handelte, als Tuberkulose überwiesen.

Prognose. Die Prognose ist bei Kindern im allgemeinen günstig, bei Erwachsenen mit Vorsicht zu stellen.

Therapie. Ist die Tibiatuberkulose bei kleinen Kindern einer von vielen, über das Skeletsystem verstreuten Herden, so beschränkt man sich am besten auf konservative Behandlung, es sei denn, daß bei Mischinfektion ein Eingriff zur Schaffung besserer Wundverhältnisse notwendig wird.

Ist der Tibiaherd die einzige Manifestation der Tuberkulose, so kann man durch einen operativen Eingriff gefahrlos das Krankenlager abkürzen. Der Granulationsherd wird ausgeräumt, und falls er noch steril war, die Höhle nach BIER voll Blut laufen gelassen und die Wunde primär vernäht. War schon Mischinfektion eingetreten, so wird die Höhle für einige Zeit tamponiert und dann ein Hautlappen in die Knochenmulde eingeschlagen.

H. Die Fußgelenktuberkulose.

Vorkommen. Die Fußgelenktuberkulose ist eine relativ häufige Erkrankung. Nach JOHANSSON steht sie unter den Gelenktuberkulosen an 5. Stelle.

Daß die Fußgelenktuberkulose das frühe Kindesalter stark bevorzugt — nach der Zusammenstellung von JOHANSSON war die Hälfte der Fälle jünger als 5 Jahre — können wir nach dem Material des Waldhauses Charlottenburg, das mit anderen Statistiken übereinstimmend, ein Vorherrschen des Kindesalters bei Spondylitis, Hüftgelenktuberkulose und Kniegelenktuberkulose zeigt, nicht bestätigen. Unter 28 Fällen waren 4 unter 5 Jahren, 4 zwischen 5 und 10 Jahren, 8 zwischen 10—20 Jahren und 12 über 20 Jahren. Unter letzteren befanden sich 6, die über 40 Jahre alt waren. Nach unseren Zahlen scheint also die Fußgelenktuberkulose mit Vorliebe das Erwachsenenalter zu befallen.

Anatomische Vorbemerkungen. Wegen des komplizierten Baues des Fußgelenks sind einige anatomische Vorbemerkungen notwendig, die wir dem Lehrbuche von BRAUS entnehmen.

Beim Fußgelenk gibt es zwei Hauptabteilungen, ein anatomisch-einheitliches Sprunggelenk, Articulatio talocruralis und ein davon unabhängiges, anatomisch nicht einheitliches unteres Sprunggelenk, Articulatio tarso-tarsalis. In beiden Fällen ist das Sprungbein, Talus, beteiligt. Das eine Gelenk liegt über ihm, supertalar, das andere unter ihm, subtalar. Der subtalare Hauptanteil zerfällt in zwei Unterabteile, eine vordere und eine hintere Kammer. Nach den beteiligten Knochen nennen wir die hintere Kammer Articulatio talocalcanea, hinteres unteres Sprunggelenk; die vordere Kammer heißt Articulatio talocalcaneo-navicularis, vorderes unteres Sprunggelenk.

Das Cuboideum grenzt an die vordere Gelenkfläche des Calcaneus in der Articulatio calcaneocuboidea. Das Gelenk hat seine eigene Kapsel und ist selbständig.

Mit der Vorderfläche des Naviculare artikulieren die drei Keilbeine, Cuneiformia I—III. Das Gelenk heißt Articulatio cuneo-navicularis. Von den fünf Metatarsalia sitzt von den drei ersten je eine auf der Vorderfläche je eines Keilbeines, die beiden letzten stoßen gemeinsam an die Vorderfläche des Würfelbeines. Die Gelenke heißen: Articulationes tarsometatarseae. Die Gelenkkapseln, Capsulae articulares, sind nur bei der Articulatio tarsometatarsea der Großzehe so vollständig abgeschlossen wie bei der Articulatio calcaneocuboidea. Die Articulatio cuneonavicularis kommuniziert dagegen gewöhnlich mit der Articulatio tarsometatarsea der 2. und 3. Zehe. Gemeinsam sind auch die Kapseln der Articulatio tarsometatarsea der 4. und 5. Zehe.

I. Pathologische Anatomie.

Die Fußgelenktuberkulose entsteht in weitaus den meisten Fällen von einem primären Knochenherd aus, doch gibt es auch zweifellos primär synoviale Formen. (Siehe Abb. 7 S. 19.) Andererseits braucht eine Knochentuberkulose am Fuß nicht immer zu einer Gelenktuberkulose zu führen, sie kann vielmehr auf den Knochen beschränkt bleiben oder auch nach außen durchbrechen, ohne das Gelenk zu beteiligen. Solche isolierten Knochenherde sitzen gern im Calcaneus, Cuboid und Naviculare. Es scheint sich dabei gleich häufig um Granulations- wie Käseherde zu handeln. Die Herde in den anderen Knochen (Tibia, Talus) pflegen sehr bald das Gelenk zu beteiligen und zwar entweder als Fungus durch Fortleitung des entzündlichen Prozesses auf dem Lymphwege oder als Pyarthros durch Durchbruch ins Gelenk. Infolge des anatomischen Baues des Gelenks kommt es dabei oft zu isolierten Erkrankungen der einzelnen Gelenkabschnitte, so kann das Talocruralgelenk, die Articulatio talocalcanea, die Articulatio cuneo-navicularis und die Articulationes tarsometatarseae isoliert erkranken. Im weiteren Verlaufe sind aber gewöhnlich mehrere Gelenke ergriffen. Handelt es sich um einen käsigen Prozeß, so bilden sich bald paraartikuläre Abscesse und Fisteln. Sowohl hierbei als auch beim Fungus kann es zu einer Beteiligung der Sehnenscheiden kommen, wodurch die Möglichkeit des Auftretens ausgedehnter Tendovaginitis tuberculosa gegeben ist.

II. Röntgenologisches Bild.

Röntgenologisch lassen sich diese Erscheinungsformen wegen der günstigen Durchdringungsverhältnisse ziemlich genau verfolgen. Schon frühzeitig pflegt eine Atrophie der Knochen einzusetzen. In manchen Fällen erscheinen diese dabei vollkommen durchsichtig nur die Umrisse sind wie mit Bleistift umzogen, deutlich zu erkennen (Abb. 156b). Im weiteren Verlaufe sieht man dann die Knochenherde und zwar Granulationsherde als kleine Aufhellungen mit unscharfen Rändern, Käseherde als Schatten oder später als Aufhellungen mit einem großen dichten Sequesterschatten. So zeigt Abb. 143 einen Granulationsherd im Naviculare, Abb. 144 einen solchen im Calcaneus, Abb. 151 einen Käseherd im Calcaneus, Abb. 149 einen solchen im Talus und Abb. 150 einen solchen im Cuboid. Bei Herden in der Tibia und im Talus kann man meist sehr schön den Durchbruch ins Gelenk erkennen. (Siehe Abb. 156a S. 282.) Bei der Diagnose von Knochenherden muß man sich vor Verwechslung mit Compactaherden hüten.

Ist ein Gelenk erkrankt, so sieht man, wie die Gelenklinien gezähnelt werden.
Dabei kann man die Erkrankung der einzelnen Gelenke gut voneinander abgrenzen (Abb. 145, 146, 147 und 148). Auf Serienbildern sieht man nicht
selten, wie ein Gelenk nach dem anderen ergriffen wird.

Im Ausheilungsstadium füllen sich die Knochenherde mit neuen Knochenbälkchen, die Gelenklinien werden wie-der glatt oder werden durch Knochenmassen ausgefüllt. Bestand Erkran-kung der Sehnenscheiden, so sieht man
häufig Verkalkungen in ihnen auftreten.

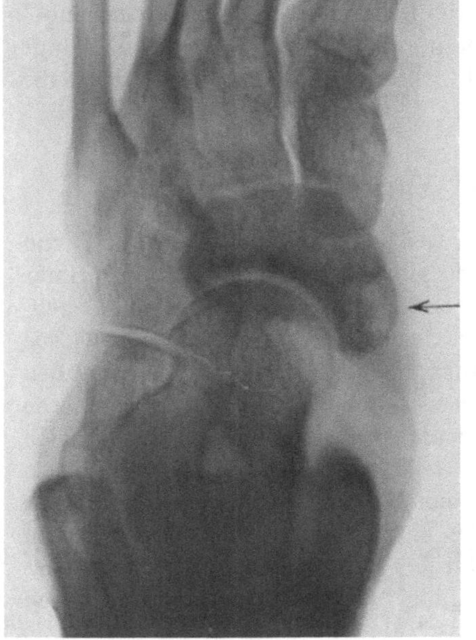

Abb. 143. Isolierter Granulationsherd im Os naviculare.

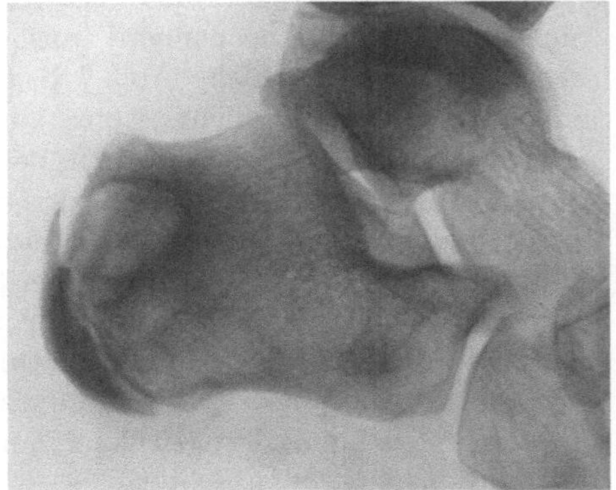

Abb. 144. Granulationsherd im Calcaneus.

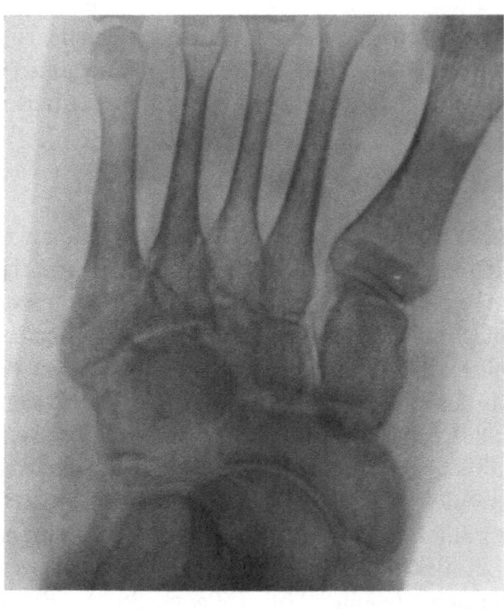

Abb. 145. Tuberkulose der Articulatio cuneo-navicularis mit Übergreifen auf die mit diesem
Gelenk communicierenden Articulationes tarsometatarseae der 2. und 3. Zehe.

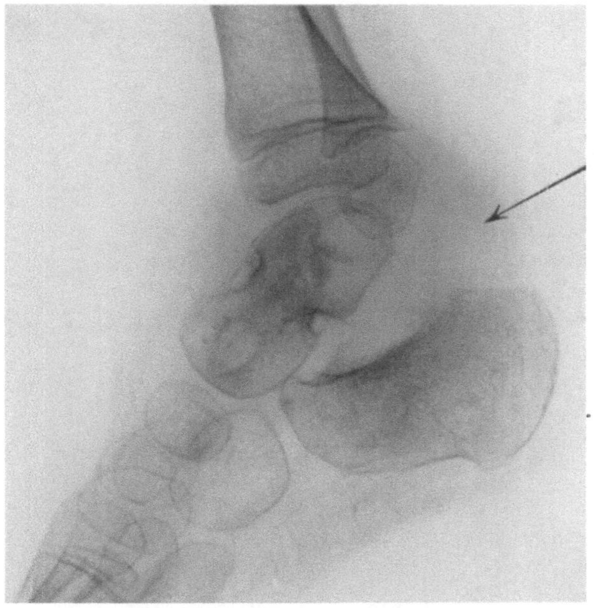

Abb. 146. Isolierte Tuberkulose des Talus und der Articulatio Talocalcanea.

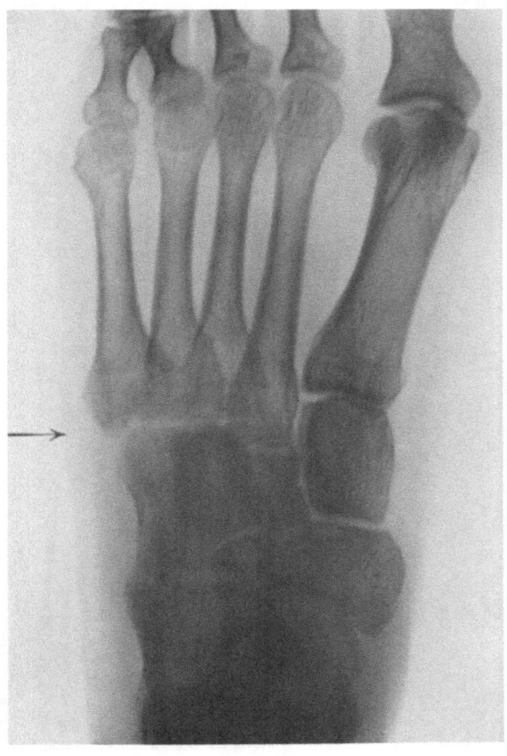

Abb. 147. Isolierte Tuberkulose der Articulatio tarsometatarsea der 4. und 5. Zehe.

18*

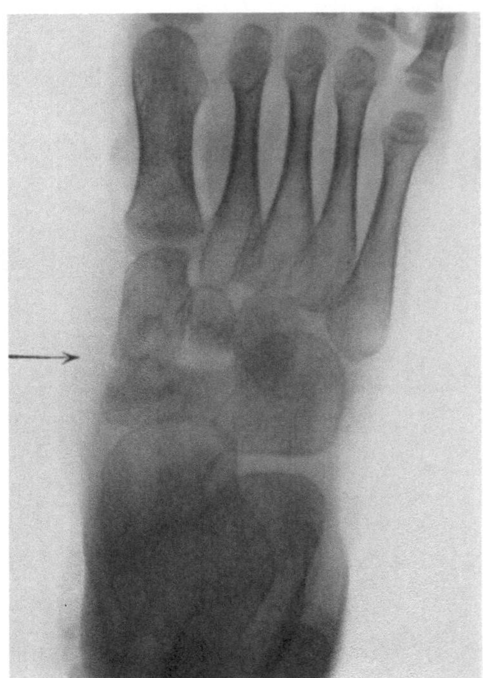

Abb. 148. Isolierte Tuberkulose der Articulatio cuneo-navicularis.

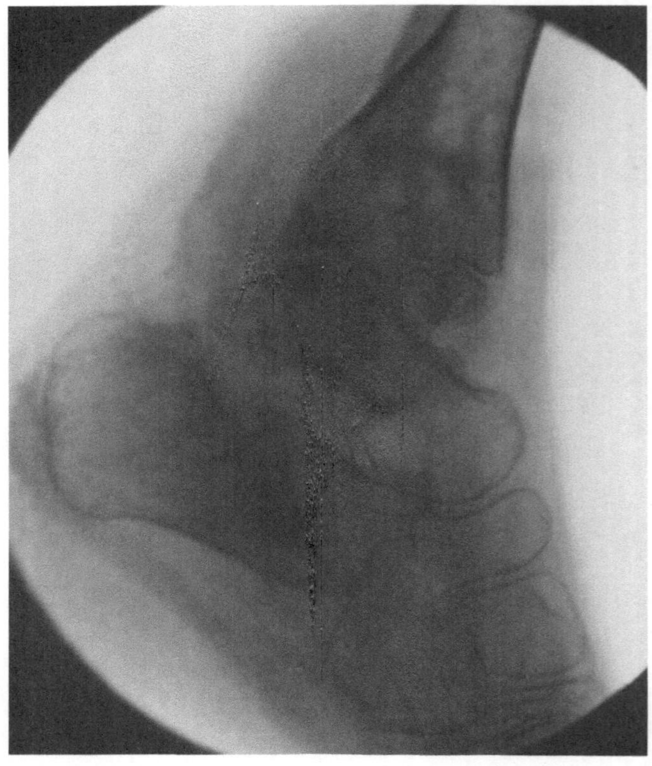

Abb. 149. Käseherde im Talus und Calcaneus, starke Atrophie der übrigen Fußwurzelknochen.

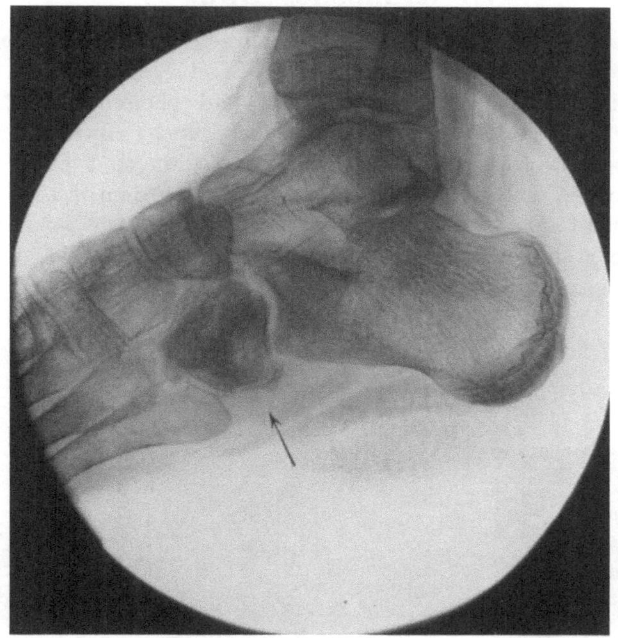

Abb. 150. Käsige Tuberkulose des ganzen Os cuboideum.

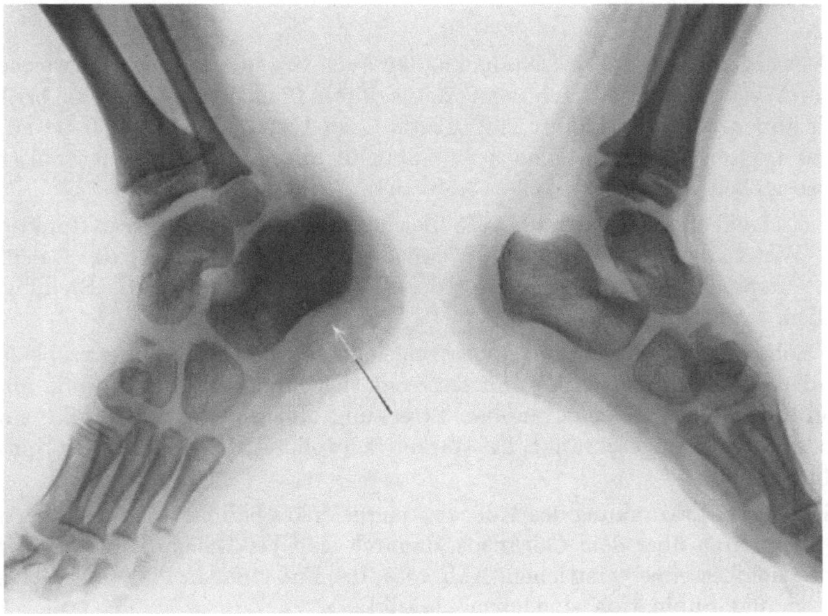

Abb. 151. Käsige Tuberkulose des Calcaneus.

III. Klinisches Bild.

Die klinischen Erscheinungen sind natürlich sehr verschieden, je nachdem nur ein Knochen oder auch Gelenke beteiligt sind. Bei isolierter Knochentuberkulose finden sich leichte Ermüdbarkeit und rheumatische Schmerzen im Fuß, später isolierte Druckschmerzhaftigkeit und Schwellung über dem erkrankten Knochen. Diese Schwellung ist im Beginn so typisch über dem erkrankten Knochen gelagert, daß man schon aus dem klinischen Bilde den Krankheitsherd lokalisieren kann. Je nachdem es sich bei dem Grundprozeß um eine granulierende oder käsige Entzündung handelt, wandelt die Schwellung sich später fibrös um oder verkäst und erweicht, wobei allerdings

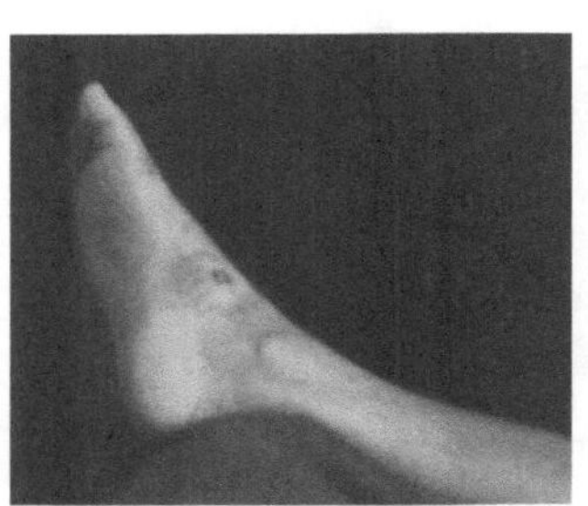

Abb. 152. Typischer Sitz der Fistel bei Tuberkulose des Os naviculare.

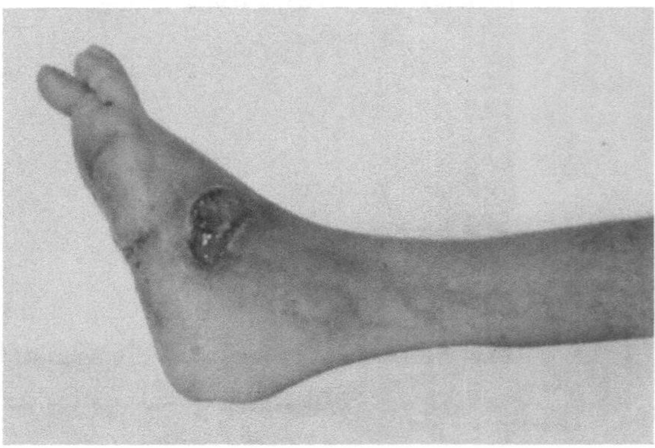

Abb. 153. Typischer Sitz der Fistel bei Tuberkulose des Os cuboideum.

bemerkt werden muß, daß in seltenen Fällen auch Granulationsherde erweichen können. Wird ein Absceß nicht rechtzeitig durch Punktion entleert, so bricht er nach außen durch und führt zur tuberkulösen Fistel. Auch die Fistel sitzt meist so typisch über dem Knochen, daß man aus ihr eine genaue topische Diagnose stellen kann (Abb. 152 u. Abb. 153).

Bei Gelenkbeteiligung treten die Zeichen der gestörten Gelenkfunktion hinzu. Wir finden Schwellung über dem betreffenden Gelenk, der Gelenkkontur entsprechend, Einschränkung der Beweglichkeit und evtl. Stellungsanomalien.

Bei isolierter Erkrankung im Talocruralgelenk sitzt die Schwellung zu beiden Seiten der Malleolen (Abb. 154) und erstreckt sich manchmal wurstförmig über die Vorderfläche des Gelenks hinüber, Streckung und Beugung des Fußes sind mehr oder minder eingeschränkt, bei starker Schwellung steht der Fuß in Spitzfußstellung.

Bei isolierter Erkrankung des Talocalcaneusgelenkes befindet sich die Schwellung weiter unten über dem Calcaneus, dadurch sind bei Rückansicht die Konturen der Achillessehne verstrichen (Abb. 155), der Fuß steht in Plattfußstellung. Pronation und Supination sind eingeschränkt.

Bei Erkrankung der vorderen Fußwurzelgelenke findet sich eine Schwellung, die den vorderen Teil des Fußrückens einnimmt. Eine stärkere Bewegungseinschränkung ist bei der geringen Bedeutung dieser Gelenke nicht zu konstatieren.

Die übrigen Symptome und der weitere Verlauf sind verschieden, je nachdem es sich um eine granulierende oder um eine käsige Entzündung handelt. Beim Fungus ist die Schwellung mehr teigig, die Schmerzhaftigkeit gering. Die Bewegungseinschränkung ist verschieden. Im Anfang kann sie durch muskuläre Fixation ganz aufgehoben sein, gegen die Mitte der Erkrankung ist sie meist wenig beeinträchtigt, zum Schluß, wenn Schrumpfungsprozesse einsetzen, kann

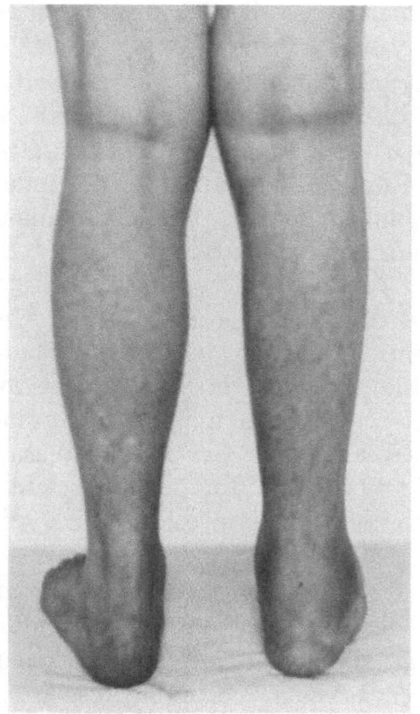

Abb. 154. Typische Schwellung bei Tuberkulose des Talocruralgelenks.

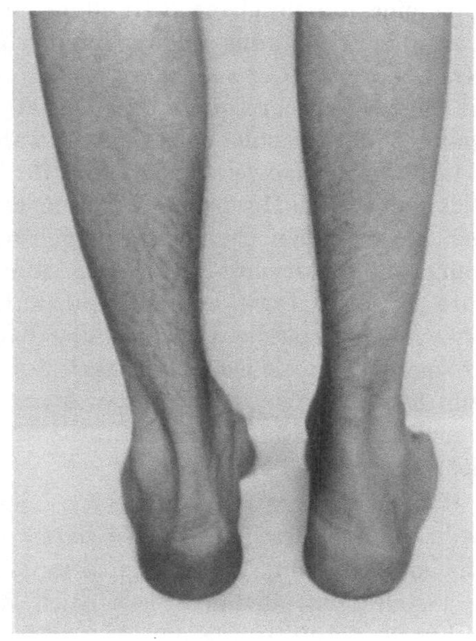

Abb. 155. Typische Schwellung bei Tuberkulose des Calcaneus.

sie hochgradig eingeschränkt sein. Das Allgemeinbefinden ist wenig gestört, Fieber besteht meist nicht, die Senkung ist normal, es besteht meist eine Lymphocytose. Der Verlauf ist ein chronischer, sich über Jahre hinziehender und endet wenigstens beim Kinde bei richtig durchgeführter Behandlung mit einem leidlich beweglichen Gelenk.

Die käsige Gelenkentzündung verläuft sehr viel stürmischer, oft mit Fieberattacken. Das erkrankte Gelenk fühlt sich warm an, es besteht meist eine stärkere Schmerzhaftigkeit bei Bewegungen. Es treten Abscesse und Fisteln auf, der Prozeß greift von einem Gelenk auf das andere, von einem Knochen auf den anderen über, so daß der Fuß schließlich in eine unförmige, aus vielen Stellen eiternde Masse verwandelt werden kann. Die Heilung der käsigen Ostitis geschieht meist unter Versteifung.

IV. Differentialdiagnose.

Im Beginn der *Fußknochentuberkulose* kann die Diagnose sehr schwierig, ja unmöglich sein. Wenn noch keine deutlichen lokalen Symptome vorhanden sind, kommen differentialdiagnostisch in Betracht: *rheumatische Beschwerden, Plattfuß, Calcaneussporn und Apophysitis calcanei.* Die beiden ersten Erkrankungen lassen sich durch den Erfolg einer entsprechenden Therapie erkennen, während für die beiden letzteren das Röntgenbild ausschlaggebend ist. Dabei, ist der Befund bei Calcaneussporn eindeutig, während man sich bei Apophysitis calcanei daran erinnern muß, daß auch normalerweise die Calcaneusapophyse mehrgeteilt sein kann. Typisch für Apophysitis ist der schollige Zerfall[1].

Ist eine umschriebene Schwellung und Druckschmerzhaftigkeit vorhanden, so ist die Erkrankung gegen *Osteomyelitis, Lues, Aktinomykose,* KÖHLERsche *Erkrankung des Os naviculare, Ostitis fibrosa* und evtl. *Carcinommetastasen* und *Sarkom* abzugrenzen. Hier leistet das Röntgenbild gute Dienste, indem einmal eine Atrophie Tuberkulose wahrscheinlich macht, und dann meist bald Herde nachzuweisen sind, die für Tuberkulose charakteristisch sind. Die osteomyelitischen Herde sind im Gegensatz zu den tuberkulösen gewöhnlich von einer stärkeren Knochenkapsel umgeben, und es findet sich meist in der Umgebung eine stärkere Periostitis. Außerdem spricht für Osteomyelitis der akute Verlauf. Doch kommen subakute Fälle vor, die von Tuberkulose nur durch mikroskopische Untersuchung bzw. Tierversuch zu unterscheiden sind. Für Lues spricht die Doppelseitigkeit des Prozesses und evtl. der positive Wassermann nach provokatorischer Neosalvarsaninjektion. Das Röntgenbild bei Lues kann dem der KÖHLERschen Erkrankung des Os naviculare sehr ähnlich sein. (Siehe Abb. 16 S. 53.)

Hat sich ein Absceß entwickelt, oder ist eine Fistel vorhanden, so spricht das bekannte Aussehen des Fisteleiters bzw. der Fistelränder für Tuberkulose, evtl. muß die mikroskopische Untersuchung eines exstirpierten Stückchens der Fistelränder oder der Tierversuch Klarheit bringen. Aktinomykose ist an der knotigen Infiltration und dem typischen Aussehen des Eiters zu erkennen.

Die Ostitis fibrosa zeigt sich röntgenologisch teils in homogenen, teils wabenförmigen großen Aufhellungen. Solche Herde sind oft über das ganze Skelett verstreut. (Siehe Abb. 22 S. 64.)

Auch für die KÖHLERsche Erkrankung des Os naviculare ist das Röntgenbild ausschlaggebend. Das Os naviculare ist verdichtet und verschmälert, gleichsam komprimiert[2] (siehe PERTHESsche Erkrankung der Hüfte).

Die Diagnose Carcinom wird in manchen Fällen durch das typische Röntgenbild gesichert, in anderen Fällen muß die Probeexcision Klarheit schaffen.

Ist ein *Gelenk* des Fußes erkrankt, so muß differentialdiagnostisch *chronischer Rheumatismus, Gonorrhöe, Lues und Tabes* ausgeschlossen werden. Heredität, Zustand der Lungen, frühere Erkrankungen, Ausfall der Hautreaktion usw. geben hier wichtige Fingerzeige. Für Rheumatismus spricht der Erfolg einer antirheumatischen Behandlung, für Gonorrhöe die stärkere Schmerzhaftigkeit, die Anwesenheit sonstiger Erscheinungen und der akute Beginn. Bei chronischer

---

[1] Abbildung siehe bei MEYER, H.: Röntgendiagnostik in der Chirurgie Abb. 200, S. 135.
[2] Abbildung siehe bei MEYER, H.: Röntgendiagnostik in der Chirurgie Abb. 199, S. 134.

Arthritis, wie sie nicht selten durch Stellungsanomalien, z. B. Plattfuß, hervorgerufen werden, finden sich meist röntgenologisch die bekannten Zackenbildungen. Bei Lues ist der Prozeß meist doppelseitig, die Wassermannsche Reaktion positiv. Für Tabes spricht die geringe Schmerzhaftigkeit bei starker Deformierung und der Röntgenbefund, der keine Atrophie, dagegen knollige Verdichtung der Gelenkenden zeigt. (Siehe Abb. 20 S. 61.) In manchen Fällen ist die Differentialdiagnose zwischen Rheumatismus und Tuberkulose nur durch eine Probeaufklappung des Gelenkes zu stellen, die man, da ohne Schaden ausführbar, in sonst nicht zu klärenden Fällen vornehmen soll.

V. Prognose.

Die Mortalität der Fußgelenktuberkulose beträgt nach der Statistik von ROLLIER 2,3%, nach der Statistik von KISCH 10%. Die Statistik von JOHANSSON ist hier nicht zu verwerten, da JOHANSSON mit verstümmelnden Operationen gearbeitet hat.

Die Prognose der isolierten Fußknochentuberkulose ist im allgemeinen günstig. Bei Kindern gelingt es nicht selten, sie in $1-1^{1}/_{2}$ Jahren unter konservativer Behandlung zur Ausheilung zu bringen. Auch bei Erwachsenen sahen wir häufig isolierte Fußwurzelknochentuberkulose in zweijähriger konservativer Behandlung restlos mit guter Funktion ausheilen.

Anders liegen aber die Verhältnisse, wenn ein Gelenk beteiligt ist. Auch hier gelingt es, beim Kinde durch längere konservative Behandlung günstige Resultate zu erzielen, obwohl auch hier manchmal Zeiten von 3—4 Jahren vergehen, und bei käsigen Formen häufig Bewegungseinschränkungen resultieren. Bei Erwachsenen sind die Resultate schlechter. Besonders bei der käsigen Form erzielt man nach langjähriger Behandlung doch nur ein wenig belastungsfähiges, zu Rezidiven neigendes Gelenk. Genauere statistische Angaben sind in diesem Punkte leider nicht zu bringen, da die Statistiken von ROLLIER und KISCH keine Trennung zwischen Kindern und Erwachsenen vornehmen, und die Angaben von JOHANSSON und unsere Zahlen nicht verwertbar sind; durch Beobachtung anderorts konservativ behandelter Fälle, sowie durch die Eindrücke, die wir bei dieser Behandlung erhielten, sahen wir uns nämlich veranlaßt, frühzeitig operative Eingriffe mit ihr zu kombinieren.

VI. Therapie.

Die Allgemeinbehandlung leistet bei der Fußgelenktuberkulose Gutes. Je nachdem es sich um einen fungösen oder käsigen Herd handelt, wird man entweder durch vollkommene Ruhigstellung im zirkulären Gipsverband oder nur durch relative Ruhigstellung in der Gipsschale mit vorsichtigen Bewegungen vorgehen. Daneben wird bei der fungösen Form durch Sonnenbestrahlung, Stauung, Jod und Reiztherapie jeder Art die Heilung angeregt, während bei der käsigen Form alle eingreifenden derartigen Maßnahmen besser unterbleiben (siehe S. 92). Großes Gewicht ist auf die Verhütung bzw. Beseitigung von Stellungsanomalien zu legen. In erster Linie kommt dabei die Spitzfußstellung bei Erkrankung des Talocruralgelenks in Betracht. Der Fuß muß deshalb auf eine rechtwinklig abgebogene Cramerschiene gelagert werden.

Ist schon ein Spitzfuß vorhanden, so muß durch Anbringen von Gummizügen eine langsame Redression erstrebt werden. Abscesse müssen punktiert werden, eine lokale Behandlung der Fisteln ist meist unnötig. *Bei Kindern kommt man mit dieser Behandlung fast immer zum Ziel.* Operative Eingriffe wie Auslöffelungen von Knochenherden kommt nur bei Mischinfektion in Betracht, leisten

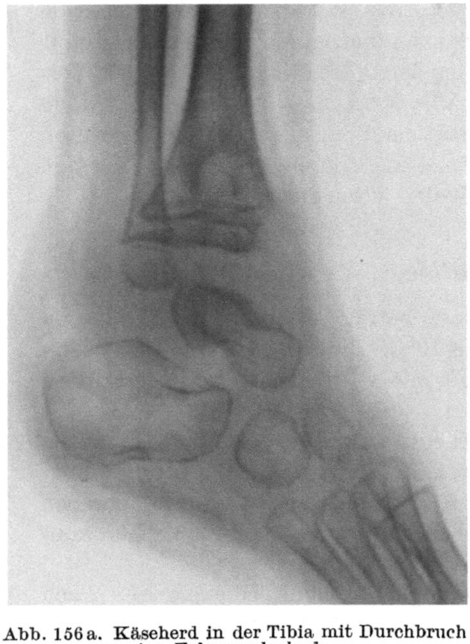

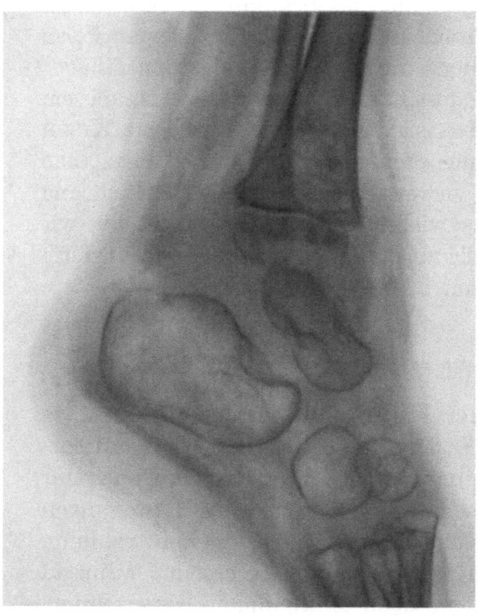

Abb. 156a. Käseherd in der Tibia mit Durchbruch ins Talocruralgelenk.

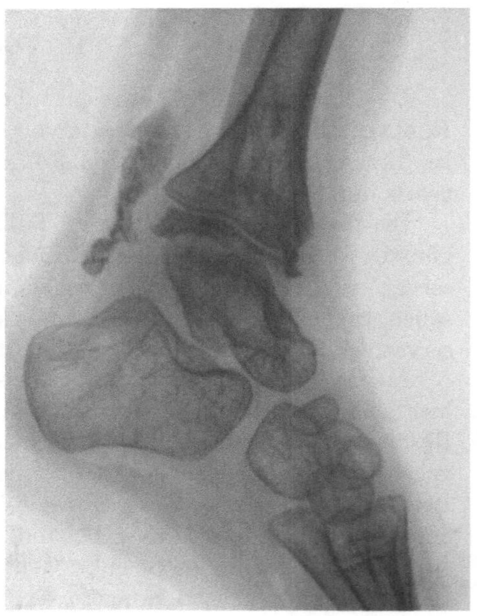

Abb. 156c. Nach 1¹/₂ Jahren ausgeheilt. Leidliche Funktion. Verkalkungen in der Sehnenscheide der Achillessehne.

Abb. 156b. Nach 6 Monaten.

dort aber durch Schaffen übersichtlicher Wundverhältnisse Gutes. Bei granulierenden und zur Ruhe gekommenen käsigen Formen kann man die stationäre Behandlung durch Intervalle ambulanter Behandlung unterbrechen. Man legt einen Gipsverband, ähnlich dem in Abb. 140 dargestellten an, nur muß das Fußgelenk in rechtwinkeliger Stellung mit eingegipst werden.

Nach erfolgter Ausheilung ist das Tragen eines Entlastungsapparates für etwa 2 Jahre erforderlich. Die im Schuh gearbeiteten Apparate entlasten meist nur unvollkommen, besser ist es, einen außen am Schuh laufenden Bügel anzubringen (Abb. 157).

Bei Erwachsenen liegen die Verhältnisse aber ganz anders. Isolierte Knochenherde geben zwar an und für sich noch eine relativ gute Prognose, und deshalb ist dabei eine konservative Behandlung gerechtfertigt, doch soll man sich bei der langen Behandlungsdauer immer die Frage vorlegen, ob man bei einem leicht erreichbaren Herd, z. B. im Calcaneus, nicht einer operativen Behandlung, die das Leiden erheblich abkürzt, den Vorrang geben soll.

Ist beim Erwachsenen ein Gelenk beteiligt, und zeigt etwa ein halbes Jahr fortgesetzte konservative Behandlung keine deutliche Besserung, so warten wir, besonders wenn der primäre Knochenherd käsiger Natur ist, nicht mehr lange ab, sondern gehen operativ vor. Dabei gibt die Resektion der vorderen Fußwurzelknochen gute Resultate. Von französischer Seite wird bei Erkrankung des oberen Sprunggelenkes, die von einem Talusherd ausgeht, die Resektion des Talus sehr gelobt. Die einfache Resektion des oberen Sprunggelenks dagegen ist nicht zu empfehlen, da bei eintretender Belastung leicht wieder Rezidive auftreten.

Handelt es sich beim Erwachsenen um Erkrankung mehrerer Fußwurzelknochen mit Absceß- und Fistelbildung, so soll man keine Zeit mit der konservativen Behandlung verlieren. Auch unvollständige Operationsmethoden haben hier keinen Zweck. Wenn der Calcaneus intakt ist, ist der PIROGOFF die Methode der Wahl. Ist der Calcaneus mit erkrankt, so nehmen wir eine Unterschenkelamputation vor. Dabei sind komplizierte Verfahren zu vermeiden; die Operation nach BUNGE-HIRSCH oder die Stumpfüberdeckung mittels der Achillessehne gibt gute Resultate.

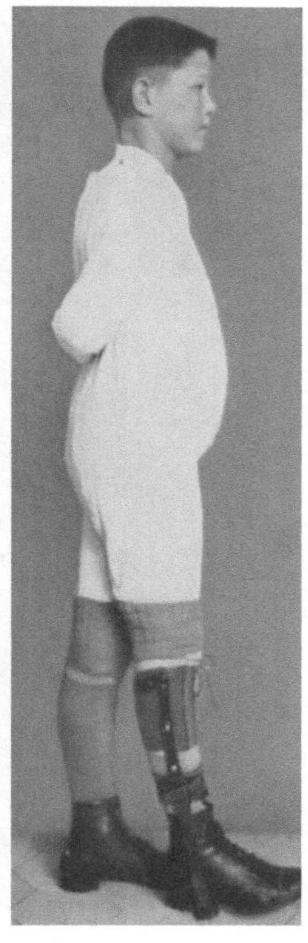

Abb. 157. Entlastungsapparat für den Fuß mit Stützpunkt an den Tibiakondylen.

I. Die Tuberkulose der Rippen und des Brustbeins.

Vorkommen. Die Tuberkulose der Rippen und des Brustbeins bevorzugt das Alter von 10—14 Jahren, kommt aber vereinzelt in jedem Alter vor.

Bezüglich der Häufigkeit steht sie nach JOHANSSON an sechster Stelle.

I. Pathologische Anatomie.

Bei den Rippen kommt neben der hämatogenen Entstehung auch die Entstehung durch Fortleitung von Herden aus der Nachbarschaft häufiger vor. So sehen wir, daß bei einem prävertebralen Absceß die Gelenkenden der Rippen miterkranken können (Abb. 158). Von G. SIMON ist das Übergreifen tuberkulöser Lungenprozesse auf die Rippen beschrieben. In diesen Fällen erkrankt natürlich zuerst das Periost, und von hier aus dringen die Granulationen in den

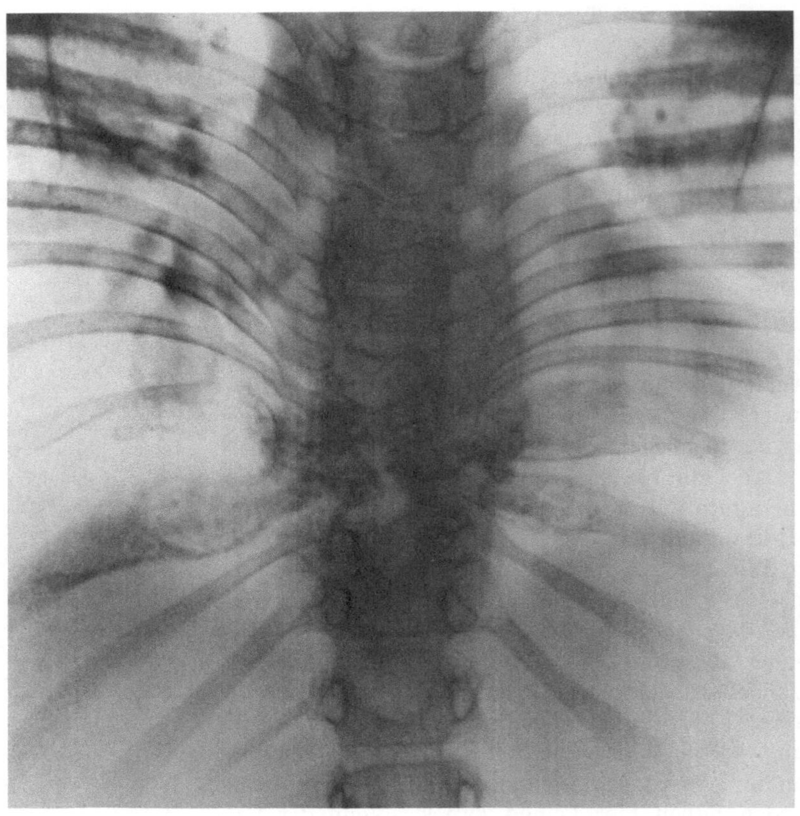

Abb. 158. Tuberkulöse Erkrankung von Rippen durch Übergreifen von einem prävertebralen Absceß aus.

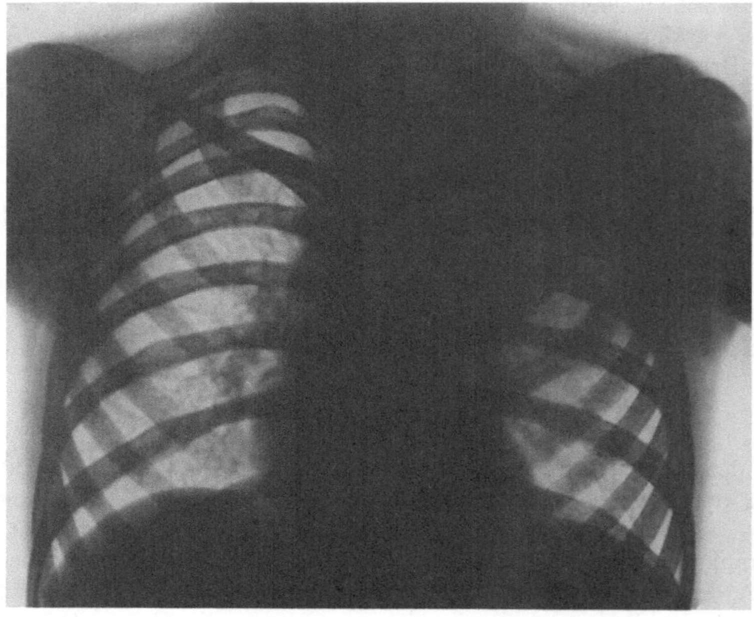

Abb. 159. Röntgenbild eines von einer Rippe ausgehenden, in den Thorax durchgebrochenen Abscesses.

Knochen, so daß dieser ein wurmstichiges Aussehen erhält. Ähnlich erscheint
das Bild bei der primär hämatogen entstandenen Periostitis der Rippen. In
den meisten Fällen beginnt aber auch bei den Rippen die Tuberkulose im Mark
und zwar entweder als Granulations- oder Käseherd. Erreicht der Prozeß die
Knochenoberfläche, so schieben die Granulations- bzw. Käsemassen das bei
den Rippen derbe aber locker dem Knochen aufsitzende Periost vom Knochen

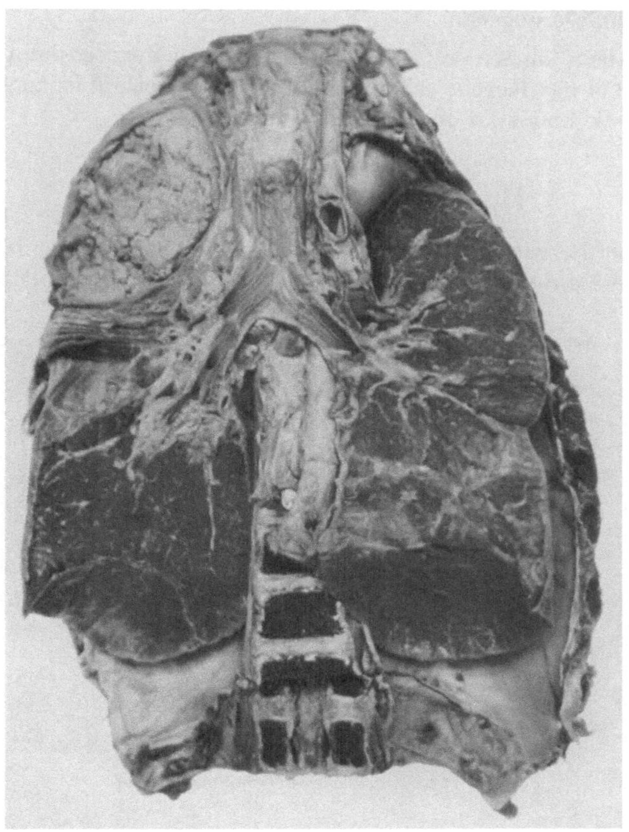

Abb. 160. Großer von einer Rippe ausgehender in den Thorax eingebrochener Absceß.

ab, so daß es wohl jedesmal zu einer subperiostalen Anhäufung von Granula-
tions- oder Käsemassen kommt. Erweichen diese, so entsteht ein subperiostaler
Absceß. Dieser bricht infolge der oberflächlichen Lage meist sehr bald nach
außen durch. Es besteht aber auch die Möglichkeit, daß er sich unter der Haut
oder in Muskelinterstitien nach unten senkt und an entfernter Stelle zum Vorschein kommt. Auf diese Weise kann z. B. eine Darmbeintuberkulose vorgetäuscht werden. Verbreitet sich der Absceß nach der Hinterwand der Rippe,
so können sich die Käsemassen nach Durchbruch des Periostes in der Fascia
transversa ausbreiten und die ganze Außenfläche der Pleura costalis mit einer
dünnen Schicht bedecken. Nicht so selten bilden sich aber auch große isolierte
Abscesse, die z. B. einen Oberlappen vollkommen komprimieren können (Abb. 159

und Abb. 160). Wenn der benachbarte Knorpel vom Eiter umspült wird, so verfällt er der Nekrose. Auf diese Weise können große Abschnitte der vorderen Thoraxwand zerstört werden. Das Vorkommen einer primären Rippenknorpeltuberkulose hat man lange Zeit in Zweifel gezogen, da der Knorpel gefäßlos sei. Er sollte nur sekundär vom knöchernen Anteil aus erkranken. Seitdem aber COLODNY nachgewiesen hat, daß vom Perichondrium aus Gefäße in den Knochen hineinwuchern, muß man auch die Möglichkeit einer primären Rippenknorpeltuberkulose zugeben.

Am Brustbein können sowohl die Articulationes sternocostales als auch das Manubrium und das Korpus erkranken. Sehr häufig erkrankt auch das Sternoclaviculargelenk und zwar meistens als Fungus.

II. Röntgenologisches Bild.

Da Käseherde, wie im allgemeinen Teil gezeigt wurde, sehr lange bestehen können, ehe sie auf dünnen Knochenschnitten röntgenologisch darstellbar sind,

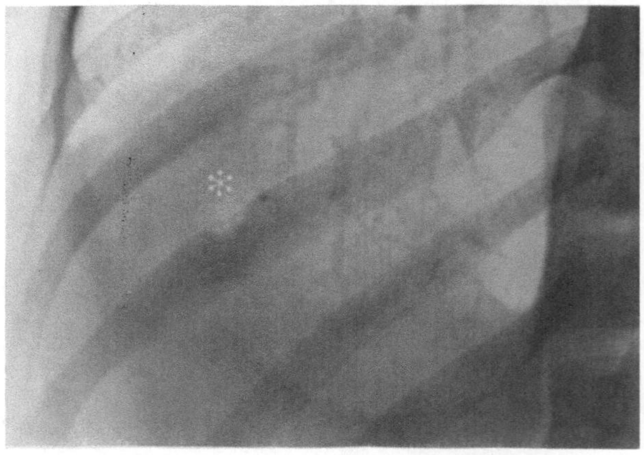

Abb. 161. Rippencaries, Granulationsherd.

und auch Granulationsherde eine gewisse Größe, etwa die einer Erbse bis Bohne, haben müssen, um röntgenologisch darstellbar zu sein, ist es erklärlich, daß bei den oberflächlich gelegenen, dünnen Rippen der Prozeß schon die Knochenoberfläche erreicht haben und damit in äußere Erscheinung getreten sein kann, ehe er röntgenologisch nachweisbar ist. Das Röntgenbild hat also bei den Rippen nur einen geringen Wert. Hierzu kommt noch, daß die lateralen Teile der Rippen schwer darstellbar sind. Das Brustbein läßt sich auf zwei Röntgenbildern, wenn man einmal die linke Hälfte — Zentralstrahl von hinten links, links am Mittelschatten vorbeischicken — und das andere Mal die rechte Hälfte — ` Zentralstrahl von rechts hinten rechts am Mittelschatten vorbeischicken — einstellt, wobei das Brustbein der Platte anliegen muß, gut darstellen. Sind die Prozesse älter, so kann man sowohl am Brustbein als auch an den Rippen Käseherde und Granulationsherde gut voneinander unterscheiden (Abb. 161 und 162).

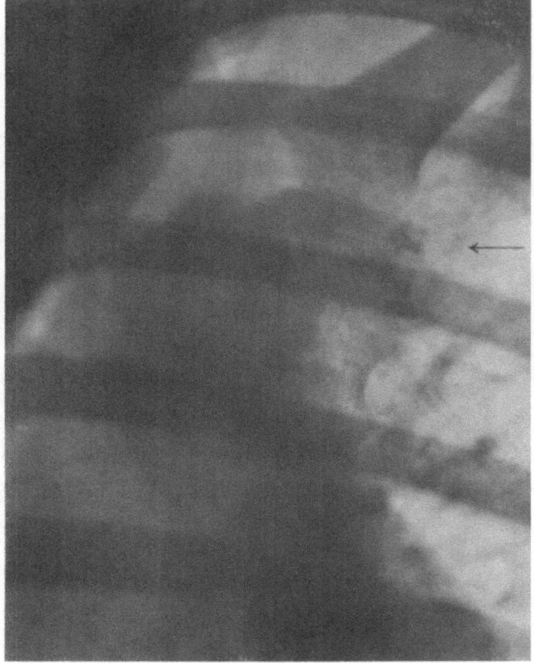

Abb. 162. Tuberkulose des Manubrium sterni; kleine Granulationsherde.

III. Klinisches Bild.

Die Rippentuberkulose beginnt meist mit neuralgischen Schmerzen, die nicht beachtet oder für Intercostalneuralgien gehalten werden. Sehr bald entwickelt sich dann eine spindelförmige, dem Rippenverlauf folgende, Schwellung, die im Anfang meist derb und wenig druckschmerzhaft ist (Abb. 163). Die Haut über ihr ist im Anfang verschieblich. In diesem Stadium kann die Erkrankung zurückgehen, indem die Geschwulst immer härter und härter wird und schließlich verschwindet. Es dürfte sich dann um eine granulierende Entzündung gehandelt haben. In anderen Fällen, und das wohl meist bei Käsehèrden, erweicht die Schwellung und zeigt dann deutliche Fluktuation. Sehr bald rötet sich die Haut, und es kommt zum Durchbruch, zur Fistel, welche die

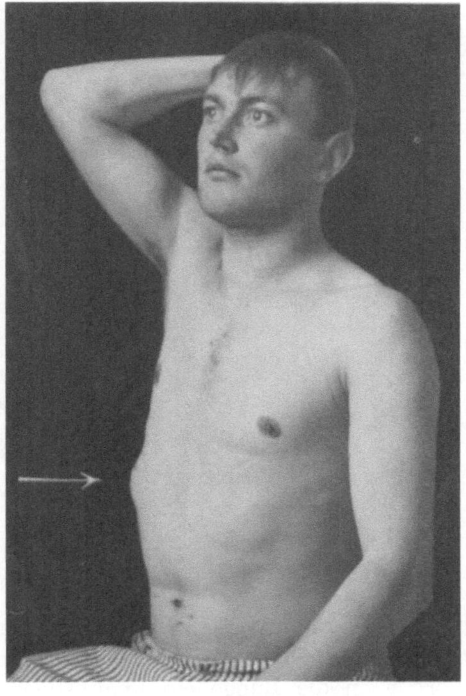

Abb. 163. Tuberkulöser Absceß über cariöser Rippe.

charakteristischen Zeichen der tuberkulösen Fistel zeigt. Die Fistelgänge
können oft sehr verzweigt sein, sie können große Teile der Thoraxwand unter-
minieren, sie können weit vom ursprünglichen Herd in Erscheinung treten. Bei

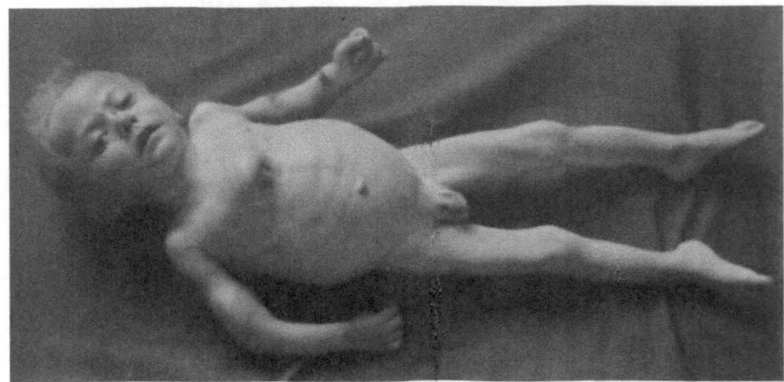

Abb. 164. Kalter Absceß über dem Manubrium sterni.

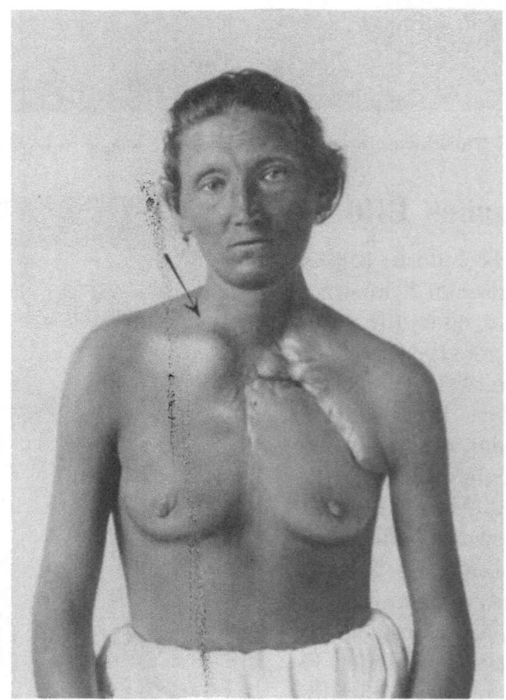

Abb. 165. Tuberkulose des Sternoclaviculargelenkes rechts. An der linken Seite Narbe nach operierter
Tuberkulose des Sternums.

günstigem Verlauf versiegt die Sekretion langsam, und die Heilung kommt mit
einer eingezogenen Narbe zustande. In seltenen Fällen ist der Ausgang durch
Einbruch in die Lunge ein ungünstiger. Auch das Auftreten von Amyloid
infolge ausgedehnter Erkrankung gehört zu den Seltenheiten.

Beim Sternum bilden sich halbkugelförmige Schwellungen über dem erkrankten Bezirk (Abb. 164), die den oben beschriebenen Ausgang haben. Hier sitzt die Fistel meist über dem Krankheitsherd.

Beim Sternoclaviculargelenk tritt die Schwellung infolge der oberflächlichen Lage des Gelenkes frühzeitig in Erscheinung (Abb. 165).

Das serologische Verhalten ist, wie im allgemeinen Teil ausgeführt wurde, verschieden, je nachdem es sich um Granulationsherde oder um Käseherde handelt.

IV. Diagnose und Differentialdiagnose.

Die Diagnose der *Rippentuberkulose* ist im allgemeinen leicht, nur schwierig, wenn der Prozeß unter der Rückenmuskulatur sitzt, oder wenn die Fistel an einer weit vom Ursprungsherd entfernten Stelle auftritt. Im letzten Falle bringt eine Fistelfüllung mit Kontrastbrei bald Aufklärung. Differentialdiagnostisch kommen einige Erkrankungen in Betracht, die man aber meist gut ausschließen kann.

Osteomyelitis. Bei den Rippen kommt manchmal eine subakute Osteomyelitis z. B. nach septischen Aborten vor. Der Verlauf ist ganz ähnlich dem der Tuberkulose, auch das Röntgenbild ist nicht immer typisch. Klärung wird durch Untersuchung des Eiters (Kultur, Tierversuch) oder durch Probeexcision gebracht. Besonders häufig sind die Rippen der Sitz der *Typhusosteomyelitis,* die lange Zeit nach überstandenem Typhus auftreten kann. Hier kann, abgesehen von der Anamnese, durch Züchtung der Typhusbacillen aus dem Eiter die Diagnose sicher gestellt bzw. durch den negativen Befund der Probeexcision Tuberkulose ausgeschlossen werden. Die seltener auftretende *Aktinomykose* ist durch die brettharte, knotige Infiltration mit dem typischen Aussehen des Eiters zu erkennen. *Lymphogranulom* muß durch die Probeexcision ausgeschaltet werden. Auch bösartige Tumoren müssen, wenn nicht ein typischer Befund — fest mit der Unterlage und der Haut verbackene Geschwulst — von vornherein die Diagnose sicherstellen, durch die Probeexcision ausgeschlossen werden. *Lues* kommt häufiger in Form von Gummata an den Rippen vor. Die Wassermannsche Reaktion und evtl. der Erfolg einer antiluetischen Kur klären die Diagnose.

Beim *Sternum* muß man außer den bei den Rippen angeführten Erkrankungen auch an *Aortenaneurysma* denken, das den Knochen usurieren und einen prästernalen Absceß vortäuschen kann.

Beim *Sternoclaviculargelenk* kommen hauptsächlich *Sarkome* differentialdiagnostisch in Betracht.

Man muß auch daran denken, daß Erkrankungen der knöchernen Thoraxwand durch ein *Empyema necessitatis* vorgetäuscht werden können.

V. Prognose.

Die Prognose ist im allgemeinen günstig. Sie hängt ab von der Form der Erkrankung. Hier geben gute Anhaltspunkte das Röntgenbild und die serologischen Untersuchungen. Die durchschnittliche Dauer beträgt nach dem

Material des Waldhauses Charlottenburg 2 Jahre. In vielen Fällen besteht ein fortgeschrittenes Lungenleiden, so daß die Rippencaries nur Nebenbefund ist, und das Krankheitsbild vollkommen von dem Lungenbefund beherrscht wird.

VI. Behandlung.

Die knöchernen Anteile der Rippen sind einer radikal operativen Behandlung so gut zugänglich und einzelne Teile aus ihnen können ohne dauernden Schaden des betreffenden Individuums so gut entfernt werden, daß die Operation cariöser Rippenstücke weiteste Anwendung verdient. Wenn wir diese Operation beim Kinde nur selten befürworten, hat dies darin seinen Grund, daß bei Kindern die Rippentuberkulose selten isoliert vorkommt. Meist sind noch anderweitige Knochenherde vorhanden oder wenn auch diese fehlen sollten, so ist doch mit der größten Wahrscheinlichkeit damit zu rechnen, daß noch aktive Herde in den Bronchialdrüsen vorhanden sind, die eine längere Allgemeinbehandlung wünschenswert machen. Mit Heilung dieser sind auch meist die Rippenherde abgeklungen, so daß es nicht notwendig erscheint, die Kinder einer Operation zu unterziehen. Nur wenn schwere, mischinfizierte Rippentuberkulose besteht, unter welcher der Allgemeinzustand offensichtlich leidet, ist eine Operation indiziert. Beim Erwachsenen liegen die Verhältnisse anders. Häufig ist die Rippentuberkulose die einzige tuberkulöse Erscheinung. Der Erwachsene hat in der Regel nicht die Zeit zu langdauernder Sonnenbehandlung, so daß er sich gern der Unannehmlichkeiten einer Operation unterzieht, wenn er dadurch rasch von seinem Leiden befreit wird. Dabei muß, wenn die Tuberkulose geschlossen ist, versucht werden, die Rippe mitsamt dem geschlossenen Absceß zu exstirpieren, man erhält dann primäre Heilung der Wunde. Handelt es sich um eine Fistel ohne Mischinfektion, so erhält man auch hier nach Entfernung alles Krankhaften meist primäre Heilung. Besteht eine stärkere Mischinfektion, so muß die Wunde für einige Tage tamponiert werden und dann ein Hautlappen fest auf das ausgeräumte Gebiet gedrückt werden.

Hat der krankhafte Prozeß die knorpeligen Teile ergriffen, so sind die Aussichten einer Operation bedeutend ungünstiger. Die Knorpelteile, die während der Operation mit tuberkulösem Eiter oder Granulationsgewebe in Berührung kommen, erkranken fast regelmäßig später auch tuberkulös, so daß es nach noch so gründlicher Entfernung des Granulationsgewebes doch zu Rezidiven kommt. Diesen Prozessen kann man nur dadurch beikommen, daß man den ganzen Knorpel, der beim Schnitt freiliegt, exstirpiert. Wenn also der Prozeß an den vorderen Enden der unteren Rippen sitzt, muß unter Umständen die ganze vordere Knorpelplatte einer Seite fortgenommen werden. Das ist immerhin ein derartig schwerer Eingriff, daß man beherzigen soll, daß man auch mit der konservativen Therapie, wenn auch erst nach langer Zeit, so doch meist zum Ziele kommt. Man soll deshalb zu diesen ausgedehnteren Operationen nur greifen, wenn durch starke Mischinfektion der Kranke herunterkommt.

Ebenso wie die Rippen ist auch das Manubrium sterni radikalen Eingriffen gut zugänglich, während für das Corpus sterni die konservative Behandlung vorzuziehen ist.

Bei Tuberkulose des Sternoclaviculargelenks ist die konservative Behandlung die Methode der Wahl.

Neben der operativen Behandlung darf natürlich die allgemein hygienisch-diätetische Behandlung evtl. eine mehr oder weniger ausgedehnte Sonnenbehandlung nicht vernachlässigt werden, ebenso wie bei einer Sonnenbehandlung die im allgemeinen Teil beschriebene Fistelbehandlung nicht außer acht gelassen werden darf.

K. Die Tuberkulose des Schultergürtels.

Zu Beginn der Besprechung der Tuberkulose der oberen Extremitäten sei allgemein vorausgeschickt, daß sie viel seltener als die unteren belasteten Gliedmaßen bzw. Gelenke an Tuberkulose erkranken. Das Verhältnis ist etwa 1: 7; am häufigsten ist noch die Tuberkulose des Ellenbogengelenks, es folgt die des Handgelenks und erst in weitem Abstand kommt die Schultergelenktuberkulose.

a) Die Tuberkulose des Schultergelenks ist relativ selten; im Gegensatz zu den anderen Lokalisationen erkranken an ihr Erwachsene häufiger als Kinder (etwa im Verhältnis 4:1), darunter Männer öfter als Frauen. Die rechte Schulter wird anscheinend erheblich häufiger befallen als die linke; nach unserem Material etwa im Verhältnis 3: 1. Von Interesse sind die Zahlen einzelner Statistiken: so zählte FRANZ KÖNIG auf 566 Coxitiden etwa 70—80 Fälle von Schultergelenkstuberkulose, JOHANSSON in seiner großen Statistik nur 4 Fälle, VALTANCOLI im Verlauf von 20 Jahren 17 Fälle, davon 3 im Kindesalter, BERGMANN an der HILDEBRANDschen Klinik in 15 Jahren kaum $^1/_2$ Dutzend kindlicher Fälle.

Wir selbst sahen in 8 Jahren 12 Fälle, davon 5 bei Kindern, 7 bei Jugendlichen bzw. Erwachsenen; nur einmal bestand gleichzeitig eine Spondylitis, sonst trat die Erkrankung immer isoliert auf. Über gleichzeitige Lungenbeteiligung siehe unten bei Prognose.

I. Pathologisch-anatomisches Bild.

Pathologisch-anatomisch scheinen die rein synovialen Formen selten zu sein; bei den meisten Fällen handelt es sich entweder um eine bald auf den Knochen übergreifende primär synoviale Form oder aber um primär ossale Prozesse, die vom Humerus ihren Ausgang nehmen.

Zu unterscheiden sind als synoviale eine exsudatreichere *fungöse Form* mit gleichmäßiger Verdickung der ganzen Kapsel und späterer Absceß- und Fistelbildung; sie ist selten und findet sich vorwiegend bei Kindern. Wir sahen sie nur zweimal.

Ganz vereinzelt kommt eine als *„Caries carneosa"* bezeichnete Tuberkulose vor mit fleischartigen, den Knochen durchwuchernden Granulationen.

Die häufigste, und besonders auch bei Erwachsenen vorkommende Erkrankung ist die *„Caries sicca"* (VOLKMANN). Diese „trockene Form" kann sowohl von der Synovia, wie häufiger von Knochenherden ihren Ausgang nehmen; erhebliche gefäßarme Kapselschrumpfung, Atrophie und Zerstörung des Knochens, Fehlen von Exsudation, stärkerer Eiterung und größeren Sequestern sind für sie charakteristisch.

Granulationsherde an der Oberfläche des Kopfes führen zu mehr oder weniger tiefen rundlichen Defekten; die Herde konfluieren und es kommt zu ausgedehnteren Zerstörungsprozessen. Das die Zerstörungen hervorrufende Granulationsgewebe ist charakteristisch durch seine Gefäßarmut und zeigt wie die Gelenkkapsel starke Schrumpfungstendenz. Die Rarefizierung der Spongiosa des Caput humeri führt zu dessen Verkleinerung und zum Verlust der Kugelform. Der Kopf kann schließlich soweit zugrunde gehen, daß nur noch ein strunkähnliches Gebilde übrig bleibt.

Das Auftreten der Schultergelenkstuberkulose in der mehr gutartigen Form der Caries sicca erklärt OEHLECKER durch die günstigen Bedingungen für spontane

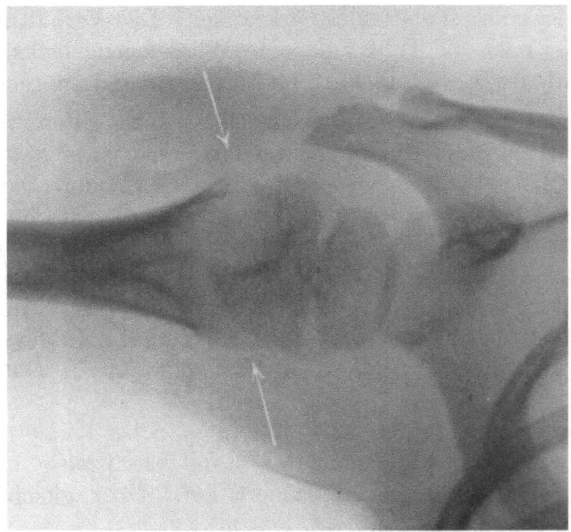

Abb. 166. 4jähriger Junge. Granulationsherde in der Humerusmetaphyse. Gelenk frei beweglich.

Ausheilung: Das schon an sich leichter zu schonende Gelenk wird nicht belastet, die Schwere des Armes bedingt sogar eine gewisse Entlastung, ferner erfolgt schon bald zu Beginn der Erkrankung eine gewisse Fixierung. „Die Natur zeigt uns hier gleichsam, daß bei Nichtbelastung und Ruhigstellung des Gelenkes die Tuberkulose am mildesten abläuft und am besten ausheilt." Wir möchten uns dieser Auffassung OEHLECKERs anschließen.

Eine Lieblingsstelle für die hämatogene Metastasierung des Tuberkelbacillus ist im Humeruskopf die Umgebung des Sulcus bicipitalis; von hier aus kann es zu einem Übergreifen auf die Tubercula oder die Diaphyse kommen. Andererseits können im Schaft sitzende Herde in das Gelenk einbrechen.

Es ist nötig, sich die normal-anatomischen Verhältnisse etwas ins Gedächtnis zurückzurufen. Nach BRAUS entspricht die Befestigungslinie der Gelenkkapsel dem Collum anatomicum des Humerus; hier siedeln sich gerne Granulationsmassen an der Kapselumschlagstelle an und wuchern in den Knochen hinein, sie fressen einen „Ring", der sich als Einkerbung auch röntgenologisch am oberen

Rande manchmal erkennen läßt. Bei herabhängendem Arm bildet sich an der Kapsel der Recessus axillaris, der bei Erkrankung und eventuellem operativen

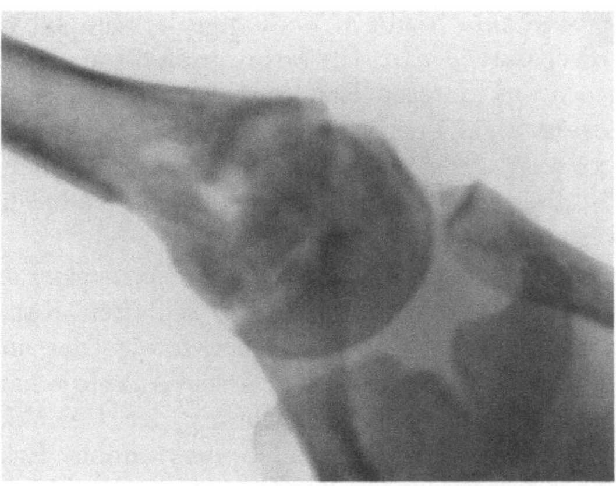

Abb. 167. 8jähriges Mädchen. Das Röntgenbild zeigt schwere tuberkulöse Veränderungen (käsige Form ?) im Bereich der Humerusepiphyse, die während 4 monatiger Beobachtung sich fast unmerklich entwickelten! Das Gelenk selbst ist frei und beweglich.

Eingreifen besondere Aufmerksamkeit erfordert. Die Epiphysenfläche liegt etwa in der Mitte zwischen Collum anatomicum und Collum chirurgicum. Die beiden Tubercula befinden sich außerhalb des Kapselansatzes, so daß hier tuberkulöse Herde völlig extrakapsulär bleiben können. Andererseits ist wiederum ein Übergreifen von Entzündungsprozessen möglich über die Vagina mucosa intertubercularis, durch welche die Bicepssehne läuft, wie durch die Kommunikation mit der Bursa musculi subscapularis und der Bursa subcoracoidea.

Bei den ossalen Erkrankungen wiegt die granulierende Form bei weitem über; richtige käsige Formen wurden beobachtet, sind aber selten!

Größere *Sequester* fehlen meist, auch Keilsequester kommen nur wenig vor.

Primäre *Erkrankung der Pfanne* ist seltener, doch kommen nach Zerstörung des Knorpels sekundäre Erkrankungen per continuitatem häufiger zustande.

In der Achselhöhle entwickelt sich oft eine spezifische *Lymphadenitis*; wir beobachteten einen Fall, bei dem die erkrankten Achseldrüsen exstirpiert worden waren, ohne daß man den in der Humerusdiaphyse sitzenden primären tuberkulösen Knochenherd erkannt hatte. Davor kann nicht eindringlich genug gewarnt

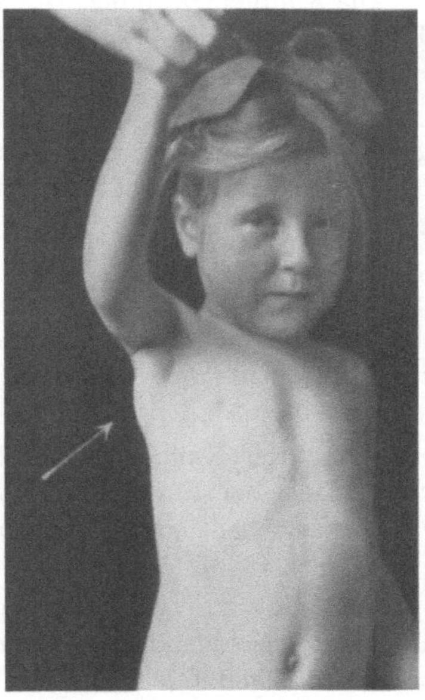

Abb. 168. 5jähriges Mädchen; röntgenologisch Tuberkulose des rechten Schultergelenkes und der proximalen Humerusdiaphyse. Senkungsabsceß (♂). Unter Verkennung der primären Knochenerkrankung wurde das Kind später anderweit wegen der Lymphadenitis axillaris operiert (Drüsenexstirpation!) und kam dann später mit fistelndem Prozeß wieder zur Aufnahme.

werden! Die Exstirpation der axillaren Filterstation kann den Kranken bei einer späteren peripheren Erkrankung, z. B. Panaritium, Phlegmone und ähnlichem mehr lebensbedrohlich gefährden.

Kalte Abscesse sind kein häufiges Vorkommnis; sind sie vorhanden, so wandern sie in der Bicepsfurche zum Oberarm, greifen auf die Bursa subdeltoidea über oder erscheinen am hinteren Rande des M. deltoideus. Auch in der Fossa supra- und infraspinata, in der Axilla, unter dem M. latissimus dorsi, an der seitlichen Thoraxwand, am Innenrand der Scapula können sie hervortreten, ohne und mit Fistelbildung; letztere öfter multipel, wodurch eine Lokalisation erheblich erschwert wird (vgl. Röntgenbefund).

Die häufige und meist frühzeitig einsetzende *Versteifung* des Schultergelenks liegt in seiner Eigenart der verhältnismäßig schlaffen Kapsel, die der große Aktionsradius erfordert; die Falten verkleben infolge der entzündlichen Reize bald, es entstehen fibröse Verwachsungen. Diese Ankylose kann bindegewebiger Natur bleiben, doch entstehen bei Zerstörung der Gelenkknorpel bald feste knorpelige und knöcherne Verbindungen. Epiphysennahe Erkrankungen führen zu erheblichen *Wachstumsstörungen* des Oberarms, die bis 8 cm und mehr im Längenwachstum betragen können; die Wachstumsstörung kann sich auf der erkrankten Seite sogar noch weiter an Unterarm und Hand bemerkbar machen.

II. Röntgenologisches Bild.

Die Röntgenogramme weisen auch für den Geübten eine Anzahl schwierige Fehlerquellen auf! (Näheres betreffs Aufnahmetechnik p. p. s. in den Lehrbüchern der Röntgenologie und bei A. Köhler.)

Der röntgenologische Vergleich zwischen krankem und gesundem Schultergelenk unterliegt deswegen nicht geringen Schwierigkeiten, weil es oft unmöglich ist, beide zur gleichmäßigen Projektion in die erwünschte gleiche Stellung zu bringen.

Normalerweise verläuft die Epiphysenfuge am proximalen Humerusende nicht einfach quer zum Schaft, sondern teilweise dachförmig; dabei brauchen die Schenkel nicht grade zu sein, sondern zeigen sich mehr oder weniger gewellt. Es ist wichtig, dies zu wissen, da sich die merkwürdigsten Figuren ergeben können, ohne daß pathologische Veränderungen vorliegen.

Die durch Kalkarmut im Kopf des Humerus bedingten Aufhellungen — vorwiegend bei Frauen und älteren Individuen physiologisch — finden sich *symmetrisch* bei Vergleichsaufnahmen.

Auch bei anscheinend intakten Knochen ist die Beurteilung des Gelenkspaltes nicht zu vergessen; Verbreiterung weist auf Erguß, Verschmälerung auf Knorpelschwund. Die physiologische Breite der Gelenkspalten schwankt nur in mäßigen Grenzen etwa zwischen 2—4 mm.

Eine partielle Atrophie am Tuberculum majus kommt bei allen möglichen Erkrankungen vor, als reine Inaktivitäts- oder auch als Altersatrophie; leichte Unregelmäßigkeiten in der Kontur der Gelenkflächen sind nicht für Tuberkulose charakteristisch, sondern ebenso typische Zeichen von chronischer oder deformierender Arthritis. Auffallend kräftige Corticalis am Tuberculum majus, wie hier beobachtete strahlenförmige Struktur ist physiologisch. Zu Täuschungen verleitet auch leicht bezüglich beginnender Tuberkulose die physiologische „grobe, durchlässige Tüpfelung mitten im Humeruskopf" (Köhler).

Diese Hinweise sind nötig, da wir Granulationsherde als Aufhellungen häufiger im Kopf zu suchen haben im Gegensatz zu den selteneren primären Herden in der Pfanne.

Fortgeschrittenere Fälle zeigen ein Schwinden der schönen Rundung des Kopfes, unregelmäßige Begrenzung, schließlich völligen Verlust des Caput humeri, wie auch die Pfanne dann oft schon Arrosionen aufweist und die normale eingedellte Form verschwindet.

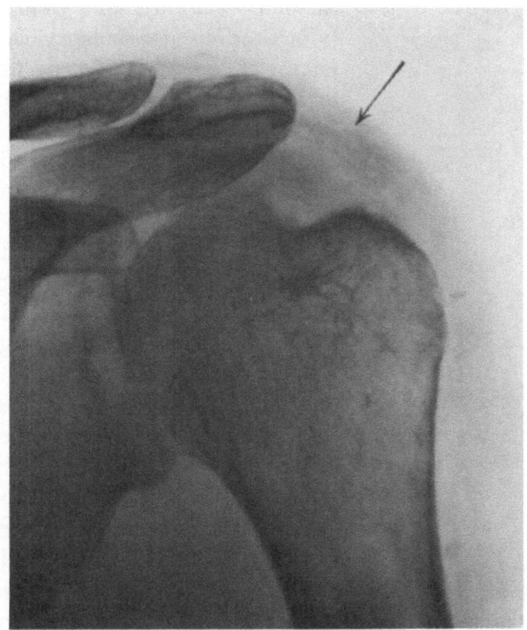

Abb. 169. Synoviale Schultergelenkstuberkulose mit Granulationseinwanderung an der Kapselumschlagstelle.

Die Knochenatrophie ist ausgesprochen, reaktive Veränderungen sind höchstens in ganz geringem Umfange zu sehen.

Der bekannte Locus minoris resistentiae des Kopfes an der Kapselumschlagstelle am Collum anatomicum (zwischen oberer Gelenkfläche und Tuberculum majus) zeigt bei Tuberkulose besonders charakteristische erbsen- bis haselnußgroße Knochendefekte (s. Abb. 169); ein begleitender, auffallend breiter Gelenkspalt weist auf Exsudat hin. Zwar kann diese ähnliche Erscheinung auch bei Osteomyelitis und chronischer Arthritis auftreten, ist aber hierbei sehr selten!

Bei Fisteln empfiehlt sich Kontrastfüllung der Gänge mit Wismut oder Jodipin bzw. Bariumstäbchen; die entstehenden Schatten führen dann meist zu dem sonst nicht immer leicht auffindbaren Ursprungsherd.

III. Klinisches Bild.

Klinisch zeigt das Krankheitsbild fast immer eine schleichende Entwicklung; entsprechend dem Vorherrschen der Caries sicca kann im Beginn die Diagnose außerordentlich schwierig sein, zumal da auch Punktion und Röntgenbild versagen!

Als erste Symptome zeigen sich Schwächegefühl und Neuralgien im Arm, das Gelenk wird schon bald muskulär fixiert, es besteht Abductions- und Rotationseinschränkung. Bewegungen im Gelenk sind schmerzhaft, ebenso wird Druck empfunden; besondere Druckpunkte finden sich an den Tubercula und dem Sulcus tubercularis. Bei den eigentlichen Gelenkerkrankungen ist meist das *ganze* Gelenk druckschmerzhaft im Gegensatz zu extraartikulären Affektionen, besonders den Bursitiden.

Mit dem Fortschreiten der Erkrankung wird die Bewegungseinschränkung immer größer; bei seitlichem Heben des Armes fällt die Annäherung der Schulterhöhe an die Medianlinie und Steilstellung der Clavicula auf. Das Schulterblatt folgt infolge der muskulären Fixation jeder Bewegung des Armes, die Scapula „geht mit" wie bei der Coxitis das Becken. Eine Täuschung bezüglich der Beweglichkeit ist durch die Schulterblattdrehung leicht möglich, wenn die Funktionsprüfung nicht unter exakter Fixation des Schulterblatts und Schultergürtels erfolgt. (Einzelheiten der Prüfung sind beim Abschnitt „Berufsberatung" S. 146 geschildert.)

Mit fortschreitender Erkrankung hört die Beweglichkeit im Gelenk schließlich ganz auf.

Die Entscheidung, ob eine Contractur oder eine Ankylose vorliegt, kann Schwierigkeiten begegnen, da die Kranken infolge der Schmerzen alle Muskeln anspannen (vgl. unten). Klarheit bringt das Röntgenbild oder eine Untersuchung in Narkose; bei nennenswertem Lungenbefund unterbleibt letztere aber besser!

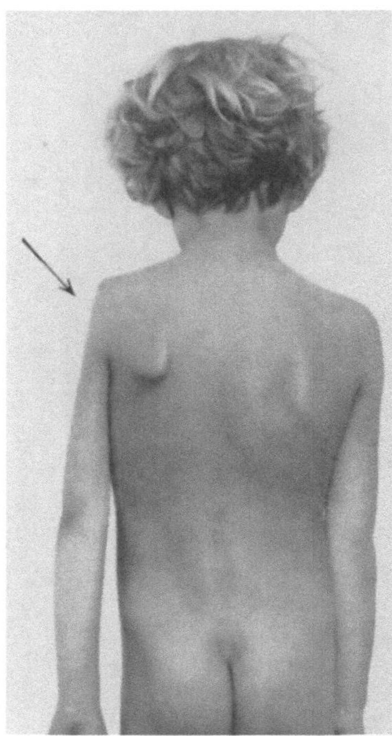

Abb. 170. 8jähriger Junge. Tuberkulose des linken Schultergelenkes; „trockene", sehr chronisch verlaufende Form (Caries sicca); der Fall war lange wegen der Muskelatrophie und sonst fehlender Symptome anderweit als „Folgen einer Geburtslähmung" angesprochen worden. Ein fast analoges Bild bot ein 14jähriger Junge mit postdiphtherischer Lähmung und Atrophie der Schulter-Oberarmmuskulatur. Der Fall war lange Zeit als „Schultertuberkulose" fälschlich gegangen; vielleicht, weil das Lungenbild einen verkalkten tuberkulösen Primärkomplex aufwies!

Eine Schwellung findet sich nur bei der selteneren fungösen Form; hier sind die Konturen des Gelenks mehr oder weniger verstrichen, die Schulterwölbung ist vermehrt, es besteht Pseudofluktuation. Bei Punktion unter Umständen charakteristisches Exsudat, auch Abszeßbildung fühlbar durch die Axilla oder den M. deltoideus hindurch.

Oft besteht aber keine Schwellung, im Gegenteil, die Schulterrundung nimmt ab! Das Gelenk „trocknet ein" (Caries sicca!); die das Gelenk umgebenden

Muskeln wie die des Oberarmes, insbesondere der M. deltoideus, werden schon nach kurzer Zeit atrophisch. Messungen der Muskulatur des herabhängenden, noch mehr des gebeugten Armes, weisen erhebliche Differenzen auf. Bei passiven Bewegungen ist im Gelenk deutliches Knirschen fühlbar.

Die Knochenkonturen — besonders die des Acromions — treten gegenüber der gesunden Seite deutlich hervor, die Schulter wird eckig (siehe Abb. 170). Der Oberarm liegt dem Oberkörper in Adductionsstellung an, infolge der starken Schrumpfung wird der Kopf direkt an die Pfanne herangezogen.

Für den Gutachter ist es unter Umständen schwierig, bei bösem Willen des Kranken, den Grad der Beweglichkeit nicht völlig ankylosierter Gelenke festzustellen, da der zu Untersuchende allen positiven Bewegungsversuchen kaum überwindlichen Muskelwiderstand entgegensetzt. BLENCKE hat dazu zwei einfache Prüfungsmethoden angegeben:

a) Prüfung der aktiven Erhebungsmöglichkeit des Armes nach vorn; beide Arme einmal in aufrechter Körperhaltung, dann bei nach vorn gebeugtem Oberkörper erheben lassen. Dabei wird manchmal dann der in aufrechter Stellung nur bis zur Horizontalen erhobene Arm bei gebückter Stellung bis zur normalen Grenze erhoben.

b) Prüfung des seitlichen Hebens; man hebt den Arm passiv so weit es geht, hält ihn fest und läßt, während man den Kranken durch Unterhaltung ablenkt, plötzlich die unterstützende Hand los. Bei Aggravation bleibt meist der Arm in der Stellung stehen, ein Beweis, daß der Arm bis zu dieser Höhe auch aktiv gehoben werden könnte.

Die Senkungsreaktion zeigt nur bei den abscedierenden Formen größere Beschleunigung, bei der häufigeren Caries sicca sind die Ausschläge oft gering, das gleiche gilt für die Verschiebungen im Blutbild.

IV. Differentialdiagnose.

Bei der Differentialdiagnose ist bei der trockenen Form der Schultergelenktuberkulose eine Verwechslung möglich mit der chronischen Polyarthritis, der gonorrhoischen, ferner der deformierenden Osteoarthrosis, sowie der chronischen Periarthritis mit Schleimbeutelverkalkung und. den chronich traumatischen Arthritiden, da bei allen oft monatelang anhaltende vage Beschwerden wie bei Caries sicca bestehen können. DE QUERVAIN weist auf folgendes hin: Schließen sich die Symptome einer entzündlichen Veränderung im Schultergelenk wie Funktionsstörung, Schmerzen und Druckempfindlichkeit unmittelbar an ein Trauma an, so kann eine traumatische Omarthritis auch dann noch angenommen werden, wenn die Erscheinungen sich selbst über Monate hinziehen. Treten gleichzeitig mit dem Schultergelenk oder auch in kürzeren oder längeren Pausen an anderen Gelenken Krankheitszeichen auf, die nicht die Stigmata der Tuberkulose zeigen, so ist besonders bei älteren Menschen eher an eine Affektion aus der Gruppe der chronischen Polyarthritis zu denken. (Über die Beziehungen Trauma und Tuberkulose vgl. S. 133—137.)

Für *rheumatische Affektion* spricht ferner das polyartikuläre Auftreten, — bei Tuberkulose bei multiplen Herden meist, an diesen einwandfreie spezifische Kennzeichen, — ferner das Reagieren auf Heißluft und Salicylpräparate sowie Herzbeteiligung.

Die *Gonorrhöe* zeigt erhebliche Knochenatrophie, verschmälerten Gelenkspalt infolge Knorpelschwund, doch ist der Sulcus intertubercularis nicht schmerzhaft; wichtig ist die Anamnese!

Bei der *Osteoarthrosis deformans* fehlt röntgenologisch Knochenatrophie; wir sehen Abflachung der Kopfrundung, spitze Begrenzung des unteren Randes der Kopfgelenkfläche und Unregelmäßigkeiten des unteren Pfannenrandes. Der Kopf verschiebt sich gegenüber dem Tuberculum majus nach unten (Humerus varus); der Kopfschatten scheint im Verhältnis zur Pfanne zu hoch zu stehen; die geräumige Pfanne zeigt leichte Osteophytenbildung am oberen, mächtige am unteren Pfannenrand („Konsolenbildung"). Die äußeren Erscheinungen können der Tuberkulose sehr ähnlich sehen; eckige Schulterform durch Atrophie des M. deltoides, Bewegungsstörungen bei Erheben und Auswärtsrotation des Armes, reibende, knirschende, krachende Geräusche bei Bewegung.

Ähnlich sehen die *Gelenkveränderungen bei Tabes dorsalis und Syringomyelie* aus, sie sind meist aber viel ausgesprochener. Wie bei Osteoarthrosis deformans fehlt auch hier die allgemeine Knochenatrophie, abgesehen von durch Inaktivität allein verändertem Knochen. Besonders kennzeichnend sind ausgedehnte intra-, peri- und paraartikuläre Verknöcherungen der Gelenkkapseln, Muskeln, Sehneninsertionen, Verschiebungen, Luxationen und Subluxationen, Frakturen der Diaphysen und Epiphysen; der Gelenkkopf kann ganz oder teilweise verschwinden, Ausbildung von Schlottergelenken. Wichtig ist die Wassermannreaktion und genauer Nervenstatus.

Lues kann unter dem Bilde der Periarthritis humeroscapularis im Schultergelenk isoliert vorkommen, wobei die Lues als Hauptsitz nicht die Konvexität (Bicepssehne), sondern die Konkavität (Gelenkpfanne) wählt, während das Röntgenbild die bei der Periarthritis humeroscapularis oft sichtbare Bursaerkrankung und extraartikuläre Kalkeinlagerungen vermissen läßt. (Weiteres siehe bei SCHLESINGER.)

Die *syphilitischen*, osteochondritischen Epiphysenlösungen am proximalen Humerusende bei kleinen Kindern sind im Röntgenbilde als solche leicht zu erkennen.

Auch nicht spezifische eitrige oder sonstige Entzündungen führen selbstverständlich oft zur Versteifung, erstere auch zur Fistelbildung. Kalte Abscesse werden manchmal mit Lipomen verwechselt.

Contracturen und Ankylosen können auch im Anschluß an unsachgemäß behandelte Traumen entstanden sein.

Rein epiphysäre Herde im Röntgenbild sind fast immer typisch für Tuberkulose; beim Übergreifen von der oberen Humerusmetaphyse auf die Kopfepiphyse ist Verwechslung mit chronischen „milden" *Osteomyelitiden* möglich; die akute Osteomyelitis und metastatische Gelenkeiterungen machen stürmischere Erscheinungen.

Die fungöse Form kann große Ähnlichkeit mit dem am Humerus nicht seltenen *Sarkom* haben (Probeexcision!). Röntgenologisch müssen circumscripte Spongiosaaufhellungen im Caput humeri den Verdacht auf beginnenden Tumor wie Sarkom, ferner auf Enchondrome, Myelome, Ostitis fibrosa erwecken. Ossifizierte Sarkommetastasen machen dichte compactaähnliche Herdschatten im Kopf, ebenso Kapselosteome extraarticulär. Fortgeschrittene Sarkome sind klinisch und röntgenologisch leicht abzugrenzen (Strukturlosigkeit des Kopfes, größere Zerstörungen, gewaltige wolkige Weichteilschatten infolge Durchbruchs des Knochentumors in seine Umgebung).

Der angeborene Schulterhochstand (SPRENGELsche Deformität) macht keine differentialdiagnostischen Schwierigkeiten, ebenso nicht die angeborenen und habituellen Luxationen.

Eher verwechselt wird das paralytische Schlottergelenk und besonders die *Muskelatrophie*, wie sie nach spinaler oder cerebraler Kinderlähmung zurückbleibt. Wir selbst beobachteten einen wegen Muskelatrophie nach Diphtherielähmung als Schultergelenkstuberkulose angesprochenen Fall, wie ein vierjähriges Mädchen mit Muskelatrophie der Schultermuskulatur, vornehmlich des M. deltoides, nach Polyomyelitis acuta anterior; dies Kind war lange Zeit als Caries sicca in einer bekannten Anstalt heliotherapeutisch behandelt und dann „geheilt" entlassen worden! Die Tuberkulin- wie Luesreaktionen waren wiederholt lege artis durchgeführt — negativ.

Bewegungsstörungen durch *Erkrankungen der Bursa* subdeltoidea, subacromialis und subcoracoidea sind mitunter am Kalkschatten in den Weichteilen außerhalb der eigentlichen Schulterknochen röntgenologisch zu erkennen (Periarthritis humeroscapularis Duplay). Bei der Bursitis subdeltoidea ist im Gegensatz zur Gelenktuberkulose (siehe oben) die äußere Schultergegend halbkugelig stark vorgewölbt, der Abstand zwischen Schulterhöhe und Medianlinie bleibt bei der Abduction des Armes unverändert; die Schwellung ist weich und zeigt Fluktuation, die Funktionen im Gelenk sind kaum beeinträchtigt, schmerzhaft ist nur die Abduction und auf Druck die Gegend des Schleimbeutels, das Gelenk ist nicht fixiert, die Scapula geht nicht mit.

V. Prognose.

Die Prognose ist von verschiedenen Faktoren abhängig; einmal vom gleichzeitigen *Lungenbefund*; von den verschiedenen Autoren wird in auffallender Weise das Vorhandensein einer ernsteren Lungentuberkuleos (bis zu 40% der Fälle) vermerkt. Bei unserem eigenen Material fanden sich bei Kindern nur vereinzelt, bei Jugendlichen und Erwachsenen in etwa $^2/_5$ ausgedehnte offene Lungentuberkulosen! Liegt keine ernste Lungenkomplikation vor, so ist die Prognose quoad vitam nicht ungünstig, dagegen immer sehr zweifelhaft quoad functionem, da nur ein sehr geringer Teil *ohne* Ankylose ausheilt, wobei bei Kindern und Adolescenten öfters noch Wachstumshemmungen in dem erkrankten Arm hinzutreten.

VI. Therapie.

Die Therapie muß daher ihr Hauptaugenmerk darauf richten, in Erwartung der Contractur bzw. Ankylose diejenige Stellung zu erzielen, die trotz Versteifung eine möglichst weitgehende Brauchbarkeit sicherstellt.

Bei älteren, unsachgemäß behandelten Fällen sieht man ein vollständig in Adductionsstellung versteiftes, wenig gebrauchsfähiges Gelenk. Jede ausgiebigere Arbeit ist unmöglich gemacht, die Hand kann nicht zum Kopf, die Fingerspitzen können kaum zum Mund gebracht werden.

Vor allem ist daher darauf zu achten, daß der Arm rechtzeitig in Abduction eingestellt wird! Eine Versteifung ist in dieser Stellung dem Träger noch am wenigsten hinderlich, während schon eine leichte Versteifung in adduzierter

Stellung einen großen Funktionsausfall und erheblichste Berufbehinderung darstellt.

Zu dieser Fixierung dienen die MIDDELDORFsche Triangel, ferner die GOCHT-sche Armschiene, die am Rumpf und unter Axilla befestigt, den abduzierten Arm auf einer Schiene ruhen läßt; oder die Feststellung des Oberarms erfolgt in fast rechtwinkeliger, etwas nach vorn gerichteter Abductionsstellung im Gipsverband mit guter Polsterung der Achselhöhle.

So ist bei gutem Allgemeinzustand auch ambulante Behandlung möglich.

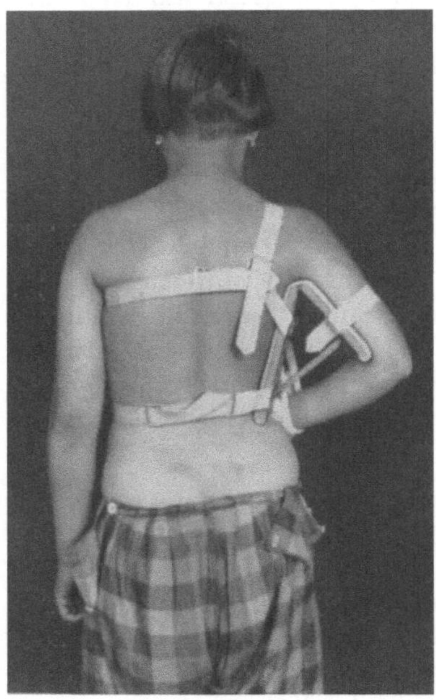

Abb. 171. Schultergelenktuberkulose; in Ausheilung begriffen; beginnende bindegewebige Ankylose bei Aufnahme mit Adductionsstellung; durch die Triangel gelang es allmählich, den Arm in brauchbare Abductionsstellung zu bringen.

Die Fixierung ist nicht immer bis zur völligen Heilung nötig, da das Gelenk schon an und für sich weitgehend ausgeschaltet wird und bei Bewegungsmöglichkeit im Heilungsstadium schon bald eine größere Beweglichkeit im Schultergelenk eintritt.

Neben der bei der allgemeinen Therapie geschilderten Behandlung kommt bei fungösen wie fistelnden Formen Injektionsbehandlung (siehe S. 120), ferner besonders bei der Caries sicca Röntgentherapie als Adjuvans in Betracht. BIER und KISCH vertreten die bekannte Anschauung, daß mit Jod-Stauungsbehandlung ohne Fixation auch bei schweren Fällen Heilung ohne Bewegungsbehinderung im Gelenk zu erzielen sei; die meisten Tuberkulosetherapeuten, auch wir, sind anderer Ansicht.

Die Behandlung soll im allgemeinen, wie vorstehend ausgeführt, möglichst konservativ sein. Mißlingt der Versuch, zumal bei schwerer eiternden Fällen, so soll man rechtzeitig die Resektion in Betracht ziehen, die an der Schulter immerhin bessere Aussichten bietet als am Hüftgelenk, da der Krankheitsherd übersichtlicher zugänglich ist.

Da die Schultergelenktuberkulose sowieso nur in der erheblichen Minderzahl der Fälle mit Beweglichkeit ausheilt, wird man sich, wenn man in erheblich kürzerer Zeit Heilung erzielen kann, um so eher bei besonderer Indikation zur chirurgischen Behandlung entschließen. Dabei ist aber immer zu berücksichtigen, daß epiphysenschädigende Resektionen bei *jungen* Menschen schwere Wachstumsschädigungen mit sich bringen!

Für die Nachbehandlung der operierten Fälle kommt natürlicher und künstlicher Strahlentherapie eine bemerkenswerte Rolle zu. Auch bei der operativen Therapie ist nach KÖNIG bei sorgsamer Nachbehandlung eine ganz gute Beweglichkeit (Abduction, Rotation) zu erzielen; das Ergebnis ist allerdings wesentlich von der Atrophie und Schrumpfung der Muskulatur *vor* dem Eingriff abhängig (siehe oben!). Das günstige Resultat der Resektion erleichtert bei den sonst weniger günstig verlaufenden fungösen Formen die Probeexcision, die gerade hier wegen der Ähnlichkeit mit Sarkom noch am ehesten in Frage kommt.

Jedenfalls tun die Resektionsstatistiken von Garrè und König dar, daß der Resektion bei der Behandlung der Schultergelenktuberkulose ein ziemlich scharf umgrenzter Platz auch heute noch zukommt.

Besteht schon eine ausgesprochene Adductionscontractur, wenn der Kranke in Behandlung kommt, so wird man in dem einen Fall mit einer verstellbaren Triangel noch eine gewisse Korrektur erreichen können, im andern wird man auf jede lokale Therapie verzichten bis zur völligen Heilung.

In so geheilten Fällen gelingt es manchmal noch durch schräge Osteotomie unterhalb des Halses den Arm „in rechtwinkliger Abduction und halber Vorführung" einzustellen und ihn dann mit Schiene in dieser Stellung zu fixieren. Der Arm steht dann in dieser Stellung vom Körper weg und dreht sich unter im Laufe der Jahre zunehmender Beweglichkeit mit dem Schulterblatt etwas nach abwärts. Für den Träger bedeutet das eine wesentliche Verbesserung, da er nunmehr mit Hilfe des M. cucullaris den Arm zum Kopf und darüber heben und die Hand zum Essen, Ankleiden, Frisieren u. a. m. gebrauchen kann (Spitzy).

Über die für die *Berufsberatung* vorzunehmende Funktionsprüfung des Gelenks ist im Abschnitt „Soziale Fürsorge" bei Berufsberatung S. 146 ausführlicheres gesagt.

b) Die Tuberkulose des Schulterblatts (Scapula) ist von allen spezifischen Knochenerkrankungen die seltenste.

Meist sitzt die Erkrankung an der Margo spinalis (Monod). Doch kommen auch multiple Herde vor. Der kalte Absceß tritt am Rücken oder der Seitenwand des Thorax hervor, manchmal auch in der Achselhöhle. Nach Monod nimmt er seinen Weg besonders gerne *vor* der Scapula.

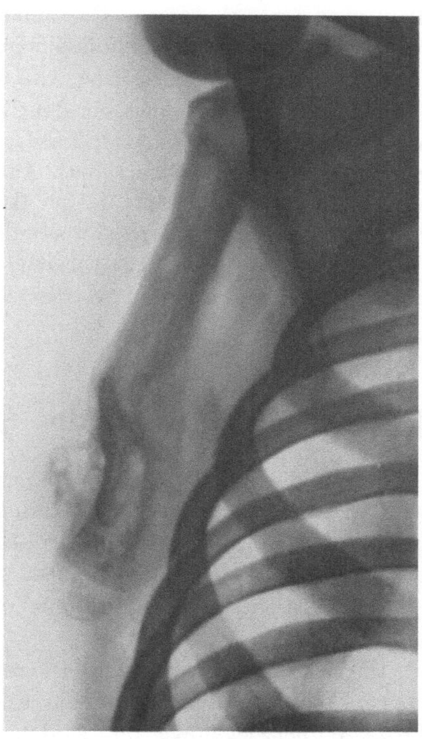

Abb. 172. 15jähriger Junge. Tuberkulose der Scapula. Tierversuch mit Operationsmaterial + T. B. (von Dr. Denks-Sahlenburg zur Verfügung gestelltes Bild).

Der röntgenologische Nachweis kann manchmal gelingen, aber nur auf technisch ganz einwandfreien Filmen.

Als Beschwerden zeigen sich unbestimmte ziehende Schmerzen; die Bewegung im Schultergelenk ist frei.

Differentialdiagnostisch ist an die hier auch seltenen Sarkome zu denken, bei Abscessen daran, daß diese auch von einer Rippencaries herrühren können. Für die Therapie gilt das im allgemeinen Teil Gesagte; operative Therapie kann angezeigt erscheinen, wobei Durchsägung der Scapula nach Monod die beste Methode ist, um an einen unter der Scapula gelegenen Herd heranzukommen.

c) Die Tuberkulose des Schlüsselbeins (Clavicula) ist ebenfalls sehr selten; wir sahen einen Fall. Häufiger ist die des Sternoclaviculargelenks. Bei unserer Beobachtung handelte es sich um einen röntgenologisch gut sichtbaren Granulationsherd mit Verkäsung, Einschmelzung und Fistelbildung. Gleichzeitig bestand eine schwere offene Lungentuberkulose, die die Prognose infaust gestaltete.

Differentialdiagnostisch ist zu bemerken, daß die Lues als Gumma in der Clavicula häufiger auftritt; am akromialen Ende sitzen nicht selten maligne Tumoren, auch chronische Osteomyelitis ist beobachtet, PAYR sah einen Fall von Echinokokkus des Schlüsselbeins.

Röntgenaufnahmen weisen, des öfteren irreführend, parallel dem oberen Rande der Clavicula meist ein deutliches Schattenband von etwa 4 mm Breite als „physiologischen Schatten" auf, der von dem Umschlag der Haut nach den Supraclaviculargruben herrührt. Auffällig, aber ebenfalls physiologisch, ist am akromialen Ende manchmal eine flache Erhebung, die Ansatzstelle des Ligamentum coracoclaviculare (Tuberculum coracoideum).

Die Therapie ist in unkomplizierten Fällen eine operative, wobei das Periost nach Möglichkeit erhalten werden soll. Die Prognose ist dann günstig.

L. Die Tuberkulose des Oberarmknochens (Humerus).

Soweit die tuberkulösen Veränderungen das Caput humeri und die proximale wie distale Epiphysengegend betreffen, sind sie bei der Tuberkulose des Schultergelenks bzw. der Ellenbogengelenktuberkulose besprochen; hier steht zur Erörterung die *Diaphysentuberkulose.*

Diese ist auch am Humerus, wie ja alle Schafttuberkulosen, relativ selten.

Der Sitz der Erkrankung ist sonst meist in der Epiphysengegend (siehe oben). Während am proximalen Ende — Caries sicca! — die rarefizierenden Prozesse überwiegen, ist am distalen Ende Verkäsung und eitrige Einschmelzung von Granulationsherden das Häufigere.

Die primäre Diaphysenerkrankung tritt noch am ehesten im Kindesalter auf.

Man kann unterscheiden eine mehr diffuse infiltrierende progressive Form und eine mehr umschriebene als zentrale verkäsende Osteomyelitis oder käsige Ostitis mit Sequesterbildung oder auch einen richtigen tuberkulösen Knochenabsceß.

Das *Röntgenbild* weist eine erhebliche Ähnlichkeit mit der Osteomyelitis (siehe unten) auf, doch sind die dabei charakteristischen periostalen Reaktionen weit weniger ausgesprochen; es ist aber daran zu denken, daß bei der Schafttuberkulose des Kindes periostale Auflagerungen vorkommen! (vgl. Allgemeine Differentialdiagnose S. 49).

Irreführend wirken manchmal scheinbar im Knochen gelegene schräge, längliche Aufhellungen; der Knochen ist dabei normal, die Täuschung rufen Fettlagen zwischen Muskelzügen hervor; da sie sich meist auch außerhalb des

Knochens in die Weichteile verfolgen lassen, sind sie als solche bald zu erkennen (A. Köhler).

Klinisch finden sich Schmerzen und Druck- und Klopfempfindlichkeit an der Diaphyse, manchmal allmählich sich entwickelnde, circumscripte Auftreibung des Knochens.

Die *Differentialdiagnose* hat in erster Linie die *Osteomyelitis,* die hier ihren Lieblingssitz hat, und zwar die „milden" wie die chronischen Formen, zu trennen. Anamnese, das gesamte Krankheitsbild wie der Röntgenbefund sind meist kennzeichnend genug, doch können fistelnde, mischinfizierte Tuberkulosen unüberwindliche Schwierigkeiten machen (vgl. Allgemeinen Teil). Neben Wachstumshemmungen wie die Tuberkulose macht die Osteomyelitis auch manchmal „vermehrtes Längenwachstum"! Röntgenologisch finden sich auffällige Ossifikation des Periosts auf größere Strecken und fleckige Atrophie des Knochens. Seltener ist *Lues*; es fehlt hier die Atrophie. Beim beginnenden Gumma, Periostitis ossificans zeigen sich bald rapid zunehmende Rarefikationen der Corticalis. Bei lange bestehender schleichender Osteomyelitis und Lues weist das ganze Lumen des spindelförmig aufgetriebenen Schaftes dichte Verschattung wie die Corticalis und unebene Schaftkontur auf, erstere auch wieder große Höhlen und Sequester.

Metastasen von Tumoren im Humerusschaft sind infolge ihrer starken Aufhellung und relativ scharfen Abgrenzung gegen normales Knochengewebe

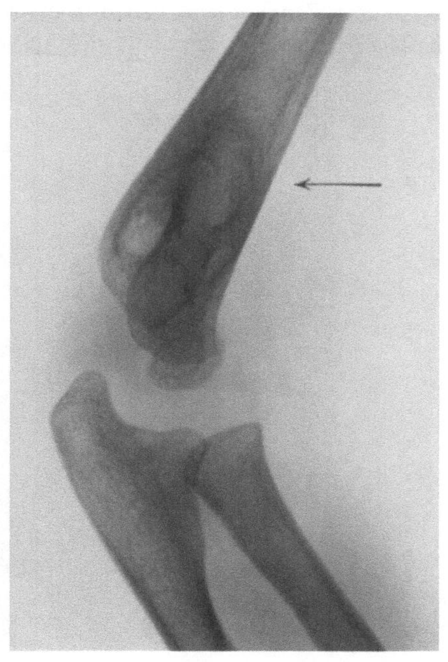

Abb. 173. 6jähriger Junge. Tuberkulose des linken distalen Humerusendes. Isolierter Granulationsherd ohne Gelenkbeteiligung.

meist unschwer zu erkennen; letzteres gilt auch für die *Ostitis fibrosa,* ebenso sind Exostosen leicht abzugrenzen.

Das ausgebildete *Sarkom* zeigt wolkige Aufhellung des Knochens in ganzer Dicke und völligen Verlust des Strukturbildes, im Beginn fleckenförmige Aufhellungen.

Die *Prognose* ist meist günstig. Besonders bei Kindern führt konservative *Therapie* fast immer zum Ziel; diese ist schon deswegen hier angezeigt, weil es sich fast durchweg um einen von einer Reihe anderer Herde handelt. Bei der *isolierten* Diaphysentuberkulose des Humerus wird, wenn konservative Behandlung nicht sichtlich zum Ziele führt, operative Behandlung angezeigt sein.

M. Die Tuberkulose des Ellbogengelenks.

Sie ist ihrem *Vorkommen* nach unter den Erkrankungen der oberen Extremitäten die häufigste und betrifft ungefähr die Hälfte aller am Arm auftretenden spezifischen Gelenkaffektionen. In der Gesamtstatistik der Skelettuberkulose steht die Ellenbogentuberkulose etwa an 6. Stelle.

Auch hier zeigt sich, wie bei der Schultertuberkulose, auffällig das *Zurücktreten des Kindesalters*, das mit etwa $^1/_3$ der Fälle beteiligt ist. Mädchen und Knaben sind dabei ziemlich gleichmäßig befallen, die Verteilung auf die Altersgruppen bevorzugt nach unserem Material das 2. bis 5. und 11. bis 15. Lebensjahr. Rechts- wie linksseitige Erkrankungen kommen fast gleich häufig vor; JOHANSSON erwähnt einen Fall doppelseitiger Erkrankung; auch WIESE konnte einen solchen beobachten. Bei unserem Kindermaterial betrug das Verhältnis isolierter Ellbogenherde zu dem der Fälle mit noch anderen Skelettherden 1 : 1.

Zahlenmäßig stärker erkranken Jugendliche und Erwachsene. Bei häufigerem Vorkommen im 2. Dezennium wird ein Maximum im 3. Lebensjahrzehnt erreicht (ANSCHÜTZ); dabei wiegt das männliche Geschlecht stark vor.

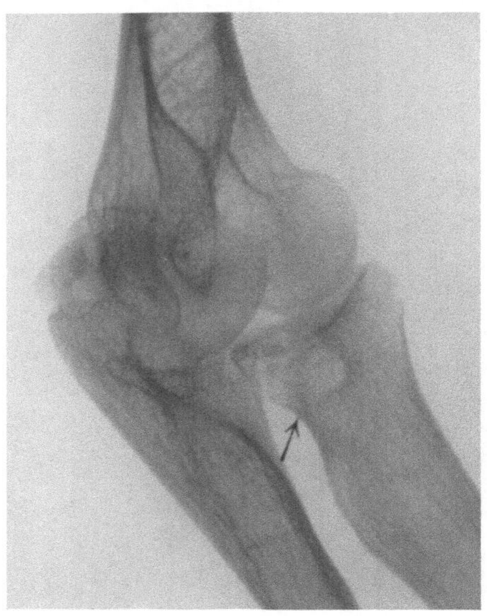

Abb. 174. 13 jähriger Junge. ♂ fibröser Tuberkuloseherd im Radiusköpfchen. Heilung unter konservativer Therapie. Beweglichkeit im Gelenk bezüglich Beugung und Streckung frei, Supination nur leicht eingeschränkt.

I. Pathologisch-anatomisches Bild.

Pathologisch-anatomisch sehen wir beim Kinde noch öfter die primäre Synovitis, die später immer seltener wird und nur noch $^1/_4$ aller Fälle ausmacht, während $^3/_4$ primär ossale Formen darstellen.

Die Synovitis, mit starker Zottenbildung einhergehend, greift meist bald auf den Knochen über, ebenso erkrankt aber auch die Synovia oft sekundär von einem primären Knochenherd aus.

Rein synoviale Formen zeigen den ausgesprochenen Hydrops tuberculosus, darin öfters Reiskörperchen.

Auch eine der Caries sicca der Schulter ähnliche Erkrankungsform kommt am Ellbogen vor, ist aber sehr selten.

Dagegen besteht im Ellbogengelenk eine *ausgesprochene Neigung* zu mächtiger *Fungusbildung* (Fungus cubiti) mit Verkäsung, Einschmelzung, Absceß- und Fistelbildung!

Die häufigen *primär ossalen Erkrankungen* haben ihren Ursprungsherd meist im Olecranon oder lateralen Condylus, nur sehr selten im Radiusköpfchen (s. Abb. 174). KOSIMA sah unter 91 Knochenherden am Ellbogen nur zwei im Radius. Die auf der Streckseite gelegenen Herde können nach außen durchbrechen, ohne daß es zu einer Gelenkbeteiligung kommt; doch wird auch gleichzeitige Perforation nach außen *und* ins Gelenk beobachtet.

Manchmal sieht man gleichzeitige herdförmige Erkrankung im distalen Humerus- und im metaphysären Ulnateil. Die Ursache ist nach OBERST in der Versorgung beider Gelenkteile durch dasselbe Gefäß — die Arteria profunda humeri — zu suchen.

Ausgesprochen ist meist die sehr bald einsetzende Knochenatrophie.

Die Cubitaldrüse erkrankt des öfteren mit, manchmal auch die im Sulcus bicipitalis, fast nie die axillaren Lymphdrüsen.

Kalte Abscesse kriechen in Ausnahmefällen in den Muskelinterstitien weiter, meist erfolgt aber bald der Durchbruch nach außen, vornehmlich beiderseits der Tricepssehne oder außen am Rand des Radiusköpfchens, selten auf der Beugeseite. Dementsprechend ist der Sitz der Fisteln besonders am Olecranon, an den Condylen und am Radius-Humerusgelenk.

Ausgedehntere Zerstörungsprozesse im Gelenk führen zu seiner weitgehenden Lockerung.

Des öfteren schließt sich an die eigentliche Gelenkerkrankung eine tuberkulöse Osteomyelitis in der Humerus-, Radius- oder besonders in der Ulnadiaphyse an.

Aufgefallen ist uns bei Kindern das gerade hier relativ häufige, gleichzeitige Vorkommen der Tuberculosis colliquativa cutis (Scrophuloderma) wie von sicherer Halsdrüsentuberkulose.

Eine Kombination mit Tuberkulose des Jochbeins fanden wir nur in $^1/_7$ unserer Kinderfälle (vgl. S. 153), und zwar bei den Patienten mit noch weiteren Skeletherden.

II. Röntgenologisches Bild.

Zur Klärung des Röntgenbefundes sind Vergleichsaufnahmen, wie Aufnahmen in zwei Ebenen — in ventro-dorsaler wie in radio-ulnarer Strahlenrichtung — nötig; ebenso die Kenntnis der normalen Bilder und ihrer zahlreichen physiologischen Schwankungen.

Die normale Epiphysenlinie des Olecranon zeigt, ehe sie im 16. bis 17. Jahr verknöchert, einen sehr welligen Verlauf! Die Verknöcherung selbst macht eigenartige Bilder, die leicht zu Fehlschlüssen verleiten; die Dicke des Humerus an der Fossa olecrani unterliegt großen physiologischen Schwankungen; der Knochen ist hier manchmal papierdünn, ja er kann sogar fehlen, sog. „Foramen supratrochleare". Letzteres jedoch nie vor der Pubertät, die Größe des Herdes kann bei demselben Individuum rechts und links verschieden sein! Der Condylus humeri medialis ist bei Profilaufnahmen an der Beugeseite des öfteren dort, wo ihn der andere Condylus nicht überschattet, so strahlendurchlässig, daß diese physiologischen Verhältnisse leicht als Tuberkulose angesprochen werden; die Dorsalaufnahme bringt die Entscheidung, außerdem würde sich bei

Tuberkulose starke Entkalkung in der Umgebung zeigen (KÖHLER). Mehr oder
weniger starke Defekte an der Gelenkkontur des Capitulum humeri bei jungen

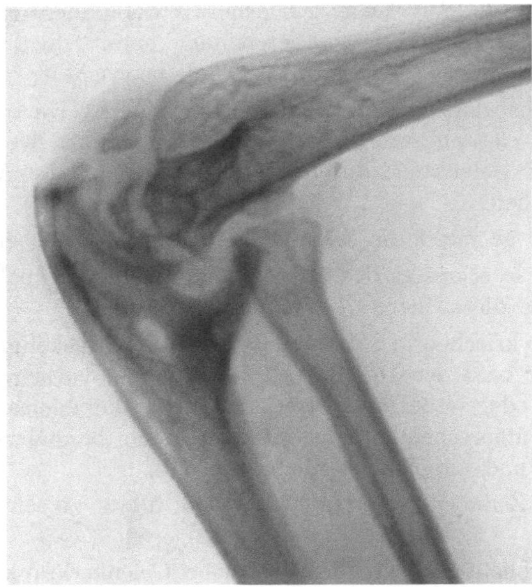

Abb. 175a. 4jähriges Mädchen mit fistelnder Ellbogentuberkulose (granulierende Form mit Einschmelzung und erheblicher Zerstörung des proximalen Ulnaendes), gleichzeitig Spondylitis dorsalis
tuberculosa.

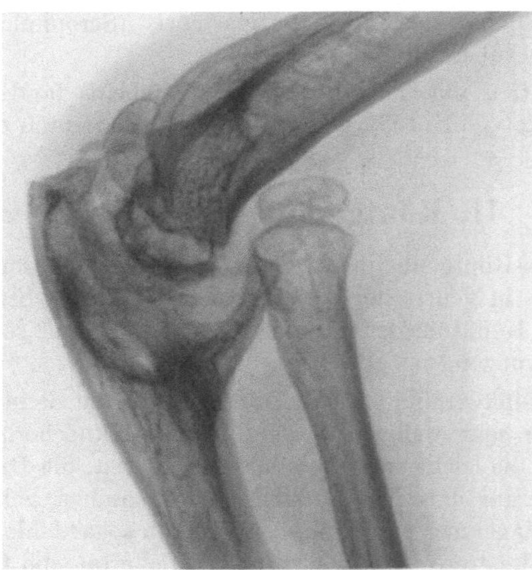

Abb. 175b. 19¹/₂ Monate später. Heilung (konservative Behandlung) in günstiger Stellung in Ankylose.
Pro- und Supination frei; Beugemöglichkeit etwa 10⁰.

Männern sind meist auf Absprengungen mit sekundärer Osteoarthrosis deformans
zurückzuführen.

Ein *Hauptwert des Röntgenbildes* liegt darin, daß es uns zeigt: *Liegt der Krankheitsherd noch extra-artikulär, ist schon ein Durchbruch ins Gelenk erfolgt, wieweit liegt der Herd noch vom Gelenk entfernt?*

Neben der eigentlichen Gelenkerkrankung deckt das Röntgenbild manchmal noch eine Beteiligung der Humerus- oder Ulnadiaphyse (siehe oben) auf.

Bei der rein synovialen Form findet sich im Beginn oft noch gar keine röntgenologisch sichere Veränderung, später ein Schleier über atrophischem

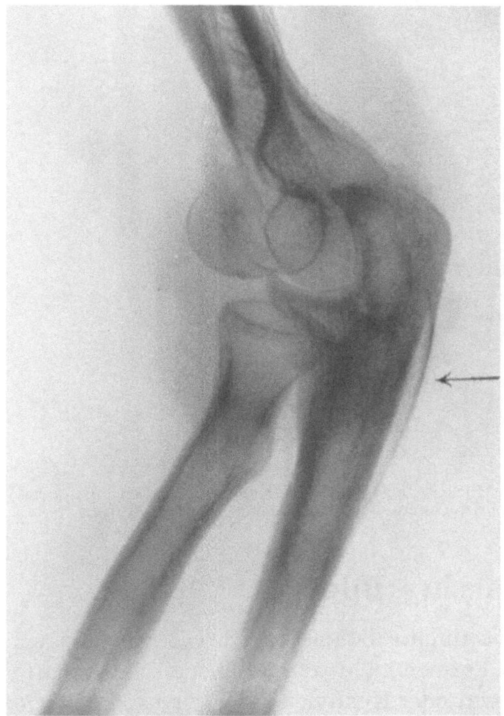

Abb. 176. 18jähriges Mädchen. Ellenbogentuberkulose: subperiostaler Absceß (↗), wahrscheinlich primär hämatogene Periostitis. Gleichzeitig Tuberculosis colliquativa cutis (Scrofuloderm) im Gesicht und Lupus der Nase. Heilung der Ellbogentuberkulose bei konservativer Therapie unter nur relativ geringer Beschränkung der Beugung und Streckung wie der Supination.

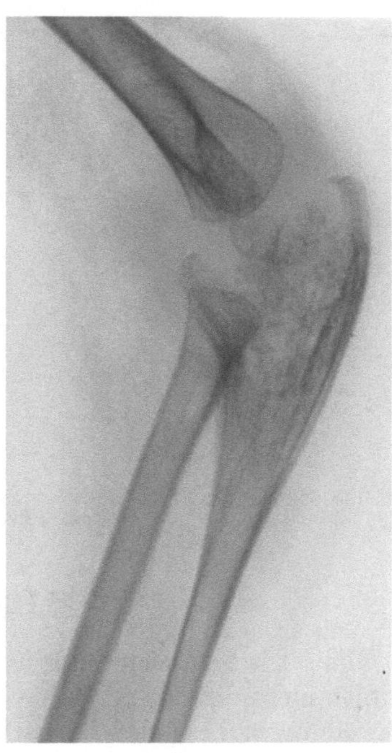

Abb. 177. Ellbogentuberkulose. Großer Herd im Olecranon(↗). Ausheilung unter nur geringer Beschränkung der Bewegungsfähigkeit. Therapie konservativ.

Knochen; bei den ossalen Formen je nachdem deutliche Aufhellungen bei Granulationsherden, Verdichtungen bei Verkäsungen, Sequestern. Die beigefügten Röntgenbilder demonstrieren diese Verhältnisse zur Genüge, so daß auf besondere Schilderung verzichtet werden kann.

Charakteristisch für Tuberkulose ist die Atrophie des Knochens, das Fehlen reaktiver Vorgänge am Knochen, besonders am Periost, sowie nach KISCH die rundliche Gestalt eventueller Sequester. Bei der am häufigsten zur Abgrenzung in Frage kommenden subakuten Osteomyelitis: Fehlen der Atrophie, starke Knochenneubildung, Sequester von mehr länglicher, grobgezackter Form.

Doch kann die Differenzierung schwierig sein, da öfter Übergänge, vor allem bei der Mischinfektion, vorkommen. Kennzeichnend für Tuberkulose ist immer frühzeitige ausgesprochene Knochenatrophie.

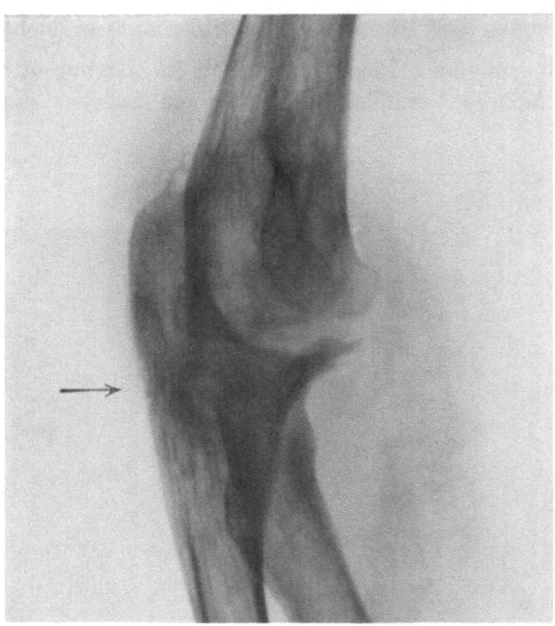

Abb. 178. Ellbogengelenktuberkulose. Fibröser Herd in der Ulna, Verstrichensein des Gelenkspaltes, Zähnelung der am Gelenk beteiligten Knochenenden (ungünstige Streckstellung!).

III. Klinisches Bild.

Klinisch zeigen sich zunächst unbestimmte Schmerzen; bei den synovialen Formen mehr diffuse, bei den ossalen Formen mehr umschriebene schmerzhafte Schwellungen, besonders über Olecranon oder Kondylen. Bei der ossalen Form bleibt das Gelenk oft lange, manchmal ganz frei. Leider verläuft die Erkrankung meist so schleichend, daß sie vielfach erst durch die Gelenkbeteiligung erkannt wird.

Das erste Symptom der eigentlichen Gelenkerkrankung ist die Behinderung der vollen Streckung; erst später und weniger stark wird die Beugung beeinträchtigt. Auch die Rotation im Radius-Humerusgelenk ist je nach dem Sitz des Knochenherdes oft lange Zeit kaum oder überhaupt nicht gestört. Der Vorderarm wird oft in Pronation gehalten, in manchen Fällen ist Pronation und Supination aufgehoben.

Bei den rein synovialen Formen (Hydrops tuberculosus) wird die Bewegung erst relativ spät gestört.

Während bei Hydrops und kaltem Absceß meist deutliche Fluktuation zu spüren ist, fühlt sich beim Fungus die Schwellung weich und teigig an. Die Haut über dem kranken Gelenk ist wärmer als auf der gesunden Seite und meist blaß und glänzend. Über die Punktion vgl. S. 36.

Im weiteren Verlauf nimmt die Kapselverdickung an den typischen Stellen immer mehr zu, so beiderseits neben der Tricepssehne oder am Radius-Humerusgelenkspalt.

Das Gelenk geht mehr und mehr in leichte Beugestellung. Die Bewegungen werden immer beschränkter und schmerzhafter, der Arm wird kraftlos. Beteiligung des parartikulären Gewebes im Verein mit der hochgradigen Muskelatrophie führt zu dem typischen Bilde des spindelförmigen *Tumor albus* mit oder ohne Fisteln.

Die Fisteln gehen bei der Ellbogentuberkulose oft direkt auf die erkrankte Stelle hin; fistulöse „offene" Gelenke sind häufig.

Zur Lösung der Frage, ob bei extraartikulärem Herd schon das Gelenk mitbeteiligt ist, kann bei fraglichem Röntgenbefund Gelenkpunktion mit Tierversuch manchmal helfen.

Die Senkungsreaktion ist abhängig von dem Charakter der Erkrankung, der Mischinfektion usw. Die Reaktion gibt hohe Werte vornehmlich bei einschmelzenden Prozessen, wie das Blutbild hier Linksverschiebung zeigt. Bei isolierten kleinen Knochenherden oder rein synovialen Erkrankungen können bei beiden völlig normale Werte resultieren.

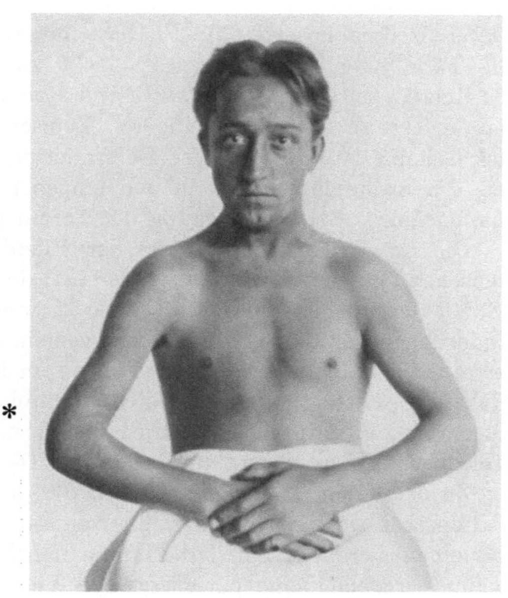

Abb. 179. Ellenbogengelenktuberkulose *
(wahrscheinlich primär synovial).

IV. Differentialdiagnose.

Differentialdiagnostisch spielen besonders bei beginnenden synovialen Formen *rheumatische Erkrankungen* eine Rolle; die Diagnose kann eventuell per exclusionem gestellt werden, wenn der Kranke auf Wärme und Salicylpräparate nicht anspricht, ferner sich ähnliche Erscheinungen an anderen Gelenken zeigen. Gefährlich ist aber das Einreiben von Antirheumaticis (Massage!); bei Vorliegen nicht vermuteter Tuberkulose, daher Vorsicht!

Gonorrhöe ist hier selten, setzt fast immer akut ein und ist auffällig schmerzhaft. (Genitale! Anamnese!)

Die *Lues* lokalisiert sich gerne am Ellenbogen; bei Erwachsenen ist Verwechslung mit käsig gummösen Herden möglich, da diese ganz den Eindruck einer Tuberkulose machen können (Wassermannreaktion! Nachtschmerz, evtl. Therapie ex juvantibus). Die hereditäre Lues bei Kindern kommt meist symmetrisch an beiden Ellbogen vor.

Die Trennung der subakuten und chronischen *Osteomyelitis* ist bereits oben beim Röntgenbefund besprochen. Die akute Form wie die häufigeren metastatischen Gelenkvereiterungen sind leicht abzugrenzen.

König weist besonders àuf die nicht seltene Verwechslung von Tuberkulose mit *Osteochondritis dissecans* (Franz König) hin. Der Röntgenbefund kann in gewissen Stadien einem Tuberkuloseherd (Keilsequester) im Capitulum humeri sehr ähnlich sehen (Bergmann).

Bei Jugendlichen kommen häufiger freie Gelenkkörper mit intermittierenden Ergüssen im Gelenk vor. Sehr selten ist angeborene Synostose von Radius und Ulna am proximalen Ende (doppelseitig!).

Die frischen Blutungen im Gelenk bei *Hämophilie* können wie am Knie, so auch am Ellbogen lokal ein tuberkuloseähnliches Bild erzeugen (vgl. Allgemeine Differentialdiagnose S. 65). Später sind durch die starke Knochenneubildung die Fälle auch röntgenologisch leicht zu trennen.

Relativ selten ist die *tabische* wie *syringomyeloische Atrophie* am Ellbogen, davon letztere noch die häufigere. Typisch ist dabei die gewaltige Zerstörung des Gelenks bei hochgradiger Deformierung und auffallender Schmerzlosigkeit wie die Kalkablagerungen in den umgebenden Weichteilen. (Ferner Hampelmanngelenk! Berücksichtigung der Serodiagnose und des Nervenstatus!)

Die *Osteoarthrosis deformans* der Ellenbogengelenke macht die röntgenologischen Erscheinungen, wie sie bei der allgemeinen Differentialdiagnose (S. 60) besprochen wurden. Dabei ist wesentlich, daß sich die ersten Veränderungen gerade am Radiuskopf zeigen, der bei Tuberkulose am seltensten erkrankt ist. Besonders zu nennen sind im Radioulnargelenk zackig zugespitzte Gelenkbegrenzung, ferner Osteophytenbildung, spitze Beschaffenheit des Olecranon, eigentümlich quadratische Form des Radiuskopfes; oft finden sich freie Gelenkkörper, peri- und parostale Ossifikationen.

Zu erwähnen ist schließlich noch die „*Epikondylitis*"; so klagen manchmal Patienten über hartnäckige Schmerzen am Epicondylus internus, Beschwerden, die einen Verdacht auf Tuberkulose nahelegen. Untersuchung und Röntgenbefund ergeben keine pathologischen Veränderungen. Die Erklärung wird in leichten Traumen wie in entzündlichen Veränderungen nach Influenza gesucht.

Auch die *Tuberkulose der Bursa olecrani* wie die einfache *Bursitis* kann zu Verwechslungen führen; sie ist aber meist lokal gut abgrenzbar (negatives Röntgenbild).

Die veränderte Cubitaldrüse als alleiniges Symptom ist viel häufiger ein Pathognosticum der Lues hereditaria als der Tuberkulose.

V. Prognose.

Die *Prognose quoad vitam* ist zu stellen unter Berücksichtigung etwaiger anderer Skeletherde, wie vor allem auch einer komplizierenden Lungentuberkulose, die hier ebenso wie bei der Schultergelenkstuberkulose bei *Erwachsenen* ein ziemlich häufiges Vorkommnis darstellt. (Nach König in etwa 50%.) Bei unkomplizierten Fällen ist die Prognose im allgemeinen günstig.

Quoad functionem besteht weitgehende Abhängigkeit vom Charakter der Erkrankung, vom Sitz des Herdes und vor allem vom *Alter!*

Hier finden wir einen überraschenden *Unterschied zwischen Kindern und Erwachsenen!*

Während bei Erwachsenen nur bei den seltenen rein synovialen oberflächlichen Formen mit großen Ergüssen oder bei extraartikulär beschränkt bleibenden kleinen Herden in Ausnahmefällen eine Heilung *mit* Beweglichkeit erhofft werden darf, führen schwerere Fälle fast alle zur Versteifung oder zum mindesten weitgehender Einschränkung der Beweglichkeit.

Im Gegensatz dazu ist bei Kindern die Regenerationsfähigkeit groß und in leichten und mittelschweren, ja mitunter auch in schweren Fällen mit sicherer Gelenkbeteiligung noch volle, vielfach noch eingeschränkte Beweglichkeit zu erzielen. Die Gelenkkonturen können dabei im Röntgenbild ganz bizarre Formen annehmen. Je jünger die Kinder, desto günstiger die diesbezügliche Prognose.

Vielfach handelt es sich bei diesen Fällen naturgemäß um extraartikulär lokalisiert bleibende Herde; das Röntgenbild läßt oft nur schwer eine Entscheidung zu, ob es sich um eine Ausheilung *solcher* Herde oder um die einer richtigen Gelenktuberkulose gehandelt hat. Am häufigsten tritt noch eine Beschränkung der Supination ein.

Unter unserem *Kinder*material heilten die rein synovialen Fälle mit voller Beweglichkeit, die *schweren* fungösen Formen mit Absceß- und Fistelbildung versteiften zu 90%, der Rest erzielte teilweise, aber ausreichende Beweglichkeit; bei den ossalen Formen mit vorwiegend extraartikulären Herden, aber bei einer ganzen Reihe mit sicherer Gelenkbeteiligung ist das Verhältnis umgekehrt: etwa 90% heilten trotz manchmal weitgehender Veränderungen mit voller Wiederherstellung der Funktion (nur die Supination war bei manchen behindert), der Rest mit teilweise Beugefähigkeit in günstiger Stellung, in keinem Falle kam es zur völligen Ankylose.

VI. Therapie.

Die *Therapie* hat dementsprechend (siehe oben) verschiedene Wege zu gehen.

Ein Vergleich der pathologisch-anatomischen Verhältnisse im Schultergelenk (Caries sicca vgl. S. 291) und derjenigen am Ellbogen (Fungus!) geben uns den Hinweis der Ruhigstellung des Gelenks, die Berücksichtigung des Alters in erster Linie den über konservatives oder aktives Vorgehen.

Nach dem im allgemeinen Teil und vorstehend bei der Prognose Gesagten sollte man *bei Kindern mit operativen Eingriffen* ohne besondere Indikation *äußerst zurückhaltend* sein.

Allgemeinbehandlung bleibt hier die Grundlage *natürliche* und künstliche Strahlentherapie, vor allem auch die Röntgenbehandlung (in etwa $^3/_4$ der Fälle) leisteten uns Gutes; von Stauungsbehandlung mit Joddarreichung sahen wir in Vergleichsfällen nichts besonders Überzeugendes, ebenso nicht von Hämoproteininjektionen.

Ganz wesentlich ist bei *beiden* Gruppen, Kindern und Erwachsenen, eine geeignete Fixation im Gipsverband, bei abscedierenden und fistelnden Fällen mit Fenster, der bald durch Gipsschalen, Schienen oder Hülsen ersetzt wird, so daß bei Kindern vorsichtige Bewegungen im Gelenk nicht zu spät — aber auch nicht zu früh! — nach Abklingen der akuten Krankheitserscheinungen einsetzen können. Später besteht die Möglichkeit, einen Schienenhülsenapparat je nachdem mit oder ohne Ellbogenscharnier tragen zu lassen.

Stürmischere Krankheitserscheinungen klingen, wenn überhaupt vorhanden — seltener, am ehesten noch bei jüngeren Kindern — unter Fixation im Gipsverband bald ab. Bei Kleinkindern kann man vorteilhaft auch Pappschienen-Stärkebinden — oder Kaltleimverbände verwenden.

Bei Erwachsenen muß die fixierende Behandlung länger fortgesetzt werden als bei Kindern.

Die Sorge vor Versteifung im Gipsverband ist wenig begründet; die Ankylose ist abhängig vom Krankheitsprozeß und vom Alter. Wir sahen jedenfalls bei in dieser Hinsicht günstigen Fällen keine Ankylose, die auf die zeitweise Fixation im Gips zurückzuführen gewesen wäre.

Das Ellbogengelenk stellt sich bei Entzündungen und Exsudation ins Gelenk in leichte Beugestellung, etwa in einem Winkel von 130° ein; in dieser Stellung können die Muskeln das Gelenk am leichtesten schmerzfrei fixieren. Da sich diese Stellung weitgehend der Streckstellung nähert, ist sie zur Benutzung des Armes denkbar *ungeeignet*, die Hand kann den Kopf nicht erreichen und ist auch zur Unterstützung der gesunden Seite kaum brauchbar. Als für den Gebrauch am geeignetsten hat die Therapie, sofern mit völliger oder teilweiser Bewegungsbeschränkung im Gelenk gerechnet werden muß, die *rechtwinklige Beugung zu erstreben.* Diese Stellung ermöglicht dem Kranken den Arm und die Hand wirklich praktisch zu benutzen. Dabei empfiehlt sich gleichzeitig Einstellung in halber bis dreiviertel Pronation. OEHLECKER empfiehlt bei drohender Ankylose den Unterarm mehr in Supination zu stellen; er begründet dies mit der an sich vorhandenen Neigung des Radius in Pronation zurückzugehen. Wir halten das nach unseren Beobachtungen nicht für nötig und sind mit halber bis $^3/_4$-Pronationsstellung gut ausgekommen.

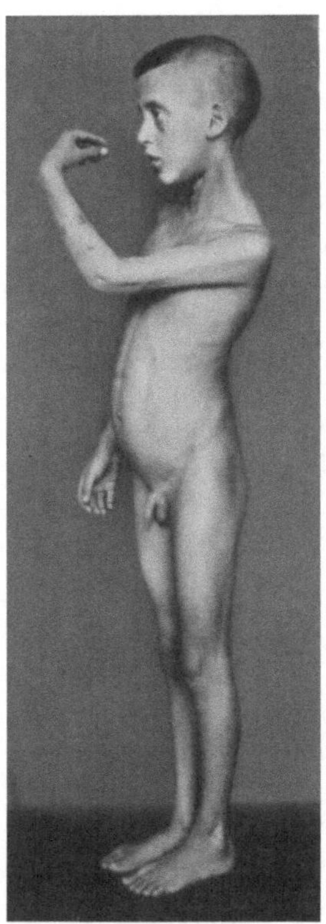

Abb. 180. Tuberkulose des linken Ellenbogengelenkes. Heilung in ungünstiger Stellung!

Bei der Einstellung des Armes ist aber — wenigstens bei Jugendlichen und Erwachsenen — auch auf die spätere berufliche Verwendung des Gliedes Rücksicht zu nehmen; so wird zwar für die weitaus meisten Fälle die rechtwinklige Ankylosierung das brauchbarste sein, in anderen — Ausnahmefällen! — z. B. bei Tagelöhnern, kann einmal eine stumpfwinklige Versteifung mittleren Grades erwünschter erscheinen (BLENCKE). (Vgl. auch Berufsberatung S. 146.)

Die Injektionsbehandlung (vgl. S. 120) ist in allen Altersgruppen am Ellbogen wegen des anatomischen Baues leicht durchzuführen; sie ist angezeigt bei beginnendem Weichteilfungus, ferner bei Abscessen. Fisteln sind — wenn nötig von Fenstern im Gipsverband aus —, nach den allgemeinen Regeln zu behandeln (vgl. S. 120).

Auch beim Erwachsenen sollte man grundsätzlich vor *größeren* Eingriffen immer erst versuchen, mit konservativer Therapie zum Ziele zu kommen; auch hier ist die Röntgentherapie nach den Erfahrungen ISELINS, JÜNGLINGS und eigenen ein wesentliches Unterstützungsmittel der Behandlung, die weiterhin alle sonstigen Faktoren der allgemeinen Therapie auszunutzen bestrebt sein muß (siehe allgemeiner Teil).

Da extraartikuläre, ossale Herde häufiger isoliert in den Kondylen oder im Olecranon liegen, so sind hier scheinbar besonders oft die Bedingungen zur Entfernung dieser Herde gegeben. Die Ausräumung solcher extraartikulärer Herde mit ihrer Gefahr des Durchbruchs ins Gelenk ist sicher berechtigt; gelingt ihre glatte Entfernung, so ist dem Kranken ein großer Dienst erwiesen. Es wäre falsch, zugunsten einseitiger konservativer Einstellung die Möglichkeit schnellerer Heilung durch einen kleinen radikalen Eingriff nicht auszunutzen.

Sequesterentfernung, Aufmeißelung oberflächlicher Knochenherde sind geeignet, die konservative Therapie wesentlich abzukürzen.

Immerhin ist eine gewisse Vorsicht, besonders bei Kindern, geboten. Die scheinbar isolierten ossalen Herde zeigen des öfteren doch schon eine Beteiligung der Synovia; es bleibt dann nicht bei der Exkochleation, sondern man wird den Eingriff zur Arthrektomie ausdehnen müssen, also die kranken Teile der Kapsel und der Gelenkknorpel mitentfernen. Bei Kindern sind wir immer ohne Operation zum Ziele gekommen, was mit Rücksicht auf die meist auch bezüglich der Funktion günstige Prognose zu erstreben ist.

Beim Erwachsenen wird man sich eher zu vorgenanntem Eingriff entschließen, da — bei der meist sowieso eintretenden Ankylose — auch ein etwaiger nötiger größerer Eingriff keinen Schaden bringt.

OEHLECKER empfiehlt ein „halb chirurgisches und halb orthopädisches Verfahren": Zur Vermeidung eines größeren Gipsverbandes, der eine Pronationsbewegung sicher verhindert, aber das Handgelenk mit ruhigstellt, soll am proximalen Ende des Radius außerhalb des krankhaften Prozesses oder am Köpfchen eine Resektion gemacht und dann das Ellbogengelenk in rechtwinkliger Stellung durch einen *kleinen* Gipsverband fixiert werden.

So sind das eigentliche Anwendungsgebiet der *Resektion* die *schweren Formen* der Ellbogentuberkulose des *Erwachsenen*. Sprechen solche Kranke nicht bald auf konservative Behandlung deutlich an, so soll man mit der Operation nicht unnötig zögern. Diese — bei Kindern und Adoleszenten auch wegen der Wachstumsstörungen durch Epiphysenschädigung verpönt und fast nie nötig — ergibt bei Erwachsenen mit der an sich großen Neigung zur Versteifung befriedigende Resultate. (GARRÉ z. B. resezierte unter 79 Fällen 38 mal mit 75% Heilungen.) In manchen Fällen wiederum wird dort, wo lange Sonnenkuren nicht durchführbar sind, die soziale Indikation zur Operation ihre Berechtigung erweisen. Nach der Resektion soll unbedingt 4 Wochen Streckstellung eingehalten werden, da vorzeitiges Verlassen dieser Stellung Verschiebung der Enden und Schlottergelenk zur Folge hat; zu achten ist auf frühzeitige Bewegungsübungen der Finger!

Zur *Amputation* wird man sich nur in schwersten Fällen bei *vitaler* Indikation entschließen!

Ist es zur Versteifung gekommen, so kann nach SPITZY, wenn der tuberkulöse Herd sicher (?) abgeheilt ist, später die Verbindung manchmal noch durch Eröffnung des Gelenks gelöst werden. Die Trennung der Ankylose, die Mobilisierung des Gelenks, Umkleidung mit Fascie oder Fett ermöglicht ganze oder teilweise Beweglichmachung. So korrigierte Gelenke eignen sich aber meist nur für feinere Arbeit, da sie stärkere Belastung infolge Schädigungen des Bandapparates nicht vertragen! Die Indikation zu derartigen Nachoperationen wird daher weitgehend unter sozialen Gesichtspunkten zu stellen sein. Große Vorsicht ist weiter geboten, damit nicht eine schlummernde Infektion aktiviert wird!

Während man Ankylosen in *schlechter* Stellung später noch mal einer gewissen Stellungskorrektur im Rahmen des Möglichen unterwirft, wird man mit direkten Gelenkmobilisationen doch größte Zurückhaltung üben müssen; ein in halbwegs günstiger Stellung *versteiftes* Gelenk ist für den Träger immer günstiger als die Gefahr der Reaktivierung tuberkulöser Herde oder ein Schlottergelenk.

Dort, wo geeignete Ambulatorien (vgl. S. 143) vorhanden sind, wird sich gerade für die Behandlung der Ellenbogentuberkulose ein dankbares Betätigungsfeld ergeben.

N. Die Tuberkulose von Elle (Ulna) und Speiche (Radius) im Schaftteil.

Die häufigeren proximalen und distalen Erkrankungen im Meta- bzw. Epiphysengebiet — bei der Ulna vornehmlich im Olecranon, beim Radius in seinem breiten distalen Ende — sind als schon zur Gelenktuberkulose gehörig bei den Abschnitten über die Tuberkulose des Ellenbogen- bzw. des Handgelenkes

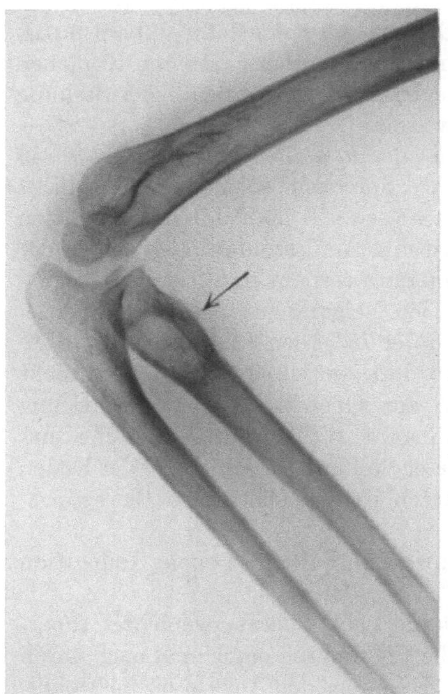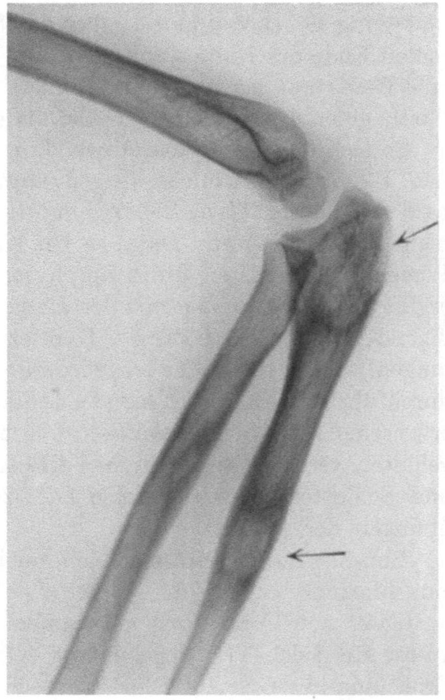

a   b

Abb. 181 a und b. 7jähriges Mädchen mit multiplen Herden an verschiedensten Stellen des Skeletsystems. Tuberkulose des linken Radius (Granulationsherd ♂) und der rechten Ulna (♂), hier in Heilung (Neubildung von Knochengewebe). Heilung unter konservativer Therapie (in 10 Monaten), beide Ellbogengelenke blieben voll beweglich.

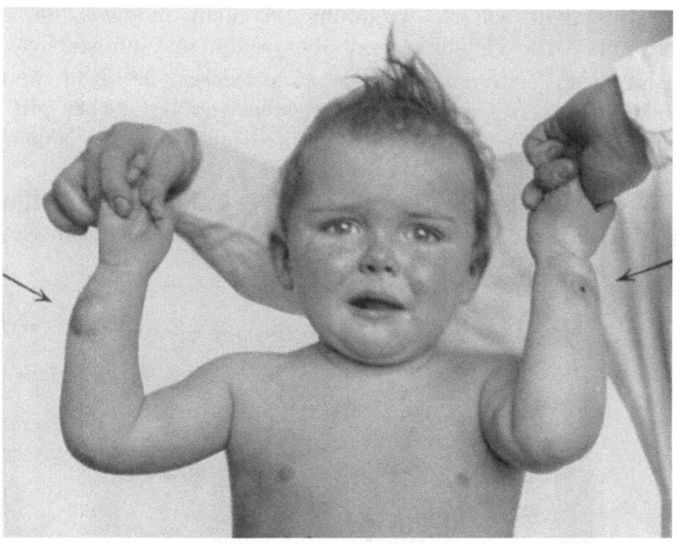

Abb. 182. Tuberkulose des linken Radius (distal) mit Fistel und der rechten Ulna (distal) mit kaltem Absceß (vgl. Röntgenbild Abb. 183a).

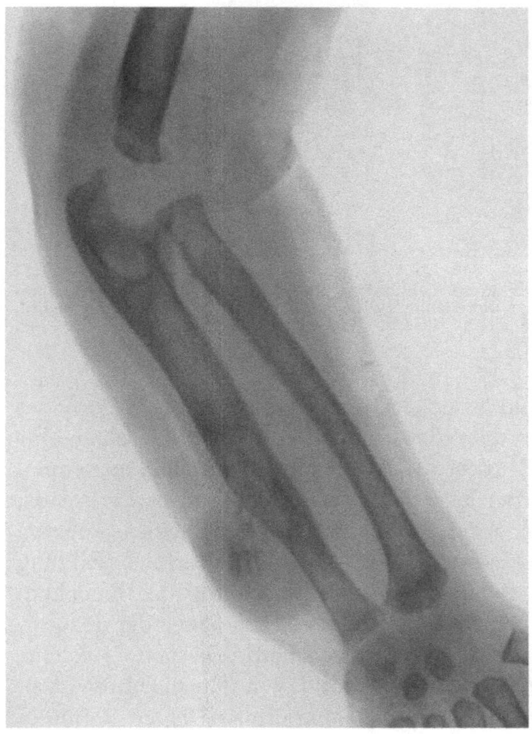

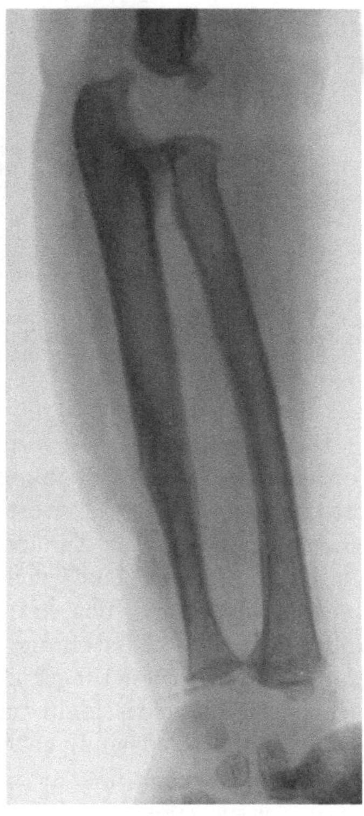

Abb. 183a. Tuberkulose der Ulnadiaphyse und des Olecranons (Einschmelzung). Am Olecranon Durchbruch ins Gelenk, ebenso Durchbruch des Diaphysenherdes unter Ausstoßung eines Sequesters.

Abb. 183b. Heilung im Verlauf von 9 Monaten unter voller Beweglichkeit.

besprochen. Eine ganz scharfe Trennung ist nicht möglich, da Diaphysenherde des öfteren in die Gelenkgegend übergreifen und umgekehrt.

Bei den an sich seltenen *Diaphysentuberkulosen* ist Elle und Speiche, erstere mehr wie letztere, noch am häufigsten beteiligt. Dies gilt besonders für das *frühere Kindesalter*, als dem Prädilektionsalter für isolierte Schafttuberkulosen.

OEHLECKER beschreibt als Rarität eine isolierte Tuberkulose der Ulnadiaphyse bei einer 84 jährigen Frau. Bei Kindern findet sich die Schafttuberkulose meist mit anderen Skeletherden zusammen vor.

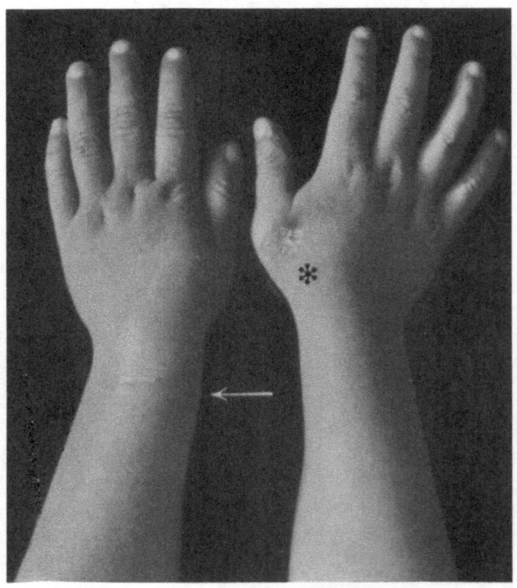

Abb. 184. 3³/₄ Jahre altes Mädchen. Tuberkulose der linken Radiusdiaphyse; gleichzeitig ausgesprochene Bronchialdrüsentuberkulose und abheilende Spina ventosa des Metacarpus I rechts. Die Erkrankung des Radius erfolgte bald nach Masern. Tuberkulinreaktion + +. WaR —, M. T. R. —.

Das *pathologisch-anatomische* Bild zeigt bei der Diaphysentuberkulose des Vorderarms große Ähnlichkeit mit dem der Spina ventosa. Wir sehen eine sonst seltene, stärkere Periostitis, Sequestration eines großen Teiles, manchmal der ganzen Diaphyse. Zunächst entwickelt sich eine spindelförmige Periostitis, der das Auftreten eines zentralen Sequesters unter Bildung einer äußeren Knochenschale und des kalten Abscesses folgt. Schließlich erfolgt Bildung von Fisteln und Ausstoßung eines Sequesters unter Zerstörung der Knochenschale. Oft sind diese tuberkulösen Sequester im Gegensatz zu denen der unspezifischen Osteomyelitis klein und morsch. Granulationsherde, besonders solche, die eingeschmolzen sind, geben ein cystenartiges Bild von Knochenabscessen.

Das *Röntgenbild* macht in der Deutung des charakteristischen Befundes selten Schwierigkeiten (siehe die Abb. 185—186).

Klinisch kennzeichnet sich die spindelförmige Periostitis durch teigige Schwellung und Schmerzhaftigkeit über dem betreffenden Knochen aus. Ihr folgt bei Bildung zentraler Sequester der kalte Absceß. Dabei tritt schon vorher eine deutliche Funktionsstörung durch Behinderung der Pronation und Supination in Erscheinung. Der Knochen macht einen aufgetriebenen Eindruck. Schließlich kommt es zur Fistelbildung und Ausstoßung der Sequester. Auch Spontanfrakturen und Pseudoarthrosen sind beobachtet.

Die *Differentialdiagnose* hat auch hier die *Osteomyelitis* (s. Abb. 187 und 17) zu trennen, was bei der akuten Form und ausreichenden Anamnese nicht schwer

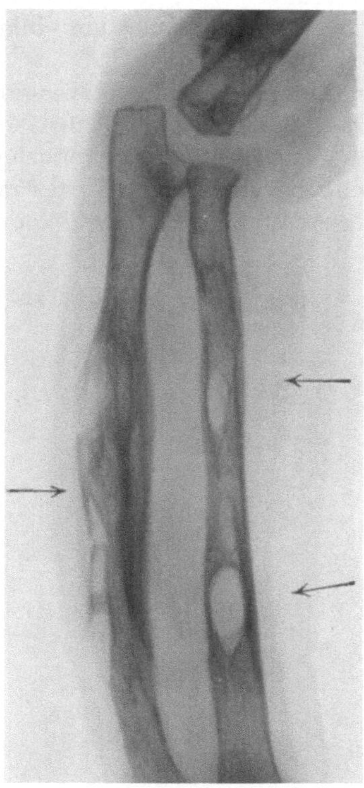

Abb. 185. 3jähriges Mädchen. Multiple Skelettuberkulose (14 Herde). An der Radiusdiaphyse Granulationsherde, an der Ulnadiaphyse die seltenere Periostitis nach Durchbruch von Granulationsherden nach außen. Ausgang bei konservativer Therapie nach 10 Monaten in Heilung.

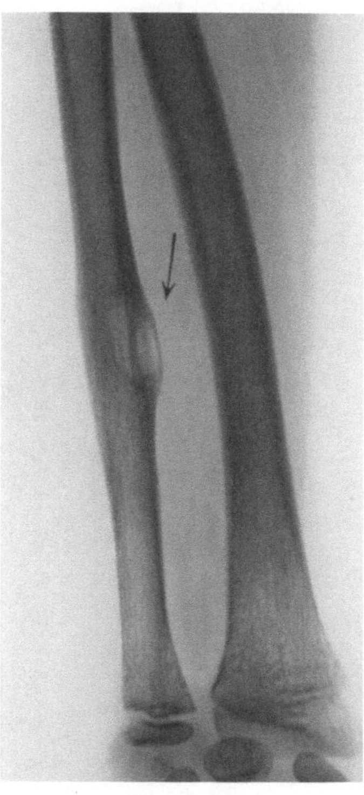

Abb. 186. 14jähriger Junge. Isolierter (♂) Tuberkuloseherd in der Ulna (außerdem Lungentuberkulose und weitere Herde im Jochbein, Os metatarsale IV und V rechts, ferner ausgedehnte Halsdrüsentuberkulose). Der Befund ist für Tuberkulose atypisch. WaR —, M. T. R. —, auf antiluetische Therapie keine Reaktion.

ist; anders schon bei der subakuten und chronischen fistelnden Form; dies gilt besonders für *die* Tuberkulosefälle, die mit Fisteln und Mischinfektion erst zur Behandlung kommen. Die unspezifische Osteomyelitis ist aber an Radius und Ulna relativ selten, sie zeigt im Röntgenbild keine Knochenatrophie, meist besonders kräftige Corticalsequester und stärkere Periostreaktion, wie beides in *dem* Maße bei Tuberkulose selten ist. Diffuse glatte spindelförmige Verdickung spricht für abgelaufene Osteomyelitis, als deren Sonderform ist noch die beim Erwachsenen beobachtete Typhusosteomyelitis zu erwähnen.

Lues als Gumma oder Periostwucherung auftretend, manchmal auch mit erheblichen Defekten heilend — bevorzugt die Ulna.

Zu nennen sind weiter noch die Ostitis fibrosa in ihrem charakteristischen Bilde (s. Abb. 188) sowie Tumoren, in erster Linie das Sarkom (vgl. Abschnitt Oberarm, S. 302 und Allgemeine Differentialdiagnose S. 61).

Manchmal werden Skrofuloderme fälschlich für von Knochenherden ausgehende kalte Abscesse gehalten.

Die *Prognose* ist im allgemeinen bei rechtzeitiger, sachgemäßer Therapie günstig; bei epiphysennahem Sitz kommen Wachstumsstörungen vor, die je nachdem auch zu ungleichem Wachstum führen können.

Die *Therapie* muß — bei selbstverständlicher Voraussetzung guter Allgemeinbehandlung — aktives Vorgehen weitgehend in ihre Rechnung einstellen. Wartet man die spontane Ausstoßung der Sequester ab,

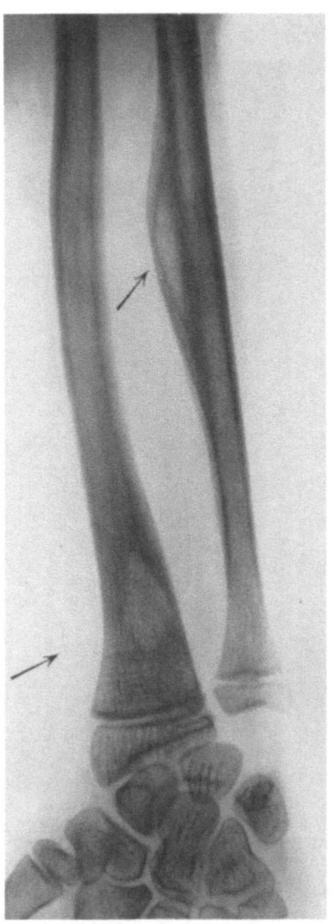

Abb. 187. 13jähriger Junge; Osteomyelitis; isolierter Herd im Radius, subperiostaler Absceß an der Ulna, durch Operation sichergestellt.

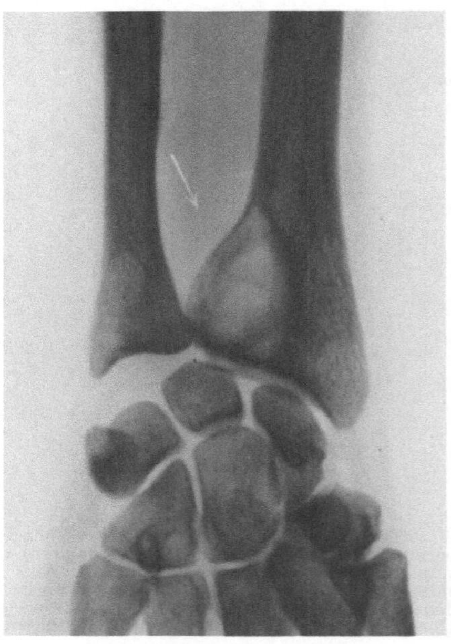

Abb. 188. Ostitis fibrosa.

so sind die Resultate schlecht. Gut sind sie dagegen, wenn man bei ausgebildeter Knochenschale, bevor es zur Fistel gekommen ist, den Sequester entfernt. Man muß bei dem Eingriff natürlich die neugebildete Knochenschale und vor allem die Epiphysenlinie schonen. Bei den Formen mit isolierten Granulationsherden kann man oft auch mit konservativer Behandlung zum Ziele kommen. Wir sahen jedenfalls bei kleinen Kindern eine Reihe solcher Fälle auf diese Weise bald und gut ausheilen.

O. Die Tuberkulose des Handgelenks.

Vorkommen. Im Gegensatz zu den übrigen Lokalisationen der Knochen-
gelenktuberkulose fällt bei Handgelenktuberkulose das häufigere Vorkommen
bei Erwachsenen im Gegensatz zu Kindern auf. Sie ist eine relativ seltene Erkrankung, nach JOHANSSON steht sie an 9. Stelle. Rechsseitige wie linksseitige Handgelenktuberkulose kommen gleich häufig vor. Fast immer finden sich außer ihr
noch andere Manifestationen der Tuberkulose. So fanden sich in dem Material
des Waldhauses Charlottenburg und der Heilstätte Beelitz viermal offene Lungentuberkulose, zweimal floride Wirbelsäulentuberkulose, einmal eine stationäre
Hüftgelenktuberkulose, und nur in einem Falle war außer der Handgelenktuberkulose kein sonstiger Herd im Körper nachweisbar.

Anatomische Vorbemerkungen. Zum Verständnis des pathologisch-anatomischen Ablaufs der Erkrankung ist ein kurzes Eingehen auf die normale
Anatomie, die wir dem Lehrbuche von BRAUS entnehmen, unerläßlich.

Das Handgelenk, Articulatio manus, zerfällt in zwei anatomisch selbständige
Kammern, Articulatio radiocarpea und Articulatio intercarpea. Die erstere
liegt proximal die letztere distal von der ersten Karpalreihe.

Die Articulatio radiocarpea hat Gelenkflächen von elliptischer Form. Der
Gelenkkopf gehört dem Karpus an. Er besteht aus dem Naviculare, Lunatum
und einem Teil des Triquetrum. Die Spalten zwischen den drei Knochen sind
durch Zwischenbänder geschlossen; ein einheitlicher Knorpelbelag auf Knochen
und Bändern überzieht den ganzen Gelenkkopf. Die Gelenkpfanne ist vom
distalen Radiusende dem Discus articularis und einem Teil des Ligamentum
collaterale ulnare gebildet, die ebenfalls von einheitlichem Knorpel überdeckt
sind.

Die Articulatio intercarpea hat einen weit verzweigten Gelenkraum, weil
sich Aussackungen des Gelenks zwischen die beteiligten proximalen und distalen
Karpalia einsenken. Regelmäßig bestehen Kommunikationen mit dem Karpo-
metakarpalgelenk.

I. Pathologische Anatomie.

Bei der Handgelenktuberkulose scheint die primär synoviale Form etwas
häufiger als die primär ossale vorzukommen und zwar sowohl als Fungus als
auch als Pyarthros. Der Prozeß kann je nach seiner Entstehung auf die Articulatio radiocarpea oder auf die Articulatio intercarpea und der mit dieser in
Verbindung stehenden Articulatio carpometacarpea beschränkt bleiben. Bei
florider käsiger Entzündung besteht aber die Möglichkeit des Durchbruchs
der Schranken zwischen beiden Gelenkabschnitten und der Erkrankung des
ganzen Gelenks.

Bei der ossalen Form kann der Ursprung von einem Herd im Radius, seltener
in der Ulna oder einem Herd in den Karpalknochen, seltener in einem Meta-
karpalknochen ausgehen. Gelenknahe Herde im Radius können aber auch ohne
Gelenkbeteiligung ausheilen, während eine Tuberkulose der Karpalknochen
ohne Gelenkbeteiligung, wie eine entsprechende beim Fuß relativ häufig vorkommt (siehe S. 273), äußerst selten ist; meist wird bald das Gelenk ergriffen.

Die *granulierende* Form, ob synovial oder ossal entstanden, zeigt einen chronischen Verlauf. Außer einer Kapselverdickung läßt sie die Weichteile in der Regel intakt. Nur selten führt sie zu Abscessen und Fisteln, und nach einer mehr oder weniger starken Knorpelzerstörung heilt sie schließlich mit einem relativ gutbeweglichen Gelenk aus.

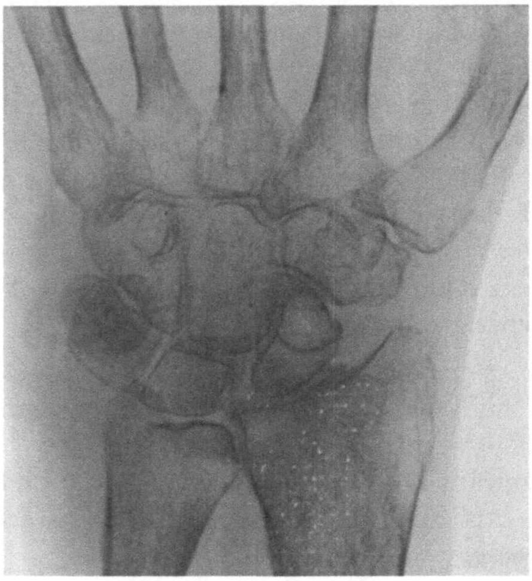

Die *käsige* Form dagegen greift bald auf die benachbarten Weichteile über, es kommt zu Abscessen und Fisteln, nicht selten werden die Sehnenscheiden ergriffen, und es entwickelt sich eine fortschreitende Tendovaginitis tuberculosa. Der Ausgang ist meist eine Versteifung des Gelenks.

II. Röntgenologisches Bild.

Infolge der oberflächlichen Lage sind die pathologischen Vorgänge bei Handgelenktuberkulose röntgenologisch gut zu verfolgen. Das Auftreten

Abb. 189. Starke Atrophie der Handwurzelknochen bei käsiger Synovitis, kein Knochenherd.

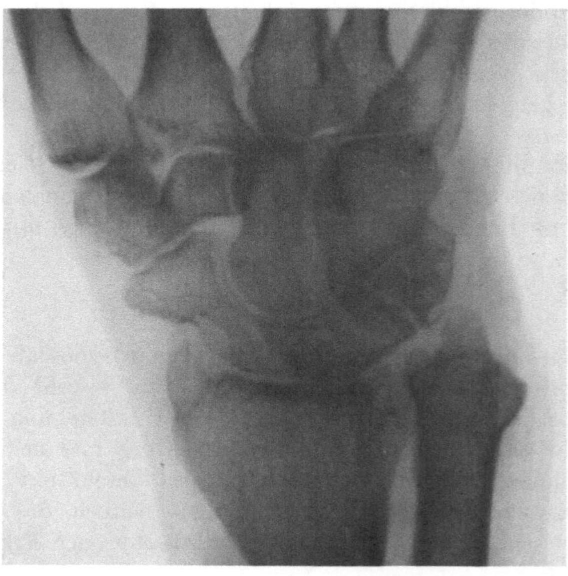

Abb. 190. Isolierte Tuberkulose des Radiokarpalgelenkes.

der Knochenatrophie ist frühzeitig zu erkennen, es empfiehlt sich dabei, gleichzeitig beide Hände auf dieselbe Platte aufzunehmen (siehe S. 25). Bei ausgedehnter käsiger Synovitis kann die Atrophie das einzige röntgenologische Zeichen sein (Abb. 189). Knochenherde sind ebenfalls mit den im allgemeinen

Teil gemachten Einschränkungen röntgenologisch gut darstellbar (siehe Abb. 191 u. 192). Zu beachten ist, daß der Hamulus ossis Hamati infolge seiner Projektion als Ringschatten erscheint, der von Anfängern nicht selten als tuber-

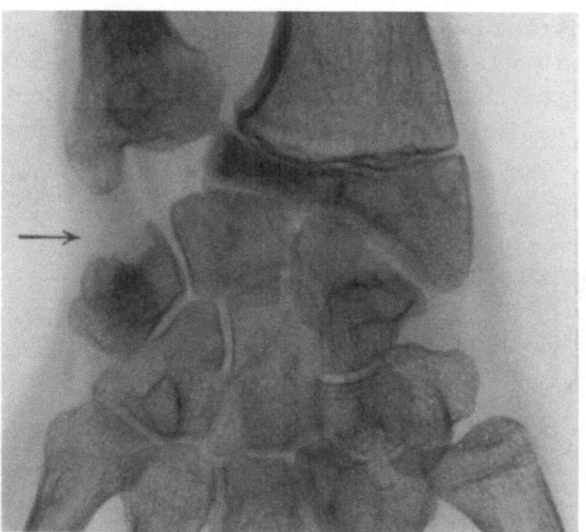

Abb. 191. Tuberkulose des Os triquetrum bei einem 13jährigen Mädchen.

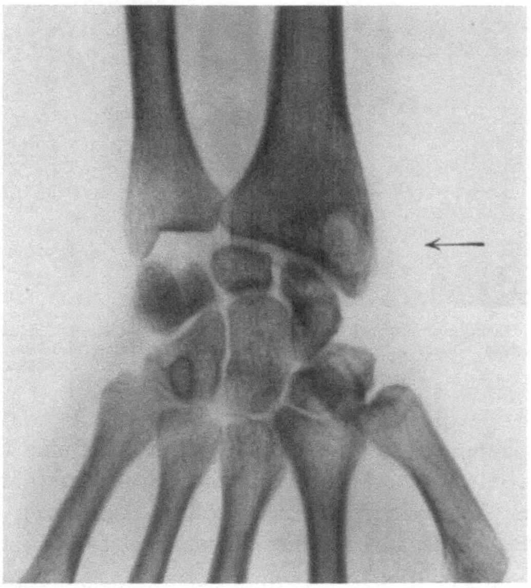

Abb. 192. Isolierter tuberkulöser Herd im Radius, der ohne Gelenkbeteiligung nach außen durchgebrochen war. 22jähriger Kranke.

kulöser Herd gedeutet wird. Bei Synovitis sind die einzelnen Gelenkspalten verschmälert, die Konturen nicht selten gezähnt (Abb. 190). Im Ausheilungsstadium werden die Knochenkonturen wieder glatt, die Atrophie verschwindet, bei knöcherner Versteifung erkennt man, wie neugebildeter Knochen die Gelenkspalten überbrückt.

III. Klinisches Bild.

Ebenso wie bei der Fußgelenktuberkulose besteht bei der Handgelenktuberkulose die Möglichkeit, aus der Druckschmerzhaftigkeit und der Schwellung im Beginn der Erkrankung eine genaue Lokalisierung der tuberkulösen Krankheitsherde vorzunehmen. So sitzt bei ossalem Beginn die Schwellung über dem betreffenden Knochen, bei Erkrankung des Radiokarpalgelenks vor dem Radius, bei Erkrankung des Interkarpalgelenks über dem Handrücken.

Granulierende und käsige Form sind meist gut voneinander abzugrenzen.

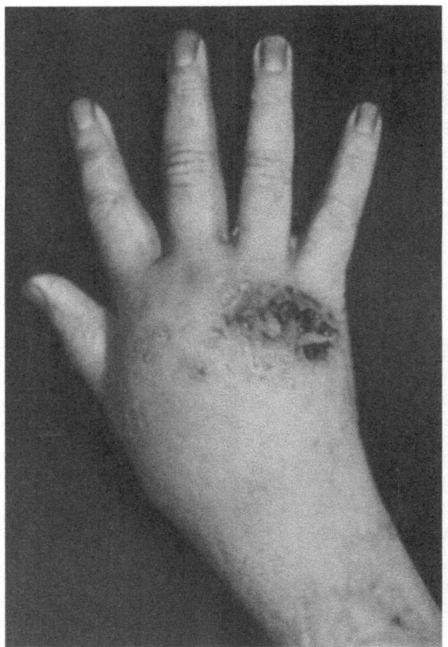

Abb. 193 a. Fistelnde Handgelenktuberkulose bei 3 jährigem Kinde.

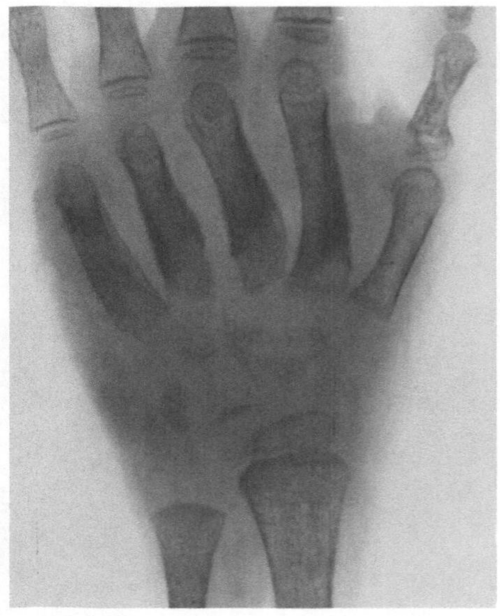

Abb. 193 b. Röntgenbild dazu, käsige Tuberkulose des ganzen Handgelenkes. Atrophie der benachbarten Knochen. Periostsäume an den Metakarpalia.

Bei der granulierenden Form (Fungus) findet sich eine teigige Schwellung des betreffenden Gelenkes, stärkerer Erguß ist selten. Die Beweglichkeit ist meist in geringem Grade eingeschränkt, größere Schmerzen pflegen zu fehlen. Über das serologische Verhalten siehe allgemeiner Teil.

Bei der käsigen Form (Pyarthros) findet sich dagegen starke Schmerzhaftigkeit bei Bewegungen, das Gelenk ist stark geschwollen, oft erstreckt sich die Schwellung über den ganzen Handrücken (siehe Abb. 193). Die Hand wird steif gehalten und durch die andere gestützt, die Finger stehen in Streckstellung und können meist nur geringe Bewegungen ausführen. Es können sich sowohl an der Dorsal- als auch an der Volarseite Durchbrüche und Fisteln bilden. Nicht selten entwickelt sich eine Tendovaginitis tuberculosa.

IV. Diagnose und Differentialdiagnose.

Eine schwere fistelnde Handgelenktuberkulose dürfte kaum differential-diagnostische Schwierigkeiten machen. In Betracht kommen *Tumoren*, die durch das Röntgenbild, das Tumorstruktur zeigt (siehe allgemeiner Teil S. 62), sowie durch Probeexcision auszuschließen sind. Eine *Osteomyelitis* kann durch die Anamnese, die den akuten Beginn aufdeckt, die fleckige Atrophie sowie evtl. durch den Tierversuch mit exstirpiertem Material ausgeschlossen werden. Man muß auch daran denken, daß *Sehnenscheidentuberkulosen* eine Gelenk-tuberkulose vortäuschen können. Die Schwellung entlang der Sehnen und die freie Beweglichkeit des Gelenks lassen Gelenktuberkulose ausschließen.

Ein Fungus kann mit chronischer *Arthritis* verwechselt werden. Wir sahen dieselbe nicht so selten auch bei Kindern. Es kann dabei bis zu einem Jahr vergehen, ehe das Röntgenbild die differentialdiagnostisch wichtige Zacken-bildung an den Gelenkenden zeigt. Hier spricht die Beteiligung mehrerer Gelenke sowie die Reaktion auf Salicylgaben für Arthritis.

Die *genorrhoische Arthritis* kennzeichnet sich durch die stärkere Schmerz-haftigkeit, die frühzeitig einsetzende Atrophie, sowie das Vorhandensein von Genitalgonorrhöe.

An *Arthropathie* (Tabes, Syringomyelie) muß bei schmerzloser hochgradiger Zerstörung der Knochen gedacht werden.

Arthritis urica kann man, wenn die klinischen Symptome nicht eindeutig sind, durch das Röntgenbild, das eigentümlich scharf begrenzte Knochendefekte zeigt, ausschließen[*][1].

Bei der Entscheidung, ob lokale Schwellung und Druckschmerzhaftigkeit einem tuberkulösen Knochenprozeß entspricht, müssen verschiedene Krank-heiten berücksichtigt werden. Die hierbei am distalen Radiusende in Betracht kommenden wurden im vorigen Kapitel besprochen. An den Karpalknochen sind es hauptsächlich zwei Erkrankungen, die ein näheres Eingehen verlangen.

Malacie des Os lunatum. Klinisch besteht schmerzhafte Schwellung des Hand-gelenks und beschränkte Beweglichkeit. Röntgenologisch zeigt das Os lunatum eine strukturlose Verdichtung, manchmal scholligen Zerfall. Gleichzeitig sieht der Knochen wie platt gedrückt aus[2]. Es sind also dieselben röntgenologischen Zeichen wie bei der PERTHESschen Erkrankung und KÖHLERschen Erkrankung des Os naviculare pedis vorhanden. Diese Erkrankungen werden denn auch als zu einer Gruppe gehörig angesehen.

Die *Navicularemalacie* ist eine mit cystischen Aufhellungen im Naviculare einhergehende Erkrankung, die sich meist an ein Trauma anschließt[3]. Von HARMS ist auch eine symmetrische Malacie im Gebiete der Handwurzel be-schrieben.

Erwähnt werden muß auch, daß sich bei chronischer Arthritis scharf um-schriebene *cystische Aufhellungen* im Knochen finden können, die nicht mit

---

[*] Siehe die Abbildungen in MEYER, H.: Röntgendiagnostik in der Chirurgie.
[1] Abb. 267 S. 196.
[2] Abb. 205 S. 138.
[3] Abb. 178 S. 122.

tuberkulösen Herden verwechselt werden dürfen[1], sowie, daß cystische Aufhellungen in den Karpalknochen als zufällige Befunde ohne irgendwelche klinische Erscheinungen erhoben werden.

V. Prognose.

Die Prognose der Handgelenktuberkulose muß mit Vorsicht gestellt werden. Infolge der Wechselbeziehung zu anderen Organen, besonders zur Lunge, besteht eine ziemlich hohe Mortalität. Nach der Statistik ROLLIERs starben 6,8%, d. h. eine größere Zahl als bei Hüftgelenktuberkulose, deren Mortalität mit 4,1% angegeben ist. Von den 9 Fällen JOHANSSONs starben 2 an Meningitis. Von unseren Fällen starb ein Kind an Meningitis, ein Mann an Lungentuberkulose.

Was die Prognosis quoad functionem angeht, so fehlen bei ROLLIER nähere Angaben, KISCH erhielt 58,3% normal bewegliche, 41,7% beschränkt bewegliche Gelenke. JOHANSSON erzielte in einem Falle normale, in den übrigen Fällen etwas eingeschränkte Beweglichkeit. In den von uns beobachteten Fällen trat bei drei käsigen Prozessen fast vollkommene Versteifung ein, die granulierenden Prozesse heilten mit guter Beweglichkeit aus.

So ist also auch hier die Prognose weitgehend von dem anatomischen Charakter abhängig.

Die durchschnittliche Dauer bis zur Heilung betrug 19 Monate.

VI. Therapie.

Die Grundzüge der Behandlung sind bei Handgelenktuberkulose dieselben wie bei tuberkulösen Erkrankungen anderer Gelenke. Nur wird man wegen der Wichtigkeit einer gebrauchsfähigen Hand mit allen Mitteln versuchen, eine möglichst ausgedehnte Beweglichkeit zu erzielen.

Isolierte Käseherde erfordern strengste Ruhigstellung, um einen Durchbruch ins Gelenk zu verhindern. Operative Ausräumung wird meist ohne Gefährdung des Gelenks nicht möglich sein, unterbleibt deshalb besser. Ebenso erfordern käsige Synovitis sowie alle nach ihrem pathologisch-anatomischen Charakter noch unklaren Fälle absolute Ruhigstellung. Dies wird am besten durch zirkulären Gipsverband erreicht. Da man in diesen Fällen immer mit einer teilweisen Versteifung rechnen muß, empfiehlt es sich, die Hand in Dorsalflexion einzugipsen, weil in dieser Stellung der Handschluß am besten möglich ist.

Die Finger müssen einschließlich der Köpfchen der Metatarsalia frei bleiben, damit Bewegungen möglich sind. JÜNGLING hat einen Bügelgipsverband angegeben, der dies in idealer Weise erreicht[2]. Es ist erstaunlich, in welch kurzer Zeit die Finger sonst versteifen.

Bei granulierenden Formen und bei käsigen Formen, die zur Ruhe gekommen sind, genügt eine Gipsschiene, aus der die Hand mehrere Male täglich zur Vornahme leichter passiver Bewegungen herausgenommen wird. Bei ambulanter Behandlung kann man eine Cellon- oder Lederhülse tragen lassen.

---

[1] Siehe die Abb. 174 und 175 S. 121 in MEYER, H.: Röntgendiagnostik in der Chirurgie.
[2] Siehe Lehrbuch der Strahlentherapie. Berlin-Wien 1926 Abb. 158 S. 386.

Bei ausgedehnter mischinfizierter Handgelenktuberkulose ist man unter Umständen gezwungen, eine Handgelenkresection vorzunehmen, die gute Resultate ergibt.

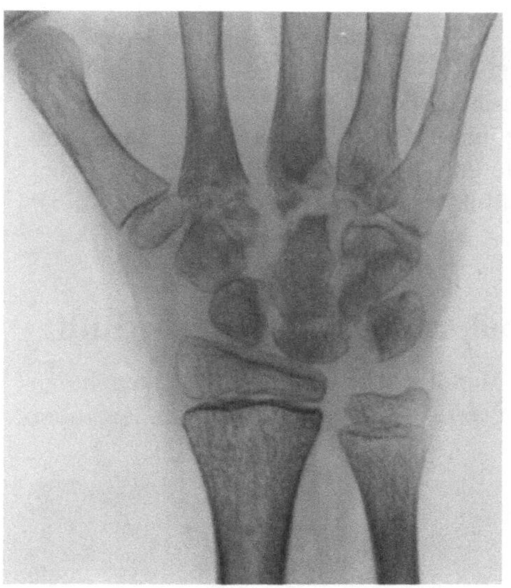

a

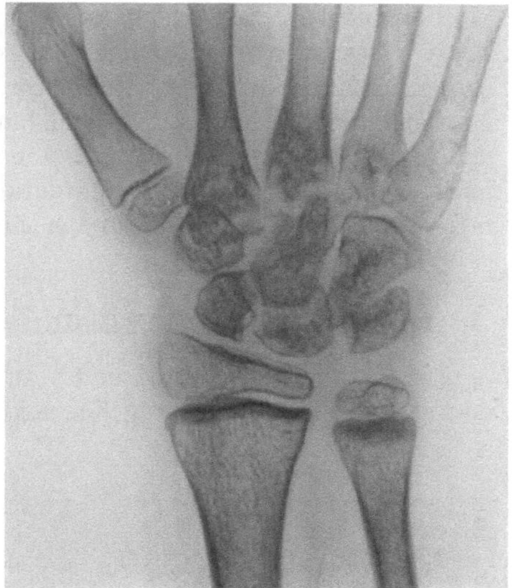

b

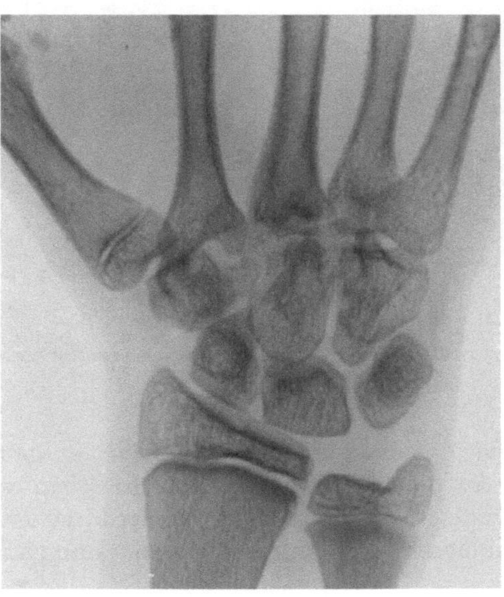

c

Abb. 194 a—c. Tuberkulose des Interkarpal- und Karpometakarpalgelenkes, wahrscheinlich primär synoviale granulierende Form. Äußerlich fungöse Schwellung, Punktion negativ. Ausheilung nach 2¼ Jahren mit guter Beweglichkeit, trotz knöcherner Ankylose des Interkarpometakarpalgelenkes, das Radiokarpalgelenk intakt. a 12. 7. 1924. b 5. 12. 1924. c 11. 12. 1926.

P. Die Spina ventosa an Hand und Fuß.

Vorkommen. Die Spina ventosa ist die häufigste tuberkulöse Knochenerkrankung. Sie tritt meist im jugendlichen Alter auf; so fanden sich nach JOHANSSON drei Viertel aller Spinae ventosae vor dem 5. Lebensjahre. Sie kann die einzige Manifestation der Tuberkulose sein, häufig findet sie sich aber auch als Begleiterin anderer tuberkulöser Herde, z. B. von anderen Knochenherden oder von Lungeninfiltrationen. ELIASBERG macht darauf aufmerksam, daß bei der Epituberkulose meist Spinae ventosae vorhanden sind.

I. Pathologische Anatomie und röntgenologisches Bild.

Die Phalangen von Hand und Fuß, die Metacarpalia und Metatarsalia nehmen insofern eine Sonderstellung ein, als sie zwar Röhrenknochen darstellen, aber

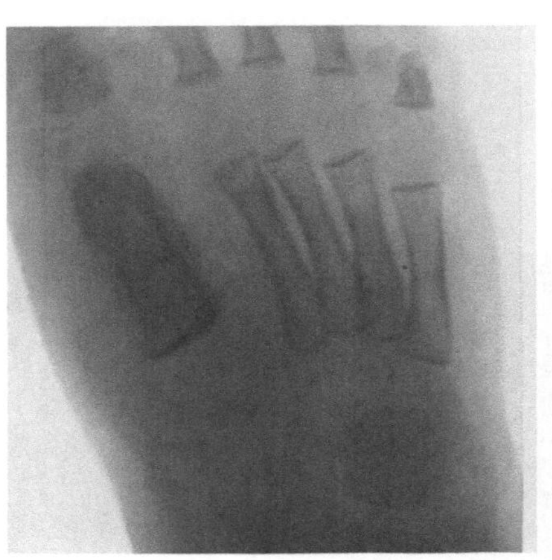
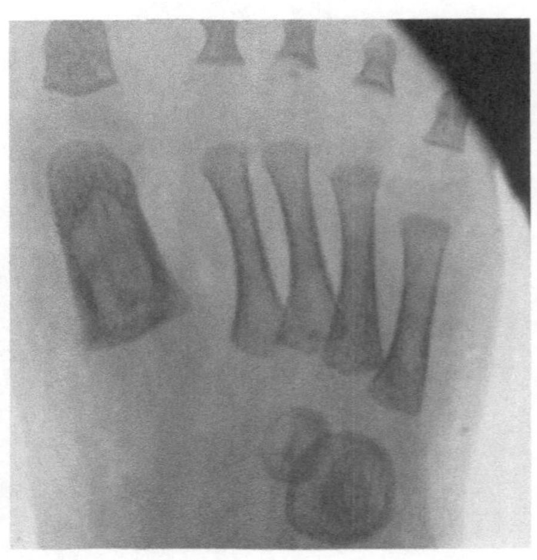

a　　　　　　　　　　　　　　　　　　　b

Abb. 195. Verlauf der Spina ventosa: Granulierende Form. a Periostitischer Saum. b Nach 6 Monaten ist der periostitische Saum in die normale Knochenstruktur einbezogen, im Inneren des Knochens findet sich eine Aufhellung.

nach LEXER bis zum 5. Lebensjahre von Spongiosa ausgefüllt sind und keine besondere Markhöhle haben. Dies erklärt ihre häufige tuberkulöse Erkrankung in den ersten Lebensjahren. Die Herde sitzen meist im Schaft, seltener in den Epiphysen; es kommen sowohl Granulationsherde als auch Käseherde vor.

Wegen der guten röntgenologischen Darstellbarkeit ist es wohl erlaubt, die erhobenen Röntgenbefunde dem pathologischen Geschehen zugrunde zu legen. Danach bildet sich durch den Reiz der tuberkulösen Invasion sehr bald eine ausgedehnte ossifizierende Ostitis, die in Erscheinung tritt, bevor auf dem Röntgenbilde überhaupt von einem tuberkulösen Herde etwas zu sehen ist.

Man erkennt also zunächst nur einen schmalen Saum um den Knochen herum (Abb. 195a). Aus diesem Bilde können sich nun zwei gänzlich voneinander verschiedene Verlaufsarten entwickeln. In dem einen Falle, der als Granulationsherd aufzufassen ist, bildet sich eine cystenartige Aufhellung in der Mitte des Knochens, die bald eine bestimmte Größe erreicht und auf dieser stehen bleibt. Gleichzeitig wird das Schattenband der Periostitis langsam in die Struktur des ursprünglichen Knochens mit hineinbezogen, so daß der Knochen im ganzen verdickt erscheint (Abb. 195b). Bei großer Ausdehnung nimmt der Herd den ganzen Knochen ein, es bleibt nur eine dünne Knochenschale übrig, und der Knochen erscheint wie aufgeblasen (Spina ventosa). In diesem Zustande kann der Prozeß lange bestehen bleiben und schließlich durch Ausfüllung der Höhle mit neugebildetem Knochen zur Heilung kommen. Andererseits besteht aber auch die Möglichkeit der Erweichung, der Absceß- und Fistelbildung. Auch hierbei tritt meist nach kürzerer oder längerer Zeit eine Heilung durch Ausfüllung der Höhle ein, doch kann, wenn Mischinfektion eintritt, der Knochenabsceß eine jahrelange Eiterung unterhalten. Hierbei werden nicht selten die Sehnen ergriffen.

Bei der zweiten Form, die man als käsige Ostitis auffassen muß, tritt eine rasche Nekrose, oft des ganzen Knochens, ein. Dieser liegt dann als dichter Schatten, von einer Demarkationslinie umgeben, in der durch die Periostitis gebildeten Knochenschale. Der sequestrierte Knochen kann nun entweder resorbiert werden, so daß eine Knochenhöhle wie bei der ersten Form resultiert, oder aber er kann ausgestoßen werden. Nach Ausstoßung legen sich die Wände der Knochenschale aneinander und bilden nun eine neue Phalanx, die von der ursprünglichen Form kaum differiert (Abb. 196 a—c, S. 328 und 329). Wenn, wie das in seltenen Fällen vorkommt, keine genügend starke Knochenkapsel gebildet wird, kann es nach Zerstörung zu einem vollkommenen Zusammensinken des Knochens kommen.

Die seltenen Herde in der Epiphyse führen häufig zu einem Untergang der Epiphysenlinie und damit zu einem Zurückbleiben des Wachstums der betreffenden Knochen.

Die Spina ventosa des Erwachsenen unterscheidet sich von dem eben geschilderten Bilde dadurch, daß der Prozeß nur auf einen kleinen Knochenabschnitt beschränkt bleibt, und es demnach zu kleinen, an verschiedenen Stellen sitzenden Defekten kommt.

Beim Erwachsenen, seltener beim Kinde, gibt es auch eine echte primäre Synovitis der Interphalangealgelenke.

II. Klinisches Bild.

Die beginnende Spina ventosa macht eine druckschmerzhafte Verdickung des Knochens, der sich im späteren Stadium eine ödematöse Weichteilschwellung hinzugesellt, wodurch der Finger die bekannte spindelförmige Gestalt annimmt (Abb. 197, S. 329). Erweicht der Herd, so bildet sich eine fluktuierende Schwellung, an der sich meist mehrere miteinander in Verbindung stehende Fisteln bilden. Beim Erwachsenen sieht man nur selten eine stärkere diffuse Schwellung. Entsprechend der im pathologischen Teil geschilderten

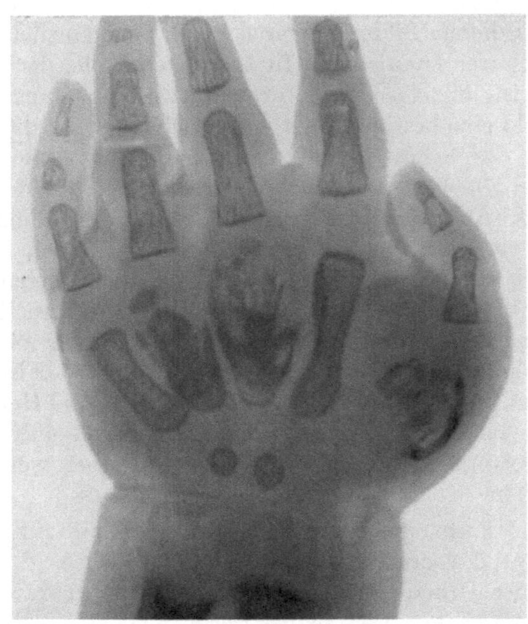

Abb. 196 a.

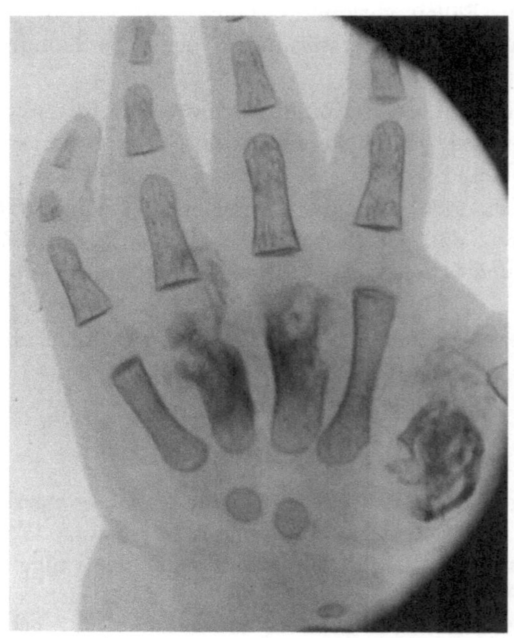

Abb. 196 b.

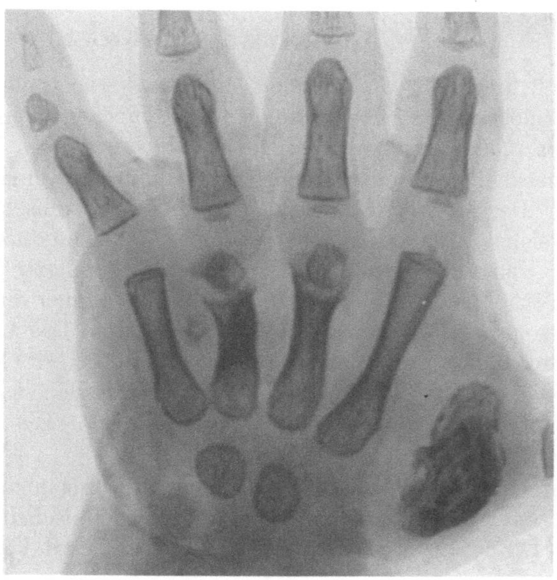

Abb. 196 c.
Abb. 196 a — c. Verlauf der Spina ventosa; käsige Form.
a Im Periostknochenschlauch liegt das nekrotische Metakarpale. b Das nekrotische Metakarpale ist zum größten Teil ausgestoßen worden. c Die Wände des Periostschlauches haben sich aneinandergelegt und ein neues Metakarpale gebildet.

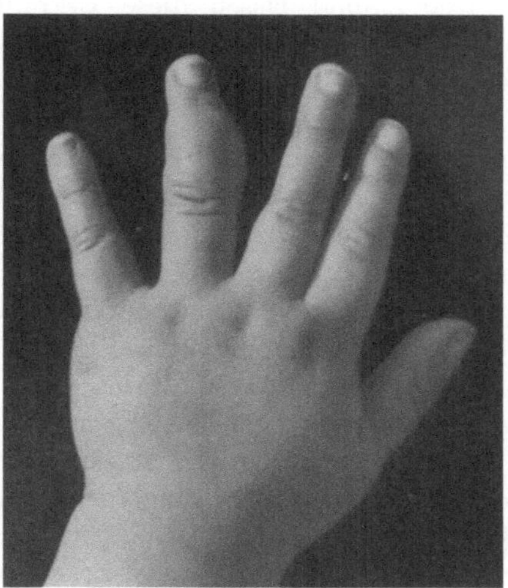

Abb. 197. Spina ventosa.

geringgradigen Knochenzerstörung bildet sich hier eine circumscripte Schwellung, aus der sich oft eine typisch tuberkulöse Fistel entwickelt.

Bei der Synovitis eines Interphalangealgelenks ist die Gelenkgegend geschwollen, die Bewegung eingeschränkt.

III. Differentialdiagnose.

Zunächst muß hier ein Krankheitsbild etwas näher betrachtet werden, das zwar der Tuberkulose angehört, aber keine echte Knochentuberkulose darstellt. Es ist die *Ostitis tuberculosa multiplex cystoides* (JÜNGLING). Langsam bildet sich unter gelegentlichen Schmerzen eine Schwellung über einer oder mehrerer Phalangen aus. Das Röntgenbild zeigt kleine, scharf umschriebene fleckige Aufhellungen, welche diffus den ganzen befallenen Knochen durchsetzen können oder in Gestalt umschriebener Aufhellungen an besonderen Lieblingsstellen, vor allem in den Köpfchen der Phalangen — und zwar immer multipel — sitzen. Eine Knochenatrophie fehlt, ebenso stärkere Periostitis. Das Leiden ist relativ gutartig, es kommen spontane Rückbildungen vor, andererseits kann das Leiden aber auch stationär bleiben. Pathologisch-anatomisch finden sich in den Herden tuberkuloide Knötchen, die aber nie Verkäsung zeigen. Die Krankheit wird deshalb von JÜNGLING als Tuberkuloid angesehen[1].

Die *Lues* kann ein der Spina ventosa ähnliches Bild machen. Das Röntgenverfahren läßt dabei im Stich. Der Ausfall der Wassermannschen Reaktion (siehe S. 53) evtl. der Erfolg einer antiluetischen Kur wird eine Verwechslung vermeiden lassen.

Ein *Panaritium ossale* unterscheidet sich durch den akuteren Verlauf und durch den sklerotischen Sequester, im Zweifelsfalle ist eine Probeexcision von Fistelgewebe zu machen.

Klinisch ähnliche Bilder kann auch die relativ häufig vorkommende *Arthritis chronica juvenilis* machen. Die stärkere Schmerzhaftigkeit, die Besserung nach Salicylgaben und das Röntgenbild lassen diese Erkrankungen ausschließen (siehe Abb. 18 S. 57).

Multiple *Enchondrome* und *Ostitis fibrosa* können durch das Röntgenbild erkannt werden.

Bei isolierter *Sehnenscheidentuberkulose* sowie bei *Hauttuberkulose* fehlt natürlich der bei Spina ventosa frühzeitig zu erhebende Röntgenbefund.

Partieller Riesenwuchs und *Trommelschlegelfinger* sind leicht von Tuberkulose zu trennen, wir müssen die beiden Krankheiten aber doch erwähnen, da uns derartige Fälle unter der Diagnose Knochentuberkulose eingewiesen wurden.

Auch zur Gruppe der *Malacien* gehörige Erkrankungen kommen differentialdiagnostisch gegen die Spina ventosa sowohl an der Hand, wie am Fuß in Betracht. An der Hand findet sich bei jugendlichen ein von THIEMANN beschriebenes Krankheitsbild. Ohne äußere Ursache entwickelt sich eine Schwellung an den Fingern besonders in der Gegend der Mittelphalange. Das Röntgenbild zeigt eine Verdichtung, Abplattung und häufig scholligen Zerfall der Epiphysen, meist der Epiphyse der Mittelphalange[2]. Bei den Zehen ist es die KÖHLERsche *Erkrankung des zweiten Metatarsale*, die in einer schmerzhaften Schwellung über dem Köpfchen dieses Metatarsale besteht. Das Röntgenbild zeigt das Köpfchen abgeflacht und verdichtet, analog dem Femurkopfe bei der PERTHESschen Erkrankung[3].

---

[1] Siehe BRUNS Beiträge zur klin. Chirurgie **143**, 455, Abb. 33 und 34.
[2] BRUNS Beiträge zur klin. Chirurgie **145**, 671.
[3] Siehe MEYER, H.: Röntgendiagnostik in der Chirurgie Abb. 204 Seite 137.

IV. Prognose.

Wenn die Spina ventosa auch eine relativ günstige Prognose hat, so ist doch immer zu bedenken, daß auch bei ihr einmal eine Meningitis oder Miliartuberkulose auftreten kann. JOHANSSON führt unter 89 Fällen 6 Todesfälle an Meningitis, 3 an Miliartuberkulose an. Doch gibt er zu, daß diese Todesfälle unter streng durchgeführter konservativer Behandlung seltener geworden sind.

Die Prognose quoad functionem ist auch nicht absolut günstig. Bei Sitz in der Epiphysenlinie kann auch bei sachgemäßer Behandlung eine Verkürzung nicht vermieden werden.

Die durchschnittliche Dauer einer Spina ventosa beträgt nach dem Material des Waldhauses Charlottenburg $1^{1}/_{2}$ Jahre.

V. Therapie.

Abgesehen von schwer mischinfizierten Fällen kommt nur eine konservative Behandlung in Betracht. Unter allgemein hygienisch-diätetischer und Sonnenbehandlung pflegt die Spina ventosa bald abzuheilen. Um dabei eine Verkürzung des Fingers durch Zusammensinken der Phalange zu vermeiden, muß man einen kleinen Streckverband anlegen. Über der Fingerspitze wird ein kleines Stoffhütchen mit Mastisol gut befestigt. An dieses wird ein Zug in Form eines Gummistückes (Drainrohr) angebracht, der zu einer den Finger überragenden Schiene führt. Diese Schiene muß gut am Unterarm befestigt sein und das Ellenbogengelenk mit einbeziehen.

Bei stark mischinfizierten Spinae ventosae besonders bei älteren Kindern kann es notwendig werden, durch Abtragen der einen Seite der Wandung bessere Wundverhältnisse zu schaffen (siehe S. 126). Verstümmelnde Operationen dürften aber bei richtig durchgeführter Behandlung wohl immer zu umgehen sein.

Ist durch unsachgemäße Behandlung eine Spina ventosa mit starker Verkürzung des Fingers geheilt, so kann man versuchen, ihm durch Einsetzen eines Tibiaspanes eine brauchbare Form zu geben, oder man muß sich überlegen, ob dem Kranken mit einer Amputation nicht besser gedient ist.

Schrifttum.

Allgemeiner Teil.

Allgemeine Werke sowie Monographien über Knochen- und Gelenktuberkulose.

Bier, A., H. Braun u. H. Kümmell: Chirurgische Operationslehre. Bd. 5. Leipzig 1923. — Blenke, A.: Orthopädie des praktischen Arztes. Berlin 1921. — Braus, H.: Anatomie des Menschen. Bd. I. 2. Aufl. Berlin 1929. Bd. II. Berlin 1924. — Broca, A.: Tuberculose chirurgicale. Paris 1925. — Bruns, V., Garré, Küttner: Handbuch der praktischen Chirurgie. Stuttgart 1914.

Calot: Traitement des tumeurs blanches. Paris 1905.

Engel, St. u. Cl. Pirquet: Handbuch der Kindertuberkulose. Leipzig 1930. — Erlacher, Ph.: J. Die Technik des orthopädischen Eingriffs. Eine Operationslehre aus dem Gesamtgebiet der Orthopädie. Wien 1928.

Frangenheim: Die Krankheiten des Knochensystems im Kindesalter. Stuttgart 1913. (Ausführliche Literatur.) — Freund, E.: Gelenkerkrankungen. Berlin-Wien 1929.

Gocht, H.: Orthopädische Technik. Stuttgart 1917.

Härtel, Fr. u. Fr. Löffler: Der Verband. Berlin 1922. — Hagelund, P.: Prinzipien der Orthopädie. Jena 1923.

Johansen, S.: Knochen-Gelenktuberkulose im Kindesalter. Jena 1926. (Statistisches Material.)

Karewski, F.: Die chirurgischen Krankheiten des Kindesalters. Stuttgart 1894. — Kisch, E.: Diagnostik und Therapie der Knochen und Gelenktuberkulose. Leipzig 1925. — Klemm, P.: Die akute und chronische infektiöse Osteomyelitis des Kindesalters. Berlin 1924. — König, F.: Die Tuberkulose der menschlichen Gelenke. Berlin 1906. — König, Fr.: Die Tuberkulose der Gelenke in Kirschner, M. und O. Nordmann: Die Chirurgie. Bd. 2, Teil 2. Berlin 1928. — Krause: Die Tuberkulose der Knochen und Gelenke. Deutsche Chirurgie. Stuttgart 1899.

Lange u. Spitzy: Chirurgie und Orthopädie im Kindesalter. Leipzig 1930. — Ledderhose, G.: Die chronischen Gelenkerkrankungen mit Ausschluß der mykotischen und neuropathischen Formen. Erg. Chir. 15 (1922). — Lexer: Lehrbuch der allgemeinen Chirurgie. Stuttgart 1928.

Nissen, R. u. Meyer-Ruegg, P.: Die Knochen-Gelenktuberkulose. Tbk. bibl. Nr 36, Leipzig 1930.

Oehlecker, F.: Tuberkulose der Knochen und Gelenke. Berlin 1924.

Payr, E.: Der heutige Stand der Gelenkchirurgie. Arch. klin. Chir. 148 (1927).

Rohnheimer, E.: Die chronischen Gelenkerkrankungen des Kindesalters. Erg. inn. Med. 18.

Schlesinger, H.: Die Arthro-Lues tardiva. Wien 1925. — Schwermann: Knochen-Gelenktuberkulose. Leipzig 1920. — Simon-Redeker: Lehrbuch der Kindertuberkulose. Leipzig 1926.

Vogel: Über Knochenerkrankungen im Jünglingsalter. Arch. klin. Chir. 118.

Wullstein-Wilms: Lehrbuch der Chirurgie. Jena 1923.

Pathogenese.

Alwens, W. u. M. Flesch-Thebesius: Lungenuntersuchungen bei chirurgisch-tuberkulösen Kranken. Beitr. klin. Tbk. 54, H. 4 (1923). — Amreim, O.: Beobachtungen und Überlegungen über die Entstehung der extrapulmonalen Tuberkulose. Extrapulmon. Tbk. 2, H. 7, 197.

le Blanc: Die tuberkulöse Infektion des Menschen. Beitr. Klin. Tbk. 70, H. 3 (1928).

Diehl, K.: Beiträge zur Klinik der progressiven Durchseuchungsperiode bei der Tuberkulose. Beitr. klin. Tbk. 62, H. 3/4. — Dietl: Über Lungenbefunde bei Kindern mit extrapulmonaler Tuberkulose. Med. Klin. 1923. — Dorps, D. van u. A. Bencker: Verkalkte Primärkomplexe bei chirurgischer Tuberkulose. Nederl. Mschr. Geneesk. 1927, Nr 1.

HERMS, J.: Erscheinungen der Generalisation im Verlauf der chronischen Lungenphthise. Z. Tbk. **51**, H. 4. — HESSE, F.: Extrapulmonäre Tuberkulose und Reinfekt in den Lungen. Beitr. Klin. Tbk. **64**, H. 3/4 (1926).

KLARE, K.: Über röntgenologische Lungenbefunde bei chirurgischer Tuberkulose im Kindesalter. Beitr. Klin. Tbk. **46**, H. 2 (1921). — KOIZUMI, T.: Knochenmark und Tuberkulose. Z. Tbk. **42**, H. 3.

MELCHIOR, E.: Neuere Fragestellungen zur Theorie und Praxis der chirurgischen Tuberkulose. Z. ärztl. Fortbildg **1923**, Nr 13. — MÖLLERS, B.: Der Typus der Tuberkelbacillen bei menschlicher Tuberkulose. Dtsch. med. Wschr. **1916**, Nr 33.

OSTENFELD, J.: Wie häufig tritt die Lungentuberkulose unter erwachsenen Patienten mit chirurgischer Tuberkulose auf? Festschrift zum 25 jährigen Jubiläum des medizinischen Finsen-Lichtinstituts. Kopenhagen 1921.

RANKE, K. E.: Ausgewählte Schriften zur Tuberkulosepathologie. Herausgeg. v. W. u. M. PAGEL. Berlin 1928. — ROSOW, M. A. u. G. S. JAPOLSKY: Über ein Wechselverhältnis zwischen Tuberkulose der Lungen, Knochen und serösen Häute. Beitr. Klin. Tbk. **63**, H. 1 (1926). — RUDNITZKY: Pathogenese der chirurgischen Tuberkulose. 16. Kongr. russ. Chir. Moskau **1924**.

WITH, C.: Studien über die Beziehungen zwischen Lupus und der sog. chirurgischen Tuberkulose. Arch. f. Dermat. **142**, H. 2. — WIESE, O.: Das tuberkulöse Kind und die Infektionskrankheiten. Z. f. Allerg., Immunit. u. Infekt.krankheiten **1930**.

Pathologisch-anatomisches Bild.

Siehe auch die pathologischen Kapitel in den Lehrbüchern der Chirurgie und den Monographien über Knochen und Gelenktuberkulose.

AXHAUSEN, G.: Die aseptische Knochennekrose und ihre Bedeutung für die Knochen- und Gelenkchirurgie. Acta chir. scand. (Stockh.) **60**, H. 4/5 (1926).

COENEN: Die centralen Knochenerkrankungen. Med. Klin. **1929**, Nr 13.

GRALKA: Akute tuberkulöse eitrige Osteomyelitis. Mschr. Kinderheilk. **32**.

HUEBSCHMANN, P.: Pathologische Anatomie der Tuberkulose. Die Tuberkulose und ihre Grenzgebiete in Einzeldarstellungen. Bd. 5. Berlin 1928.

JAKOB, M.: Gefäßregeneration bei Gelenktuberkulose. Arch. klin. Chir. **144**, H. 1, 43 (1927).

KAUFMANN: Lehrbuch der speziellen pathologischen Anatomie. Berlin u. Leipzig 1922. — KOIZUMI, T.: Knochenmark und Tuberkulose. Z. Tbk. **42**, H. 3. — KREMER: Die verschiedenen Formen der Knochentuberkulose im Röntgenbild. Beitr. Klin. Tbk. **64**, H. 2.

MELCHIOR, E.: Neuere Fragestellungen zur Theorie und Praxis der chirurgischen Tuberkulose. Z. ärztl. Fortbildg **1923**, Nr 13. — MÉSZÁROS, K.: Richtlinien in der Therapie der chirurgischen Tuberkulose, mit besonderer Berücksichtigung der Histogenese des Tuberkels und der Pathologie der chirurgischen Tuberkulose. Arch. klin. Chir. **141**, H. 1 (1926). — MÜLLER, W. (1): Experimentelle Untersuchungen über die Wirkung langdauernder Immobilisierung auf die Gelenke. Z. orthop. Chir. **44**, H. 4, 478 (1924). (2): Die normale und pathologische Physiologie des Knochens. Leipzig 1924. (3): Die Biologie der Gelenke. Leipzig 1929.

NUSSBAUM: Anatomie der Knochenarterien. Arch. klin. Chir. **126**, 40 (1923); Beitr. klin. Chir. **137**, 332 (1926).

PHEMISTER: Changes in the articular surfaces in tuberculous arthritis. J. Bone Surg. **7**, Nr 4. — PROSKURJAKOV, S.: Zur Frage der Histogenese der Corpora oryzoida. Sibir. Arch. Med. **1**, Nr 1 (1926).

ROGERS, MARK H.: The formation of „rice bodies" in tuberculosis. J. Bone Surg. **9**, Nr 4 (1927).

SCHMIDT in ASCHOFF: Pathologische Anatomie. Jena 1928. — SIMON, GEORG: Über das Übergreifen tuberkulöser Prozesse von der Lunge auf die Brustwand. Med. Klin. **1927**, Nr 20. — SMITH: The pathology of joint tuberculosis in its earlier stages. Arch. Surg. **12**, Nr 3.

WIELAND, E.: Spezielle Pathologie des Bewegungsapparates im Kindesalter. Wiesbaden 1912.

Röntgenologisches Bild.

ASSMANN: Klinische Röntgendiagnostik der inneren Erkrankungen. 4. Aufl. Leipzig 1928.
CHARMANDARJAN: Die Grenzen der Erkennbarkeit der Knochenveränderungen im Röntgenbilde. (Experimentelle Untersuchung an Leichen.) Z. Röntgenol. **1928**, Nr 21, 458—459.
GRALKA, R.: Röntgendiagnostik im Kindesalter. Leipzig 1927. — GRASHEY, R. (1): Atlas chirurgisch-röntgenologischer-pathologischer Röntgenbilder. 2. Aufl. München 1924. (2): Irrtümer der Röntgendiagnostik und Strahlentherapie. Leipzig 1924. — GROEDEL: Lehrbuch und Atlas der Röntgendiagnostik. 4. Aufl. München 1924.
KLARE, KURT u. HANS HAUFF: Die chirurgische Tuberkulose des Kindesalters in typischen Röntgenbildern. Würzburg. Abh., N. F. 4, H. 7 (1927). — KÖHLER, A.: Grenzen des Normalen und Anfänge des Pathologischen im Röntgenbild. Hamburg 1924. — KÖNIG, FR.: Über Röntgendiagnostik bei Gelenktuberkulose. Z. Chir. **1927**, Nr 17. — KREMER: Die verschiedenen Formen der Knochentuberkulose im Röntgenbild. Beitr. Klin. Tbk. **64**, H. 2.
LANGE, M.: Die Erleichterung der Frühdiagnose der Coxitis durch bisher wenig beachtete Veränderungen im Röntgenbild. Z. orthop. Chir. 48, H. 1.
MARKOVITS, E.: Röntgendiagnostik der Knochen und Gelenkerkrankungen. Leipzig 1929.
MEYER, H.: Röntgendiagnostik in der Chirurgie und ihren Grenzgebieten. Berlin 1927.
NAEGELI: Die Bedeutung des Röntgenbildes bei der Diagnose, der therapeutischen Indikationsstellung und der Bewertung des Erfolges bei der chirurgischen Tuberkulose. Strahlentherapie **21**, H. 2.
PITZEN, P.: Diagnose der beginnenden Knochen und Gelenktuberkulose. München 1929.
SCHINZ, H. R.: Lehrbuch der Röntgendiagnostik mit besonderer Berücksichtigung der Chirurgie. Leipzig 1928. — SCHITTENHELM: Lehrbuch der Röntgendiagnostik. Berlin 1924. — SIEVERS, R.: Röntgenographie der Gelenke mit Jodipin. Fortschr. Röntgenstr. **35**, H. 1, 16. — SIMON, SIEGFRIED: Zur Diagnose der frühkindlichen Extremitätentuberkulose im Röntgenbild. Z. Röntgenol. **6**, Nr 20 (1929). — STERN, N.: Die syphilitischen Erkrankungen der Gelenke im Röntgenbilde. Ref. Z. Röntgenol. **1928**, Nr 19, 419.

Klinisches Bild.

COERPER, C.: Konstitution und Tuberkulose. Z. Tbk. **43**, H. 3.
ENGEL, ST.: Allgemeine Körperbeschaffenheit und Kindertuberkulose. Z. Tbk. **41**, H. 6.
KRECKE, A.: Die Frühdiagnose der Gelenktuberkulose. Münch. med. Wschr. **1922**, Nr 39.
MAU, C.: Über die Hauttemperatur tuberkulös erkrankter Gelenke. Münch. med. Wschr. **1923**, Nr 18.
WIESE, O.: Zur Beurteilung der „offenen Tuberkulose" im Kindesalter. Z. ärztl. Fortbildg **1925**, Nr 10.

Gelenk- und Absceßpunktion.

LASCH, C. H.: Die Bestimmung der Wasserstoffionen-Konzentration in Gelenkergüssen. Arch. klin. Chir. **141**, H. 1.
SGALITZER: Zur Diagnostik paravertebraler Absceßbildung. Grenzgebiete Bd. 31. 1919. — SICK: Über die Senkungsabscesse in der Brusthöhle und ihre Behandlung durch Punktion vom Rücken aus. Klin. Wschr. **1924**. Nr 6. — SORREL, E. u. SORREL-DEJERINE: Punktion intrathorakaler spondylitischer Abscesse. Bull. Soc. Anat. Paris **1923**, Nr 8/9.

Spezifische Diagnostik.

a) Erreger.

GARDNER, A. D.: Tuberkelbacillen in tuberkulösem Eiter. Lancet **210**, Nr 23 (1926).
JAKOBSTHAL, E.: Zur Technik des beschleunigten Tuberkelbacillennachweises durch Tierversuch und Züchtung. Dtsch. med. Wschr. **1926**, Nr 4.
KNORR, M. u. H. FRIEDRICH: Der Tierversuch bei chirurgischer Tuberkulose. Beitr. Klin. Tbk. **69**, H 3/4 (1928).
LÖWENSTEIN, E.: Das Krankheitsbild der Hühnertuberkulose beim Menschen. Z. Tbk. **41**, H. 1 (1924).
SEDLMEYR, P.: Über den Nachweis der Tuberkelbacillen. Übersichtsreferat. Zbl. Tbk.-forschg **25**, H. 11/12.

b) Tuberkulin.

ATSATT, R. F.: Studien mit einer quantitativen Tuberkulinreaktion. (Eine quantitaive Tuberkulinreaktion als Hilfe für Knochen- und Gelenkdiagnostik.) J. Bone Surg. 9, Nr 4 (1927).

MELZNER, E.: Statistischer Beitrag zur Bewertung der Tuberkulinprobe in der Chirurgie. Bruns' Beitr. 144, 621—638 (1928).

TOENNISSEN, E.: Tebeprotin in der Diagnostik und Therapie der Tuberkulose. Fortschr. Ther. 1925, Nr 20.

ZINN, W. u. G. KATZ: Biologische Einwirkung von der Haut auf den gesunden und tuberkulösen Organismus. Tbk. bibl. Nr 27. Leipzig 1927.

c) Serologische Methoden.

HIRSCH, P.: Die Abderhaldenreaktion mittels der quantitativen „interferometrischen Methode". Klin. Wschr. 4, Nr 28/29.

LEHMANN-FACIUS, H. u. H. LOESCHCKE: Eine Seroreaktion zum Nachweis präcipitierender Antikörper bei aktiver Tuberkulose. Münch. med. Wschr. 1926, Nr 38; ferner R. STEINERT: Beitr. Klin. Tbk. 68, H. 4/5.

PFANNENSTIEL, W.: Zusammenfassende Studie über die Ergebnisse der Serodiagnostik der Tuberkulose und Lepra. Erg. Hyg. 6 (1923).

SCHULTE-TIGGES, H.: Die praktische Bedeutung spezifisch serodiagnostischer Verfahren für die Tuberkulose. Übersichtsreferat. Zbl. Tbkforschg 25, H. 7/8; ferner: Tuberkulose 1927, 5.

WIESE, O.: Ist die neue Wassermannsche Reaktion (Tb WaR) geeignet zur Trennung aktiver und inaktiver Tuberkulose beim Kinde? Münch. med. Wschr. 1924, Nr 36.

Sonstiges.

ALTSCHULER, M. M.: Die COSTAsche Reaktion bei Knochen-Gelenktuberkulose. Beitr. Klin. Tbk. 68, H. 2/3.

DEMICHOVSKAJA, L.: Zur Frage über die Viscosität und Gerinnbarkeit des Blutes bei einigen chirurgischen Erkrankungen. Zbl. Tbk.forschg 29, H. 1/2, 48 (1928).

FEDOROW, P. S.: Über den Einfluß der Leber auf die Blutzuckerkurve bei der chirurgischen Tuberkulose. Tuberkulose 1929, H. 1/2. — FRIEDRICH, H.: Die biologische Diagnostik der chirurgischen Tuberkulose. Arch. klin. Chir. 137, H. 3/4.

HINDERSIN, L.: Kritik der Verwendbarkeit des Blutbildes in der Klinik der Kindertuberkulose. Z. Tbk. 52, H. 1 (1928).

KATZ, G. u. M. LEFFKOWITZ: Die Blutkörperchensenkung. Erg. inn. Med. 33 (hier gesamte Literatur 1924—1928). Vgl. WESTERGREN. — KREMER, W.: Untersuchungen über Kolloidlabilität des Serums, kombiniert mit Bestimmungen der Blutlipasen bei Tuber-kulose. Z. Tbk. 38, H. 6.

MICHELS, G.: Die Untersuchung des Blutes und ihre Bedeutung für die Klinik der Tuberkulose. (Übersichtsreferat.) Zbl. Tbk.forschg 23, H. 4/5.

MUGGIA, A.: Über den Gehalt des Blutes an Natrium, Kalium, Calcium und Magnesium bei Kindern mit tuberkulöser Knochencaries. Riv. Clin. pediatr. 24, H. 2 (1926).

OEDER, J.: Die Senkungsgeschwindigkeit der Erythrocyten bei der kindlichen Knochen- und Gelenktuberkulose und ihre klinische Bewertung. Diss. Breslau 1929.

SABUNINA: Über Lipasegehalt bei chirurgischer Tuberkulose. Ref. Zbl. Tbk.forschg 29, H. 1/2, 44 (1928). — SCHIFF, F.: Die Technik der Blutgruppenuntersuchung. 2. Aufl. Berlin 1929.

TINOZZI, E. P.: Über den Wert einiger Flockungsreaktionen bei der chirurgischen Tuberkulose. Riforma med. 40, Nr 41 (1924).

WESTERGREN, W.: Die Senkungsreaktion. Allgemein-klinische Ergebnisse, praktische Bedeutung bei Tuberkulose. Erg. inn. Med. 26 (hier gesamte Literatur bis 1924).

Allgemeine Differentialdiagnose.

Zusammenfassende Arbeiten.

ASSMANN, H.: Klinische Einteilung der chronischen Gelenkerkrankungen. Klin. Wschr 4, Nr. 31/32.

BURCKHARDT, H.: Über tuberkulöse und nichttuberkulöse chronische Gelenkerkrankungen. Chirurg **1929**, H. 4.

COENEN, H.: Die zentralen Knochenerkrankungen. Med. Klin. **1929**, Nr 13.

FRIEDRICH, H. (1): Über die Differentialdiagnose der chirurgischen Tuberkulose. Bruns' Beitr. **136**, H. 1. (2): Unspezifische Gelenkentzündungen unter dem vollen klinischen Bild der Tuberkulose. Münch. med. Wschr. **1928**, Nr 27.

KIENBÖCK: Über Osteoporose. Fortschr. Röntgenstr. **33**, H. 6.

LEDDERHOSE: Die chronischen Gelenkerkrankungen mit Ausschluß der mykotischen und neuropathischen Formen. Erg. Chir. **15**, 1922 (hier ausführliche Literatur). — LEMBERG, A. A.: Röntgendiagnostik chronischer Gelenkerkrankungen und ihre Klassifikation. Fortschr. Röntgenstr. **38**, H. 5. — LOMMEL: Chronische Gelenkerkrankungen. MOHR u. STAEHLINs Handbuch der inneren Medizin. Bd. 4, 1. Teil.

PAYR: Über die chronische Infektarthritis und ihre chirurgische Behandlung. Z. klin. Med. **108** (1928).

REICHEL: Über Tuberkulose der Diaphysen der langen Röhrenknochen. Arch. klin. Chir. **43** (1892).

SIMON, S.: Differentialdiagnose der Knochen- und Gelenktuberkulose im Kindesalter. Arch. Kinderheilk. **82**, H. 2/3 (1927).

TREGUBOW, S.: Die reelle Verlängerung der Extremitäten bei der Knochen- und Gelenktuberkulose. Z. orthop. Chir. **51**, 282—295 (1929).

Verh. dtsch. orthop. Ges. 23. Kongr. Prag, 10.—12. Sept. 1928. Knochenschwund. Muskelschwund.

WOLLENBERG: Systematik und Ätiologie der chronischen Gelenkerkrankungen. Z. orthop. Chir. **49**, Beil.-H. (1928).

Lues.

CASSEL, J.: Doppelerkrankung an Lues congenita und Tuberkulose bei Kindern. Med. Klin. **1922**, 1048.

JADASSOHN, J.: Handbuch der Haut- und Geschlechtskrankheiten. Bd. 19, kongenitale Syphilis. Berlin 1927 (hier gesamte Literatur).

KRANTZ, W.: Lues congenita tarda. Erg. Med. **12** (1928).

MOSES, F.: Über Osteochondritis luetica im späteren Kindesalter. Z. Kinderheilk. **47**, H. 2.

PICK, L.: Über Osteochondritis und Osteomyelitis bei kongenitaler Früh- und Spätsyphilis (pathologisch-anatomische und röntgenologische Untersuchungen). Münch. med. Wschr. **75**, Nr 24, 1056.

SCHLESINGER, H.: Die Arthro-Lues tardiva. Wien 1925, siehe auch Klin. Wschr. **1926**, Nr 32.

WIMBERGER, H.: Klinisch-radiologische Diagnostik von Rachitis, Skorbut und Lues congenita im Kindesalter. Erg. inn. Med. **28** (1925).

Osteomyelitis.

COURTIN, W.: Über chronisch verlaufende eitrige Osteomyelitis im Kindesalter. Arch. Kinderheilk. **84**, H. 2 (1928).

FRIEDLÄNDER: Die tuberkulöse Osteomyelitis der Diaphysen langer Röhrenknochen. Dtsch. Z. Chir. **73** (1904).

JOHANSSON, S.: Über die Behandlung der akuten Osteomyelitis. Sonderdruck aus Acta Soc. Med. Suecan. **1927**.

MASSABUAN, G. u. A. GUIBAL: Die abgeschwächte Osteomyelitis. Sud. méd. et chir. **1926**, Nr 2060. — MELCHIOR, E.: Über nichtspezifische kalte Abscesse. Bruns' Beitr. **133**, H. 2. — MÜLLER, W.: Die akute Osteomyelitis der Gelenkgebiete. Zbl. Chir. **28**. — ROSENBURG, G.: Beiträge zur Differentialdiagnose der Osteomyelitis. Med. Klin. **1923**, Nr 22.

Poncetsche Krankheit.

BUSCHKE, F.: Die tuberkulöse Infektarthritis. Zbl. Tbk.forschg **32**, H. 5/6 (1930) (Übersichtsreferat und Literatur).

KUBIERSCHKY, H.: Beitrag zur Kenntnis tuberkulöser Gelenkerkrankungen. Klin. Wschr. **1928**, Nr 15.

MELCHIOR: Der tuberkulöse Rheumatismus. Zbl. Grenzgeb. Med. u. Chir. **12** (1909); ferner: Mitt. Grenzgeb. Med. u. Chir. **22**, 346 (1911); Berl. klin. Wschr. **1921**, 634; Z. ärztl. Fortbildg **25**, 761—763 (1928).

POLLITZER, H.: Über „primäre" tuberkulöse Polyarthritis und ihre Beziehungen zur Tuberkelbacillensepsis. Beitr. klin. Tbk. **58**, H. 2 (1924).

TESCHENDORF, W.: Über tuberkulösen Gelenkrheumatismus (PONCET) und STILLsche Krankheit. Diss. Königsberg 1919 (ausführliche Literatur).

VALENTIN, B.: Über einen histologisch untersuchten Fall von tuberkulösem Gelenkrheumatismus (PONCET). Z. Tbk. **36**, H. 5 (1922).

Tumoren.

KIENBÖCK, R.: Über die Frühdiagnose der Knochenmetastasen im Skelet. Wien. med. Wschr. **1928**, Nr 44.

MÜLLER, W. M.: Fehldiagnosen bei Geschwulstmetastasen im Skelet. Schweiz. med. Wschr. **1928**, Nr 5.

SIMON, W. V.: Die Knochensarkome. Erg. Chir. **16** (1923). — STEFFEN, A.: Die malignen Geschwülste im Kindesalter. Stuttgart 1905.

Sonstige.

D'AMATO, G.: Das Röntgenbild der Gelenkchondromatose. Fortschr. Röntgenstr. **35**, H. 4.

BONN, R.: Die hypoplastischen Systemerkrankungen des Knochens. Dtsch. med. Wschr. **1925**, Nr 29.

CORDES, E.: Subchondrale Osteonarkosen. Bruns' Beitr. **149**, 1, 28—29.

ENGELS, H.: Das Blutergelenk und sein Röntgenbild. Fortschr. Röntgenstr. **25**, 197 (1917/18).

FREUND, E.: Die Gelenkerkrankung der Bluter. Virchows Arch. **256**, H. 1 (1925). — FRANGENHEIM, P.: Die Frühstadien der Ostitis (Osteodystrophia fibrosa). Dtsch. Chir. **200**, 484—489 (1927). — FROMME, A.: Spätrachitis. Erg. Chir. **15** (1922).

HEINE: Über primäre chronische Gelenkerkrankungen. Z. ortop. Chir. **49**, Beih. (1928).

JOLKWER, W. E.: Polyarthritis deformans bei Kindern. Arch. Kinderheilk. **82**, H. 4 (1927).

KIENBÖCK, R.: Arthropathien bei Tabes. Wien. med. Wschr. **1926**, Nr 35.

LÖHR, W.: Die Verschiedenheit der Auswirkung gleichartiger bekannter Schäden auf den Knochen Jugendlicher und Erwachsener. Zbl. Chir. **15**, 898—909 (1930).

MAYR, J. K. u. B. BREMER: Lokalisation der gonorrhoischen Arthritis. Münch. med. Wschr. **1928**, Nr. 24. — MEYER-BORSTEL, H.: Ostitis fibrosa. Bruns' Beitr. **148**, 4, 510—541.

NATZLER: Deformierende Gelenkerkrankungen des Kindesalters. Z. orthop. Chir. **48**, Beih. (1927).

PICK, L.: Die Skeletform des Morbus Gaucher. Jena 1927.

Prognose.

FREIBERG, ALBERT: The prognosis of joint tuberculosis in childhood. Arch. of Pediatr. **45**, Nr 5 (1928).

HAUFF, HANS: Die Prognose der chirurgischen Tuberkulose im Kindesalter. Z. Tbk. **47**, H. 5 (1927). — HIBBS, RUSSEL A.: Some aspects of the problem of joint tuberculosis. South. med. J. **20**, Nr 4 (1927).

JESSIPOFF, K. L.: Besonderheiten des Verlaufes unter konservativer Behandlung der Knochen und Gelenktuberkulose bei Kindern und bei Erwachsenen. Festschrift für P. A. HERZEN, S. 39—53. Moskau 1924.

KLARE, K.: Rückblick auf 10 Jahre Tuberkulosetherapie in der Prinzregent-Luitpold-Kinderheilstätte Scheidegg. Tuberkulose **1926**, Nr 12.

Amyloidosis.

DOMAGK, G.: Das Amyloid und seine Entstehung. Erg. inn. Med. **28**; Virchows Arch. **253**, H. 3.

Letterer, E.: Studien über Art und Entstehung des Amyloids. Beitr. path. Anat. 75, H. 3 (1926); Verh. physik. -med.Ges.Würzburg 50, Nr 6; Zbl. inn. Med. 47, Nr 18 (1926). — Leupold, E.: Amyloid und Hyalin. Erg. Path. 121 (1926). — Loeschcke, H.: Vorstellungen über das Wesen von Hyalin und zum Amyloid auf Grund von serologischen Versuchen. Beitr. path. Anat. 77, H. 2/3 (1927); ferner Steinert: Klin. Wschr. 1928, Nr 6.

Nathan, M.: Die klinische Diagnose der Amyloidose mittels Kongorotinjektionen. Münch. med. Wschr. 1928, Nr 44.

Simon, S.: Zur Klinik der Nephrose bei Knochen- und Gelenktuberkulose. Dtsch. Arch. klin. Med. 163, 87—102 (1929).

Waldenström, H.: On the Formation and Disapearance of Amyloid in Man. Acta chir. scand. (Stockh.) 63, H. 6 (1928).

Harnreaktionen.

Dehoff, E.: Weitere Beobachtungen über die Bedeutung der Urochromogenraktion bei chirurgischer Tuberkulose. Beitr. Klin. Tbk. 53, H. 1.

Flesch-Thebesius u. B. Lion: Erfahrungen mit der Weissschen Urochromogenreaktion des Harns bei chirurgischer Tuberkulose. Arch. klin. Chir. 122,, H. 2.

Guth, E.: Untersuchungen über das Wesen der Diazo- und Permanganatreaktion. Beitr. Klin. Tbk. 45.

Moor, O. W.: Über Urochromogen und Urochrom nebst einem Beitrag zur Kenntnis des U-Stoffes. Biochem. Z. 153, H. 1/2, (1924).

Schumm, O.: Farbstoffe und Reaktionen im Harn bei Tuberkulose. In L. Brauer: Der Tuberkulose-Fortbildungskurs Hamburg-Eppendorf. Würzburg 1913. — Schuntermann u. F. K. Hoffmann: Über das Urochromogen. Beitr. Klin. Tbk. 69, H. 3/4 u. 65, H. 6/7.

Weiss, M.: Neuere Harnuntersuchungsmethoden und ihre klinische Bedeutung. Erg. inn. Med. 22.

Therapie.

Allgemeines.

Axhausen, G.: Die Behandlung der Gelenktuberkulose. Klin. Wschr. 1925, Nr 18.

Bier, A.: Die Behandlung der sog. chirurgischen Tuberkulose durch den praktischen Arzt. Münch. med. Wschr. 68, Nr 8. — Bier-König: Die Abgrenzung der konservativen und der chirurgischen Behandlung der Knochen- und Gelenktuberkulose. Chir.kongr. 1921.

Flesch-Thebesius, M.: Der gegenwärtige Stand der Therapie der Knochen- und Gelenktuberkulose. Übersichtsbericht. Zbl. Tbk.forschg 18, H. 5/6 (1922).

Glaessner, P.: Zur Frage der Behandlung der Knochen- und Gelenktuberkulose. Arch. klin. Chir. 145, (1927).

König, F.: Über Wandlungen und Aufgaben der Chirurgie. Münch. med. Wschr. 1927, Nr 9.

Lange, F.: Braucht Deutschland für seine tuberkulösen Kinder Heilstätten im Ausland? Münch. med. Wschr. 1926, Nr 5.

Magg, A.: Die Behandlung der sog. chirurgischen Tuberkulose durch den praktischen Arzt. Münch. med. Wschr. 68, Nr 33. — Matti, H.: Die Behandlung der „chirurgischen" Tuberkulose. Schweiz. med. Wschr. 1929, 169—197 (hier fast erschöpfendes Literaturverzeichnis!).

Oberniedermayr, A.: Zur Frage der Behandlung der sog. chirurgischen Tuberkulose unter besonderer Berücksichtigung der im Röntgenbild nachweisbaren Veränderungen. Dtsch. Z. Chir. 207. H. 1/2 (1927).

Simon, S.: Zur Behandlung der kindlichen Knochen- und Gelenktuberkulose. Arch. klin. Chir. 123 (1923).

Staub-Oetiker: Die nichtoperative Behandlung der chirurgischen Tuberkulose. Klin. Wschr. 1925, Nr 47.

Vulpius, O.: Die kombinierte Behandlung der Knochen- und Gelenktuberkulose. Fortschr. Med. 1926, Nr 13.

Bandschatten.

Brandes, M.: Metaphysäre Verkalkungszonen wachsender Knochen im Röntgenbilde nach Verabfolgung von Phosphorlebertran. Zbl. Chir. 1927, Nr 39.

Wiese, O.: Eigentümliche metaphysäre Bandschatten im Röntgenbild gelenktuberkulosekranker Kinder. Bruns' Beitr. **142**, H. 2.

Ernährung.

Bayer, H. v.: Trockenkost zur Behandlung der Knochentuberkulose. Zbl. Chir. **1927**, Nr 49.

Durig, A.: Ernährung bei Tuberkulose. Löwenstein: Handbuch der Tuberkulosetherapie Bd. 1, Teil 2. Berlin u. Wien 1923.

Gmelin, L.: Demineralisation und Tuberkulose. Beitr. Klin. Tbk. **66**, H. 4.

Kestner, O. u. H. W. Knipping: Die Ernährung des Menschen. Berlin 1926. — König: Chemie der menschlichen Nahrungs- und Genußmittel. 4. Aufl. u. Erg.-Bände. Berlin 1903—1923. — Kremer, Wilhelm: Erfahrungen mit der Gerson-Herrmannsdorfer-Diät. Die Med. Welt **1930**, Nr 11.

Mayerhofer, E. u. C. Pirquet: Lexikon der Ernährungskunde. Wien 1923—1926.

Nobel, E., C. Pirquet u. R. Wagner: Die Ernährung gesunder und kranker Kinder. Wien 1928.

Sauerbruch, F. u. A. Herrmannsdorfer: Ergebnisse und Wert einer diätetischen Behandlung der Tuberkulose. Münch. med. Wschr. **1928**, Nr 1. — Schulte-Tigges: H.: Neuere Ergebnisse der Stoffwechselkunde und der Ernährung bei Tuberkulose. Zbl. Tbk.-forschg **25**, H. 13/14. — Stefko, W. H.: Über die Rolle des Fettes im menschlichen Organismus (beim Hungern und bei Tuberkulose). Biochem. Z. **195**, H. 4/6 (1928).

Klima.

Bacmeister, A. u. Fr. Baur: Die klimatische Behandlung der Tuberkulose. Erg. Med. 7. — Baur, Fr.: Medizinische Klimatologie, Strahlenther. **20** (1925). — Bernhard: Über 40 Jahre klimatische und 25 Jahre Sonnenlichtbehandlung der chirurgischen Tuberkulose im Hochgebirge. Fortschr. Med. **1927**, Nr 12. — Busse, W.: Physik des Klimas. Berl. Klin. **33**, H. 362.

Dietrich u. Kaminer: Handbuch der Balneologie, medizinischen Klimatologie und Balneographie. Leipzig 1922. — Dorno, C.: Die für den Mediziner wichtigen meteorologisch-klimatologischen Kenntnisse. Klin. Wschr. 1, Nr 11.

Gundermann, O.: Der Einfluß des Seeklimas auf Knochen- und Gelenktuberkulose. Veröff. Med.verw. **1929**, Nr 3.

Haeberlin, K.: Thalassotherapie der chirurgischen Tuberkulose. Strahlenther. **28**, H. 2 (1928). — Haeberlin, van Oordt, v. Schroetter, Vogel-Eysern: Klimatische Kuren im Winter. Leipzig 1928. — Hauke: Die Behandlung der Knochen- und Gelenktuberkulose in der Ebene. Fortschr. Med. **1927**, Nr 12.

Kestner, O., D. Dannmeyer, Peemöller und Liebeschütz-Plaut: Die Heilwirkung des Höhenklimas. Klin. Wschr. **1925**, Nr 19. — Klose, H.: Die Bekämpfung der chirurgischen Tuberkulose an der Ostsee. Z. Tbk. **46**, H. 3 (1926).

Tichy: Die Behandlung der Knochen- und Gelenktuberkulose im Mittelgebirge. Fortschr. Med. **1927**, Nr 12.

Wiese, O.: Über den Einfluß von trockener und feuchter Kälte. Ärztl. Rdsch. **1925**, Nr 2.

Heliotherapie.

Backer, M.: Die Sonnen-Freiluftbehandlung der Knochen-, Gelenk- wie Weichteiltuberkulosen. Stuttgart 1922. — Baur, Fr.: Die Sonnenstrahlung an der Küste, im Tiefland, Mittelgebirge und Hochgebirge Mitteleuropas. Klin. Wschr. 1, Nr 50. — Bernhard, O.: Sonnenlichtbehandlung in der Chirurgie. Stuttgart 1917.

Dietzius, R.: Die Hilfsmittel zur Messung der Sonnenstrahlen. Naturwiss. **11**, H. 13.

Hellmann, G.: Der Sonnenschein in Deutschland. Z. physik. Ther. **27**, H. 3/4.

Knipping: Über Messung und Dosierung der Sonnenstrahlen in der Tuberkulosebehandlung. Beitr. Klin. Tbk. **64**, H. 1.

Lobenhoffer, W.: Die Heliotherapie in der Ebene. Münch. med. Wschr. **1917**, Nr 46.

Rollier, A.: Die Heliotherapie der Tuberkulose. 2. Aufl., Berlin 1924 (hier ausführiche Literatur).

Salmony, A.: Ultraviolettdurchlässiges Fensterglas und seine therapeutische Verwendung. Z. physik. Ther. **34**, H. 7 (1928).

WITTEK u. MOSER: Die biologischen Grundlagen der Sonnenbehandlung, ihre Indikation und Durchführung, besonders im Gebirge. Z. orthop. Chir. **42**, Beil.-H. 2.

Künstliche Lichttherapie.

BACH, H.: Anleitung und Indikationen für Bestrahlungen mit der Quarzlampe „künstliche Höhensonne". Leipzig 1922.

DORNO, C.: Physikalische Grundlagen der Sonnen- und Lichttherapie. Strahlenther. **18**, H. 4, (1924).

FINKENRATH, K.: Quantitative Strahlenmessung in der Lichtbehandlung. Strahlenther. **16**, (1923/24).

GUTHMANN, H.: Physikalische Grundlagen der Lichttherapie. Strahlenther. **10**, Sonder-Bd. (1927).

HAUSMANN, W. u. R. VOLK: Handbuch der Lichttherapie. Wien 1927.

JESIONEK, A.: Die Reizwirkungen des Lichtes und ihre therapeutische Indikationen. Strahlenther. **16**, H. 1 (1923).

MALTEN, H.: Die Lichttherapie. München 1926.

PEEMÖLLER, F.: Biologische Lichtwirkungen beim gesunden und kranken Menschen. Übersicht. Strahlenther. **20** (1925). — PEEMÖLLER, FR. u. F. DANNMEYER: Der therapeutische Wert unserer künstlichen Lichtquellen und Lichtfilter. Med. Klin. **1923**, Nr 29.

SCHALL, L. u. H. I. ALIUS: Zur Biologie des Ultraviolettlichtes. Bruns' Beitr. **143** (1928).

Röntgentherapie.

GRASHEY, R.: Irrtümer der Röntgendiagnostik und Strahlentherapie. Leipzig 1924. — GROEDEL, FR. u. F. KLOPFER: Gesetzbuch und ärztlicher Röntgenbetrieb. Berlin 1925. — GROEDEL, M., H. LINIGER u. H. LOSSEN: Materialiensammlung der Unfälle und Schäden in Röntgenbetrieben. Leipzig 1925, H. 1 u. 1927, H. 2.

HOLFELDER, H.: Kritische Übersicht über die Grundlagen der medizinischen Röntgentherapie. Beitr. Med. Klin. **1926**, H. 7. — HOLZKNECHT, G.: Röntgentherapie, Revision und neuere Entwicklung, Berlin 1924.

ISELIN, H.: Röntgenbehandlung der chirurgischen Tuberkulose. Strahlenther. **10**.

JÜNGLING, O.: Röntgenbehandlung chirurgischer Krankheiten, zugleich Einführung in physikalische und biologische Grundlagen der Röntgentherapie. Leipzig 1924.

KOHLER: Über die Erfolge der Röntgenbehandlung bei Gelenktuberkulose. Klin. Wschr. **1927**, Nr 13.

LAZARUS, P.: Handbuch der gesamten Strahlenheilkunde, Biologie, Pathologie und Therapie. München 1927/28.

RAHM, H.: Die Röntgentherapie des Chirurgen. Stuttgart 1927.

VOLTZ, F.: Dosierungstafeln für die Röntgentherapie. 2. Aufl. München 1928.

WYNEN, W.: Die Radiosensibilität des Knochens in ihrer Bedeutung für die Röntgenbestrahlung der Gelenktuberkulose. Münch. med. Wschr. **1929**, 244.

Spezifische Therapie.

BANDELIER-RÖPKE: Lehrbuch der spezifischen Diagnostik und Therapie der Tuberkulose. Würzburg 1918.

DRÜGG, W.: Biologische Gesichtspunkte bei der Behandlung der Tuberkulose in der Chirurgie. Dtsch med. Wschr. **1922**, Nr 34.

GEHRCKE, A. u. F. SCHMID: Über die spezifische Cutanbehandlungsmethoden der Tuberkulose und die biologische Sonderstellung der Haut. Beitr. Klin. Tbk. **60**, H. 4 (1925) (hier ausführliche Literatur!).

MOMMSEN: Die immunbiologische Behandlung der Knochen- und Gelenktuberkulose. Z. orthop. Chir. **42**, Beil.-H. 2 (1922).

ROSENBACH, F. I.: Erfahrungen über die Anwendung des Tuberkulins Rosenbach bei chirurgischer Tuberkulose. Dtsch. med. Wschr. **1912**, Nr 13/14.

ULRICI, H. u. H. GRASS: Kritische Wertung des Friedmann-Mittels. Tbk.bibl. **1921**, Nr 3 (Literatur!).

Sonstige Therapie.

BEHRENDT, W.: Die Bedeutung der Kolberger Sole als Heilfaktor. Z. Med.beamte **1925**. — BIER, A.: Hyperämie als Heilmittel. Leipzig 1903.

FELDT, A.: Die Goldbehandlung der Tuberkulose und Lepra. Halle 1924. — FLIEGEL, O.: Milzverfütterung bei Gelenktuberkulose. Dtsch. med. Wschr. **1928**, Nr 49.

KLARE, K.: Die Lipatrentherapie der Tuberkulose. Behrungwerk-Mitt. **1926**, H. 5.

OEDER: Zur Behandlung der chirurgischen Tuberkulose mit Tierserumeinspritzungen. Münch. med. Wschr. **1927**, Nr 6.

SALOMON: Über lokale Jodretention durch Stauungshyperämie. Mitt. Grenzgeb. Med. u. Chir. **27** (1914). — SCHLOSSBERGER, H.: Experimentelle Grundlagen der Chemotherapie der Tuberkulose. Zbl. Tbk.forschg **29**, H. 1/2 (Übersichtsbericht). — SIMON, G.: Solbäder. GOTTSTEIN, SCHLOSSMANN, TELEKY: Handbuch der sozialen Hygiene und Gesundheitsfürsorge. Bd. 3, S. 346f.

Tierblutinjektionen.

EHRLICH, H.: Dtsch. med. Wschr. **1925**, Nr 33.

KISCH, E.: Münch. med. Wschr. **1923**, Nr 7. — KISCH u. BERGMANN: Münch. med. Wschr. **1928**, Nr 42. — KNAUER, H.: Münch. med. Wschr. **1925**, Nr 36. — KRETSCHMER: Münch. med. Wschr. **1924**, Nr 25.

RIETSCHEL: Dtsch. med. Wschr. **1925**, Nr 27, 1125.

Behringwerk-Mitt. **1924**, H. 3: Yatren, Theorie und Praxis.

Psycho- und Beschäftigungstherapie.

BAEYER, W. v.: Zur Psychologie verkrüppelter Kinder und Jugendlicher. Z. Kinderforschg. **34**, H. 3 (1928).

DUKEN, I.: Zum Problem der langdauernden Anstaltsbehandlung von älteren Kindern. Arch. Kinderheilk. **4**, H. 1 (1928).

HELLER, TH.: Psychologie und Psychopathologie des Kindes. Wien 1925.

ISCHOK, G.: Die tuberkulöse Psychoneurose. Z. Tbk. **31**, H. 6.

MÖNKEMÖLLER, O.: Das Pubertätsalter des Kindes. Leipzig 1927.

PREYER, W.: Die Seele des Kindes. Leipzig 1923.

ROLLIER, A.: The Work-Cure in Surgical Tuberculosis. Brit. J. Tbc., Juli **1928**.

SPRANGER, E.: Psychologie des Jugendalters. Leipzig 1925. — STERN, E.: Die Psyche des Lungenkranken. Halle 1925.

WIESE, O.: Tuberkulose und Leibesübungen. (Übersicht, Literatur von 1921—1926.) Zbl. Tbk.forschg **27**, H. 9/10.

Orthopädische und operative Therapie.

BETTMANN: Die orthopädische Behandlung der Skelettuberkulosen. Münch. med. Wschr. **1928**, Nr 21. — BEZANÇON, FERDINAND et ANDRÉ JACQUELIN: Des poussés evolutives de tuberculose pulmonaire après intervention chirurgicale. Paris méd. **16**, Nr 13 (1926). — BLENKE, A.: Die Behandlung der Knochen- und Gelenktuberkulose. Bruns' Beitr. **126**, H. 1 (1922). — BLUMBERG: NATHAN: Ether anesthesia and tuberculosis. With report of a case. Med. J. Rec. **125**, Nr 7 (1927).

CLIMESCU, VICTOR u. GEORGE D. VINTILA: Einige periarterielle Sympathektomien bei Fällen von Knochen- und Gelenktuberkulose. Spital. **48**, Nr 3 (1928).

DEUTSCH, EDO: Prinzipien der Behandlung der chirurgischen Tuberkulose an der Klinik Lorenz in Wien. Liječn. Vijesn. (serbokroat.) **49**, Nr 7 (1927). Zbl. Tbk.forschg **28** H. 3/4 (1927).

FICKENWIRTH: Zur postoperativen nichtdiabetischen Acidose. Zbl. Chir. **1927**, Nr 27; **1925**, Nr 50. — FLORESCO, A.-L.: Sur les indications et les résultats de la sympathectomie périartérielle dans la tuberculose ostéo-articulaire. Presse méd. **1928** II, 852—855.

GUNDERMANN, WILHELM: Periarterielle Sympathektomie bei Knochen- und Gelenktuberkulose. Zbl. Chir. **52**, Nr 2.

HAAS, S. L.: Growth disturbances following resection of joints. Arch. Surg. **13**, (1926).

HASS, J. (1): LOEWENSTEIN, E.: Handbuch der gesamten Tuberkulosetherapie. Berlin-Wien 1923. (2): Extraartikuläre Ankylosierung der Hüfte. Zbl. Chir. **1922**, Nr. 40. — HAUKE: Über Entfernung örtlicher Erkrankungsherde aus dem tuberkulosekranken Körper. Klin. Wschr. **4**, Nr 9.

LAČNÝ, PAVEL: Über Anwendung der italienischen Heilmethode in 4 Fällen bei Behandlung von offener Knochen- und Gelenktuberkulose. Bratislav. lék. Listy **5**, Nr 10 (1926). — LORENZ: Leitende Grundsätze der orthopädischen Therapie. Ärztl. Prax. **1928**, Nr 1.

MAGNUS, HANS (1): Schnelltechnik zur Herstellung von Stützkorsetts und Bandagen aus Cellon. Zbl. Chir. **53**, Nr 3 (1926). (2): Zu „Schnelltechnik zur Herstellung von Stützkorsetts und Bandagen aus Cellon". Zbl. Chir. **54**, Nr 13 (1927). — MAYR: Epileptiforme Krämpfe nach einfachen, nichtoperativen orthopädischen Eingriffen. Z. orthop. Chir. **158**, H. 3, 392.

NISSEN: Beeinflussung der Knochentuberkulose durch Einkeilung frei transplantierter Knochenspäne (Operation nach LAVALLE). 53. Tagg dtsch. Ges. Chir. Berlin, Stzg 3—6. April 1929.

QUERVAIN, F. DE: Der heutige Stand der Behandlung der Knochen- und Gelenktuberkulosen. Extrapulmon. Tbk. **1925**, H. 1.

ROBERTSON, LAVALLE C. (1): Remineralisation bei Tuberkulose nach ROBERTSON LAVALLE. Rev. Soc. Méd. int. y Soc. Tisiol. **2**, No 4 (1926). (2): Behandlung der tuberkulösen Gonitis und Coxitis. Rev. Hig. y Tbc. **19**, No 221 (1926). (3): Behandlung auf Basis der Pathogenese. Rev. Assoc. méd. argent. **39**, No 241/242 (1926). — LE ROY VON LACKUM: Tuberculosis of joints. Long Island med. J. **20**, Nr 11 (1926). — RUESCHER: Über die Erhaltung bzw. Wiederherstellung der Funktion tuberkulös erkrankter Gelenke. Dtsch. Tbk.tagg **1927**.

SCHEEL: Die Behandlung der Schlottergelenke und Ankylosen nach Tuberkulose. Z. orthop. Chir. **42**, Beil.-H. — SEBESTYEN, JULIUS: Periarterielle Sympathektomie bei Knochen- und Gelenktuberkulose. Orv. Hetil. (ung.) **68**, Nr 47 (1924). — SIMON, HERMANN: Die operative Behandlung der Knochentuberkulose. Tuberkulose **1926**, Nr 18.

VIGNARD, P.: Les greffes osseuses dans le traitement de la tumeur blanche du geneu et de la coxalgie. Lyon chir. **24**, No 2 (1927).

WEIL, S.: Kaltleimtechnik. Zbl. Chir. **1927**, Nr 44.

Absceß-Fistelbehandlung.

MARKERT, W.: Klinische Erfahrungen über Jodoformosol. Münch. med. Wschr. **1928**, Nr 4.

REY, I.: Zur Fistelbehandlung mit Kupfersulfat. Münch. med. Wschr. **1926**, Nr. 25. — ROMICH, S.: Die Behandlung der tuberkulösen Abscesse. Wien. klin. Wschr. **1924**, Nr 18. — SCHNEIDER, G. H.: Die Röntgenbehandlung chronischer Knochenfisteln. Strahlenther. **26**, H. 2. — SIMONS, A.: Erfahrungen bei der Behandlung chronischer Fisteleiterungen mit Thor-X-Stäbchen. Z. physik. Ther. **30**, H. 4; Dtsch. med. Wschr. **1925**, Nr 3.

Trauma.

4. Internat. Kongr. Unfallheilk. Amsterdam, Sitzg 7.—12. Sept. 1925: Unfall und Tuberkulose.

BERGMANN: Trauma und Tuberkulose (Übersichtsreferat). Mschr. Unfallheilk. **1923**, Nr 6.

FLESCH-THEBESIUS, M.: Neuere Gesichtspunkte zur Frage des Zusammenhanges zwischen Trauma und Tuberkulose. Med. Klin. **1923**, Nr 1/2 (Literatur!).

JOTTKOWITZ, P.: Lehrbuch der Unfallheilkunde. München 1928.

LINIGER, H.: Begutachtung chirurgischer Tuberkulose in BRAUER, SCHRÖDER, BLUMENFELD: Handbuch der Tuberkulose. Bd. 5. Leipzig 1915.

MAGNUS, G.: Der ursächliche Zusammenhang zwischen Unfall und Tuberkulose. Münch. med. Wschr. **1929**, Nr 19, 788. — MEYENBURG, MASSINI, ZOLLINGER, DESCOEUDRES, POMETTA und PIERROZ: Beiträge zur Frage der traumatischen Tuberkulose. Schweiz. med. Wschr. **1922**, Nr 45/46 (hier ausführliche Literatur).

SCHMIDT, A.: Die Unfalltuberkulose. Bruns' Beitr. **141**, H. 3/4 (1927) (hier auch Literatur). — SCHNEIDER, E.: Zur Frage Trauma und Tuberkulose. Mschr. Unfallheilk. **1927**, Nr 9.

ZOLLINGER, F.: Tuberkulose und Trauma. Dtsch. Z. Chir. **199**, 1 u. 2 (1926).

Soziale Fürsorge.

BIESALSKI, K.: Grundriß der Krüppelfürsorge. Leipzig 1926.

COERPER: Sozialhygienische Diagnose. Ges. dtsch. Tbk.fürs.ärzte Salzbrunn, Sitzg 8. Juni 1927. — Das preußische Krüppelfürsorgegesetz. Volkswohlf. **1920**, Nr 9.

ECKHARDT, H.: Die Bedeutung statistischer Erhebungen für die Krüppelfürsorge. Z. orthop. Chir. **50**, H. 3/4 (1928).

FRIESLEBEN, M.: Die Bekämpfung der Knochen- und Gelenktuberkulose. Z. Tbk. **54**, 416—423 (Literatur).

HÄBERLIN: Die Kinder- und Seehospize und die Tuberkulosebekämpfung. Leipzig 1911. — HAUKE: Zur Versorgung der chirurgischen Tuberkulose in Schlesien. Z. orthop. Chir. **44** (1923).

KISCH, F.: Ambulatorien für chirurgisch Tuberkulöse. Klin. Wschr. **1922**, Nr 16.

LUDLOFF, K.: Beobachtungen und Erfahrungen mit dem Krüppelfürsorgegesetz. Z. orthop. Chir. **50**, H. 3/4 (1928).

WIESE, O. (1): Welche Arten von Kindern gehören in die örtliche Erholungsfürsorge. Mitt. Jugendwohlf.arb. Prov. Niederschlesien. H. 1. Breslau 1926. (2): Die soziale Bedeutung und Fürsorge der Skelettuberkulose im Kindesalter. Ges.dhfürs. Kindesalt. **1929**, H. 5, 445—463 (hier weitere Literatur).

Berufsberatung.

COERPER, C.: Personelle Beurteilung nach der praktischen Lebenseignung (in BRUGSCH u. LEWY: Die Biologie der Person). Berlin 1927.

LAUBER, H.: Handbuch der ärztlichen Berufsberatung. Berlin 1923.

Spezieller Teil.

Kopfskelet.

BRONNER, H. u. C. KRUMBEIN: Über tumorartige Kiefertuberkulose. Bruns' Beitr. **137**, H. 2 (1926). — BÜNGNER, G. G.: Tuberkulose und Syphilis des Schädeldaches. Diss. Greifswald 1924.

EHRLICH: Umschriebene Ostitis fibrosa des Schädels. Fortschr. Röntgenstr. **38**, H. 4.

FLATAU, E.: Hirnerscheinungen bei Tuberkulose der Schädelbasis. Z. Neur. **104**, H. 3 (1926).

KÖRNER, O. u. K. GRÜNBERG: Die Tuberkulose des Ohres und des Schläfenbeins. Handbuch der Tuberkulose von BRAUER, SCHRÖDER, BLUMENFELD Bd. 3. 1923.

MARCHAND, L.: Die Kieferosteomyelitis der Kinder. Progrès méd. **56**, No 13 (1928).

METGE, E.: Zur Kasuistik der akuten Osteomyelitis des Schädeldaches, insbesondere bei Erwachsenen. Z. Chir. **178**, H. 1/2.

NEUBERT, I.: Tumorhafte Tuberkulose der platten Schädelknochen. Diss. Würzburg 1924.

RUTTIN, E.: Zur Klinik und Pathologie der tumorartigen Tuberkulose des Felsenbeins. Z. Hals- usw. Heilk. **14**, H. 1/2 (1926).

SPRING, K.: Ostitis fibrosa der Kiefer. Arch. klin. Chir. **149**, H. 2.

VOILKMANN, v.: Die perforierende Tuberkulose der Knochen des Schädeldaches. Zbl. Chir. **1**, 3 (1880).

WINKELBAUER, A.: Röntgenbefunde am Schädel bei Neurofibromatosis. Fortschr. Röntgenstr. **36**, H. 5.

Wirbelsäule.

BARSONY u. KOPPENSTEIN: Eine neue Methode zur Röntgenuntersuchung der oberen Brustwirbelsäule. Fortschr. Röntgenstr. **36**, 2. — BUSINGER, OTTO: Beitrag zum Verlauf und zur Prognose der Tuberkulose der Wirbelsäule auf Grund von 108 Fällen der Eidgenössischen Militärversicherung aus den Jahren 1902—1927. Schweiz. med. Wschr. **58**, Nr 14 (1928).

KLOIBER HANS: Fehlerquelle bei Röntgenaufnahme der Wirbelsäule. Fortschr. Röntgenstr. **35**, H. 3 (1926).

LANCE, M.: Les ossifications ligamentaires dans le mal de Pott. Paris méd. **18**, Nr 29 (1928).

MASSART, RAPHAEL et ROBERT DUCROQUET: La recherche des abcès du mal de Pott par la radiographie. Arch. franco-belg. Chir. **29**, Nr 3 (1926).

PITZEN: Die Frühdiagnose und Behandlung der tuberkulösen Spondylitis. Berl. Klin. **34**, H. 371/72.

SCHUBERTH, A.: Zur Lokalisation der tuberkulösen Wirbelsäulenerkrankung. Münch. med. Wschr. **1928**, Nr 41.

Differentialdiagnose.

BERNSTEIN: Über Arthritis deformans im Rippenquerfortsatzgelenk. Arch. klin. Chir. **141**, H. 3.

HARRENSTEIN, R. J.: Eine eigentümliche Krankheit der Wirbelsäule beim Kinde, die bisher unter dem Krankheitsbild der tuberkulösen Spondylitis verborgen geblieben ist. Z. orthop. Chir. **48**, H. 1. — HOHN, H.: Über Wirbeltumoren. Dtsch. Z. Chir. **208**, H. 1 (1928). — HOLST, L. v.: Die Spondylitis nach Fleck- und Rückfallfieber im Röntgenbilde. Z. orthop. Chir. **46**, H. 3, 321 (1925).

KÜMMEL, H.: Die posttraumatische Wirbelerkrankung, sog. KÜMMELsche Krankheit. Mschr. Unfallheilk. Nr 3, 65. Leipzig 1928.

MARTIUS, H.: Sakralisation des 5. Lendenwirbels als Ursache von Rückenschmerzen. Münch. med. Wschr. **1928**, Nr 8. — MAU, C.: Die dorsale Kyphose der Adoleszenten. Münch. med. Wschr. **72**, Nr 6 (1925). — MEISELS: Spondylolisthetisches Becken bei einem Manne. Fortschr. Röntgenstr. **35**, H. 5. — MEYER, MARCEL et JEAN CUNY: Mal de Pott larvé simulant l'appendicite. Rev. Orthop. **13**, No 3 (1926).

RAESCHKE: Die Früh- und Differentialdiagnose der tuberkulösen Spondylitis. Münch. med. Wschr. **1924**, Nr 43.

SCHEUERMANN: Die Röntgendiagnose von Wirbelkrankungen. Ugeskr. Laeg. (dän.) **89**, Nr 30.

Zur Verth: Sacralisition und Kreuzschmerz. Sitz. dtsch. Ges. Chir. 54 Tagg, 23 bis 26. April 1930.

Therapie.

BETTMANN, E.: Über ein neues Verfahren zur schonenden Redression des spondylitischen Gibbus. Zbl. Chir. **1927**, Nr 2.

CALVÉ: Traitement des paraplégies graves pottiques, par un procédé nouveau. Arch. franco-belg. Chir. **29**, No 3 (1926).

CALVÉ u. GALLAND: Le traitement rationnel du mal de Potte Praza 1930.

PITZEN: Die Behandlung der tuberkulösen Spondylitis. Fortschr. Ther. **3**, H. 16 (1927).

SCHEDE, F.: Die Punktion des prävertebralen Abscesses. Münch. med. Wschr. **1922**, Nr 21. — SORREL, ETIENNE et SORREL-DEJERINE: Traitement des paraplégies pottiques d'après leurs formes anatomo-cliniques. Arch. franco-belg. Chir. **29**, Nr 3 (1926).

Albeesche Operation.

DENK, W.: Zur operativen Behandlung der tuberkulösen Spondylitis. Arch. klin. Chir. **132**, H. 1 (1924). — DUBOIS, M.: Beiträge zur Biologie des Knochens und zur orthopädisch-chirurgischen Therapie der Spondylitis tuberculosa Z. orthop, Chir. **48** (1927).

HIBBS, RUSSELL A. and JOSEPH C. RISSER: Treatment of vertebral tuberculosis by the spine fusion operation. A report of two hundred and eighty-six cases. J. Bone Surg. **10**, 805—815 (1928). — HENLE, A. u. E. HUBER: Die operative Versteifung der erkrankten Wirbelsäule duch Knochentransplantation. Erg. Chir. **19**, (1926).

KIRSCHNER, M.: Die wirbelversteifende Operation bei Wirbeltuberkulose. Z. Tbk. **51**, H. 2 (1928). — KÖNIG, E.: Zur Bewertung der Wirbelsäulenversteifung durch freie Knochenplastik bei der Spondylitis tuberculosa. Arch. klin. Chir. **151** H. 3 (1928).

Becken.

BARSONY, TH. u. F. POLGAR: Ostitis condensans ilei. Fortschr. Röntgenstr. **37**.

CHARLIER u. ROEDERER: Über die Röntgendiagnose der Tuberkulose des Os pubis. J. Radiol. et Electrol. **12**, No 5 (1928).

MADLENER, M.: Die Tuberkulose des Schambeins. Dtsch. Z. Chir. **196**, H. 4/5 (1926).

SCHERB, R.: Spondyloisthesis (Spondyloisthesis imminens), Sacrum arcuatam, Regio lumbalis fixa als häufige Ursache von Kreuzschmerzen. Z. orthop. Chir. **30**, H. 2 (1928). — SIEGFRIED, R.: Beitrag zur Beckentuberkulose. Slg klin. Vortr. **1912**, Chir., Nr 184. — STIEDA: Zur Symptomatologie der Tuberkulose des Ileosakralgelenks. Berl. klin. Wschr. **1909**, Nr 6.

VALTANCOLI, G.: Die Tuberkulose des Beckens. Chir. Org. Movim. 5, H. 5 (1921).
WÜLFING, M.: Über Osteochondritis ischio-pubica. Dtsch. Z. Chir. 199, H. 6 (1926).
ZESAS, D. G.: Über die Tuberkulose des Ileosakralgelenks. Z. orthop. Chir. 15 (ältere Lit.).

Hüftgelenk.

ANTELAWA, N.: Über die chirurgische Behandlung der Hüftgelenktuberkulose und ihre Spätresultate. (Material der Charité 1899—1920.) Arch. klin. Chir. 130, H. 1/2 (1924).
BECKER, I.: Ostitis fibrosa am Becken und Oberschenkel. Bruns' Beitr. 142, H. 4. — BRUNS: Über die Ausgänge der tuberkulösen Coxitis bei konservativer Behandlung. Arch. klin. Chir. 48. (1894).
CAAN, P.: Osteochondritis deformans juvenilis coxae. Erg. Chir. 17, (1924).
FRIEDLÄNDER, FR.: Über die Gesetze der entzündlichen Gelenkcontractur, erläutert am Hüftgelenk. Dtsch. Z. f. Chir. 196, H. 1/3 (1926). — FROELICH: Die chronischen nichttuberkulösen Hüftgelenksentzündungen des jugendlichen Alters. Rev. de Chir. 42, No 7 (1923). — FUJIKI, H.: Beiträge zur Kenntnis der Pathologie der Coxitis tuberculosa. Mitt. med. Fak. Kyushu, Fukuoka 8, H. 1 (1923).
HOFFMEISTER, W.: Über Epiphysenschwund am Femurkopf (Osteochondritis deformans juvenilis). Dtsch. Z. Chir. 203/204, H. 1/6 (1927).
JENKEL: Gummöse Erkrankung des Schenkelkopfes. Arch. klin. Chir. 145, 561 (1927). — JOHANNSSON, S.: Über Epiphysennekrose bei geheilten Collumfrakturen. Zbl. Chir. 1927, Nr 30.
LÖFFLER: Hyperextensionbehinderung — ein Frühsymptom der tuberkulösen Coxitis. Zbl. Chir. 1917, Nr 38. — LORENZ: Endziele der Coxitisbehandlung und ihre einfachsten Mittel. Z. orthop. Chir. 17, 362.
MAGG, F.: Die Frühdiagnose der jugendlichen Hüftgelenkstuberkulose durch den praktischen Arzt. Münch. med. Wschr. 72, Nr 51 (1925). — MONNIER: Über die Osteomyelitis des Schenkelhalses im Kindesalter. Schweiz. med. Wschr. 1926, Nr 45.
NATZLER: Angeborene Hüftverrenkung und deformierende Gelenkleiden der Hüfte. Z. orthop. Chir. 49, Beiheft (1928).
PARTSCH, C.: Osteomyelitis des Hüfteglenkes. Bruns' Beitr. 137, H. 4 (1926). — PITZEN, P.: Die Frühdiagnose der tuberkulösen Coxitis. Tuberkulose 1926, Nr 15.
SORREL: Arthrites chroniques non tuberculeuses de la hanche. Rev. d'Orthop. 1922, 673. — SUNDT, H.: Coxitis tbc. und Krankheiten, die eine solche vortäuschen können. Tubercle, 2, No 7, 1921.
WYNEN, W.: Zur Frage der Frühdiagnose der Coxitis. Zbl. Chir. 54, Nr 50 (1927).

Oberschenkel.

BAUMGARTNER, I. u. G. MOPPERT: Osteochondritis def. juv. coxae und Tuberkulose des großen Trochanters. Schweiz. med. Wschr. 1924, Nr 35.
CAAN, P.: Die Schafttuberkulose der langen Röhrenknochen. Bruns' Beitr. 128, H. 3 (1923).
KÜTTNER, H.: Osteomyelitis tuberculosa des Schaftes langer Röhrenknochen. Bruns' Beitr. 24 (1899).
MANFREDI, M.: Isolierte tuberkulöse Ostitis des Trochanter maior. Arch. di Orthop. 44, H. 2 (1928).
SCHLÜSSEL, E.: Tuberkulose der Bursa trochanterica. Diss.Berlin 1924.
WEISS: Isolierte Tuberkulose des großen Rollhügels. 16. Tagg südostdtsch. Chir. Ver. Breslau, 26. Febr. 1928.

Kniegelenk.

Diagnose.

BERNSTEIN: Diagnostic inflation of the knee joint. Radiology 7, Nr 6 (1926). — BURCKHARDT, H.: Über das Häufigkeitsverhältnis der Tuberkulose und der nichtspezifischen einfachen chronischen Synovitis des Kniegelenks. Dtsch. Z. Chir. 203/204.
FRIEDRICH, H.: Über die HOFFASCHE Sklerose des vorderen Kniegelenkfettkörpers und ihre Röntgendiagnose. Fortschr. Röntgenstr. 36, 3.
LICHTENSTEIN, V.: Zur Differentialdiagnose von Sarkom und Tuberkulose. Arch. f. Orthop. 24, H. 2 (1926).

SMITH: Die Frühdiagnose der Gelenktuberkulose. J. Amer. med. Assoc. **83**, Nr 20 (1924).

WERWATH, K.: Abnorme Kalkablagerungen innerhalb des Kniegelenks, ein Beitrag zur Frage der primären „Meniscopathie". Fortschr. Röntgenstr. **37**.

SCHLATTERsche Krankheit.

ASADA, F. u. S. KATO: Zur Ätiologie der sog. SCHLATTERschen Krankheit. Z. orthop. Chir. **48**, H. 2 (1927).

BRANDIS, H. J. v.: Zur Frage der SCHLATTERschen Krankheit. Z. orthop. Chir. **48**, H. 2 (1927).

PALUGYAY, JOSEF: Zur Ätiologie und Röntgendiagnose der unter „SCHLATTER-OSGOODscher Erkrankung" zusammengefaßten Veränderungen der Tuberositas tibiae. Fortschr. Röntgenstr. **35**, H. 3 (1926).

Therapie.

BÉRARD, L. et P. SANTY: Résultats éloignés des résections du genou faites par Ollier. Arch franco-belg. Chir. Nr 14.

FRANSEN: Knieresektionen bei Kindern. Nederl. Tijdschr. Geneesk. **70 I**, Nr 19 (1926).

HIBBS, RUSSEL A. and HERMANN L. VON LACKUM: Endresults in treatment of knee joint tuberculosis. J. amer. med. Assoc. **85**, Nr 17 (1925).

INGEBRIGTSEN, R.: La mobilisation de l'ancylose métatuberculeuse du genou. Acta chir. scand. (Stockh. **60**, H. 3 (1926).

JÜNGLING, O.: Operative und konservative Behandlung der Knietuberkulose. 52. Tagg dtsch. Ges. Chir. Berlin, Sitzg 11.—14. April 1928. — JUVARA et HRISTIDI: Tuberculose du genou traité par l'opération de ROBERTSON LAVALLE. Bull. Soc. Chir. Bucarest 1, No 4 (1927).

MARTENS, F.: Die Behandlung der Kniegelenkstuberkulose und ihr Ergebnis. Bruns' Beitr. **135**, H. 4 (1926).

RĂDULESCU, AL. D. u. E. SAFTA: Die chirurgische Behandlung der Kniegelenkstuberkulose. Rev. Ortop. si Chir. infant. (rum.) **2**, Nr 1 (1928).

SCHWAMM, MAX: Resektionsdeformität des Kniegelenks als Folge des chirurgischen Eingriffes in der Behandlung der Kniegelenktuberkulose beim Kinde. Rev. Stiint. med. (rum.) **17**, Nr 5 (1928).

TIMMER, H.: Die Behandlung von Contracturen des Kniegelenks. Nederl. Tijdschr. Geneesk. **70**, I, Nr 19 (1926).

ZAPERNIK, K.: Zur Technik der Resektion des Kniegelenks bei tuberkulösen Affektionen desselben. Verh. 1. Chir.kongr. linksseitigen Ukraine Charkov **2**, (1925).

Unterschenkel.

Siehe auch die Literaturangabe bei Oberschenkel.

KÜMMELL jr. H.: Zur Differentialdiagnose der Osteomyelitis tuberculosa der Tibia. Beitr. Klin. Tbk. **61**, H. 4, 372—377 (1925).

Fuß.

DELAHAYE, A.: Traitement chirurgical de la tuberculose tibiotarsienne. Rev. d'Orthop. **14**, Nr 6 (1927).

GREENWOOD, H. H.: The relation of tuberculosis to KÖHLERs disease. Brit. J. Surg. **15**, No 58, S. 245—249 (1927).

KOZLOVSKI, A.: Ein Fall von Fußtuberkulose, durch Neurotomie behandelt. Ortop. i traumat. **1**, H. 1 (1927).

NOVÉ-JOSSERAND, G. et F. POUZET: Résultats eloignés des tarsectomies atypiques dans la tuberculose diffuse du tarse posterieur chez l'enfant. Lyon chir. **24** No 2 (1927).

PITZEN, P.: Über Arthritis def. an den Fußgelenken Jugendlicher. (Ein Beitrag zur Entstehung der Arthritis deformans). Münch. med. Wschr. **1927**, Nr 36. — POUZET, F. (1): Die Fußgelenktuberkulose beim Kind. Rev. d'Orthop. **35**, H. 4 (1928). (2): L'Operation dans la tuberculose tibio-tarsienne de l'enfant; ses résultats éloignés. Rev. d'Orthop. **14**, No 5 (1927).

SONNTAG (1): Die KÖHLERsche Krankheit am Mittelfußköpfchen. Z Röntgenol **4**, Nr 22/23. (2): Über die KÖHLERsche Erkrankung am Kahnbein der Kinder. Z. Röntgenol. **5**, Nr 4.

Vogel, K.: Ein Fall von Knochenerweichung (Köhler, Kienböck) im Sprungbeinhals. Zbl. Chir. 1927, Nr 40, 2510.

Schultergürtel.

Monod, R : Über einen Fall von Ostitis tuberculosa des Schulterblattes. Rev. de Chir 43, No 4 (1924)

Ellenbogen und Vorderarm.

Herzog, A : Mißbildungen im Ellenbogengelenk. Fortschr. Röntgenstr. 36, H. 2.

Kosima: Verlauf und Ausgang der tuberkulösen Erkrankung des Ellenbogengelenks. Dtsch. Z. Chir. 35.

Sorrel, E. u. Sorrel-Déjerine: Die beiden gewöhnlichen Typen der Tuberkulose der Röhrenknochen beim Kinde. Bull. Soc. Pédiatr. Paris 26, No 3 (1928).

Handgelenk.

Harms, C.: Ausgedehnte symmetrische Malacie im Gebiete der Handwurzel Fortschr Röntgenstr. 36, 5. — Hecht, P.: Über spezifische Lungenerkrankungen bei Lupus pernio und Ostitis tuberculosa multiplex cystoides. Z. Tbk. 51, H. 2, 125 (1928).

Jüngling, Otto: Über Ostitis tuberculosa multiplex cystoides, zugleich ein Beitrag zur Lehre von den Tuberkuliden des Knochens. Bruns' Beitr. 143 401—475 (1928).

Laqua: Multiple Epiphysenstörungen an den Händen. Bruns' Beitr. 145, 670—672.

Munk: Die Kerngrößen der Handwurzelknochen und des distalen Unterarmabschnittes bei normalwüchsigen Kindern von der Geburt bis zur Pubertät. Arch. Kinderheilk. 80, H. 3 (1927).

Schürer-Waldheim: Über Ostitis tuberculosa multiplex (Jüngling). Ein Beitrag zur Ätiologie dieser Erkrankung. Arch. klin. Chir. 146, H. 1. — Sorrel u. Longuet: Beitrag zum Studium des Tumor albus des Handgelenks. Zbl. Kinderheilk. 22, H. 4, 132.

Namenverzeichnis.

Die *kursiv* gedruckten Ziffern weisen auf das Schrifttumverzeichnis hin.

Achelis 103.
Alban 30.
Albee 189.
Alius H. J. 92, *340*.
Alpenir 47.
Altschuler, M. M. *335*.
Alwens, W. 5, *332*.
Amato, G. d' *337*.
Amreim, O. 2, *332*.
Amsler 107.
Amster 92.
Anderson 86.
Andreae 67.
Anschütz 120, 304.
Antelawa, N. *345*.
Appelbaum 45.
Arens 43.
Argelander 147.
Asada, F. *346*.
Aschoff *333*.
Asrjian 108.
Assmann, H. 60, *334*, *335*.
Atsatt, R. F. *335*.
Axhausen, G. 17, 31, 60, 68, 80, *333*, *338*.

Bach, H. *340*.
Bachmann 65.
Bacmeister, A. 88, *399*.
Backer, M. *339*.
Baeyer 167.
— W. v. *341*.
Bakay 36.
Bamberger 85.
Bandelier 104, *340*.
Barbé 30.
Bard 3.
Bardenheuer 90, 130.
Barret 148.
Barsony, Th. *343*, *344*.
Basilewitsch 44.
Baum 43.
Baum, H. 10.
Baumgartner, J. 248, *345*.
Baur, Fr. 88, *339*.
Bayer, H. v. 85, *339*.
Bechterew 177.
Becker, J. *345*.
Behrend 106.
Behrendt, W. *340*.
Beisheim 60.
Bencker, A. 2, *332*.
Benecker 5.

Beneke 72.
Bennhold 73.
Bérard, L. *346*.
Berg, R. *84*.
— Ragnar 86.
Bergmann 126, 291, 310, *341*, *342*.
— v. 87.
Bernhard, O. 77, 90, 91, 106, *339*.
Bernstein 177, 259, *344*, *345*.
Bestelmeyer 134.
Betchov 58.
Bettmann, E. 86, 89, 123, 185, *341*, *344*.
Beucker 67.
Beumer 84, 87.
Bezançon, Ferdinand 132, *341*.
Bier 73, *338*.
— A. 1, 77, 80, 81, 90, 102, 105, 111, 116, 120, 127, 143, 234, *332*, *338*, *340*.
— F. 44.
Biesalski, K. 6, 138, 142, 143, *342*.
Billroth 120
Birkenhäuser 85.
Bittorf 102.
Blencke 80, 228, 229, 297, 312.
Blenke, A. *332*, *341*.
Bloch 41. 55.
Blümel 136
Blumberg, Nathan 132, *341*
Blumenfeld 136, *342*. *343*
Boch 74.
Bock 47.
Bonar 82.
Bonn, R. *337*.
Bonnet 32, 33
Borchers 159.
Boyksen 41
Brackett 180.
Brandes, M. 82, *338*.
Brandis, H. J. v. *346*.
Brauer *342*, *343*.
Braun, H. 4, 5, *332*.
Braus, H. 202, 203, *332*.
Bremer, B. 57, *337*.
Brezianu 148.
Broca, A. 195, 230, *332*.
Bronner, H. *343*.
Brühl 175.

Brünecke 110.
Brüning 90.
Brugsch *75*, *343*.
Brunn, v. 55, 133.
Bruns 201, *345*.
— v. 229.
— V. *332*.
Bucky 30.
Büngner, G. G. *343*.
Burckhardt, H. 259, 260, 264, *336*, *345*.
Buschke, F. *336*.
Businger, Otto 181, *343*.
Busse, W. *339*.
Buzky 201.

Caan, P. 246, *345*.
Calot 37, 120, 121, 122, 182, 188, 218, *332*.
Calmette 8.
Calvé 180, 225, *344*.
Camp, de la 64.
Campbell 248.
Čanzeva-Kurčatova 118.
Capeland 166.
Carnot 59.
Cassel, J. *336*.
Charlier 195, *344*.
Charmandarjan 27, *334*.
Chasin, A. 52.
Chatzkelson 218.
Chiewitz 234.
Chlusky 85.
Clairmont 40, 86.
Clark 104.
Climescu, Victor *341*.
Coenen 53, *333*, *336*.
Coerper, C. 143, 144, *334*, *342*, *343*.
Cohnheim 72.
Cokkalis 103.
Cole 6.
Colodny 156, 286.
Connerth 47.
Cordes, E. *337*.
Coubard 59.
Courtin, W. 152, *336*.
Cuny, Jean 175, *344*.
Czerny 5, 102, 110.

Dannmeyer, D. 96, 97, *339*.
— F. *340*.